OBESIDADE
EM ANIMAIS DE COMPANHIA

Editor
Fabio Alves Teixeira

OBESIDADE
EM ANIMAIS DE COMPANHIA

Coeditoras
Mariana Yukari Hayasaki Porsani
Vivian Pedrinelli

manole
editora

Projeto gráfico: Departamento Editorial da Editora Manole
Diagramação: R. G. Passos
Ilustrações: Luargraf e R. G. Passos
Imagens do miolo: gentilmente cedidas pelos autores
Capa e imagens da capa: Iuri Guião

CIP-BRASIL. CATALOGAÇÃO NA PUBLICAÇÃO
SINDICATO NACIONAL DOS EDITORES DE LIVROS, RJ

O14

Obesidade em animais de companhia / editor Fabio Alves Teixeira ; coeditoras Mariana Yukari Hayasaki Porsani, Vivian Pedrinelli. - 1. ed. - Barueri [SP] : Manole, 2024.

Inclui índice
ISBN 9786555768299

1. Medicina veterinária. 2. Animais de estimação. 3. Obesidade. I. Teixeira, Fabio Alves. II. Porsani, Mariana Yukari Hayasaki. III. Pedrinelli, Vivian.

CDD: 636.0896398
24-91673 CDU: 636.045:616.33-008.4

Meri Gleice Rodrigues de Souza - Bibliotecária - CRB-7/6439

1ª edição – 2024

Editora Manole Ltda.
Alameda Rio Negro, 967 - CJ 717
Barueri – SP
CEP: 06454-000 – Brasil
Fone: (11) 4196-6000
www.manole.com.br | https://atendimento.manole.com.br/

Impresso no Brasil
Printed in Brazil

Sobre o editor, as coeditoras e os autores

EDITOR

Fabio Alves Teixeira
Médico-veterinário pela Faculdade de Medicina Veterinária e Zootecnia da Universidade de São Paulo (FMVZ/USP). Residência em Nutrição e Nutrição Clínica de Cães e Gatos pela Faculdade de Ciências Agrárias e Veterinárias da Universidade Estadual Paulista Júlio de Mesquita Filho (FCAV/Unesp) – *campus* Jaboticabal/SP. Mestrado e doutorado pelo programa de pós-graduação em Clínica Veterinária da FMVZ/USP. Pós-doutorando pela FMVZ/USP. Atualmente é professor do programa de pós-graduação em Clínica Veterinária da FMVZ/USP. Coordenador do curso de pós-graduação em Nutrição e Nutrologia de Cães e Gatos da Anclivepa/SP. Presidente e membro fundador da Sociedade Brasileira de Nutrição e Nutrologia de Cães e Gatos (SBNutri Pet). Membro da diretoria do Comitê Pet do Colégio Brasileiro de Nutrição Animal (CBNA). Sócio fundador da NutricareVet. Diretor científico do Laboratório Stonewell Gastrointestinal Vet. Responsável pelo Serviço de Nutrição e Nutrologia de Cães e Gatos da Anclivepa/SP.

COEDITORAS

Mariana Yukari Hayasaki Porsani
Médica-veterinária pela Universidade José do Rosário Vellano – Unifenas/MG. Residência em Clínica Médica de Pequenos Animais pela Universidade Federal de Lavras (UFLA/MG). Mestre em Ciências com ênfase em Metabolismo

e Fisiologia Animal pela UFLA. Doutora em Ciências com ênfase em Clínica Veterinária pelo programa de pós-graduação em Clínica Veterinária da Faculdade de Medicina Veterinária e Zootecnia da Universidade de São Paulo (FMVZ/USP). Responsável pelo atendimento nutricional de diversas clínicas e hospitais veterinários na cidade de São Paulo. Professora convidada em cursos de pós-graduação e palestras em eventos. Co-coordenadora da pós-graduação de Nutrição e Nutrologia de Cães e Gatos da Anclivepa/SP. Membro da Sociedade Brasileira de Nutrição e Nutrologia de Cães e Gatos (SBNutri Pet). Sócia fundadora da NutricareVet.

Vivian Pedrinelli
Médica-veterinária pela Faculdade de Medicina Veterinária e Zootecnia da Universidade de São Paulo (FMVZ/USP). Residência em Nutrição e Nutrição Clínica de Cães e Gatos pela Faculdade de Ciências Agrárias e Veterinárias da Universidade Estadual Paulista Júlio de Mesquita Filho (FCAV/Unesp) – *campus* de Jaboticabal/SP. Mestrado e doutorado pelo programa de pós-graduação em Clínica Veterinária da FMVZ/USP. Membro fundadora da Sociedade Brasileira de Nutrição e Nutrologia de Cães e Gatos (SBNutri Pet). Sócia fundadora da NutricareVet. Sócia proprietária do Diet Lab.

AUTORES

Álan Gomes Pöppl
Médico-veterinário pela Universidade Federal do Rio Grande do Sul (UFRGS). Residência em Clínica e Cirurgia de Pequenos Animais pela UFRGS. Mestre em Fisiologia pelo Instituto de Ciências Básicas da Saúde (ICBS) da UFRGS. Doutor em Ciências Veterinárias pelo programa de pós-gradução em Ciências Veterinárias (PPGCV) da UFRGS. Professor adjunto do Departamento de Medicina Animal da Faculdade de Veterinária (FAVET) da UFRGS. Coordenador do Serviço de Atendimento em Endocrinologia e Metabologia do Hospital de Clínicas Veterinárias (HCV) da UFRGS. Sócio fundador e atual diretor científico da Associação Brasileira de Endocrinologia Veterinária (Abev) e com atuações nas sociedades internacionais Society for Comparative Endocrinology e European Society of Veterinary Endocrinology.

Alessandra Vargas
Médica-veterinária pela Faculdade de Medicina Veterinária e Zootecnia da Universidade de São Paulo (FMVZ/USP). Mestrado em Ciências Humanas pelo Instituto de Ciências Biomédicas da USP. Coordenadora do curso de Pós-graduação em Endocrinologia e Metabologia de Cães e Gatos da Anclivepa/SP. Responsável pelo Setor de Endocrinologia do Hospital Veterinário Público da Anclivepa/SP. Sócia-fundadora da Endocrinovet e da Associação Brasileira de Endocrinologia Veterinária (ABEV).

Aulus Cavalieri Carciofi
Médico-veterinário pela Faculdade de Medicina Veterinária e Zootecnia da Universidade de São Paulo (FMVZ/USP). Mestrado e doutorado pela FMVZ/USP. Pós-doutorado pelo College of Veterinary Medicine da University of Florida. Livre-docência pela Faculdade de Ciências Agrárias e Veterinárias da Universidade Estadual Paulista Júlio de Mesquita Filho (FCAV/Unesp) – *campus* Jaboticabal/SP. Professor-associado do Departamento de Clínica e Cirurgia Veterinária da FCAV/Unesp. Professor responsável pelo Laboratório de Pesquisa em Nutrição e Doenças Nutricionais de Cães e Gatos "Prof. Dr. Flávio Prada". Ex-presidente e membro fundador da Sociedade Brasileira de Nutrição e Nutrologia de Cães e Gatos (SBNutri Pet). Membro da diretoria do Comitê Pet do Colégio Brasileiro de Nutrição Animal (CBNA). Presidente da European Society of Veterinary Comparative Nutrition (ESVCN).

Ayne Murata Hayashi
Médica-veterinária pela Faculdade de Medicina Veterinária e Zootecnia da Universidade de São Paulo (FMVZ/USP). Residência em Cirurgia de Pequenos Animais pela FMVZ/USP. Mestrado em Clínica Cirúrgica e doutorado em Ciências pelo programa de pós-graduação em Cirurgia Veterinária da FMVZ/USP. Especialista em Acupuntura Veterinária pelo Conselho Federal de Medicina Veterinária (CFMV). Certificado pela International Veterinay Acupuncture Society (IVAS). Atualmente é professora do programa de pós-graduação em Cirurgia Veterinária da FMVZ/USP. Coordenadora do curso de pós-graduação em Acupuntura Veterinária da Faculdade Método de São Paulo (FAMESP/SP). Presidente da Abravet (2022-2024) e vice-presidente da Abravet (2018-2022). Médica-veterinária do Serviço de Cirurgia de Pequenos animais da FMVZ/USP.

Bruna Agy Loureiro

Zootecnista pela Faculdade de Ciências Agrárias e Veterinárias da Universidade Estadual Paulista Júlio de Mesquita Filho (FCAV/Unesp). Mestrado e doutorado pelo programa de pós-graduação em Zootecnia, área de Nutrição de Cães e Gatos pela FCAV/Unesp. Docente no programa de pós-graduação em Zootecnia da Universidade Federal da Bahia (UFBA). Gerente de Desenvolvimento de Produtos – Protix. Membro fundadora da Sociedade Brasileira de Nutrição e Nutrologia de Cães e Gatos (SBNutri Pet).

Bruna Rodrigues Stafoche

Médica-veterinária pela Universidade Anhembi Morumbi. Residência em Clínica Médica de Pequenos Animais pela Faculdade de Medicina Veterinária e Zootecnia da Universidade de São Paulo (FMVZ/USP). Atualmente é doutoranda do programa de pós-graduação em Clínica Veterinária da FMVZ/USP. Membro da diretoria da Associação Brasileira de Endocrinologia Veterinária (Abev).

Camila Goloni

Médica-veterinária pela Universidade Federal do Tocantins (UFT). Residência em Nutrição e Nutrição Clínica de Cães e Gatos pela Faculdade de Ciências Agrárias e Veterinárias da Universidade Estadual Paulista Júlio de Mesquita Filho (FCAV/Unesp) – *campus* Jaboticabal/SP. Mestrado e doutorado pelo programa de pós-graduação em Medicina Veterinária, área de Clínica Médica com ênfase em Nutrição de Cães e Gatos pela FCAV/Unesp. Membro da Sociedade Brasileira de Nutrição e Nutrologia de Cães e Gatos (SBNutri Pet). Pós-doutoranda no programa de pós-doutorado da Unesp.

Camila Infantosi Vannucchi

Professora livre-docente do Departamento de Reprodução Animal da Faculdade de Medicina Veterinária e Zootecnia da Universidade de São Paulo.

Chayanne Silva Ferreira
Médica-veterinária pela Faculdade de Ciências Agrárias e Veterinárias da Universidade Estadual Paulista Júlio de Mesquita Filho (FCAV/Unesp) – *campus* Jaboticabal/SP. Mestrado e doutorado em Clínica Médica com ênfase em Nutrição de Cães e Gatos pela FCAV/Unesp – *campus* Jaboticabal/SP. Professora Titular da Universidade de Rio Verde/GO. Atua com atendimentos clínicos nutricionais. Membro da Sociedade Brasileira de Nutrição e Nutrologia de Cães e Gatos (SBNutri Pet) e da Associação Brasileira de Gastroenterologia Veterinária (Abraga).

Cristiana Ferreira Fonseca Pontieri
Médica-veterinária pela Escola de Veterinária da Universidade Federal de Minas Gerais (EV/UFMG). Mestrado em Medicina e Cirurgia na EV/UFMG com enfoque em nutrição de cães. Doutorado em Clínica Médica-Veterinária pela Faculdade de Ciências Agrárias e Veterinárias da Universidade Estadual Paulista Júlio de Mesquita Filho (FCAV/Unesp) – *campus* Jaboticabal/SP com enfoque em nutrição felina. Pós-graduação em Nutrologia Veterinária pelo IEP Ranvier. Membro fundadora da Sociedade Brasileira de Nutrição e Nutrologia de Cães e Gatos (SBNutri Pet). Participação na criação de importantes Centros de Pesquisas de Nutrição e Nutrologia de Cães e Gatos. Ampla experiência em formulação e desenvolvimento de alimentos para cães e gatos.

Daniela Loureiro Henrique
Médica-veterinária pela Universidade Metodista de São Paulo. Pós-graduação *lato sensu* em Fisioterapia Veterinária e em Fisiologia do Exercício pela Universidade Paulista (Unip/SP). Mestre em Medicina Veterinária e Bem-Estar Animal pela Universidade Santo Amaro (Unisa/SP). Doutoranda em Fisiologia e Metabolismo Animal pela Universidade Federal de Lavras (UFLA/MG). Colaboradora do Núcleo Harmos de Reabilitação Veterinária da UFLA/MG.

Érico de Mello Ribeiro
Médico-veterinário pela Universidade Federal de Pelotas (UFPel). Residência em Nutrição e Nutrição Clínica de Cães e Gatos pela Faculdade de Ciências Agrárias e Veterinárias da Universidade Estadual Paulista Júlio de Mesquita Filho (FCAV/Unesp) – *campus* de Jaboticabal/SP. Mestre e Doutora em Medicina Veterinária com ênfase em Nutrição de Cães e Gatos pela FCAV/Unesp/Jaboticabal. Estudante como *Doctor of Veterinary Science* na University of Guelph. Residente do European College of Veterinary and Comparative Nutrition.

Fabio Alves Teixeira
Médico-veterinário pela Faculdade de Medicina Veterinária e Zootecnia da Universidade de São Paulo (FMVZ/USP). Residência em Nutrição e Nutrição Clínica de Cães e Gatos pela Faculdade de Ciências Agrárias e Veterinárias da Universidade Estadual Paulista Júlio de Mesquita Filho (FCAV/Unesp) – *campus* Jaboticabal/SP. Mestrado e doutorado pelo programa de pós-graduação em Clínica Veterinária da FMVZ/USP. Pós-doutorando pela FMVZ/USP. Atualmente é professor do programa de pós-graduação em Clínica Veterinária da FMVZ/USP. Coordenador do curso de pós-graduação em Nutrição e Nutrologia de Cães e Gatos da Anclivepa/SP. Presidente e membro fundador da Sociedade Brasileira de Nutrição e Nutrologia de Cães e Gatos (SBNutri Pet). Membro da diretoria do Comitê Pet do Colégio Brasileiro de Nutrição Animal (CBNA). Sócio fundador da NutricareVet. Diretor científico do Laboratório Stonewell Gastrointestinal Vet. Responsável pelo Serviço de Nutrição e Nutrologia de Cães e Gatos da Anclivepa/SP.

Felipe Borges Soares
Médico-veterinário pela Faculdade de Medicina Veterinária e Zootecnia da Universidade de São Paulo (FMVZ/USP). Mestrado pelo programa de pós-graduação em Saúde Animal da Faculdade de Agronomia e Medicina Veterinária da Universidade de Brasília (FAV/UnB). Capitão do Quadro Complementar de Oficiais do Exército Brasileiro.

Fernanda Chicharo Chacar
Médica-veterinária pela Universidade Estadual do Norte Fluminense (UENF). Residência em Clínica Médica de Pequenos Animais pela Faculdade de Ciências Agrárias e Veterinárias da Universidade Estadual Paulista Júlio de Mesquita Filho (FCAV/Unesp) – *campus* Botucatu. Especialização em Medicina de Felinos pela Anclivepa/SP. Mestrado e Doutorado pelo programa de pós-graduação em Clínica Veterinária da Faculdade de Medicina Veterinária e Zootecnia da Universidade de São Paulo (FMVZ/USP). Foi Professora Doutora do Instituto Federal de Educação, Ciência e Tecnologia do Sul de Minas Gerais de 2018 a 2022. Professora Doutora do Departamento de Clínica Médica da FMVZ/USP.

Fernanda Jordão Affonso
Médica-veterinária pela Faculdade de Medicina Veterinária e Zootecnia da Universidade de São Paulo (FMVZ/USP). Residência em Reprodução Equina na

Fazenda Santa Rita II em Piracaia/SP. Mestrado e Doutorado pelo programa de pós-graduação em Reprodução Animal da FMVZ/USP. Atualmente é professora de Reprodução Animal no Departamento de Patologia, Reprodução e Saúde Única da Faculdade de Ciências Agrárias e Veterinárias da Universidade Estadual Paulista Júlio de Mesquita Filho (FCAV/Unesp) – *campus* Jaboticabal/SP.

Fernando Yoiti Kitamura Kawamoto

Médico-veterinário pela Universidade Federal de Lavras (UFLA). Residência em Clínica Cirúrgica e Anestesiologia pela UFLA. Especialização em Clínica Médica e Cirúrgica de Pequenos Animais pelo Instituto Qualittas. Mestrado em Ciências Veterinárias pela UFLA. Doutorado em Cirurgia Veterinária pela Faculdade de Ciências Agrárias e Veterinárias da Universidade Estadual Paulista Júlio de Mesquita Filho (FCAV/UNESP) – *campus* Jaboticabal/SP. Professor Colaborador na Universidade Estadual do Norte do Paraná (UENP) de 2017 a 2018. Professor no Centro Universitário de Lavras (Unilavras). Gestor e responsável técnico do Complexo de Clínicas Veterinárias (CCV/Unilavras).

Flavio Lopes da Silva

Médico-veterinário pela Universidade Federal Rural do Rio de Janeiro. Residência em Nutrição e Nutrição Clínica de Cães e Gatos pela Faculdade de Ciências Agrárias e Veterinárias da Universidade Estadual Paulista Júlio de Mesquita Filho (FCAV/Unesp) – *campus* Jaboticabal/SP. Mestrado em Clínica Médica Veterinária com ênfase em Nutrição de Cães e Gatos pela FCAV/Unesp/Jaboticabal.

Geni Cristina Patricio dos Santos

Médica-veterinária pela Faculdade de Medicina Veterinária e Zootecnia da Universidade de São Paulo (FMVZ/USP). Programa de Aprimoramento em Clínica Médica no Hospital Veterinário (HOVET) da FMVZ/USP. Mestrado pelo programa de pós-graduação em Clínica e Cirurgia da FMVZ/USP. Pesquisadora do Departamento de Cirurgia na área de Anestesiologia da FMVZ/USP.

Gláucia Bueno Pereira Neto

Médica-veterinária pela Faculdade de Ciências Agrárias e Veterinárias da Universidade Estadual Paulista Júlio de Mesquita Filho (FCAV/Unesp) – *campus* Jaboticabal/SP. Mestrado e doutorado pelo programa de pós-graduação em

Clínica Veterinária da Unesp/Jaboticabal. Doutorado "sanduíche" no Serviço de Cardiologia Veterinária da Cornell University. Professora de Clínica Médica de Pequenos Animais da Faculdade de Agronomia e Medicina Veterinária da Universidade de Brasília (FAV/UnB) e do Programa de Residência em Clínica Médica de Cães e Gatos do Hospital-Escola Veterinário (HVET) da FAV/UnB. Responsável pelo Serviço de Cardiologia Veterinária do HVET/FAV/UnB.

Igor Luiz Salardani Senhorello
Médico-veterinário pela Universidade Federal do Espírito Santo (UFES). Residência em Clínica Médica de Pequenos Animais pela Faculdade de Ciências Agrárias e Veterinárias da Universidade Estadual Paulista Júlio de Mesquita Filho (FCAV/Unesp) – *campus* Jaboticabal. Mestrado e Doutorado em Medicina Veterinária com ênfase em Oncologia Veterinária pela FCAV/Unesp/Jaboticabal. Professor assistente doutor na Faculdade de Medicina Veterinária da Unesp – *campus* Araçatuba.

Ingrid Caroline da Silva
Zootecnista pela Universidade Estadual de Ponta Grossa (UEPG). Mestrado pelo Programa de Pós-Graduação em Zootecnia da Universidade Estadual de Maringá (PPZ/UEM). Doutoranda em Produção Animal do PPZ/UEM. Pesquisadora no Laboratório de Nutrição e Metabolismo de Felinos Domésticos da UEM.

Josiane Aparecida Volpato
Zootecnista pela Universidade Estadual de Mato Grosso do Sul (UEMS). Especialização em Nutrição de Cães e Gatos pela Faculdade Corporativa Cespi (Facespi). Mestrado em Nutrição de Não Ruminantes pelo programa de pós-graduação em Produção Animal pela Universidade Estadual do Oeste do Paraná (Unioeste). Responsável técnica com experiência de 10 anos em indústria *pet food* em assuntos regulatórios, formulação e controle de qualidade. Doutoranda em Nutrição de Cães e Gatos pelo Programa de Pós-Graduação em Zootecnia pela Universidade Estadual de Maringá (PPZ/UEM).

Juliana Kawano Sato
Psicóloga pela Universidade Presbiteriana Mackenzie. Mestranda pela Universidade Federal de São Paulo (Unifesp). Pós-graduação em Transtornos Alimentares pela Unifesp e em Prevenção e Pósvenção em Suicidologia pela Universidade Municipal de São Caetano do Sul (USCS). Tanatóloga pelo Instituto Escutha.

Psicóloga de Emergências e Desastres pela Prestar Cuidados. Membro do Núcleo de Intervenção em Emergências e Desastres (NIPED). Membro da Association for Pet Loss and Bereavement (APLB). Membro do Programa de Acolhimento ao Enlutado (PROALU).

Layne Carolina Pereira
Zootecnista pela Universidade Estadual de Maringá (UEM). Mestrado pelo programa de pós-graduação em Clínica Veterinária da Faculdade de Medicina Veterinária e Zootecnia da Universidade de São Paulo (FMVZ/USP). Doutoranda pela FMVZ/USP.

Liliana Bernal
Médica-veterinária pela Universidade Nacional de Colombia. Estágio no Centro Panamericano de Febre Aftosa/RJ. *Master of Science* em Microbiologia Veterinária/Nutrição pela University of Surrey, Reino Unido. Estágio no Laboratório Central Veterinário em Weybridge, Reino Unido, para validação do título de Medicina Veterinária. Pesquisadora/Voluntária na Faculdade de Medicina Veterinária em Addis Ababa, Etiópia. Pesquisadora em Microbiologia/Virologia na Universidade Estadual do Norte Fluminense no Rio de Janeiro. Pesquisadora em diferentes capacidades na Hill's Pet Nutrition, Estados Unidos. Palestrante do Mark Morris Institute. Consultora global/palestrante em nutrição clínica de cães e gatos.

Lucas dos Santos Castro
Técnico em Análises Clínicas pela Escola Técnica Estadual Juscelino Kubitschek (ETEJK). Zootecnista pela Universidade Federal Rural do Rio de Janeiro (UFRRJ). Mestrando pelo Programa de Pós-Graduação em Zootecnia da Universidade Estadual de Maringá (PPZ/UEM). Pesquisador do Laboratório de Nutrição e Metabolismo de Felinos Domésticos.

Ludmilla Geraldo Di Santo
Médica-veterinária pela Faculdade de Ciências Agrárias e Veterinárias da Universidade Estadual de São Paulo Júlio de Mesquita Filho (FCAV/Unesp) – *campus* Jaboticabal/SP. Mestrado e doutorado pelo programa de pós-graduação em Medicina Veterinária da FCAV/Unesp/Jaboticabal. Atua como autônoma na área de nutrição de *pets* não convencionais.

Márcia de Oliveira Sampaio Gomes
Médica-veterinária pela Universidade Federal de Pernambuco. Residência em Nutrição e Nutrição Clínica de Cães e Gatos pela FCAV/UNESP – *campus* Jaboticabal. Mestre e Doutora em Medicina Veterinária com ênfase em Nutrição de Cães e Gatos pela FCAV/Unesp – campus Jaboticabal, com doutorado-sanduíche na *Freie Universität Berlin*. Responsável pelo Serviço de Nutrologia do HOVET – FMVZ/USP. Professora Doutora do Departamento de Clínica Médica da FMVZ/USP.

Mariana Cristina Hoeppner Rondelli
Médica-veterinária pela Universidade Federal do Tocantins. Residência em Clínica Médica de Pequenos Animais pela Faculdade de Ciências Agrárias e Veterinárias da Universidade Estadual de São Paulo Júlio de Mesquita Filho (FCAV/Unesp) – *campus* Jaboticabal/SP. Mestrado e doutorado em Medicina Veterinária, área de Clínica Médica Veterinária pela FCAV/Unesp/Jaboticabal. Professora de Clínica Médica de Pequenos Animais da Faculdade de Veterinária da Universidade Federal de Pelotas (UFPel) (graduação, residência, mestrado e doutorado). Membro da Comissão Científica da Associação Brasileira de Endocrinologia Veterinária (Abev) na gestão 2022-2025. Coordenadora do EndocrinoPeq – Serviço de Atendimento Especializado em Endocrinologia de Pequenos Animais na Universidade Federal de Pelotas (UFPel).

Mariana Fragoso Rentas
Médica-veterinária pela Faculdade de Medicina Veterinária e Zootecnia da Universidade de São Paulo (FMVZ/USP). Mestrado e doutorado pelo programa de pós-graduação em Nutrição e Produção Animal da FMVZ/USP. Professora e gestora pedagógica do Centro Universitário Inta – *campus* Fortaleza.

Mariana Yukari Hayasaki Porsani
Médica-veterinária pela Universidade José do Rosário Vellano – Unifenas. Residência em Clínica Médica de Pequenos Animais pela Universidade Federal de Lavras (UFLA/MG). Mestre em Ciências com ênfase em Metabolismo e Fisiologia Animal pela UFLA. Doutora em Ciências com ênfase em Clínica Veterinária pelo programa de pós-graduação em Clínica Veterinária da Faculdade de Medicina Veterinária e Zootecnia da Universidade de São Paulo (FMVZ/USP). Responsável pelo atendimento nutricional de diversas clínicas e hospitais veterinários na cidade de São Paulo. Professora convidada em cursos

de pós-graduação e palestras em eventos. Co-coordenadora da pós-graduação de Nutrição e Nutrologia de Cães e Gatos da Anclivepa/SP. Membro da Sociedade Brasileira de Nutrição e Nutrologia de Cães e Gatos (SBNutri Pet). Sócia fundadora da NutricareVet.

Marta Brito Guimarães
Médica-veterinária pela Faculdade de Medicina Veterinária e Zootecnia da Universidade de São Paulo (FMVZ/USP). Doutorado em Ciências pelo programa de pós-graduação em Patologia Experimental e Comparada do Departamento de Patologia da FMVZ/USP. Médica-veterinária do Ambulatório de Aves da FMVZ/USP e Vetwings.

Monique Paludetti
Médica-veterinária pela Universidade Federal de Lavras (UFLA/MG). Residência em Nutrição e Nutrição Clínica de Cães e Gatos pela Faculdade de Ciências Agrárias e Veterinárias da Universidade Estadual de São Paulo Júlio de Mesquita Filho (FCAV/Unesp) – *campus* Jaboticabal/SP. Mestranda pelo programa de pós-graduação em Clínica Veterinária da FMVZ/USP.

Patrícia Eri Ishii
Médica-veterinária pela Faculdade de Medicina Veterinária e Zootecnia da Universidade Federal de Mato Grosso do Sul (UFMS). *Doctor of Philosophy* (Ph.D) pelo Gastrointestinal Laboratory da Texas A&M University, Estados Unidos. Membro da diretoria da Comparative Gastroenterology Society (CGS). Sócia fundadora do Laboratório Stonewell Gastrointestinal Vet.

Paulo César Jark
Médico-veterinário pela Universidade do Estado de Santa Catarina (UDESC). Residência em Clínica Médica de Pequenos Animais pela Faculdade de Medicina Veterinárias e Zootecnia da Universidade Estadual Paulista Júlio de Mesquita Filho (FMVZ/Unesp) – *campus* Botucatu. Especialização em Oncologia Veterinária pelo Instituto Bioethicus. Mestrado e doutorado em Clínica Médica pela FCAV/Unesp – *campus* Jaboticabal, com doutorado sanduíche na University of Winsconsin. Professor colaborador do programa de pós-graduação em Clínica Médica da FCAV/Unesp/Jaboticabal. Presidente da Sociedade Latino-Americana de Oncologia Veterinária (SLOVET). Coordenador da ONCONNECTIONVET e ONCCAREVET.

Renan Nicácio da Silva
Médico-veterinário pelo Centro de Ciências Agrárias da Universidade Federal da Paraíba (CCA/UFPB). Mestrando em Ciência Animal pelo programa de pós-graduação em Ciência Animal (PPGCan) da Universidade Federal da Paraíba (UFPB).

Renata Nogueira Garcia Mosse
Médica-veterinária pela Universidade Anhembi Morumbi. Pós-graduação *lato sensu* em Fisioterapia e Ortopedia Veterinária pelo Instituto Brasileiro de Recursos Avançados (IBRA/SP). Curso em Canine Rehabilitation pela University of Tennessee. Pós-graduação *lato sensu* em Homeopatia pela Faculdade das Ciências da Saúde de São Paulo (FACIS). Aluna de MBA em Gestão no Mercado Pet e pós-graduanda em Ortopedia e Neurocirurgia Veterinária pela Anclivepa/SP. Coordenadora da pós-graduação de Fisiatria de Cães e Gatos da Anclivepa/SP. Responsável pelo setor de Fisiatria e Reabilitação Animal do Hospital Veterinário Rebouças desde 2013. Fundadora da Fisio4dogs – Centro de Reabilitação Animal.

Ricardo Duarte
Médico-veterinário pela Faculdade de Medicina Veterinária e Zootecnia da Universidade de São Paulo (FMVZ/USP). Mestrado e doutorado em Clínica Veterinária pelo Departamento de Clínica Médica da FMVZ/USP. Professor da Clínica Médica de Pequenos Animais do curso de Medicina Veterinária das Faculdades Metropolitanas Unidas (FMU) de São Paulo.

Ricardo Souza Vasconcellos
Médico-veterinário pela Universidade Federal de Viçosa (UFV). Especialista em Clínica e Cirurgia de Pequenos Animais pela UFV. Mestrado e doutorado pelo programa de pós-graduação em Clínica Veterinária da Faculdade de Ciências Agrárias e Veterinárias da Universidade Estadual de São Paulo Júlio de Mesquita Filho (FCAV/Unesp). Pós-doutorado pela FCAV/Unesp. Professor associado do Departamento de Zootecnia da Universidade Estadual de Maringá (DZO/UEM). Professor e orientador pelos Programas de Pós-Graduação em Zootecnia (PPZ) e em Ciência e Produção Animal Sustentável (PPS) da UEM. Membro da diretoria do Comitê Pet do Colégio Brasileiro de Nutrição Animal (CBNA). Responsável pelo Laboratório de Nutrição e Metabolismo de Felinos Domésticos da UEM.

Rodrigo Fernando Gomes Olivindo

Médico-veterinário pela Universidade Federal do Piauí (UFPI) com extensão acadêmica e rotatório clínico na Universidad de Zaragoza (UNIZAR) (Espanha). Especializado em Endocrinologia e Metabologia de Cães e Gatos pela Anclivepa/SP. Especializado em inovação e educação pela Universidade Anhembi Morumbi/SP. Mestrado pelo Programa de Anatomia dos Animais Domésticos e Silvestres da Faculdade de Medicina Veterinária e Zootecnia da Universidade de São Paulo (FMVZ/USP). Doutorado pelo programa de pós-graduação em Clínica Veterinária da FMVZ/USP. Professor e coordenador do curso de Medicina Veterinária da Faculdade Uninta Fortaleza. Docente convidado de programas de pós-graduações em Endocrinologia (Qualittas - Brasil; Faculdade Anclivepa/RJ) e Nutrologia (Instituto de Ensino e Pesquisa - IEP - Ranvier). Discente do MBA em Mercado Pet pela FMVZ/USP.

Ruthnea Aparecida Lazaro Muzzi

Médica-veterinária pela Escola de Veterinária da Universidade Federal de Minas Gerais (EV/UFMG). Mestrado e doutorado pelo programa de pós-graduação em Ciência Animal da UFMG. Pós-doutorado em Cardiologia Veterinária pelo Royal Veterinary College, London University, Reino Unido. Professora titular do Departamento de Medicina Veterinária da Faculdade de Zootecnia e Medicina Veterinária da Universidade Federal de Lavras (UFLA). Coordenadora do Programa de Residência em Medicina Veterinária na área de Clínica Médica de Animais de Companhia da UFLA. Vice-Coordenadora do Setor de Clínica Médica de Pequenos Animais do Departamento de Medicina Veterinária da UFLA.

Stephanie de Souza Theodoro

Médica-veterinária na Universidade Federal de Pelotas (UFPel). Residência em Nutrição e Nutrição Clínica de Cães e Gatos pela Faculdade de Ciências Agrárias e Veterinárias da Universidade Estadual de São Paulo Júlio de Mesquita Filho (FCAV/Unesp) - *campus* Jaboticabal. Mestre e doutora em Medicina Veterinária com ênfase em Nutrição de Cães e Gatos pela FCAV/Unesp/Jaboticabal. Pós-doutoranda pela FCAV/Unesp/Jaboticabal. Coordenadora do Laboratório de Pesquisa em Nutrição e Doenças Nutricionais de Cães e Gatos "Prof. Dr. Flávio Prada". Secretária e membro fundadora da Sociedade Brasileira de Nutrição e Nutrologia de Cães e Gatos (SBNutriPet). Membro do Colégio Brasileiro de

Nutrição Animal (CBNA) e da Sociedade Europeia de Veterinária e Nutrição Comparativa (ESVCN).

Ticiane Giselle Bitencourt Freire
Médica-veterinária pela Universidade Estadual de Santa Cruz (UESC/BA). Aprimoramento em Nutrição e Nutrição Clínica de Cães e Gatos pela Faculdade de Ciências Agrárias e Veterinárias da Universidade Estadual de São Paulo Júlio de Mesquita Filho (FCAV/Unesp) – *campus* Jaboticabal. Pós-graduação *latu sensu* em Terapia Intensiva Veterinária pela UFAPE Intercursos (UNIAVAN). Mestranda no programa de pós-graduação em Ciências Veterinárias da FCAV/Unesp.

Vivian Pedrinelli
Médica-veterinária pela Faculdade de Medicina Veterinária e Zootecnia da Universidade de São Paulo (FMVZ/USP). Residência em Nutrição e Nutrição Clínica de Cães e Gatos pela Faculdade de Ciências Agrárias e Veterinárias da Universidade Estadual Paulista Júlio de Mesquita Filho (FCAV/Unesp) – *campus* Jaboticabal/SP. Mestrado e doutorado pelo programa de pós-graduação em Clínica Veterinária da FMVZ/USP. Membro fundadora da Sociedade Brasileira de Nutrição e Nutrologia de Cães e Gatos (SBNutriPet). Sócia fundadora da NutricareVet. Sócia proprietária do Diet Lab.

Wandréa de Souza Mendes
Médica-veterinária pela Escola de Veterinária da Universidade Federal de Minas Gerais (EV/UFMG). Mestrado em Zootecnia, com ênfase em Nutrição de Monogástricos pela EV/UFMG. Doutorado em Ciência Animal, com ênfase em Nutrição Animal de Cães pela EV/UFMG. Autora de publicações e capítulos de livros sobre nutrologia de pequenos animais. Professora convidada de cursos de pós-graduação para aulas de Nutrição e Nutrologia. Gerente Técnica Veterinária na Avert Saúde Animal/Biolab Farmacêutica. Membro do Colégio Brasileiro de Nefrologia e Urologia Veterinárias (CBNUV), no qual ocupou a diretoria científica no triênio 2014-2016. Membro do Colégio Brasileiro de Nutrição Animal (CBNA) e da Sociedade Brasileira de Nutrição e Nutrologia de Cães e Gatos (SBNutri Pet).

Dedicamos este livro ao
Professor Márcio Antonio Brunetto (*in memoriam*).
Nosso orientador, amigo, mentor e fonte de inspiração,
que dedicou sua carreira à pesquisa da nutrição
de cães e gatos, com grande paixão ao tema
obesidade de animais de companhia.
Esperamos que sinta orgulho desta obra.

Agradecimentos

Primeiramente a todos os autores por aceitarem o desafio de colaborarem com este livro, dedicando seu tempo à escrita dos capítulos.

Aos nossos alunos, que nos instigam a estudar cada vez mais.

Aos cães e gatos e a seus "tutores", que aceitam participar de nossas pesquisas acadêmicas, permitindo que a ciência possa evoluir.

Aos nossos pacientes das rotinas clínicas que, além de também nos instigarem a estudar cada vez mais, trazem os anseios e os desafios aquém da teoria, nos ensinando os conceitos biológicos na prática e que o vínculo humano-animal vai muito além do que os livros nos mostram.

Aos nossos familiares, em especial aos pequenos Manu, Joca e Pedro, que, mesmo sem saber, nos estimulam a avançar em nossas jornadas.

Fabio Alves Teixeira
Mariana Y. H. Porsani
Vivian Pedrinelli

Sumário

Apresentação

A epidemia da obesidade atinge os animais e causa redução na expectativa e qualidade de vida devido às consequências negativas que acarreta ao organismo dos pacientes. Muitos responsáveis pelos *pets* estão se preocupando com isso, enquanto outros precisam ser alertados. Porém, apesar de ser considerada uma doença, muitos médicos-veterinários acabam ignorando, muitas vezes por desconhecimento de suas consequências. Isso fica claro quando os profissionais não definem com seus clientes planos de prevenção para animais em condição corporal adequada, e não conduzem o tratamento daqueles acima do peso. A não identificação, a desvalorização ou a falta de informação de como lidar com o problema podem ser a causa desse cenário, o que contribui para a crescente prevalência da doença nos últimos anos.

Este livro foi produzido para compilar de maneira clara, direta e atualizada os pontos centrais do excesso de peso em cães, gatos e outras espécies, com foco em facilitar o entendimento aos profissionais da saúde animal sobre o contexto da obesidade, prevenção, diagnóstico e tratamento, tanto aos que estão na linha de frente do atendimento médico, quanto aos que estão nos bastidores formulando e produzindo alimentos ou conduzindo pesquisas cientificas na área.

A editoração foi feita por profissionais com vasta experiência na área, que dedicaram sua trajetória profissional à saúde animal, especificamente à nutrição e nutrologia. Os temas foram elencados de maneira a abordar de forma detalhada, mas sem delongas, o panorama do excesso de peso em cães e gatos, mas também dos *pets* não convencionais que ganham mais espaço na vida das pessoas e, consequentemente, também enfrentam o excesso de peso.

Isso só foi possível pelo aceite dos autores em dedicar tempo à transmissão do seu conhecimento e experiência sob a forma de capítulos. Cada um foi escolhido com muito cuidado, pensando na expertise individual e como poderiam contribuir ao contexto deste material. A soma de expertises faz com que este livro seja ferramenta útil na educação continuada em prol da saúde animal.

Fabio Alves Teixeira
Editor do livro *Obesidade em Animais de Companhia*

Prefácio

O modo de vida atual do ser humano, a estrutura de nossas famílias, o ambiente urbano com todas as suas facilidades alimentares, de deslocamento e de organização, têm representado um ambiente onde os desafios de se alimentar foram em muito facilitados. Ao alcance do celular pede-se comida, no caminho da geladeira ou freezer até o micro-ondas são poucos metros, mas com muitas calorias disponíveis. Temos trocado também prazeres que antes a natureza e o corpo forneciam, como caminhadas, jogos e exercícios, por prazeres que entram pelos olhos e ouvidos sem a participação de braços, pernas e movimentos, sem gasto de energia. Nossos animais de companhia, inevitavelmente, nos acompanharam nesta mudança de contexto e dividimos hoje um espaço que nos favorece comer. Comer parece cada vez mais ligado ao prazer. Assim, a obesidade em cães e gatos ganhou na última década condição epidêmica. Este livro chega assim num momento oportuno, quando o ser humano e sua família de animais de companhia precisam repensar esta condição e encontrar um outro equilíbrio e outras motivações.

Prevalência, patogenia, riscos e prevenção: na Seção 1 tem-se dados importantes que nos alertam sobre toda esta situação da "vida moderna", as consequências destas mudanças de nosso estilo de vida, de movimentação e alimentação que nos conduziram a conviver com a obesidade. O corpo dos animais, não adaptado a apresentar massa adiposa de modo permanente, "reclama", não se harmoniza, adoece, instalam-se alterações nos sistemas cardiovascular, respiratório, endócrino, digestório, articular, tegumentar, reprodutivo, imune e urinário, comprometendo a qualidade e expectativa de vida de cães e gatos. Práticas clínicas e cirúrgicas necessitaram ser desenvolvidas e adaptadas, como abordado na Seção 2. Sendo um tratado médico, hospitalização, métodos de avaliação e quantificação, exame físico e laboratorial podem ser encontrados na Seção 3. Desafios de tratamento são detalhados na Seção 4 do livro, em 9 capítulos que incluem informações científicas sobre saciedade, formulação e características de alimentos coadjuvantes, relação médico-tutor, nutracêuticos, medicamentos, exercícios e o passo a passo da abordagem alimentar no tratamento da obesidade em cães e gatos. Tópicos especiais incluídos abordam, também, as relações das "omicas" e microbiota no contexto da compreensão e estudo da obesidade, bem como a obesidade em equinos e pets não convencionais.

Vê-se assim que são tratados de modo atualizado e objetivo aspectos necessários à prática médica de controle desta epidemia contemporânea, complexa, pouco reconhecida e silenciosa que tem roubado, de humanos e animais de companhia, a saúde, o bem-estar, o tempo de vida e a convivência. Tem também limitado diferentes possibilidades de lazer e interação, entre as pessoas e animais e com o meio ambiente. A medicina veterinária tem papel especial na definição do desfecho deste enredo, e este livro soma-se como ferramenta que a partir de agora está à disposição dos colegas nutrólogos.

Aulus Cavalieri Carciofi
Prof. Dr. Faculdade de Ciências Agrárias e Veterinárias
da UNESP – *campus* Jaboticabal

SEÇÃO **1**

Introdução

Capítulo **1**

Prevalência da obesidade e do sobrepeso em cães e gatos

Mariana Yukari Hayasaki Porsani

Os estudos epidemiológicos são realizados para determinar a distribuição e os fatores relacionados a doenças de determinada população, a fim de criar estratégias para tentar controlá-las (Last, 1995).

A obesidade é uma doença que acarreta inúmeros prejuízos à saúde que culminam em redução da expectativa de vida. Em seres humanos, a população acima do peso tem aumentado de maneira expressiva em todo o mundo, e a obesidade é considerada uma epidemia global (Meldrum, Morris e Gambone, 2017). A Organização Mundial da Saúde (OMS) estima que atualmente mais de um bilhão de pessoas no mundo sejam obesas e que, até 2025, acrescentam-se a essa estatística aproximadamente 167 milhões de adultos e crianças que terão problemas de saúde decorrentes de obesidade ou sobrepeso (OMS, 2022).

No Brasil, o número de pessoas acima do peso é alarmante: de acordo com a Pesquisa Nacional de Saúde, 96 milhões de adultos (60,3% da população) têm sobrepeso e 41,2 milhões (25,9%) estão obesos. Números altos também são apontados em crianças e adolescentes: estima-se que, em 2020, cerca de 6,4 milhões de crianças brasileiras com menos de 10 anos estavam acima do peso e que 3,1 milhões estavam obesas; em relação aos adolescentes, 11 milhões tinham excesso de peso e 4,1 milhões estavam obesos (PNS, 2020).

No contexto dos animais de companhia, nas últimas décadas também foi observado aumento expressivo da obesidade na população canina. O percentual de cães com sobrepeso e obesidade corresponde a números que variaram de 30 a 50% (McGreevy et al., 2005; Alonso et al., 2017; Porsani et al., 2020). Nos gatos a literatura é escassa, mas os números em diversos países indicam valores aproximados a 11,5 e 63% de sobrepeso e obesidade, respectivamente (Allan et al., 2000; Russel et al., 2000; Lund, 2005; McGreevy et al., 2008; Colliard et al., 2009; Courcier et al., 2010; Cave et al., 2012; Courcier et al., 2012; Corbee, 2014; Russell et al., 2000; Kocabağli et al., 2020).

A Tabela 1 apresenta dados epidemiológicos da obesidade canina, e a Tabela 2, da obesidade felina.

A variação na frequência de obesidade nos trabalhos publicados pode ser influenciada pelas metodologias utilizadas nos estudos, incluindo diferentes definições de excesso de peso, além do treinamento dos avaliadores (Lund, 2005; McGreevy et al., 2008; Courcier et al., 2012).

Estudos retrospectivos têm informações mais propensas a erros e com inconsistências nas classificações em comparação aos dados primários e prospectivos, o que pode ser justificado pelo fato de as informações descritas serem encontradas em prontuários. Ou seja, a determinação de excesso de peso é realizada por diversos médicos-veterinários, e a informação sobre treinamento dos mesmos muitas vezes não é informada (Lund, 2005; McGreevy et al., 2008; Courcier et al., 2012).

A maioria dos estudos utilizou o escore de condição corporal na escala de 5 pontos em cães (Edney e Smith, 1986; Krofeld et al., 1991; McGreevy et al., 2005; Colliard et al., 2006; Lund et al., 2006; Courcier et al., 2010; Mao et al., 2013; Usui et al., 2016) e gatos (Allan et al., 2000; Lund, 2005; McGreevy et al., 2008; Colliard et al., 2009; Courcier et al., 2012), mas alguns usaram uma escala de 9 pontos em cães (Weeth et al., 2006; Courcier et al., 2010; Coorbe, 2012; Cave et al., 2012; Corbee, 2014; Alonso et al., 2017; Porsani et al., 2020) e gatos (Cave et al., 2012; Corbee, 2014) e um dos estudos em gatos utilizou escala de 17 pontos (Russell et al., 2000). Diferenças no método de avaliação de escore de condição corporal podem fazer com que sobrepeso e obesidade sejam subestimados. Além disso, a experiencia dos avaliadores também interfere nas classificações de condição corporal, visto que essa é uma avaliação qualitativa e subjetiva, e o nível de treinamento do avaliador já foi associado à precisão da condição corporal em gatos (Laflamme, 1997; Shoveller et al., 2014). Na maioria dos estudos, a exatidão e precisão dos avaliadores e treinamento não foram descritos. Em alguns estudos havia apenas um avaliador treinado (Allan et al., 2000; Russell et al., 2000; Courcier et al., 2010; Corbee, 2014), em outros, havia dois avaliadores treinados (Colliard et al., 2009; Cave et al., 2012; Porsani et al., 2020; Corbee, 2014).

Tabela 1 Compilado de estudos que investigaram a prevalência de obesidade em cães

Referência	Ano de avaliação	Duração do estudo	Número de animais	País	Prevalência	Método de avaliação	Forma de investigação	Local
Krook, Larsson e Rooney (1960)	1930 a 1957	27 anos	10.993	Suécia	11,6% SO	Dados de necrópsia	R	Setor de patologia
Mason (1970)	1970	1 ano	1.000	Reino Unido	28% SO	Exame físico	P	Hospital veterinário
Edney e Smith (1986)	1983	6 meses	8.268	Reino Unido	2,9% S 21,4% O	Exame físico	P	Clínicas veterinárias
Kronfeld, Donoghue e Glickman (1991)	1986	2 anos	3.729	Estados Unidos	22% S 0,9% O	Exame físico	P	Hospitais veterinários
Royal Canin (2000)	NI	NI	400	França, Reino Unido, Espanha e Alemanha	2% O 22,0% SO	Informado pelos tutores	P	Médicos-veterinários
Jericó e Scheffer (2002)	NI	1 ano	648	Brasil	16,5% O	Exame físico	P	Parques, praças, hospitais, clínicas e *pet shops*
Robertson (2003)	NI	NI	657	Austrália	25,2 S	Informado pelos tutores	P	Contato telefônico
McGreevy et al. (2005)	NI	NI	2.661	Austrália	33,5% S 7,6% O	Exame físico ECC5	R	Médicos-veterinários
Lund et al. (2006)	1995	1 ano	21.754	Estados Unidos	29% S 5,1% O	Exame físico	R	Clínicas veterinárias
Colliard et al. (2006)	2003	1 mês	681	França	38,8% S 5% O	Exame físico ECC5	P	Centro de vacinação

(continua)

Tabela 1 Compilado de estudos que investigaram a prevalência de obesidade em cães (*continuação*)

Referência	Ano de avaliação	Duração do estudo	Número de animais	País	Prevalência	Método de avaliação	Forma de investigação	Local
Weeth et al. (2007)	1999 a 2004	5 anos	14.670	Estados Unidos	36,4% SO	Exame físico ECC9	R	Hospital veterinário
Courcier et al. (2010)	2007	1 mês	696	Reino Unido	38,9% S 20,4% O	Exame físico ECC9	P	Clínicas e hospitais veterinários
Corbee (2012)	NI	NI	1.379	Holanda	18,6% S 1,1% O	Exame físico ECC9	P	Exposição racial
Mao et al. (2013)	2008 a 2011	3 anos	2.391	China	44,4% SO	Exame físico ECC5	R	Hospitais veterinários
Usui, Yasuda e Koketsu (2016)	2006 a 2013	7 anos	91.200	Japão	39,8% S 15,1% O	Exame físico ECC5	R	Hospitais veterinários
Alonso et al. (2017)	NI	NI	93	Espanha	40,8% SO	Exame físico ECC9	P	Clínicas e hospitais veterinários
Porsani et al. (2020)	2017 a 2018	1 ano	285	Brasil (SP)	25,9% S 14,6% O	Exame físico ECC9	P	Domicílios
Vidal e Maia (2021)	NI	NI	120	Brasil (DF)	65% NI	Exame físico IMCC e morfometria	P	Contato por internet
Chiang et al. (2022a)	2006 a 2015	9 anos	40.038	Estados Unidos	21,1% S 20,2% O	Exame físico ECC9	R	Hospital veterinário

ECC5: escore de condição corporal na escala de 5 pontos; ECC9: escore de condição corporal na escala de 9 pontos; NI: não informado; O: obeso; P: prospectivo; R: retrospectivo; S: sobrepeso; SO: sobrepeso e obeso.

Fonte: elaborada pela autora.

Tabela 2 Compilado de estudos que investigaram a prevalência de obesidade em gatos

Referência	Ano de avaliação	Duração do estudo	Número de animais	País	Prevalência	Método de avaliação	Forma de investigação	Local
Anderson (1973)	NI	NI	429	Reino Unido	6% S 12,5% O	NI	R	Hospital veterinário
Sloth (1992)	1992	NI	223	Dinamarca	28% S 13% O	NI	P	Clínica veterinária
Scarlett et al. (1994)	1994	NI	> 2.000	Estados Unidos	24% SO	Exame físico	P	Hospitais veterinários
Kronfeld et al. (1994)	NI	3 meses	1.620	Estados Unidos	16% S 1% O	Exame físico ECC5	R	Hospital veterinário
Allan et al. (2000)	1993	NI	182	Nova Zelândia	NI	Exame físico	P	Domicílios
Russell et al. (2000)	1998	NI	136	Inglaterra	48% S 4% O	Exame físico ECC17	P	Domicílios
Lund et al. (2005)	1995	1 ano	8.159	Estados Unidos	28,7% S 6,4% O	Exame físico ECC5	R	Clínicas e hospitais veterinários
McGreevy et al. (2008)	2000	NI	1.042	Austrália	26,2% S 6,6% O	Exame físico ECC5	R	Clínicas e hospitais veterinários
Colliard et al. (2009)	2006	3 meses	385	França	19% S 7,8% O	Exame físico ECC5	P	Centro de vacinação
Courcier et al. (2010)	2018	3 semanas	118	Escócia	28,8% S 10,2% O	Exame físico ECC5	P	Centro de caridade
Courcier et al. (2012)	2008 a 2010	2 anos	3.227	Grã-Bretanha	9,7% S 8% O	Exame físico ECC5	R	Clínicas e hospitais veterinários
Cave et al. (2012)	2007	2 meses	200	Nova Zelândia	63% SO	Exame físico ECC9	P	Domicílios

(continua)

Tabela 2 Compilado de estudos que investigaram a prevalência de obesidade em gatos (*continuação*)

Referência	Ano de avaliação	Duração do estudo	Número de animais	País	Prevalência	Método de avaliação	Forma de investigação	Local
Mendes-Junior et al. (2013)	2008 a 2010	2 anos	50	Brasil	14% SO	ECC9	P	Domicílios
Corbee (2014)	NI	NI	268	Holanda	45,5% S 4,5% O	Exame físico ECC9	P	Exposição racial
Kocabağli et al. (2020)	NI	264	264	Turquia	18,6% SO	Exame físico ECC9	P	Clínicas veterinárias
Chiang et al. (2022b)	2006 a 2015	9 anos	9.062	Estados Unidos	17,2% S 23,8% O	Exame físico ECC9	R	Hospital veterinário
Murphy et al. (2023)	2008 a 2017	9 anos	NI	Austrália	NI	Exame físico ECC9	R	Clínicas e hospitais veterinários

ECC5: escore de condição corporal na escala de 5 pontos; ECC9: escore de condição corporal na escala de 9 pontos; ECC17: escore de condição corporal de 9 pontos, com intervalos a cada 0,5 ponto; NI: não informado; O: obeso; P: prospectivo; R: retrospectivo; S: sobrepeso; SO: sobrepeso e obeso.

Fonte: elaborada pela autora.

Estudos epidemiológicos a respeito da obesidade devem ser constantemente atualizados, pois diversos fatores ambientais influenciam na dinâmica da doença, os quais podem mudar ao longo do tempo.

BIBLIOGRAFIA

1. Agência IBGE Notícias. Um em cada quatro adultos do país estava obeso em 2019. Pesquisa Nacional de Saúde (PNS). 2020. Disponível em: https://agenciadenoticias.ibge.gov.br/agencia-noticias/2012-agencia-de-noticias/noticias/29204-um-em-cada-quatro-adultos-do-pais-estava-obeso-em-2019. Acesso: 7 maio 2023.
2. Allan F, Pfeiffer D, Jones B, Esslemont D, Wiseman M. A cross-sectional study of risk factors for obesity in cats in New Zealand. Prev Vet Med. 2000;4:183-196.
3. Alonso JA, Bautista-Castaño I, Peña C, Suárez L, Juste MC, Tvarijonaviciute A. Prevalence of canine obesity, obesity-related metabolic dysfunction, and relationship with owner obesity in an obesogenic region of Spain. Front Vet Sci. 2017;4(59):2-5.
4. Anderson RS. Obesity in the dog and cat. Vet Annu. 1973;14:182-6.
5. Bland IM, Guthrie-Jones A, Taylor RD, Hill J. Dog obesity: Veterinary practices' and owners' opinions on cause and management. Prev Vet Med. 2010;94(3-4):310-5.
6. Cave NJ, Allan FJ, Schokkenbroek SL, Metekohy CA, Pfeiffer DU. A cross-sectional study to compare changes in the prevalence and risk factors for feline obesity between 1993 and 2007 in New Zealand. Prev Vet Med. 2012;107:121-33.
7. Chiang CF, Villaverde C, Chang WC, Fascetti AJ, Larsen JA. Prevalence, risk factors, and disease associations of overweight and obesity in dogs that visited the Veterinary Medical Teaching Hospital at the University of California, Davis from January 2006 to December 2015. Top Companion Anim Med. 2022;48:100640.
8. Chiang CF, Villaverde C, Chang WC, Fascetti AJ, Larsen JA. Prevalence, risk factors, and disease associations of overweight and obesity in cats that visited the Veterinary Medical Teaching Hospital at the University of California, Davis from January 2006 to December 2015. Top Companion Anim Med. 2021;47:100620.
9. Colliard L, Paragon B, Lemuet B, Bénet J, Blanchard G. Prevalence and risk factors of obesity in an urban population of healthy cats. J Feline Med Surg. 2009;11:135-40.
10. Colliard L, Ancel J, Benet J.-J, Paragon BM, Blanchard G. Risk factors for obesity in dogs in France. J Nutr. 2006;136:1951S-4S.
11. Corbee RJ. Obesity in show cats. J Anim Physiol Anim Nutr. 2014;98:1075-80.
12. Corbee RJ. Obesity in show dogs. J Anim Physiol Anim Nutr. 2013;97(5):904-10.
13. Courcier EA, Mellor DJ, Pendlebury E, Evans C, Yam OS. An investigation into the epidemiology of feline obesity in Great Britain: Results of a cross-sectional study of 47 companion animal practices. Vet Rec. 2012;171:560.
14. Courcier EA, O'Higgins R, Mellor DJ, Yam PS. Prevalence and risk factors for feline obesity in a first opinion practice in Glasgow, Scotland. J Feline Med Surg. 2010;12(10):746-53.
15. Edney AT, Smith PM. Study of obesity in dogs visiting veterinary practices in the United Kingdom. Vet Rec. 1986;118(14):391-6.

16. Kocabağli N, Alp M, Ekiz B, Kutay HC, Keser O, Dokuzeylül B. The evaluation of prevalence and risk factors of overweight and obesity in cats from some private veterinary clinics in Istanbul, Turkey. J Istanbul Vet Sci. 2020;Special Issue(Vetexpo-2019, KHVD-2019);35.
17. Kronfeld DS, Donoghue S, Glickman LT. Body condition and energy intakes of dogs in a referral teaching hospital. J Nutr. 1991;121(11 Suppl):S157-8.
18. Kronfeld DS, Donoghue S, Glickman LT. Body condition of cats. J Nutr. 1994;124:2683s-4s.
19. Last JM. A dictionary of epidemiology. 3.ed. Oxford: Oxford University Press; 1995.
20. Lund EM, Armstrong PJ, Kirk CA, Klausner JS. Prevalence and risk factors for obesity in adult dogs from private US veterinary practices. J Appl Res Vet Med. 2006;4(2):177-86.
21. Lund EM. Prevalence and risk factors for obesity in adult cats from private us veterinary practices. Int J Appl Res Vet Med. 2005;3:88-96.
22. Mao J, Xia Z, Chen J, Yu J. Prevalence and risk factors for canine obesity surveyed in veterinary practices in Beijing, China. Prev Vet Med. 2013;112(3-4):438-42.
23. Mason E. Obesity in pet dogs. Vet Rec. 1970;86(21):612-6.
24. McGreevy PD, Thomson PC; Pride C, Fawcett A, Grassi T, Jones B. Prevalence of obesity in dogs examined by Australian veterinary practices and the risk factors involved. Vet Rec. 2005;156(22): 695-702.
25. McGreevy PD, Thomson P, Pride C, Fawcett A, Grassi T, Jones B. Overweight or obese cats presented to Australian veterinary practices, risk factors and prevalence. Austr Vet Pract. 2008;38:98-107.
26. Meldrum DR, Morris MA, Gambone JC. Obesity pandemic: Causes, consequences, and solutions – but do we have the will? Fertil Steril. 2017;107(4):833-9.
27. Mendes-Junior A, Passos CB, Gáleas MAV, Secchin MC, Aptekmann KP. Prevalence and risk factors of feline obesity in Alegre, Espírito Santo, Brazil. Semina: Ciências Agrárias, Londrina. 2013;34(4):1801-6.
28. Ministério da Saúde. Excesso de peso e obesidade. 2020. Disponível em: https://aps.saude.gov.br/ape/promocaosaude/excesso. Acesso: 7 maio 2023.
29. Organização Mundial da Saúde (OMS). Obesity and overweight. 2022. Disponível em: https://www.who.int/news/item/04-03-2022-world-obesity-day-2022-accelerating-action-to-stop-obesity. Acesso: 7 maio 2023.
30. Porsani MYH, Teixeira FA, Oliveira VV, Pedrielli V, Dias RA, German AJ, et al. Prevalence of canine obesity in the city of São Paulo, Brazil. Sci Rep. 2020;10:14082.
31. Russell K, Sabin R, Holt S, Bradley R, Harper EJ. Influence of feeding regimen on body condition in the cat. J Small Anim Pract. 2000;41:12-7.
32. Scarlett JM, Donoghue S, Saidla J, Wills J. Overweight cats: prevalence and risk factors. Int J Obes Relat Metab Disord. 1998;18(Suppl 1):S22-8.
33. Shoveller AK, Digennaro J, Lanman C, Spangler D. Trained vs untrained evaluator assessment of body condition score as a predictor of percent body fat in adult cats. J Feline Med Surg. 2014;16:957-65.
34. Sloth C. Practical management of obesity in dogs and cats. J Small Anim Pract. 1992;33:178-182.
35. Teixeira FA, Queiroz MR, Oba PM, Olivindo RFG, Ernande MC, Duarte CN, et al. Brazilian owners perception of the body condition score of dogs and cats. BMC Vet Res. 2020;463(16):99.
36. Usui S, Yasuda H, Koketsu Y. Characteristics of obese or overweight dogs visiting private Japanese veterinary clinics. Asian Pacific J Trop Biomed. 2016;6(4):338-43.

37. Vidal BDBLG, Maia CF. Prevalência da obesidade em cães domiciliados no Plano Piloto – DF. Relatório final de pesquisa de iniciação científica apresentado à Assessoria de Pós-Graduação e Pesquisa. Programa de Iniciação Científica, 2020.
38. Weeth LP, Fascetti AJ, Kass PH, Suter SE, Santos AM, Delaney SJ. Prevalence of obese dogs in a population of dogs with cancer. Am J Vet Res. 2007;68(4);389-98.
39. Murphy BJ, Stevenson MC, Mansfield C. Bodyweight and body condition scores of Australian British shorthaired cats, 2008-2017. Front Vet Sci. 2023;10:1241080.

Capítulo **2**

Patogenia da obesidade

Fabio Alves Teixeira

INTRODUÇÃO

A obesidade pode ser definida como uma condição patológica e multifatorial, caracterizada por acúmulo de gordura que compromete as funções orgânicas do indivíduo. Esse acúmulo de tecido adiposo, que gera o excesso de peso, ocorre pelo balanço energético positivo que se dá quando há consumo de calorias acima do gasto energético diário (Figura 1). Diversas situações causam balanço energético positivo, seja pelo aumento na ingestão alimentar, seja pela redução do gasto energético.

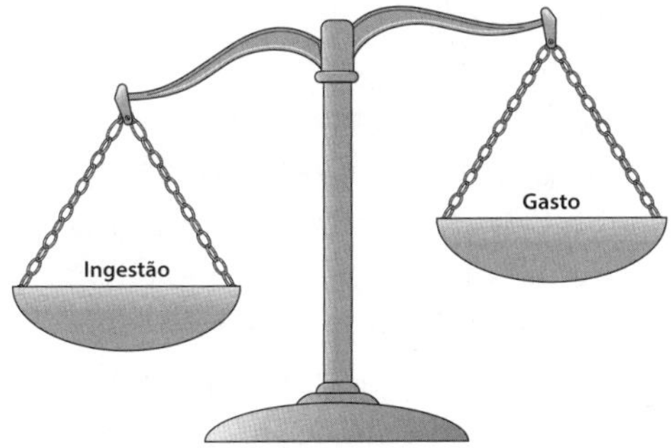

Figura 1 Representação de balanço energético positivo, em que há mais ingestão energética do que gasto.

Consideram-se cães e gatos em sobrepeso quando estão entre 10 e 20% acima de seu peso ideal, o que corresponde a 25 a 35% de gordura corporal, enquanto a obesidade é identificada quando o animal está com mais de 20% de excesso de peso, equivalente a mais de 35% de gordura corporal.

Em diferentes capítulos deste livro, serão abordados fatores de risco para a ocorrência do balanço energético positivo (Capítulo 3), alterações no controle da saciedade (Capítulo 22) e formas de intensificar a atividade física (Capítulo 24). Já o objetivo deste capítulo é discutir de que forma o acúmulo de tecido adiposo se torna prejudicial ao organismo para que fique claro o motivo de a obesidade ser considerada doença, de que forma ocorrem as diferentes consequências da obesidade e dar subsídio para o entendimento de detalhes discutidos ao longo da obra. Os dados apresentados aqui são baseados em dados de animais de laboratório e humanos, com ênfase ao que já é conhecido para animais de companhia. Essas consequências, especificamente nos *pets*, serão discutidas de maneira mais detalhada na Seção 2.

BALANÇO ENERGÉTICO POSITIVO – O INÍCIO DA DOENÇA

Depois do oxigênio e da água, o terceiro item mais importante para os indivíduos é a energia, já que é o combustível todas as funções orgânicas ocorrerem. A unidade de medida de energia mais utilizada no Brasil é a quilocaloria (kcal, também representada como caloria).

A energia em si não é um nutriente, mas está presente nos macronutrientes energéticos – gordura, carboidrato e proteína – sob a forma de ligações químicas. Depois de ingeridos, esses nutrientes são digeridos, absorvidos e transportados para as células, nas quais serão usados para gerar energia por meio da oxidação em etapas metabólicas agrupadas como *catabolismo*. Logo, a energia dos nutrientes é disponibilizada por meio de reações bioquímicas enzimáticas e mantidas, no primeiro momento, em compostos de fácil uso, sendo a adenosina trifosfato (ATP) o mais importante.

O ATP é a forma de energia utilizável pelas células do corpo, mas não é uma boa molécula de armazenamento de energia porque é usada rapidamente após sua formação. O glicogênio (carboidrato) e os triglicerídeos (gordura) são as melhores formas de armazenamento de energia. Quando o organismo está armazenando energia, predominam as vias do *anabolismo*.

Após a refeição, uma vez que o corpo atendeu às demandas iniciais de energia, o metabolismo é direcionado para o anabólico, em que as vias de síntese de glicogênio (glicogênese) e gordura (lipogênese) são simultaneamente aceleradas e o excedente de energia da dieta é armazenado como glicogênio e gordura corporal. Esses estoques de energia podem ser usados para gerar ATP, quando necessário, por meio da ativação das vias catabólicas.

Esse equilíbrio é mantido enquanto os animais estão consumindo sua necessidade energética de manutenção (NEM), ou seja, quando a ingestão calórica é suficiente para manter as atividades do organismo, sem excedentes. Logo, a NEM é a quantidade de energia necessária a cada dia para manter o peso corporal estável e é composta de:

- Metabolismo basal: energia necessária para manter a circulação sanguínea, a respiração e as atividades metabólicas das células. Quando o animal está alimentado, pressupõem-se que o mínimo de ingestão calórica para manter o metabolismo basal é a necessidade energética em repouso (NER), estimada pela equação $70 \times PC^{0,75}$, em que PC = peso corporal (kg) e o resultado é expresso por kcal/dia.
- Termogênese (incremento calórico ou efeito térmico do alimento): gasto energético durante a digestão e o processamento dos alimentos para manter a temperatura corporal estável.
- Atividade física: é o que faz a NEM ser maior que a NER. No momento da atividade física há consumo de energia direto pelo exercício em si, mas também pelo estímulo de manutenção e ganho de musculatura, que é o tecido metabolicamente mais ativo, ou seja, que mais precisa de energia. O gasto energético na atividade física é o componente mais variável da NEM, podendo ser responsável por alto consumo calórico, quando os animais são muito ativos.
- Desenvolvimento anabólico: a depender da etapa fisiológica, é o que o organismo usará de energia para o crescimento (no caso dos filhotes) ou a reprodução, principalmente no caso das fêmeas gestantes ou lactantes.

Caso ocorra diferença na quantidade de energia consumida e gasta pelo corpo, haverá mudanças no peso e na composição corporal. Nas situações de balanço energético negativo, há perda de peso e, nos casos de balanço positivo, ocorre estocagem da energia sob a forma de ganho de peso. Esse estoque inicialmente se dá como glicogênio, que é uma fonte de energia com glicoses de mais rápido acesso, mas sua capacidade de armazenamento é limitada, fazendo o organismo passar a reservar a energia sob a forma de triglicerídeos nos adipócitos, que é a maneira de guardar energia em longo prazo. A esse fenômeno dá-se o nome de lipogênese, enquanto a retirada de energia dos adipócitos, por meio da quebra de triglicerídeos e da liberação de ácidos graxos livres para a circulação, é chamada lipólise (Figura 2).

A quantidade de gordura acumulada é um reflexo do equilíbrio entre o consumo e o gasto energético ao longo do tempo. A alta capacidade de expansão do adipócito e a possibilidade de diferenciação dessa célula nos momentos de depósito de triglicerídeos sugerem que a aptidão de estocar energia não tem limite. Essa diferenciação celular, chamada adipogênese, é pouco estudada, principalmente em animais de companhia, mas sabe-se que depende da ativação da cascata de fatores de transcrição específicos, entre os quais se destacam o PPAR-γ, avaliado como possível alvo terapêutico, visto que animais genetica-

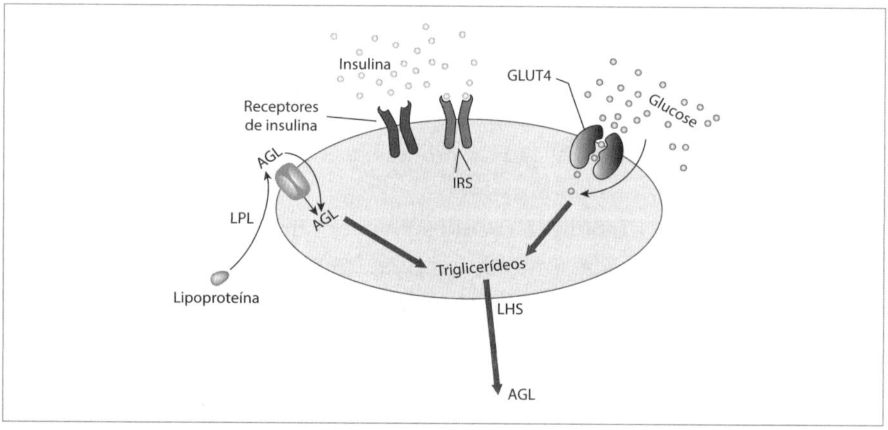

Figura 2 Etapas metabólicas no adipócito. Nos momentos de anabolismo, a insulina estimula o posicionamento do transportador de glicose (GLUT-4) na membrana celular do adipócito, permitindo a entrada da glicose nas células, a qual será conduzida à lipogênese, com síntese de triglicerídeo. Já a gordura circulante nas lipoproteínas, principalmente a de muito baixa densidade (VLDL), interage com a lipase lipoproteica no endotélio vascular que, estimulada pela insulina, quebra os triglicerídeos ali presentes removendo-os da VLDL sob a forma de ácidos graxos livres (AGL), que serão reorganizados em triglicerídeos no meio intracelular do adipócito. Já nos quadros de lipólise, estimulada por hormônios catabólicos, a lipase hormônio sensível gera AGL no meio intracelular dos adipócitos, liberando-os para a corrente sanguínea, na qual se ligam a proteínas plasmáticas, principalmente a albumina, para serem direcionados ao fígado. Os substratos dos receptores de insulina (IRS), que são ativados em resposta à ligação da insulina com seu receptor, são os responsáveis pela ação intracelular da insulina.

mente modificados que não têm PPAR-γ_2 parecem ter mais dificuldade para o acúmulo de gordura e desenvolver adipogênese.

A primeira repercussão desse ganho de peso é a expectativa de menor necessidade energética por unidade de peso, visto que o tecido adiposo acumulado tem proporcionalmente menor gasto calórico que a musculatura, ou seja, quanto mais peso de massa gorda, menos energia o animal precisará proporcionalmente, com o aumento no risco de o animal continuar ganhando peso se o consumo calórico for aumentado de acordo com o peso corporal.

Assim, o contínuo balanço energético positivo induz anabolismo e lipogênese, em grande parte coordenados pela ação da insulina, que resulta em acúmulo de gordura e consequentemente induz à obesidade.

OBESIDADE E INFLAMAÇÃO – A BASE DAS CONSEQUÊNCIAS

No primeiro momento, o tecido adiposo acumulado era entendido apenas como reserva de energia. Porém, ao longo do tempo, percebeu-se que ele também é um tecido metabolicamente ativo, inclusive envolvido com resposta imune e inflamatória.

Serão discutidas na Seção 2 deste livro as consequências do excesso de peso, que fazem o acúmulo de tecido adiposo ser considerado deletério. Inicialmente, pode-se acreditar que esse efeito nocivo da obesidade está restrito ao aspecto mecânico do excesso de peso que sobrecarrega articulações e dificulta o suprimento sanguíneo e a capacidade de extensão torácica e pulmonar, gerando consequências negativas. Entretanto, a obesidade não se limita a isso.

Sabe-se que indivíduos obesos estão submetidos ao estado pró-inflamatório, com inflamação crônica de baixa intensidade diretamente relacionada ao acúmulo de tecido adiposo. Por sua vez, esse tecido é composto de adipócitos, pré-adipócitos, macrófagos, células endoteliais, fibroblastos e leucócitos, o que lhe confere a possibilidade de ser um mediador no metabolismo e na inflamação. O tecido adiposo é capaz de produzir uma série de componentes pró-inflamatórios, como interleucinas (por exemplo, IL-6) e fator de necrose tumoral alfa (TNF-α), além de hormônios que regulam o apetite, a resposta imune e a inflamação (abordado com mais detalhes nos Capítulos 6 e 22).

Existem algumas teorias de como a inflamação é iniciada no tecido adiposo dos indivíduos obesos. A primeira delas está relacionada ao fato de ocorrerem focos de hipóxia no tecido adiposo de indivíduos obesos, que resultam em aumento da produção das citocinas inflamatórias.

Um segundo fator é a teoria do estresse celular que ocorre nos obesos. Inicialmente isso pode ser explicado pelo aumento da inflamação pós-prandial. Indivíduos saudáveis apresentam pulsos inflamatórios fisiológicos de baixa intensidade e rápida resolução após a refeição. Já nos obesos, por estarem constantemente no estado de superalimentação, esses pulsos seriam amplificados, resultando em estímulo para a síntese de citocinas inflamatórias, ocorrência de quimiotaxia e início da inflamação crônica. Essa teoria está em conformidade com a teoria do estresse do retículo endoplasmático, que é a organela participante no processo de síntese e enovelamento de proteínas. Em situações fisiológicas, as proteínas bem formadas são liberadas para o citoplasma enquanto aquelas que decorrem de erros de enovelamento são destruídas. Uma vez ocorrendo alto estímulo anabólico, há mais erros na produção proteica, o que induz a "resposta a proteínas malformadas", a qual tenta restaurar a homeostase ou programar a apoptose. Resultado: processo inflamatório.

Além da modificação do padrão inflamatório, a resposta imune também é alterada em indivíduos obesos. Um dos motivos seria a ativação de receptores de resposta imune inata denominados *toll-like receptors*, que são ativados por componentes lipídicos que podem ser oriundos da lipólise tecidual.

Independente do mecanismo em si, sabe-se que o tecido adiposo de obesos contém perfil diferenciado de células inflamatórias como macrófagos e linfócitos, que podem estar infiltrados ali como resposta a todo o processo inflamatório descrito. Inicialmente a inflamação é decorrente das modificações que ocorrem sobre os adipócitos e o que os induz a produzirem os componentes pró-inflamatórios. Porém, na sequência, há estímulos que causam infiltração de mais células inflamatórias no tecido adiposo. Essas células perpetuam, ampliam e cronificam a inflamação. Alguns estudos com cães e gatos mostram que há nessas espécies maior expressão de proteína quimioatraente de monócitos-1 (MCP-1), que seria uma das responsáveis pelo aumento de macrófagos no tecido adiposo. Essa expressão parece reduzir conforme os cães perdem peso, demonstrando a possível reversão desse processo inflamatório crônico que ocorre pela obesidade.

CONSEQUÊNCIAS DA INFLAMAÇÃO

A ocorrência da inflamação crônica de baixa intensidade é colocada como consequência nociva da obesidade. Os compostos inflamatórios produzidos pelos adipócitos e pelas células do sistema imune, como os macrófagos, podem atuar diretamente em diferentes tecidos ocasionando a inflamação sistemicamente. Ao mesmo tempo, esse processo inflamatório pode resultar na resistência insulínica, que é vista como a causa de muitas das complicações metabólicas da obesidade.

O aumento da atividade dos mediadores inflamatórios resulta em ativação de algumas proteinoquinases, como JNK e IKK, as quais alteram o padrão de fosforilação dos substratos de receptores de insulina (IRS, Figura 2), que por sua vez ficam inibidos e não realizam a transdução das respostas da ligação da insulina em seu receptor, caracterizando o início da resistência insulínica.

A ocorrência da resistência insulínica já está comprovada em animais de companhia obesos, principalmente cães e gatos. Estudos mostram que o aumento de escore de condição corporal para sobrepeso já é suficiente para haver aumento da produção de mediadores inflamatórios e modificar a expressão dos substratos dos receptores de insulina, mesmo sem ainda ocorrer aumento na concentração sérica de insulina ou modificação da glicemia, o que justificaria a evolução para resistência à insulina observada nas espécies (Capítulo 6). Na resistência insulínica, é esperado que o paciente apresente aumento na concentração sérica de insulina, sem necessariamente haver hiperglicemia, mas com resposta glicêmica pós-prandial aumentada em relação à resposta dos animais não obesos.

Essa dificuldade de ação da insulina junto da hiperinsulinemia são causas das alterações metabólicas da obesidade, como hiperlipidemia e predisposição ao diabetes *mellitus* felino, além de aumentar o risco para diversas situações como a própria ocorrência de câncer.

CONSIDERAÇÕES FINAIS

Em suma, o consumo excessivo de energia se acumula no corpo dos animais como tecido adiposo. Esse tecido adiposo em alta quantidade passa ao estado pró-inflamatório, com produção de mediadores inflamatórios. Na sequência, o tecido tem modificação do infiltrado inflamatório ali presente, tornando a inflamação crônica, de baixa intensidade, de caráter local e sistêmico. Isso predispõe os pacientes a inflamações em outros tecidos, agravado pelo efeito mecânico de excesso de gordura causando sobrecarga física. Entre as diversas consequências da inflamação, está a resistência insulínica, que justifica as alterações metabólicas dos pacientes obesos. Todo esse cenário justifica as diversas consequências da obesidade que culminam em redução da qualidade e da expectativa de vida.

Dessa forma, fica claro que a obesidade é uma doença, com patogenia própria, porém de poucas manifestações clínicas, o que dificulta seu reconhecimento. Apesar de o tratamento, baseado em programa de perda de peso, resultar em reversão de algumas das consequências, a prevenção é a melhor estratégia, pois pouco se sabe a respeito das modificações metabólicas que ocorrem nos animais durante o programa de perda de peso. Ou seja, no cenário da patogenia da obesidade, é possível que as alterações do paciente obeso perdurem mesmo após o emagrecimento e o alcance da condição corporal ideal, o que impossibilita a definição de cura para a doença.

BIBLIOGRAFIA

1. Appleton DJ, Rand JS, Sunvold GD. Insulin sensitivity decreases with obesity, and lean cats with low insulin sensitivity are at greatest risk of glucose intolerance with weight gain. J Feline Med Surg. 2001;3(4):211-28.
2. Brennan CL, Hoenig M, Ferguson DC. GLUT4 but not GLUT1 expression decreases early in the development of feline obesity. Domest Anim Endocrinol. 2004;26(4):291-301.
3. Brunetto MA, Sá FC, Nogueira SP, Gomes MOS, Pinarel AG, Jeremias JT, De Paula FJA, et al. The intravenous glucose tolerance and postprandial glucose tests may present different responses in the evaluation of obese dogs. Br J Nutr. 2011;106:S194-7.
4. Clark M, Hoenig M. Metabolic effects of obesity and its interaction with endocrine diseases. Vet Clin North Am Small Anim Pract. 2016;46(5):797-815.
5. Courcier EA, Mellor DJ, Pendlebury E, Evans C, Yam PS. An investigation into the epidemiology of feline obesity in Great Britain: results of a cross-sectional study of 47 companion animal practices. Vet Rec. 2012;171(22):560.
6. Ehling A, Schäffler A, Herfarth H, Tarner IH, Anders S, Distler O, et al. The potential of adiponectin in driving arthritis. J Immunol. 2006;176(7):4468-78.
7. Frank L, Mann S, Levine CB, Cummings BP, Wakshlag JJ. Increasing body condition score is positively associated interleukin-6 and monocyte chemoattractant protein-1 in Labrador retrievers. Vet Immunol Immunopathol. 2015;167(3-4):104-9.
8. Geloneze B, Umeda LM, Vasques ACJ. Fisiologia e morfologia do tecido adiposo humano. In: Mancini MC, Geloneze B, Salles JEN, Lima JG, Carra MK. Tratado de obesidade. 2.ed. Rio de Janeiro: Guanabara Koogan; 2015.

9. Greeley EH, Spitznagel E, Lawler DF, Kealy RD, Segre M. Modulation of canine immunosenescence by life-long caloric restriction. Vet Immunol Immunopathol. 2006;111(3-4):287-99.
10. Gross KL, Yamka RM, Khoo C, Friesen KG. Jewell DE, Schoenherr WD, et al. Small animal clinical nutritional. 5.ed. Topeka: Mark Morris Institute; 2010. p.49-105.
11. Hoenig M. The cat as a model for human obesity and diabetes. J Diabetes Sci Technol. 2012;6(1932-2968):525-33.
12. Hoenig M, Thomaseth K, Waldron M, Ferguson DC. Insulin sensitivity, fat distribution, and adipocytokine response to different diets in lean and obese cats before and after weight loss. Am J Physiol Regul Integr Comp Physiol. 2007;292(1):R227-34.
13. Kealy RD, Lawler DF, Ballam JM, Lust G, Biery DN, Smith GK, et al. Evaluation of the effect of limited food consumption on radiographic evidence of osteoarthritis in dogs. J Am Vet Med Assoc. 2000;217(11):1678-80.
14. Kealy RD, Lawler DF, Ballam JM, Lust G, Smith GK, Biery DN, et al. Five-year longitudinal study on limited food consumption and development of osteoarthritis in coxofemoral joints of dogs. J Am Vet Med Assoc. 1997;210(2):222-5.
15. Kealy RD, Lawler DF, Ballam JM, Mantz SL, Biery DN, Greeley EH, et al. Effects of diet restriction on life span and age-related changes in dogs. J Am Vet Med Assoc. 2002;220(9):1315-20.
16. Kealy RD, Olsson SE, Monti KL, Lawler DF, Biery DN, Helms RW, et al. Effects of limited food consumption on the incidence of hip dysplasia in growing dogs. J Am Vet Med Assoc. 1992;201(6):857-63.
17. Larson BT, Lawler DF, Spitznagel EL, Kealy RD. Improved glucose tolerance with lifetime diet restriction favorably affects disease and survival in dogs. J Nutr. 2003;133(9):2887-92.
18. Lauten SD, Cox NR, Brawner WR, Baker HJ. Use of dual energy x-ray absorptiometry for noninvasive body composition measurements in clinically normal dogs. Am J Vet Res. 2001; 62(8):1295-301.
19. Lawler DF, Ballam JM, Meadows R, Larson BT, Li Q, Stowe HD, et al. Influence of lifetime food restriction on physiological variables in Labrador retriever dogs. Exp Gerontol. 2007;42(3):204-14.
20. Lawler DF, Evans RH, Larson BT, Spitznagel EL, Ellersieck MR, Kealy RD. Influence of lifetime food restriction on causes, time, and predictors of death in dogs. J Am Vet Med Assoc. 2005;226(2):225-31.
21. Leblanc J, Diamond P. Effect of meal size and frequency on postprandial thermogenesis in dogs. Am J Physiol. 1986;250(2 Pt 1):E144-7.
22. Mankowska M, Krzeminska P, Graczyk M, Switonski M. Confirmation that a deletion in the POMC gene is associated with body weight of Labrador Retriever dogs. Res Vet Sci. 2017;112:116-8.
23. Mori A, Lee P, Takemitsu H, Iwasaki E, Kimura N, Yagishita M, et al. Decreased gene expression of insulin signaling genes in insulin sensitive tissues of obese cats. Vet Res Commun. 2009;33(4):315-29.
24. Patel PS, Buras EDBA. The role of the immune system in obesity and insulin resistance. J Obes. 2013;2013:1-9.
25. Price JC, Khambatta CF, Li KW, Bruss MD, Shankaran M, Dalidd M, et al. The effect of long term calorie restriction on in vivo hepatic proteostatis: a novel combination of dynamic and quantitative proteomics. Mol Cell Proteomics. 2012; 11(12):1801-4.
26. Scarlett JM, Donoghue S. Obesity in cats: prevalence and prognosis. Vet Clin Nutr. 1996;3(4):128-32.
27. Smith GK, Paster ER, Powers MY, Lawler DF, Biery DN, Shofer FS, et al. Lifelong diet restriction and radiographic evidence of osteoarthritis of the hip joint in dogs. J Am Vet Med Assoc. 2006;229(5):690-3.

28. Stenberg K, Novotny GW, Lutz TA, Mandrup-Poulsen T, Bjørnvad CR. Obesity-induced changes in gene expression in feline adipose and skeletal muscle tissue. J Anim Physiol Anim Nutr. 2023;107(5):1262-78.
29. Stowe HD, Lawler DF, Kealy RD. Antioxidant status of pair-fed labrador retrievers is affected by diet restriction and aging1,2. J Nutr. 2006;136(7):1844-8.
30. Wilkins C, Long RC, Waldron M, Ferguson DC, Hoenig M. Assessment of the influence of fatty acids on indices of insulin sensitivity and myocellular lipid content by use of magnetic resonance spectroscopy in cats. Am J Vet Res. 2004;65(8):1090-9.

Capítulo 3

Fatores de risco e estratégias para a prevenção da obesidade

Márcia de Oliveira Sampaio Gomes
Layne Carolina Pereira

INTRODUÇÃO

A obesidade em cães e gatos é reconhecidamente uma enfermidade de caráter multifatorial, em que diversos fatores podem estar associados e podem contribuir para o desequilíbrio energético que resultará em seu desenvolvimento. Entre esses são citados e descritos fatores genéticos, comportamentais, ambientais, patológicos e socioculturais. Apesar de a obesidade pode ser secundária a afecções clínicas e outros aspectos inerentes ao animal, sua maior prevalência está associada às falhas no manejo alimentar e pouco estímulo à prática de atividade física por parte dos responsáveis com seus *pets*.

Neste capítulo serão apresentados os principais fatores descritos como de risco para a obesidade e sugeridas alternativas e estratégias para a prevenção de sua ocorrência.

FATORES DE RISCO PARA A OBESIDADE CANINA E FELINA

Características epidemiológicas

Os dados disponíveis sobre a prevalência do sobrepeso e da obesidade para cães e gatos em diferentes situações já foram apresentados e discutidos no Capítulo 1, mas é oportuno destacar que, apesar de distintas abordagens e resultados entre os estudos citados, é evidente que a prevalência dessa enfermidade ao longo das últimas décadas apresentou sinais de crescimento sem nenhum estudo, até o momento, ter conseguido identificar indícios de potencial declínio.

Ainda nesse contexto, deve-se alertar sobre novas facetas atribuídas à obesidade na atualidade, como o aumento de sua ocorrência em animais mais jovens (gatos entre 12 e 13 meses de vida e cães com idade inferior a 24 meses) e em raças de pequeno porte, em especial, as braquicefálicas. Apesar disso, ressalvas devem ser feitas a esses dados visto que são escassos para o primeiro fator e, em relação ao segundo, podem ser atribuíveis às mudanças na demografia da população de cães mundialmente.

Fatores raciais e genéticos

Raças como Beagle, Labrador Retriever, Golden Retriever, Cocker Spaniel, Dachshund, Pastor de Shetland, Pug e Basset Hounds são frequentemente citadas por possuírem maior predisposição à ocorrência da obesidade. A predisposição racial sugere a presença de componente genético que favorece o ganho excessivo de peso, todavia pouco se sabe sobre quais genes são responsáveis por essa propensão. Foi descrito em cães da raça Labrador Retriever a ausência do gene da pró-opiomelanocortina (POMC), que está associada ao ganho de peso corporal, adiposidade e maior apetite.

Para felinos, em contrapartida, há poucos estudos que sugerem raças puras como mais predispostas, sendo citados o Norueguês da Floresta, o Pelo Curto Inglês e o Persa. Apesar disso, o gato Doméstico de Pelo Curto (sem definição racial ou raça mista) é o mais predisposto ao sobrepeso e à obesidade em inúmeros estudos.

Uma observação importante, válida para raças de cães e gatos citadas como predispostas, recai no fato de que esse reconhecimento da propensão ao ganho de peso e à obesidade pode variar de acordo com a ocorrência (ou não) da própria raça em determinada região do estudo que originou o dado.

Faixa etária

O envelhecimento traz consigo alterações, entre elas, as mudanças na composição corporal, a taxa metabólica basal e o nível de atividade. Dessa forma, à medida que cães e gatos envelhecem, aumenta-se o risco de ganho de peso associado ao aumento da adiposidade e à perda de massa muscular. Contribuem ainda para esse cenário as falhas de ajuste no manejo alimentar e não adequação periódica do consumo alimentar à necessidade energética que se reduz ao longo da vida.

Particularmente para felinos, percebe-se que o risco é aumentado para a faixa etária entre 5 e 10 anos de vida, com posterior redução após essa idade. Diferentemente do que ocorre em cães, em que o risco aumenta com o avançar da idade. Resguardando-se as situações em que doenças crônicas e outras alterações estejam presentes e contribuam para o oposto.

Diante dos dados recentes relacionados ao aumento do sobrepeso e da obesidade em animais mais jovens, atenção à fase de crescimento também deve ser dada. Em crianças, relata-se que determinados padrões de crescimento e o crescimento compensatório podem ser fatores de risco para obesidade na fase adulta. Para filhotes de cães e gatos, fenômeno semelhante vem sendo discutido.

Sexo e estado reprodutivo

Há percepções diferentes para a predisposição sexual e a obesidade entre as espécies. Cadelas parecem ser mais prevalentes ao sobrepeso e à obesidade que machos caninos. Uma possível explicação seria a hipótese de que as fêmeas precisam de menos energia para a manutenção do peso que os machos, pois esses, em geral, apresentam composição corporal com maior quantidade de musculatura que as fêmeas. Já no caso dos gatos, apesar de também haver suspeita de que as fêmeas precisam de menos energia para a manutenção, os machos parecem ser mais predispostos à obesidade.

A castração predispõe ambas as espécies a maior risco de desenvolvimento do sobrepeso e da obesidade. Por exemplo, cadelas castradas têm duas vezes maior probabilidade de se tornarem obesas que as fêmeas intactas e os machos caninos castrados cerca de 32% contra 15% daqueles não castrados.

São relatados diversos mecanismos envolvidos, mas a relação de causalidade da castração com o ganho de peso não foi completamente elucidada. Um dos fatores apontados é a redução do gasto energético após a castração. Foi demonstrado que a castração reduz a necessidade energética diária de gatos adultos, em cerca de 24 a 30%, quando comparado com gatos não castrados e, aparentemente, não parece ser influenciada pela idade em que ocorre a castração. Essa redução também foi observada em cães castrados. Atribui-se a diminuição da necessidade energética à redução na taxa metabólica basal e/ou ao aumento do impulso para a ingestão de alimentos. O mecanismo de redução do metabolismo basal após a castração poderia estar relacionado com reduções na massa corporal magra.

Os hormônios sexuais, em especial o estrogênio, são reguladores importantes do metabolismo e da ingestão energética, por isso as alterações hormonais que ocorrem com a castração influenciam no desenvolvimento da obesidade por causa dos efeitos diretos nos centros cerebrais que afetam a saciedade e o metabolismo e dos efeitos indiretos, por meio do metabolismo celular e reguladores hormonais do consumo alimentar (como a leptina e a grelina). O papel da inibição por *feedback* dos andrógenos na leptina tem sido sugerido como mecanismo de aumento da ingestão alimentar.

Além disso, a castração provoca declínio nas atividades físicas, principalmente entre os machos, já que com a redução hormonal ocorre também a redução de comportamentos sexuais, como demarcação de território e perambulação.

Apesar disso, a castração não deve ser implicado como único fator responsável pelo ganho de peso, sendo essencial o acompanhamento nutricional após o procedimento.

Fatores de risco decorrentes da relação homem-animal

Reforçando o que foi apresentado no início, os fatores de risco não relacionados especificamente ao animal são associados com mais frequência à obesidade. Esses são decorrentes do relacionamento do responsável com seu animal de estimação e que contribuem para o desequilíbrio energético positivo que resultará no ganho de peso. Essa relação deve ser observada com atenção por desempenhar forte impacto sobre a manutenção do escore de condição corporal (ECC) e, consequentemente, da qualidade de vida, da saúde e da longevidade de cães e gatos.

Reflexos do processo de humanização

É bastante discutido os efeitos que o processo de humanização exercem sobre os animais e o homem. O reconhecimento dos animais de estimação como um ente familiar trouxe consequências importantes para a vida de cães e gatos. Parte dos reflexos dos comportamentos antropomórficos transferidos para *pets* se percebe na forma como esses animais são alimentados e manejados. É frequente a transferência de hábitos alimentares equivocados para essas espécies, os quais podem resultar no ganho de peso, além do risco de outros malefícios.

O responsável por cães e gatos costuma interpretar de maneira incorreta alguns comportamentos, muitas vezes assumindo um estado de fome ou, ainda, usando o alimento para reforçar vínculos afetivos. O oferecimento de alimentos e petisco sem qualquer controle e com finalidade de estimular a interação, a recompensa e a demonstração de afeto pode ter o efeito contrário, por resultar em excessos de peso e, consequentemente, maior inatividade e propensão à redução das interações homem-animal.

Um outro aspecto que deve ser notado é a dificuldade de reconhecimento da condição corporal de seu animal pelo responsável que repetidamente subestima o sobrepeso e a obesidade e desconsidera suas consequências deletérias. Essa inobservância retarda e dificulta o tratamento, pois o médico-veterinário pode ter de enfrentar a resistência do responsável ao informar a condição corporal do animal ou mesmo gerar algum constrangimento ou desconforto no mesmo e, ainda, limitar que essa informação e/ou orientações para o tratamento ou a prevenção do agravamento do quadro sejam aceitas e seguidas. Igualmente, é comum a desistência ou a dificuldade de tutores de aderirem às prescrições de perda de peso para seus *pets* por perceberem seus animais em estado de fome e consequentemente em sofrimento.

Alguns dados disponíveis na literatura mencionam que tutores de cães em ECC acima do ideal têm maior probabilidade de também apresentarem sobrepeso, serem sedentários e se preocuparem menos com a alimentação saudável para si. Assim como pessoas de meia-idade ou idosas, comparado àquelas com idade inferior a 40 anos, possuem com maior frequência cães com condição corporal acima do ideal. O que sugere que pessoas idosas tenham maior tempo de contato com o animal e, assim, maior chance de fornecer alimentos acima da recomendação mínima, além de terem menor probabilidade de exercitarem seus animais.

Para felinos não foi descrito até o momento o risco aumentado de sobrepeso e obesidade cujos tutores sejam também obesos e/ou de mais idade, porém gatos que convivem com criança demonstraram estar em menor risco de desenvolvimento da obesidade. Por fim, domicílios com apenas um cão ou um ou dois gatos leva a um risco aumentado dessa enfermidade.

Fatores relacionados ao manejo alimentar

O manejo alimentar, que engloba a frequência, a quantidade e o tipo do alimento oferecido, tem efeito direto no peso e no ECC do animal.

O manejo em esquema *ad libitum* (alimento à vontade) é considerado o mais simples de ser aplicado, porém é reconhecidamente o que mais pode contribuir para o consumo excessivo de alimentos e, dessa forma, para a obesidade. Para gatos, um estudo epidemiológico demonstrou que a alimentação *ad libitum* estava associada a um ECC elevado e é apoiado por outros inúmeros estudos prospectivos que, em especial para gatos castrados, o manejo com alimento sempre à vontade deve ser considerado fator de risco para o ganho de peso indesejado.

Os dados disponíveis sobre os efeitos do número de refeições são bastante controversos, e os pesquisadores discordam sobre a frequência recomendada da alimentação. Enquanto alguns acreditam que os cães devem ser alimentados em várias pequenas porções ao dia para estimular a perda de energia por termogênese, outros afirmam que o ganho de peso não está associado à frequência alimentar, mas sim ao consumo de alimento em quantidades incorretas.

Foi publicado que tutores de cães obesos eram mais propensos a alimentar seus animais em esquema de 1 ou 3 ou mais refeições por dia. Entretanto, também foi descrita por grupo de autores a oferta de uma refeição ao dia e por outro grupo a oferta de múltiplas alimentações diárias como fator de risco e, ainda, um terceiro grupo identificou que a oferta de uma refeição ao dia poderia contribuir para prevenir a ocorrência da obesidade.

O oferecimento de alimento com alta palatabilidade e alta energia metabolizável aumenta o risco do desenvolvimento da obesidade, pois estimula o animal ao maior consumo em termo de quantidade e de densidade calórica. No que diz respeito à composição química do alimento, o extrato etéreo representa as gorduras contidas no alimento, sendo essas os nutrientes mais caloricamente densos e eficientes em estocagem no organismo, independentemente, o excesso de calorias de qualquer fonte energética contribuirá para a adiposidade. Em cães e gatos, o consumo de alimentos com alta gordura e baixo carboidrato foi mais associado com o aumento da gordura corporal e o ganho de peso que os com baixa gordura e alto carboidrato. A inclusão de fibras e água pode reduzir a densidade calórica da dieta e facilitar a manutenção do peso saudável, entretanto, não se deve perder de vista a importância do controle do consumo alimentar.

Controlar a alimentação do cão e do gato é a maneira mais indicada para evitar o consumo excessivo de calorias que pode culminar no excesso de peso, porém nem sempre é fácil e acessível realizar uma determinação acurada da necessidade energética individualizada de um pet.

Seguir a recomendação do rótulo dos alimentos destinados a cães e gatos é um ponto de partida, mas pode não ser a melhor opção para alguns, já que pode ocorrer a superestimação da necessidade energética diária dos animais, pois muitas vezes ela é apresentada em faixas de peso e estimativas médias, que podem considerar grau de atividade não praticado. As equações preditivas também podem e devem ser usadas como um ponto de partida para se estimar a necessidade energética de manutenção, mas é necessário o acompanhamento rotineiro para ajustes, visto que existe variação em decorrência de metabolismo, *status* reprodutivo, nível de atividade física, entre outros aspectos particulares de cada animal.

Mesmo seguindo as recomendações das diretrizes nutricionais clássicas (NRC e Fediaf), é preciso interpretar cada paciente individualmente. Um estudo em São Paulo observou que cães saudáveis para manterem o peso necessitavam por volta de 86 kcal/kg^{0,75} em vez de 95 kcal/kg^{0,75} recomendados pela Fediaf ou pelo NRC. Esse mesmo estudo também encontrou correlação negativa entre o escore de condição corporal (ECC) e a necessidade energética de manutenção, na qual para cada ponto acima no ECC foi observada diminuição da necessidade energética em 9,8 kcal/kg^{0,75} para a manutenção de peso. Essa mesma redução de necessidade energética também foi observada em gatos, nos quais gatos acima do peso apresentaram necessidade menor de kcal/kg^{0,67} que gatos no ECC – 110 kcal/kg^{0,67} para gatos no ECC ideal e 86 kcal/kg^{0,67} em gatos acima do peso ideal.

Cada caso deve ser avaliado individualmente, pois o gasto energético de manutenção varia de acordo com a idade, a raça, o sexo, a castração e a rotina de exercícios. A recomendação de consumo energético diária é de 95 e 110 kcal/kg^{0,75} para cães adultos e entre 75 e 100 kcal/kg^{0,67} para gatos adultos, e para gatos adultos com ECC acima de 5 (na escala de 9 pontos) pode ser utilizada a equação de 130 kcal/kg^{0,4} para a manutenção de peso. Entretanto, como já citado anteriormente, alguns cães e gatos podem apresentar menor necessidade energética de manutenção que o recomendado pela literatura atual e, portanto, a quantidade de energia metabolizável a ser ingerida diariamente deve ser estimada individualmente. A Tabela 1 exemplifica a diferença de consumo de 2 cães e 2 gatos com o mesmo peso corporal, mas com necessidades energéticas de manutenção diferente em razão de fatores como nível de atividade física, castração e idade. O exemplo traz uma variação de 10% de consumo para os cães e de 33% de consumo calórico para os gatos. No caso do cão que tem necessidade de 86 kcal/kg^{0,75}, se for fornecido o recomendado para cães inativos de acordo com a Fediaf em longo prazo o animal consumirá 10% acima da recomendação e, como consequência, ganhará peso e potencialmente virá a se tornar obeso.

Tabela 1 Exemplo de cálculo de quantidade de alimento ingerida diariamente para dois cães e dois gatos com mesmo peso corporal, mas com diferentes necessidades energéticas de manutenção

Espécie	Peso corporal	Necessidade energética de manutenção	Ingestão calórica diária (kcal)	Quantidade de alimento ingerida diariamente (g)[1]	Diferença de ingestão entre os dois casos
Cão	10 kg	95 kcal/kg^{0,75}	534	133	10%
		86 kcal/kg^{0,75}	483	120	
Gato	4 kg	100 kcal/kg^{0,67}	253	63	33%
		75 kcal/kg^{0,67}	189	47	

[1] Considerando-se um alimento extrusado com 4 kcal/g de matéria natural.

Por último, deve-se considerar o potencial de contribuição calórica de petiscos independentemente da motivação de uso. Seja por agrado, condicionamento ou administração de medicamentos, esses podem conter quantidade significativa de calorias e, a depender da quantidade e da frequência ofertada, podem colaborar para o excesso de peso. Na Tabela 2, pode-se observar que, apesar de o consumo do alimento principal estar adequado, os petiscos nesse caso representavam 20% de consumo energético acima da recomendação, o que pode predispor o animal ao ganho de peso. Essa informação deve ser obtida na anamnese a fim de se estimar o consumo de alimentos total da dieta e assim avaliar se há ou não consumo excessivo de energia.

Sedentarismo, ambiente e contactantes

O sedentarismo e a falta de estímulo à atividade física, a brincadeiras etc. também devem ser considerados fatores de risco para a obesidade, visto que levam a menor gasto energético e, consequentemente, podem ser o fator de desequilíbrio no balanço energético diário do animal. O sedentarismo parece se autoperpetuar, uma vez que o animal obeso, por causa da sobrecarga, apre-

Tabela 2 Exemplo de cálculo de contribuição calórica de cada alimento que compõe a dieta de um cão adulto saudável

Alimento	Quantidade ingerida por dia	kcal/g	Ingestão calórica diária (kcal)	Necessidade energética diária[1]
Alimento extrusado	270 g	3,82	1.031	100%
Peito de frango	½ xícara de chá (± 70 g)	1,51	106	10,3%
Cenoura crua	½ unidade (± 30 g)	0,41	12	1,2%
Maçã	½ unidade (± 90 g)	0,63	57	5,5%
Presunto	1 fatia (± 28 g)	1,07	30	2,9%
		Total de kcal/dia	1.236	120%

[1] Considerando-se um cão adulto de 24 kg de peso corporal, com necessidade energética de manutenção de 95 kcal/kg^{0,75}.

senta maior dificuldade para se locomover e se exercitar, tornando-se assim menos ativo.

O ambiente em que o animal é criado pode contribuir para esse sedentarismo, sendo descrita uma tendência de os animais que vivem dentro de casa (*indoor*) ou com acesso restrito à área externa, que em teoria teriam menor oportunidade de praticar exercícios, sejam mais propensos a serem obesos. Contrariamente, há outras pesquisas que demonstram que cães que vivem em apartamentos têm maior frequência de passeios e, portanto, estímulo aumentado à atividade física.

Também é descrito que proprietários de cães obesos são mais propensos a relatarem que seus animais se exercitam sozinhos quando estes têm acesso livre ao quintal/ao jardim, em alternativa a passear com eles. Outro ponto importante sobre a percepção de atividade é que os responsáveis em geral superestimam o nível de atividade física real de seus animais, considerando-os moderadamente muito ativos, além de compartilharem vidas sedentárias, dado que animais de estimação menos ativos tendem a ter tutores menos ativos.

A presença de outro animal, seja da mesma ou de outra espécie, compartilhando o ambiente pode influenciar positivamente no nível de atividade física.

Apesar de alguns dados ainda conflitantes na literatura, já é reconhecido o benefício da atividade física na promoção do gasto energético, com potencial de contribuição para os programas de perda de peso, mas principalmente, na redução do risco de desenvolvimento da obesidade.

COMO PREVENIR A OBESIDADE

A melhor estratégia para combater a obesidade consiste em preveni-la e, para isso, é fundamental a constante procura e a correta identificação dos fatores de risco já descritos. É igualmente essencial que o médico-veterinário seja treinado e capacitado para combater essa doença considerada uma epidemia, e exercite diariamente em seus pacientes os recursos a seu alcance que o permitam esse combate. O trabalho diário e constante em busca de prevenção tem ainda maior valor quando se depara com o fato de que muitos desses animais com sobrepeso e obeso nunca iniciarão um programa para perda de peso.

A busca da prevenção pode ser fundamentada em pilares estratégicos, como: implementar rotinas de identificação dos fatores de risco de forma, monitorar os indivíduos em risco de forma permanente e corrigir, sempre que possível, os fatores de risco, promovendo a manutenção do ECC ideal, da saúde e da qualidade de vida. Outro aspecto primordial para a prevenção é a qualidade e a efetividade da comunicação entre o médico-veterinário e o responsável. A comunicação clara, assertiva, paciente e cuidadosa tem reflexos positivos no entendimento do problema que é o sobrepeso e a obesidade para *pets*, o que contribui para sua ocorrência e seu comprometimento com a prevenção.

O acompanhamento e o registro do peso e, principalmente, do ECC são estratégias mais importantes de monitoramento, visando a prevenção de ganho de peso. Para a pesagem, deve ser dada atenção à manutenção (calibração periódica) das balanças utilizadas, evitar o deslocamento delas e adequar a escolha da capacidade da balança ao tamanho do animal, por exemplo, optar por uma balança pediátrica para gatos, filhotes e cães de porte mini ou *toy*. Durante a pesagem tentar promover a maior estabilidade possível.

É indiscutível que a prevenção da obesidade deve ser iniciada desde a fase de crescimento e seguir por toda a vida até a senilidade. Mesmo não havendo validação dos ECC para cães e gatos quando filhotes, durante o desenvolvimento, o uso das curvas de crescimento são um recurso prático e simples de se aplicar em substituição ao ECC. É possível verificar desvios do peso e aplicar correções no consumo alimentar e/ou gasto energético para dirimi-los.

Determinar a necessidade energética de manutenção de um animal nas diferentes fases da vida é importante e para isso existem equações preditivas. No entanto, como já dito anteriormente, as equações podem não refletir a necessidade energética do indivíduo, por isso são utilizadas como ponto de partida e, portanto, ajustes devem ser feitos para a identificação do ponto de equilíbrio energético.

Na definição do alimento mais indicado para os animais predispostos, a escolha de um alimento destinado à espécie e à fase de vida são primordiais. O uso de alimentos com alto teor de extrato etéreo e densidade calórica não é proibido, mas deve ser atentamente acompanhado e associado às demais estratégias e dicas apresentadas.

A despeito das divergências sobre número de refeições, recomenda-se para cães o oferecimento de duas refeições diárias com quantidade definida com base na necessidade do indivíduo. Para gatos, a mesma recomendação é aplicada, sendo permitido que a refeição oferecida seja autofracionada em pequenas porções pelo animal. Para ambas as espécies, as sobras de alimento do consumo de 24 horas não devem ser somadas no dia seguinte.

Outro aspecto importante se refere à mensuração das porções de alimentos. É fortemente recomendada que ocorra com precisão, principalmente quando se trata de alimento extrusado seco, uma vez que esses são mais densos em calorias e pequenos desvios de medição pouco precisos resultam em diferenças maiores na ingestão calórica. A utilização de copos medidores é a maneira mais simples e utilizada de definir a quantidade de alimento, mas também a que pode gerar mais erros e, consequente, superalimentação, agravando se for um cão de pequeno porte ou gato. Por isso, é recomendada a utilização de balança digital que, na prática, gera pouco tempo adicional e ainda fornece a garantia de que as porções corretas estão sendo oferecidas ao animal.

Para os animais que apresentam acentuado comportamento de busca de alimentos ou mendicância, é possível empregar estratégias como uso de alimento coadjuvante hipocalórico, pensando na promoção de saciedade, por causa da baixa densidade energética, da alta concentração de proteína e fibra que possui. A oferta exclusiva de alimento úmido ou ainda o manejo *mixed feeding*, que é a combinação de alimento seco com alimento úmido, também podem ser úteis nesses casos, pois o alimento úmido tem alta quantidade de umidade e baixa densidade calórica, permitindo o oferecimento de maior volume de alimento.

Os alimentos extras como petiscos e sobras da mesa precisam ser controlados e seu uso mais bem orientado, principalmente pela dificuldade de reconhecimento da contribuição calórica que esses extras geram para o *pet*. O ideal seria evitá-los, porém, sabe-se que muitas vezes a oferta de petiscos e outros extras refletem necessidade, por parte do responsável, de fortalecimento de vínculo emocional que possuem por meio de uma recompensa ou um agrado. Pensando nisso, é aceito que 10% da totalidade da necessidade energética diária seja utilizada para o aporte de petiscos, garantindo o equilíbrio dietético.

Um aspecto importante é que o tutor deve ser orientado a não fornecer sobras de alimentação humana e, se necessário para isso, não permitir que o animal tenha acesso à cozinha no momento da preparação de alimentos nem acesso à mesa de refeições.

O método da alimentação deve ser discutido com o proprietário, e o manejo em esquema *ad libitum* deve ser veementemente desaconselhado, particularmente se houver mais de um animal no mesmo ambiente, dificultando o controle. Em casas com múltiplos *pets*, cada um precisa ter seu plano alimentar individualizado e receber seu próprio alimento. O uso de comedouros lentos, com controle de tempo, ou até mesmo brinquedos com dispensadores de ração para animais glutões ou com apetite voraz, são estratégia para retardar a ingestão de alimento e dar tempo para os mecanismos envolvidos na saciedade atuarem. Outra forma de promoção de enriquecimento alimentar seria espalhar a quantidade de alimento da refeição em diferentes pontos da casa ou ambiente em que o animal vive para que ele precise "caçar" seu alimento.

Atividades físicas devem ser encorajadas para a promoção do gasto energético e a manutenção da massa muscular. Para cães, caminhadas diárias de, no mínimo, 30 minutos, e, para gatos, sessões curtas (1 a 3 minutos) de brincadeiras em diferentes momentos do dia são recomendadas. É válido ressaltar que devem ser levadas em consideração quaisquer preocupações médicas concomitantes, como doenças ortopédicas para que, a partir daí, alternativas específicas de exercícios possam ser recomendadas.

CONSIDERAÇÕES FINAIS

A obesidade é uma doença que possui estigmas sociais que dificultam a conversa sobre ela e o esclarecimento sobre como preveni-la, mesmo quando abordada essa enfermidade em *pets*, já que nossa tratativa ocorre, de forma geral, por meio de um responsável que possui forte vínculo afetivo com seu animal de estimação. Esses estigmas imputam a tutores forte papel na criação de um manejo obesogênico com seu *pet* que limita muitas vezes a busca por tratamento.

Os fatores associados à relação homem-animal e aqueles específicos ao animal levam ao entendimento de que essa é uma doença que requer abordagem multidimensional e sistemática. Nesse cenário, a assertividade na comunicação e a busca implacável para preveni-la, por meio da identificação dos fatores predisponentes ao ganho de peso, são as maiores ferramentas dos médicos-veterinários para efetivamente combater a obesidade e promover o bem-estar e a longevidade de cães e gatos.

BIBLIOGRAFIA

1. Bland IM, Guthrie-Jones A, Taylor RD, Hill J. Dog obesity: veterinary practices' and owners' opinions on cause and management. Prev Vet Med. 2010;94;310-.
2. Brooks D, et al. AAHA weight management guidelines for dogs and cats. J Am Anim Hosp Assoc. 2014;50;1-11.
3. Courcier EA, et al. Prevalence and risk factors for feline obesity in a first opinion practice in Glasgow, Scotland. J Feline Med Surg. 2010;12:746-53.
4. Courcier EA, Mellor DJ, Pendlebury E, Evans C, Yam PS. An investigation into the epidemiology of feline obesity in Great Britain: results of a cross-sectional study of 47 companion animal practices. Vet Rec. 2012; 171(22):560.
5. German AJ, Woods GRT, Holden SL, et al. Dangerous trends in pet obesity. Vet Rec. 2018;182:25.
6. German AJ. Obesity prevention and weight maintenance after loss. Vet Clin Small Anim Pract. 2016;46:913-29.
7. Kawauchi IM, et al. Effect of dietary protein intake on the body composition and metabolic parameters of neutered dogs. J Nutr Sci. 2017;6:1-5.
8. Kealy RD, et al. Effects of diet restriction on life span and age-related changes in dogs. J Am Vet Med Assoc. 2002;220:1315-20.
9. Kienzle E, Moik K. A pilot study of the body weight of pure-bred client-owned adult cats. Br J Nutr. 2011;106:S113-5.
10. Laflamme DP. Development and validation of a body condition score system for dogs. Canine Pract. 1997;22:10-5.
11. Laflamme DP. Obesity in dogs and cats: What is wrong with being fat? J Anim Sci. 2012;90:1653-62.
12. Lauten SD, Cox NR, Brawner WR, Baker HJ. Use of dual energy x-ray absorptiometry for noninvasive body composition measurements in clinically normal dogs. Am J Vet Res. 2001;62(8):1295-301.
13. Porsani MYH, et al. What do Brazilian owners know about canine obesity and what risks does this knowledge generate? PloS One. 2020;15.
14. Raffan E, et al. A deletion in the canine POMC gene is associated with weight and appetite in obesity-prone labrador retriever dogs. Cell Metabol. 2016;23:893-900.
15. Robertson ID. The association of exercise, diet and other factors with owner-perceived obesity in privately owned dogs from metropolitan Perth, WA. Prev Vet Med. 2003;58;75-83.
16. Salt C, Morris PJ, German AJ, Wilson D, Lund EM, Cole TJ, et al. Growth standard charts for monitoring bodyweight in dogs of different sizes. PLoS One. 2017;12(9):e0182064.

17. Serisier S, Feugier A, Venet C, et al. Faster growth rate in ad libitum-fed cats: a risk factor predicting the likelihood of becoming overweight during adulthood. J Nutr Sci. 2013;2:e11.
18. Salt C, Morris PJ, Butterwick RF, et al. Comparison of growth patterns in healthy dogs and dogs in abnormal body condition using growth standards. PLoS One. 2020;15:e0238521.
19. Teixeira FA, et al. Brazilian owners' perception of the body condition score of dogs and cats. BMC Vet Res. 2020;16:1-9.
20. Verbrugghe A. Epidemiology of small animal obesity. In: Cline MG, Murphy M. Obesity in the dog and cat. Boca Raton: CRC; 2019. p.1-15.

SEÇÃO **2**

Consequências da obesidade

Capítulo **4**

Cardiovascular

Felipe Borges Soares
Gláucia Bueno Pereira Neto

INTRODUÇÃO

Os efeitos deletérios que a obesidade gera no coração dos seres humanos, diferentemente dos cães, já estão bem descritos na literatura. Em humanos, caracterizam-se por alterações hemodinâmicas, estruturais e funcionais cardíacas que se desenvolvem mesmo na ausência de hipertensão sistêmica ou de cardiopatia preexistente. Entretanto essas anormalidades estão relacionadas principalmente aos obesos mórbidos, ao passo que na obesidade de grau moderado a grave esses achados são menos frequentes.

A duração e a gravidade da obesidade são os fatores mais importantes no desenvolvimento das alterações que culminam, ao longo do tempo, em insuficiência cardíaca congestiva. Em cães, esse fato foi verificado em estudo recente em animais apenas com sobrepeso, ou seja, que apresentavam adiposidade leve a moderada (escore de condição corporal = 6-7/9), os quais não demonstraram alterações nos parâmetros ecocardiográficos de estrutura e função ventricular esquerda.

Em humanos, cardiomiopatia da obesidade corresponde às alterações estruturais e hemodinâmicas cardíacas que levam à insuficiência cardíaca congestiva, ocorrendo tipicamente em pessoas com obesidade grave crônica. No entanto, os poucos estudos em cães com excesso de peso relatam que dificilmente eles desenvolvem esse tipo de cardiopatia, apenas apresentam algumas alterações estruturais, algumas vezes funcionais, que não resultam em insuficiência cardíaca. Isso nos faz pensar que cães obesos não apresentam predisposição para o desenvolvimento de alterações morfológicas cardíacas significativas que sejam características de manifestação subclínica da cardiomiopatia da obesidade.

ALTERAÇÕES HEMODINÂMICAS

Circulação hiperdinâmica e efeito no ventrículo esquerdo

A obesidade está associada ao aumento da demanda metabólica decorrente da excessiva quantidade de tecido adiposo. Embora a gordura seja um tecido relativamente avascular, requer perfusão. Para permitir a adequada perfusão, ocorre elevação do volume sanguíneo total e do débito cardíaco, ambos proporcionais ao ganho de peso e à duração da obesidade. Em contrapartida, há diminuição da resistência vascular periférica com a finalidade de acomodar a nova sobrecarga de volume. Estes fatores caracterizam o estado de circulação hiperdinâmica.

Por sua vez, de acordo com a Lei de Laplace, o aumento da pré-carga produz dilatação ventricular esquerda, que gera maior estresse na parede e, consequentemente, hipertrofia excêntrica compensatória. Esse mecanismo busca reduzir e normalizar o estresse provocado pela sobrecarga de volume no ventrículo esquerdo (VE). Assim, o aumento da volemia e a diminuição da complacência ventricular esquerda decorrente da hipertrofia excêntrica predispõem à disfunção diastólica, a qual leva à insuficiência ventricular, podendo provocar congestão vascular pulmonar e elevação da pressão na artéria pulmonar, situação que ainda não foi relatada em cães. Se a hipertrofia for inadequada, ou seja, não acompanhar a dilatação da câmara, o estresse da parede permanece aumentado, favorecendo também o desenvolvimento de disfunção sistólica do VE. O ventrículo direito parece responder de maneira similar, mesmo na ausência de doença pulmonar vascular ou parenquimatosa.

Ativação do sistema renina-angiotensina-aldosterona

Todos os componentes do sistema renina-angiotensina-aldosterona (SRAA) são encontrados na gordura, e o tecido adiposo branco é importante fonte de angiotensinogênio, secundário apenas ao fígado, e o aumento da gordura visceral abdominal é associado a uma ativação mais pronunciada do SRAA em comparação à gordura subcutânea periférica. A obesidade em humanos e roedores é associada à ativação do SRAA, como evidenciado pelo aumento dos níveis circulantes de angiotensinogênio, atividade de renina plasmática, atividade da enzima conversora de angiotensina, angiotensina II e aldosterona. Em cães, há evidências da ativação do SRAA por meio do aumento da atividade de renina plasmática. Com mais massa gorda, o angiotensinogênio derivado do tecido adiposo eleva a concentração de angiotensinogênio plasmático, resultando em mais angiotensina II. O aumento na concentração de angiotensina II promove disfunção cardiovascular por atividade vasoconstritora direta e por retenção renal de sódio decorrente de maior liberação de aldosterona, o que pode aumentar a pressão arterial sistêmica, apesar do pequeno efeito da obesidade na prevalência da hipertensão secundária em cães e gatos. Além dos efeitos na vasculatura, a aldosterona é um mediador de inflamação, fibrose e estresse oxidativo e está envolvida no remodelamento cardíaco patológico.

ALTERAÇÕES ECOCARDIOGRÁFICAS ESTRUTURAIS E FUNCIONAIS

O exame ecocardiográfico no obeso é muito importante e útil na identificação e classificação da gravidade das alterações hemodinâmicas, estruturais e funcionais cardíacas. Por meio da avaliação do modo bidimensional e modo-M pode-se observar que a elevação da pré-carga – ou seja, a sobrecarga de volume – pode ser demonstrada pelo aumento do diâmetro interno do VE em diástole, volume diastólico final, volume sistólico e do débito cardíaco. Consequentemente, verifica-se o padrão de hipertrofia excêntrica compensatória, na ausência de hipertensão, caracterizado pelo aumento da espessura da parede livre do VE tanto em sístole como em diástole, ao passo que o septo interventricular pode ou não se apresentar espessado.

Em contrapartida, animais obesos hipertensos podem apresentar hipertrofia concêntrica do VE, com padrão assimétrico mais prevalente, como remodelando a sobrecarga de pressão, caracterizado por aumento da espessura da parede livre do VE e do septo interventricular em diástole sem dilatação ventricular associada. A hipertrofia do VE está geralmente relacionada a alterações hemodinâmicas, embora outros fatores – como mediadores inflamatórios, adipocinas, resistência à insulina, deposição de gordura epicárdica, hiperativação do sistema nervoso simpático e do sistema renina-angiotensina-aldosterona – também estejam envolvidos no processo.

Em relação à avaliação sistólica, cães obesos podem demonstrar valores de parâmetros de função sistólica global inferiores – como menor fração de ejeção e fração de encurtamento, aumento do diâmetro interno do VE em sístole e diástole e aumento do volume diastólico e sistólico final – quando comparados a animais com peso corporal ideal, mas dentro dos limites de normalidade para a espécie. Por sua vez, um parâmetro ecocardiográfico alterado de função diastólica foi o aumento do tempo de relaxamento isovolumétrico, sugerindo prejuízo na distensão diastólica.

Diferentemente dessas variáveis ecocardiográficas citadas na maioria dos trabalhos, um estudo comparou cães obesos com animais com peso ideal e verificou que a obesidade levou ao aumento da relação da espessura do septo interventricular/diâmetro interno do VE em diástole, diminuição da relação E/A do fluxo mitral e da relação E'/A' no ânulo mitral pelo Doppler tecidual, além de aumento das frações de ejeção e encurtamento do VE.

ALTERAÇÕES ELETROCARDIOGRÁFICAS E DA VARIABILIDADE DA FREQUÊNCIA CARDÍACA

Os cães obesos podem apresentar aumento da frequência cardíaca, da duração da onda P, sugerindo sobrecarga atrial esquerda e aumento da amplitude da onda T, possivelmente resultante de hipoxia decorrente de hipoventilação pulmonar. Outra alteração eletrocardiográfica a ser considerada é a supressão de milivoltagem do complexo QRS, decorrente do aumento da espessura da parede torácica resultante do acúmulo excessivo de tecido adiposo. Sabe-se que a distância do coração à superfície de registro do eletrocardiograma é um dos maiores fatores que interferem na amplitude do complexo QRS.

Além disso, pode-se encontrar também aumento da amplitude da onda R em cães obesos em comparação aos animais com peso corporal normal, dentro dos limites de normalidade. Uma vez que a amplitude de onda R representa a despolarização ventricular, a presença de hipertrofia excêntrica pode ser o possível mecanismo para esse aumento, conforme descrito anteriormente como uma alteração estrutural na obesidade em cães.

Diferentemente dos achados em seres humanos obesos, não se provou ainda que a obesidade em cães leve a alterações no ritmo cardíaco, como ectopias atriais, ventriculares e fibrilação atrial, resultantes de distúrbios metabólicos ou dilatação atrial, como também ocasionalmente podem ser atribuídas à infiltração gordurosa do sistema de condução elétrica cardíaca.

A variabilidade da frequência cardíaca (VFC) é o exame clínico complementar utilizado para avaliar o controle autonômico sobre a atividade cardíaca. Trata-se de um fenômeno fisiológico de variação dos batimentos cardíacos em determinado período e é considerado importante por ser marcador precoce de doenças cardiovasculares. A redução da VFC reflete desequilíbrio autonômico, sendo considerado preditor independente de mortalidade em diversas populações de pacientes, incluindo aqueles que sofrem infarto agudo do miocárdio, insuficiência cardíaca e os idosos. Diversas investigações relatam a diminuição da variabilidade da frequência cardíaca em humanos obesos, fato que pode estar envolvido nos mecanismos que promovem as arritmias e morte súbita.

Em cães, por sua vez, os poucos estudos que avaliaram o efeito da obesidade no equilíbrio autonômico demonstraram prejuízo na variabilidade da frequência cardíaca em uma população mista de cães com sobrepeso/obesidade quando comparada a cães magros. Além disso, observou-se que mesmo com sobrepeso leve a moderado, pode ocorrer a diminuição do tônus parassimpático, no entanto, sugeriu-se considerar o padrão respiratório nessa avaliação.

Diante disso, concluiu-se que a obesidade pode causar comprometimento da VFC, o que pode aumentar o risco de doenças cardiovasculares em cães. Ademais, a VFC pode ser usada como ferramenta preditiva ou prognóstica na prevenção de doenças cardiovasculares em cães obesos.

RELAÇÃO ENTRE OBESIDADE E HIPERTENSÃO ARTERIAL SISTÊMICA

A correlação entre obesidade canina e hipertensão arterial sistêmica (HAS) é controversa. Cães acima do peso podem ser hipertensos ou apenas apresentar valores mais elevados da pressão arterial sistêmica (PA), mas dentro da normalidade, em relação àqueles com peso corporal ideal. A elevação da pressão depende das condições que levem ao aumento do débito cardíaco e da resistência vascular. Assim, verificou-se que uma das alterações fisiológicas que contribuem para a hipertensão decorrente da obesidade é a retenção de sódio com concomitante aumento da volemia e débito cardíaco, mas isso também é discutível para animais.

Existem quatro hormônios que participam dos mecanismos de desenvolvimento da hipertensão: norepinefrina, insulina, aldosterona e leptina. O aumento da atividade do sistema nervoso simpático (SNS) eleva a frequência cardíaca e, consequentemente, a PA. Ainda não se sabe exatamente como a obesidade estimula o SNS. Ela pode decorrer, entre outros fatores, da hiperinsulinemia. A insulina, por sua vez, contribui para o aumento da reabsorção renal de sódio, estimula a atividade simpática e, em parte, atua como mediadora da sensibilização da adrenal à ação da angiotensina II, resultando no hiperaldosteronismo e, consequentemente, retendo mais sódio e água.

Em condições naturais de ganho de peso em cães, ou seja, não induzida por ingestão hipercalórica aguda com o propósito de causar obesidade, observa-se que cães com sobrepeso leve a moderado ou mesmo obesos não desenvolvem HAS. Um estudo que avaliou a influência da perda de peso sobre a PA verificou que, embora os cães obesos não estivessem hipertensos inicialmente, houve redução significativa de 13% da pressão arterial sistólica, 11% da pressão arterial média e 8,5% da pressão arterial diastólica após a perda de peso corporal e restabelecimento do escore de condição corporal ideal.

Ao contrário desses achados, são poucos os trabalhos que sugerem a obesidade como fator predisponente para a HAS e demonstram que, apesar da pequena contribuição da condição corporal sobre a PA, existe correlação positiva entre o escore de condição corporal e a prevalência de hipertensão em cães, no entanto, mais estudos que suportem essa hipótese são necessários.

RELAÇÃO ENTRE OBESIDADE, DOENÇAS PULMONARES E VENTRÍCULO DIREITO

Outra alteração cardíaca observada em indivíduos obesos é a *cor pulmonale*, muito evidente na síndrome obesidade-hipoventilação (síndrome de Pickwick), causada pela diminuição da complacência pulmonar com consequente hipoventilação, hipóxia alveolar, vasoconstricção e hipertensão pulmonar. A *cor pulmonale* caracteriza-se pela hipertrofia ou dilatação ventricular direita associada a anormalidades agudas ou crônicas da estrutura ou função pulmonar.

A obesidade também pode ter o papel de agravar doenças pulmonares preexistentes, principalmente as obstrutivas de vias aéreas, como a doença pulmonar obstrutiva crônica (DPOC), contribuindo de maneira multifatorial para o desenvolvimento da *cor pulmonale*.

Mais informações sobre a relação da obesidade com o sistema respiratório serão abordadas no Capítulo 5.

RELAÇÃO ENTRE OBESIDADE E ATEROSCLEROSE

A obesidade não aumenta o risco de doença coronariana cardíaca aterogênica em cães e gatos como em humanos. Cães obesos apresentam hipertrigliceridemia e hipercolesterolemia, porém a maior parte do colesterol se apresenta na lipoproteína de alta densidade (HDL), que é protetiva contra aterosclerose – diferentemente da lipoproteína de baixa densidade (LDL), que está relacionada à patogenia da aterosclerose. A relação entre colesterol na HDL/ colesterol na LDL não se altera com o ganho de peso em cães, diferentemente do que ocorre em humanos.

A aterosclerose é rara em cães e extremamente rara em gatos. Teoriza-se que essa baixa incidência seja decorrente da predominância do HDL nesses animais e da especificidade na função do HDL, que resulta em diminuição na transferência de colesterol aos tecidos periféricos. Há diferenças notáveis na maneira como cães e humanos processam LDL e formam HDL. A LDL, a "lipoproteína ruim", primariamente transporta colesterol com pequenas quantidades de triglicérides para distribuição aos tecidos. As partículas remanescentes de LDL podem então ser removidas pelo fígado em ambas as espécies, de forma similar ao remanescente VLDL. Em humanos, um processo chamado transporte reverso de colesterol, mediado pela proteína de transferência de colesterol esterificado, permite que triglicérides sejam transportados diretamente da LDL ou VLDL para a HDL_3 no plasma em troca de colesterol esterificado, formando assim LDL rica em colesterol esterificado e HDL_2 rica em triglicérides. A LDL rica em colesterol esterificado é removida da circulação pelo fígado, mas também pode ser ativamente removida da circulação por macrófagos que revestem grandes artérias, o que potencialmente leva à aterosclerose. Diferentemente de humanos, cães não têm atividade documentada da proteína de transferência de colesterol esterificado, fato que provavelmente contribui para sua resistência a esse fenômeno deletério.

Gatos obesos apresentam aumento da lipoproteína de muito baixa densidade (VLDL) de maneira similar aos humanos, mas não desenvolvem aterosclerose e hipertensão, indicando que outro mecanismo antiaterogênico pode estar presente.

EFEITOS DA PERDA DE PESO

A redução do peso corporal é capaz de reverter as anormalidades estruturais associadas à obesidade canina, como a dilatação atrial esquerda e o aumento da espessura da parede livre do VE. Além disso, os cães alimentados com dieta restrita em calorias tendem a apresentar pressão arterial e frequência cardíaca mais baixas quando comparados ao seu escore de condição corporal quando estavam obesos. No entanto, alguns indicadores metabólicos – como leptina, adiponectina e proteína C-reativa – não retornaram aos valores de normalidade em um grupo de cães com obesidade induzida em 12 semanas que posteriormente tiveram perda de peso.

Os protocolos terapêuticos para correção da obesidade canina devem ser compostos por várias etapas que exigem comprometimento e fidelidade do tutor do animal, monitoramento constante do paciente, exercícios físicos e plano nutricional adequado, uma vez que um dos maiores desafios terapêuticos enfrentados pelos médicos-veterinários de animais de companhia é completar com sucesso o programa de perda de peso.

Como existem evidências de que alterações metabólicas e cardiovasculares ocorrem dentro de apenas 12 semanas de obesidade em um modelo canino, ressalta-se a importância da preveni-la, uma vez que podem ocorrer alterações estruturais cardiovasculares já em fases agudas da obesidade.

Vale destacar que existe o chamado paradoxo da obesidade: uma vez que o paciente obeso apresenta doença cardíaca, a indução de perda de peso pode não ser tão interessante, visto que a própria evolução das doenças cardíacas pode culminar em caquexia, mas a conduta a ser tomada perante esse paradoxo em cães e gatos ainda não está totalmente esclarecido.

CONSIDERAÇÕES FINAIS

É importante enfatizar que a presença e a intensidade das alterações estruturais e funcionais cardíacas dependem e são proporcionais ao tempo de instalação e convivência com as modificações hemodinâmicas e o grau de obesidade. Portanto, a ausência de alterações estruturais e funcionais cardíacas significativas verificadas na maioria dos estudos em cães obesos pode decorrer do fato de não apresentarem obesidade mórbida ou não viverem tempo o suficiente para conviverem com excesso de peso pelo período necessário para gerar a cardiomiopatia da obesidade. Outro ponto que merece destaque é a pequena quantidade de estudos sobre o assunto em cães, e menos ainda em gatos.

BIBLIOGRAFIA

1. Acierno MJ, Brown S, Coleman AE, Jepson RE, Papich M, Stepien RL, et al. ACVIM consensus statement: Guidelines for the identification, evaluation, and management of systemic hypertension in dogs and cats. J Vet Intern Med. 2018;32(6):1803-22.
2. Adolphe JL, Silver TI, Childs H, Drew MD, Weber LP. Short-term obesity results in detrimental metabolic and cardiovascular changes that may not be reversed with weight loss in an obese dog model. Br J Nutr. 2014;112(4):647-56.
3. Alpert MA. Obesity cardiomyopathy: pathophysiology and evolution of the clinical syndrome. Am J Med Sci. 2001;321(4):225-36.
4. Atkins CE. Cardiac manifestations of systemic and metabolic disease. In: Fox PR, Sisson D, Moïse NS (eds). Textbook of canine and feline cardiology: principles and clinical practice. 2. ed. Philadelphia: WB Saunders; 1999. p.757-780.
5. Barton M, Carmona R, Ortmann J, Krieger JE, Traupe T. Obesity-associated activation of angiotensin and endothelin in the cardiovascular system. Int J Biochem Cell Biol. 2003;35(6):826-37.
6. Boynosky NA, Stokkin L. Atherosclerosis associated with vasculopathic lesions in a golden retriever with hypercholesterolemia. Can Vet J. 2014;55(5):484-8.
7. Chandler ML. Impact of obesity on cardiopulmonary disease. Vet Clin North Am Small Anim Pract. 2016;46(5):817-30.
8. Engeli S, Schling P, Gorzelniak K, Boschmann M, Janke J, Ailhaud G, et al. The adipose-tissue renin-angiotensinaldosterone system: role in the metabolic syndrome? Int J Biochem Cell Biol. 2003;35(6):807-25.
9. Henegar JR, Bigler SA, Henegar LK, Tyagi SC, Hall JE. Functional and structural changes in the kidney in the early stages of obesity. J Am Soc Nephrol. 2001;12(6):1211-7.
10. Hoenig M. The cat as a model for human obesity and diabetes. J Diabetes Sci Technol. 2012;6(3):525-33.
11. Johnson MC. Hyperlipidemia disorders in dogs. Compend Contin Educ Pract Vet. 2005;27(5):361-70.
12. Jordan E, Kley S, Le NA, Waldron M, Hoenig M. Dyslipidemia in obese cats. Domest Anim Endocrinol. 2008;35(3):290-9.
13. Kienle RD. Echocardiography. In: Kittleson MD, Kienle RD. Small animal cardiovascular medicine. St. Louis: Mosby; 1998. p. 95-117.
14. Mehlman E, Bright JM, Jeckel K, Porsche C, Veeramachaneni DNR, Frye M. Echocardiographic evidence of left ventricular hypertrophy in obese dogs. J Vet Intern Med. 2013;27(1):62-8.
15. Neto GBP, Brunetto MA, Sousa MG, Carciofi AC, Camacho AA. Effects of weight loss on the cardiac parameters of obese dogs. Pesq Vet Bras. 2010;30(2):167-71.
16. Pelosi A, Rosenstein D, Abood SK, Olivier BN. Cardiac effect of short-term experimental weight gain and loss in dogs. Vet Rec. 2013;172(6):153.
17. Pongkan W, Jitnapakarn W, Phetnoi W, Punyapornwithaya V, Boonyapakorn C. Obesity-induced heart rate variability impairment and decreased systolic function in obese male dogs. Animals (Basel). 2020;10(8):1383.

18. Radin MJ, Sharkey LC, Holycross BJ. Adipokines: A review of biological and analytical principles and an update in dogs, cats and horses. Vet Clin Pathol. 2009;38(2):136-56.
19. Schwartz DS. Does obesity also hurt dog's heart? In: Proceedings of the 34th World Small Animal Veterinary Association World Congress; 2009 Jul 21-24; São Paulo, BR.
20. Tropf M, Nelson OL, Lee PM, Weng HY. Cardiac and metabolic variables in obese dogs. J Vet Intern Med. 2017;31(4):1000-7.
21. Vasan RS. Cardiac function and obesity. Heart. 2003;89(10):1127-9.
22. Verkest KR. Is the metabolic syndrome a useful concept in dogs? A review of the evidence. Vet J. 2014;199(1):24-30.
23. Vieira AB, Restrepo MA, Auzenne D, Molina K, O'Sullivan, Machado MV, et al. Mild to moderate overweight in dogs: is there an impact on routine hematological and biochemical profiles, echocardiographic parameters and cardiac autonomic modulation? Vet Res Commun. 2022;46(2):527-35.

Capítulo **5**

Respiratório

Ruthnea Aparecida Lazaro Muzzi

INTRODUÇÃO

A obesidade em cães e gatos tem sido discutida de maneira ampla atualmente e atingiu proporções pandêmicas entre os animais domésticos. Evidências científicas destacam que o tecido adiposo não é apenas um depósito passivo de energia, mas também é metabolicamente ativo, secretando hormônios inflamatórios e promovendo estresse oxidativo nos tecidos corporais. As doenças respiratórias são frequentemente associadas à obesidade, uma vez que o excesso de gordura exerce pressão adicional sobre o sistema respiratório. Isso se torna fator de risco significativo para alterações na função pulmonar, afetando diversos aspectos, especialmente a redução do volume pulmonar e do volume de reserva expiratória.

A obesidade impacta a fisiologia respiratória produzindo alterações na mecânica, reduzindo a complacência do sistema respiratório, a força muscular, as pressões inspiratórias e expiratórias máximas, a ventilação voluntária máxima e os volumes pulmonares. Como consequência, o trabalho e o gasto de oxigênio geralmente aumentam.

O objetivo deste capítulo é discutir o impacto do excesso de peso e do acúmulo de tecido adiposo sobre o trato respiratório, especialmente no colapso traqueal/bronquial e nas doenças pulmonares, bem como a possibilidade de reversão após a perda de peso. Serão ainda abordadas possibilidades terapêuticas para facilitar o manejo clínico desses pacientes.

FISIOPATOGENIA: OBESIDADE *VERSUS* DOENÇA RESPIRATÓRIA

Em seres humanos, a obesidade altera diretamente as propriedades mecânicas dos pulmões e da parede torácica por meio do acúmulo de gordura no mediastino e nas cavidades abdominal e torácica. Essa ação eleva o diafragma, bem como limita sua excursão descendente, provocando aumento da pressão pleural e da capacidade residual funcional. Acredita-se também que os efeitos mecânicos da obesidade se reflitam em diminuições significativas na complacência dos pulmões, da parede torácica e de todo o sistema respiratório. A obesidade grave pode estar associada à síndrome da obesidade-hipoventilação, definida como a combinação de obesidade e hipercapnia diurna crônica, cuja taxa de mortalidade aumenta duas vezes. O tecido adiposo na parede torácica pode causar doença pulmonar restritiva.

Em cães, acredita-se que o mecanismo mecânico da deposição de gordura possa causar disfunção das vias aéreas pelo aumento da resistência durante a inspiração e expiração (Figura 1), na ausência de hipoxemia, mas especialmente em situações de hiperpneia. Todavia, na presença de um quadro respiratório ou durante a indução de uma anestesia, a função respiratória pode se deteriorar rapidamente e requerer altas frações de oxigênio inspirado para manter a pressão parcial de O_2 (PaO_2) apropriada. Outra possibilidade do comportamento respiratório aparentemente inalterado em pacientes obesos em condições de repouso é que a obesidade possa não afetar as vias aéreas

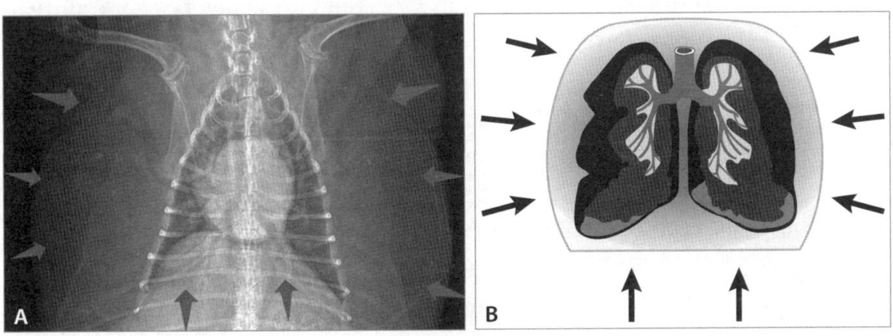

Figura 1 Possível mecanismo mecânico da deposição de gordura em tórax causando disfunção das vias aéreas inferiores pelo aumento da resistência durante a inspiração e a expiração. A: radiografia de cadela sem raça definida, adulta e obesa. Observar camada de gordura em projeção de tórax causando restrição de expansão torácica (setas). B: representação esquemática da radiografia (setas). (Ver o "Miniatlas colorido" no final do livro.)

Fonte: Serviço de Diagnóstico por Imagem do DMV/UFLA.

superiores, entretanto a deposição de tecido adiposo pode levar a alterações dinâmicas no diâmetro ou na complacência das vias aéreas, o que, em altas taxas de fluxo de ar, poderia causar turbulência, como é observado em cães com colapso traqueal.

Em felinos a obesidade pode ser relacionada ao agravamento dos quadros de asma, um fenômeno também observado em seres humanos. Alguns mecanismos têm sido sugeridos para esta associação, incluindo redução do volume pulmonar, secreção de mediadores inflamatórios e aumento do refluxo gastroesofágico.

DOENÇAS RESPIRATÓRIAS NA OBESIDADE

É importante destacar que em animais obesos sem condições respiratórias preexistentes, há questionamentos se a condição corporal realmente poderia impactar a função respiratória. Em um artigo que comparou cães obesos e não obesos saudáveis, durante a respiração normal em repouso, não foram detectados efeitos nos mecanismos pulmonares ou nas trocas gasosas nos cães marcadamente obesos, sugerindo que a disfunção das vias aéreas seja um problema pontual. Isso implica a possibilidade de os efeitos da obesidade serem volumétricos por natureza, reduzindo a capacidade (ou a disposição) de inspirações profundas, que são conhecidas por dilatar as vias aéreas. Como a resistência das vias aéreas é inversamente proporcional ao volume pulmonar, parece que a capacidade residual funcional diminui à medida que o grau de obesidade aumenta nos cães, podendo contribuir para o aumento da resistência das vias aéreas. Isso sugere que a gordura corporal, especialmente acentuada em locais específicos, pode impor limitações dinâmicas ao fluxo respiratório (Figura 2). Em outro estudo em cães obesos, resultados semelhantes foram encontrados, com exceção da PaO_2, que mostrou valores mais baixos em cães obesos, em comparação aos valores em cães com peso corporal ideal, embora estivessem dentro da faixa normal de 80,9 a 103,3 mmHg e não foram caracterizados como hipoxemia.

A seguir serão abordadas as doenças respiratórias mais impactantes na rotina clínica, como as doenças traqueais e pulmonares. Todavia, a obesidade também agrava outras doenças respiratórias, incluindo paralisia laríngea e síndrome obstrutiva das vias aéreas braquicefálicas, por causa do aumento da deposição de gordura em regiões da cavidade oral, faringe, regiões superiores e inferiores da laringe, pescoço e tórax.

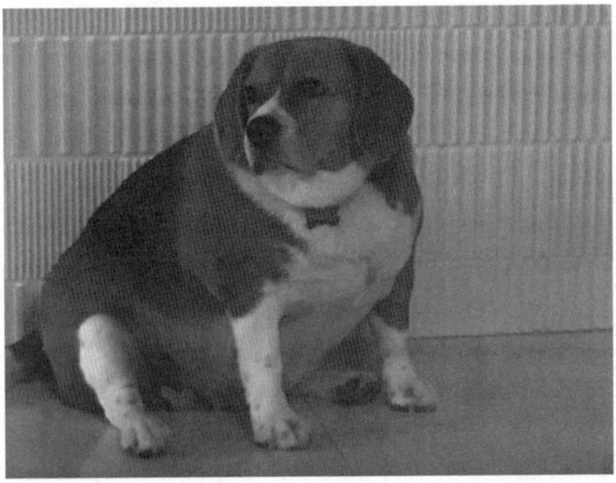

Figura 2 Cadela Beagle, adulta, obesa. Observar acúmulo de gordura em região de tórax, sem manifestação de esforço respiratório anormal durante o repouso. (Ver o "Miniatlas colorido" no final do livro.)

Fonte: acervo da autora.

Doenças traqueais

As doenças traqueais são bastante comuns em pequenos animais, especialmente cães. A traqueobronquite infecciosa canina e o colapso traqueal/bronquial são as mais frequentemente observadas, enquanto a hipoplasia traqueal congênita ocorre em menor grau. A obesidade tem potencial de exacerbar manifestações clínicas dessas doenças, podendo agravar o quadro clínico e dificultar a terapêutica. Em particular, a obesidade é fator de risco significativo para o desenvolvimento de colapso traqueal em cães e, por causa de sua alta incidência, será discutida em detalhes.

Colapso traqueal/bronquial

É uma doença tipicamente encontrada em cães, caracterizada pelo achatamento dorsoventral dos anéis cartilaginosos e prolapso da membrana dorsal para o lúmen da traqueia, o que leva a seu estreitamento. Embora a etiologia ainda seja desconhecida, sabe-se que ocorre enfraquecimento da cartilagem hialina da traqueia por possível redução de glicosaminoglicanos e sulfato de condroitina, alterando a matriz cartilaginosa. O colapso traqueal pode ocorrer em cães de meia-idade a idosos, com maior incidência em raças de pequeno porte, especialmente as braquicefálicas. Cães de raças grandes e gatos são raramente afetados por essa condição.

Embora alguns cães possam permanecer assintomáticos por longos períodos, a apresentação clínica mais comum é a tosse, que em geral é não produtiva, intensa e tende a piorar nos momentos de exacerbação de atividades, como durante o estresse e na alimentação. Também são observados respiração ofegante discreta a grave, intolerância ao exercício e graus variáveis de dispneia inspiratória e expiratória, bem como grau variável de cianose nos casos avançados. Em alguns pacientes, pode ser observada um paroxismo de vômito após as crises agudas de tosse, possivelmente como uma tentativa de remover secreções respiratórias das vias aéreas. Em certas situações, a tosse pode não ser audível como tal, e os responsáveis relatam apenas um som semelhante a "grasnado de ganso" ou "grunhido/rosnar de porco".

Todavia, embora o colapso traqueal seja uma condição comum em cães, com etiologia relacionada a uma série de desordens multifatoriais, tanto congênitas como adquiridas, a presença de obesidade pode exacerbá-lo. Em alguns casos, podem ser necessárias avaliações diagnósticas adicionais, como radiografia, fluoroscopia, ecocardiografia, broncoscopia e testes de função pulmonar, para confirmar a extensão e a gravidade do colapso traqueal e identificar possíveis doenças concomitantes, como obesidade, broncomalacia, cardiomegalia ou doenças de vias respiratórias inferiores. Na obesidade, há sobreposição do tecido adiposo nos músculos dorsais da traqueia associada à frouxidão que favorece o colapso, especialmente em situações em que a pressão extraluminal excede a intraluminal, dificultando a passagem do ar.

A obesidade pode influenciar a complacência e a expansão pulmonar, resultando em maior esforço respiratório e redução na renovação do ar residual por causa da ventilação ineficaz de determinadas áreas pulmonares nesses quadros de colapso traqueal concomitantes. Em um estudo, foi observado que os lobos mais afetados são os craniais e acessórios em razão de sua localização anatômica. Nesses casos, o fluxo de ar é reduzido nessas regiões, levando à hipoventilação e à diminuição na renovação do ar residual, o que, por sua vez, reduz as trocas gasosas nos alvéolos e pode resultar em hipóxia.

Nos quadros de apresentação aguda, com angústia respiratória, é recomendado fornecer oxigênio, sedação e antitussígenos. Pode-se administrar butorfanol (0,05 a 0,2 mg/kg/a cada 4 a 6 h), como agente único ou associado a acepromazina (0,01 a 0,1 mg/kg), via subcutânea. Além disso, o succinato de prednisolona sódica pode ser administrado na dose de 15 a 30 mg/kg por via intravenosa para diminuir a inflamação aguda. É importante ter cuidado ao manipular esses pacientes para evitar agravar o estresse respiratório.

O tratamento em longo prazo visa principalmente minimizar os fatores potencialmente desencadeadores e a inflamação da mucosa traqueal. Corticoides sistêmicos orais devem ser usados de forma pontual, por um período de 5 a 7 dias. Os esteroides inalatórios, como o propionato de fluticasona, administrado com auxílio de espaçador, podem proporcionar benefícios, em especial se houver broncomalácia associada. Além disso, broncodilatadores, como metilxantinas ou beta-agonistas, podem ser utilizados, pois ajudam a reduzir o espasmo nas vias respiratórias de menor calibre, diminuindo assim a pressão intratorácica e a tendência ao colapso das vias respiratórias de maior calibre, além de reduzir a fadiga diafragmática. Em cães cujo tratamento clínico não apresenta resultados favoráveis ou o colapso traqueal é marcante, pode ser indicada a colocação de *stents* intraluminais autoexpansivos ou ainda os anéis traqueais extraluminais, especialmente para colapso do segmento cervical da traqueia. No caso de animal obeso, a redução do peso é essencial (Seção 4).

Doenças bronquiais e pulmonares

Em cães, a bronquite crônica é considerada uma síndrome insidiosa e incurável, caracterizada por tosse crônica, que pode levar ao desenvolvimento de bronquiectasia ou broncomalacia em casos graves e crônicos. A etiologia dessa condição ainda não está completamente definida, e o diagnóstico frequentemente é baseado na exclusão de outras doenças respiratórias, como as parasitárias, as infecciosas e as neoplásicas pulmonares. Fatores ambientais, como poluição e infecções respiratórias prévias, podem estar envolvidos no desenvolvimento da bronquite crônica em cães, que tende a afetar principalmente animais de raças pequenas e de meia-idade a idosos.

A fisiopatogenia da bronquite crônica em cães está relacionada à presença de inflamação e espessamento da parede brônquica, juntamente com o aumento na produção de muco. A radiografia de tórax, assim como a tomografia computadorizada, pode revelar espessamento da parede brônquica e/ou aumento da opacidade intersticial, além de um aspecto granular da mucosa brônquica, respectivamente. A avaliação do lavado traqueal/traqueobrônquico pode revelar excesso de muco, hiperplasia de células epiteliais, aumento de neutrófilos, células globosas e macrófagos, sendo importante para o diagnóstico diferencial.

A pneumonia é a inflamação do parênquima pulmonar que possui uma miríade de etiologias, desde causas infecciosas (bactérias, vírus, fungos, protozoários), como também a pneumonia por aspiração e pneumonia endógena lipídica, que levam à presença de manifestações clínicas que podem ser exacerbadas pela gordura torácica. Embora seja mais comum em cães, a pneumonia pode ocorrer nos felinos. Além dessas doenças, a fibrose pulmonar idiopática, que é mais observada em cães da raça West Highland White Terrier, e a pneumonite urêmica são condições pulmonares que podem estar associadas a pacientes obesos. Essas condições podem contribuir para complicações respiratórias em animais com excesso de peso.

De forma geral, a fisiopatologia das doenças pulmonares está relacionada ao aumento na produção de muco e à redução do calibre das vias aéreas, resultando em um processo obstrutivo. O aumento da velocidade do fluxo de ar pode intensificar a força de atrito entre o ar e o epitélio das vias respiratórias, o que agrava o processo inflamatório, criando um ciclo vicioso.

O diagnóstico dessas condições geralmente é baseado em dados de anamnese e em exames de imagem como radiografia torácica, tomografia computadorizada, broncoscopia e ultrassonografia.

A doença brônquica inflamatória felina, também conhecida como asma ou bronquite felina, é caracterizada pela inflamação das vias respiratórias inferiores, cuja causa ainda é desconhecida, embora haja suspeita de envolvimento de alérgenos. A distinção entre bronquite asmática e não asmática em gatos ainda é um desafio, assim como determinar se a asma felina e a bronquite crônica representam doenças diferentes ou duas apresentações da mesma condição. Embora existam diferenças na etiologia, nos achados radiográficos, nas porcentagens de eosinófilos/neutrófilos alveolares e na resposta aos testes funcionais das vias respiratórias, não há um padrão discriminatório definitivo. Notadamente, a importância do exame de lavado traqueal ou traqueobrônquico para auxiliar na classificação baseada nas porcentagens de eosinófilos e neutrófilos, embora os valores de referência ainda sejam arbitrários[3,5,12].

A fisiopatogenia da doença brônquica inflamatória felina envolve a produção de citocinas induzidas pela resposta inflamatória mediada por linfócito T *helper* 2 (Th2). Após a reexposição ao alérgeno, a imunoglobulina E (IgE) desencadeia a degranulação e a exacerbação da cascata inflamatória, com respostas marcantes de inflamação eosinofílica das vias aéreas, hiper-reatividade com obstrução do fluxo aéreo e remodelamento das vias aéreas.

Em um estudo australiano envolvendo 2.609 gatos, foi observado que aqueles com escores de condição corporal de 7 ou 8, na escala de 9 pontos, tinham três vezes mais chances de sofrer de asma em comparação com aqueles com escore ideal. Além disso, nenhuma associação de pausa aumentada do índice de broncoconstrição – índice de hiper-reatividade das vias aéreas – foi encontrada em gatos com sobrepeso ou obesos. Esse achado pode ser tanto pelo fato de os gatos obesos serem mais sintomáticos quanto pelo uso de corticoide em seu controle, ou ainda porque gatos com problemas respiratórios podem ser menos ativos por causa da condição, aumentando assim a probabilidade de desenvolverem obesidade ou sobrepeso. É importante ressaltar que, embora em humanos e em felinos pareça haver redução da função pulmonar associada à obesidade, condições específicas como apneia obstrutiva do sono, síndrome de hipoventilação por obesidade e doença pulmonar obstrutiva crônica não foram descritas em gatos até o momento.

Para o diagnóstico, os exames rotineiros laboratoriais e de imagem devem ser solicitados, incluindo a radiografia torácica, a tomografia e o lavado traqueal/traqueobrônquico.

De forma geral, tanto em cães como em gatos, as manifestações clínicas das doenças pulmonares incluem tosse, intolerância ao exercício, taquipneia, respiração ofegante e maior esforço respiratório ou dificuldade respiratória. No entanto, alguns pacientes podem não apresentar sinais clínicos evidentes. Com maior frequência, a dificuldade respiratória causada por doença do parênquima pulmonar resulta em esforço respiratório misto, tanto inspiratório como expiratório.

É importante atentar-se para apresentações secundárias, como perda de peso involuntária, febre, linfadenopatia, anormalidades na frequência respiratória ou no esforço respiratório, cianose, alterações nos sons pulmonares (como aumento ou diminuição dos sons broncovesiculares), e presença de crepitações e sibilos à ausculta pulmonar. Vale ressaltar que, nos felinos, é possível que haja comprometimento respiratório significativo com evidência clínica mínima de doença respiratória e, às vezes, o primeiro sinal de doença possa ser a morte súbita.

Em animais obesos com doenças das vias aéreas inferiores, parece haver aumento da resistência respiratória total, redução da amplitude de movimentos da parede torácica e diminuição da complacência pulmonar que podem induzir alterações na mecânica respiratória, aumentando o trabalho necessário à respiração e limitando a capacidade ventilatória.

Em estudo conduzido em cães obesos, testes pulmonares avaliaram a função respiratória quando os cães foram submetidos a programa de restrição calórica para perda de peso. Durante o estudo, a avaliação da gasometria arterial mostrou valores mais baixos de pressão parcial de oxigênio (PaO_2) em cães obesos, em comparação com os valores em cães com peso corporal ideal, embora esses valores estivessem dentro da faixa normal de 80,9 a 103,3 mmHg e não fossem caracterizados como hipoxemia (definida como PaO_2 menor que 80 mmHg). Após a perda de peso, o valor da PaO_2 aumentou, o que pode sugerir melhora na eficiência da oxigenação sanguínea pulmonar. Nesse estudo, foi observado que mesmo sem apresentar hipoxemia, os cães obesos apresentavam valores mais baixos de PaO_2 em repouso que cães com escore de condição corporal ideal. A obesidade resulta em diminuição do volume corrente e aumento da frequência respiratória, caracterizado por um padrão respiratório rápido e de baixa amplitude em cães em repouso, sem hiper ou hipoventilação. Isso indica que animais obesos necessitam de esforço maior para manter a oxigenação adequada, demonstrando clara dificuldade respiratória causada pela presença de excesso de gordura acumulada no tórax.

Outro estudo destacou que o percentual de gordura corporal influencia a magnitude da elastância e resistência do pulmão, da parede torácica e do sistema respiratório total, bem como da capacidade residual funcional. Isso resulta em extensas áreas de pulmões hipoaerados, especialmente nas regiões pulmonares caudodorsais, em pacientes obesos. Portanto, acredita-se que esses pacientes obesos, com diminuição da complacência pulmonar, necessitem gerar maior pressão transpulmonar para respirar o mesmo volume de ar. Isso pode levar à diminuição do volume corrente na ausência de doenças pulmonares concomitantes.

Tratamento

Para o tratamento das doenças das vias aéreas inferiores, o objetivo principal é melhorar a função respiratória, reduzindo a inflamação, o remodelamento das vias aéreas e as possíveis complicações associadas.

Nos quadros agudos, o manejo dos pacientes deve ser iniciado de forma emergencial e sistemática, iniciando pelo uso de oxigênio, seguido pelos sedativos, pelos analgésicos e pelos ansiolíticos. Em casos graves, nos quais há declínio cardiopulmonar importante e contínuo, com grave dificuldade respiratória, a ventilação mecânica pode ser necessária como importante ferramenta de suporte respiratório. Este é um procedimento especializado que visa auxiliar a respiração do paciente, fornecendo pressão positiva para expandir os pulmões e melhorar a troca gasosa.

Na terapia do quadro respiratório crônico, é essencial adaptar o tratamento de acordo com a fase da doença em que o paciente se encontra, levando em consideração as manifestações. Nas doenças bronquiais caninas, os corticoides são opção segura e eficaz em doenças não complicadas, sendo utilizados por período de 5 a 7 dias, com a dosagem variando de acordo com a diminuição das manifestações clínicas. A prednisona é uma boa opção na dose de 0,5 a 1 mg/kg a cada 12 horas. Se houver recorrência do quadro, uma alternativa interessante seria o uso de corticoide inalatório, com auxílio de espaçador, que pode ser tolerado para uso crônico. A fluticasona, na dose de 125 mcg a cada 12 horas, seria um bom regime terapêutico nesses casos.

O uso de broncodilatadores, como a teofilina, bem como os mucolíticos necessitam de mais estudos para a comprovação de eficácia, embora sejam usados na rotina com resultados satisfatórios. Os antitussígenos, como codeína, butorfanol e hidrocodona, são indicados para melhora da qualidade de vida do paciente, após a exclusão de doença infecciosa e da melhora do quadro inflamatório. Quanto aos antibióticos, esses são indicados apenas na suspeita de doença infecciosa concomitante, em especial nos quadros exacerbados de sinais clínicos respiratórios após tentativas frustradas de controle com o regime terapêutico habitual.

Na doença brônquica felina, o tratamento também envolve o uso de corticoides, geralmente administrados por via oral para controlar a forma aguda por cerca de 2 semanas, seguido pela manutenção por meio de corticoides inalatórios. Os broncodilatadores em felinos são indicados para casos de broncoespasmos associados, sendo administrados por períodos controlados para evitar a piora do quadro inflamatório. Além disso, é importante tentar mitigar a exposição aos alérgenos ambientais, sempre que possível, para ajudar no controle da doença.

As pneumonias podem ser causadas por diferentes agentes etiológicos, e o tratamento será otimizado para cada causa específica. Geralmente, a terapia é de suporte e é adaptada de acordo com a fase em que o paciente se encontra. Medidas como o uso de mucolíticos, broncodilatadores e antitussígenos são empregadas rotineiramente para ajudar a aliviar as manifestações respiratórias. Os antimicrobianos desempenham papel fundamental no tratamento de infecções primárias ou secundárias oportunistas. No entanto, é importante fazer uso racional desses medicamentos, seguindo as diretrizes de prescrição e considerando fatores como o tipo de patógeno envolvido e a sensibilidade aos antibióticos. Os antifúngicos são reservados para casos em que a infecção fúngica é confirmada, por causa da necessidade de tratamento prolongado e dos potenciais efeitos colaterais, como hepatotoxicidade e nefrotoxicidade.

CONSIDERAÇÕES FINAIS

A obesidade permanece sendo fator complicador das doenças respiratórias, e o programa de emagrecimento conduzido de forma satisfatória é fundamental para o manejo dos pacientes com alteração na função pulmonar. O programa de emagrecimento auxilia na melhora do padrão respiratório e na oxigenação. Em um estudo conduzido por Pereira-Neto et al. (2018), foi observado que a perda de 20% do peso reverteu as alterações na função respiratória em cães obesos. Isso resultou em aumento da PaO_2, aumento no volume corrente e redução na frequência respiratória, tornando os parâmetros semelhantes aos de cães com escore de condição corporal ideal.

Além disso, um estudo demonstrou que a obesidade em cães tem efeito negativo na função cardiopulmonar, conforme avaliado pelo teste de caminhada de seis minutos, que inclui o monitoramento da frequência cardíaca e da saturação de oxigênio no sangue durante e após a caminhada. A perda parcial de peso induziu melhora na função cardiopulmonar, mesmo antes de os cães atingirem o peso corporal ideal desejado.

Outro ponto importante do tratamento da obesidade seria o efeito nocivo da perda de massa magra. De fato, já foi proposta uma categorização em classe I ou II, com base em um ponto de corte de 40% de excesso de peso, e observou-se que pacientes na classe II experimentaram perda de massa magra durante o programa de emagrecimento. Isso destaca a importância de desenvolver tratamentos e oferecer alimentos coadjuvantes adequados para mitigar a perda de massa magra durante o processo de emagrecimento.

BIBLIOGRAFIA

1. Abdelaal M, le Roux CW, Docherty NG. Morbidity and mortality associated with obesity. Ann Transl Med. 2017;5(7):1-12.
2. Araos J, Lacitignola L, de Monte V, Stabile M, Porter I, Hurtado DE, et al. Evaluation of lung aeration and respiratory system mechanics in obese dogs ventilated with tidal volumes based on ideal vs. current body weight. Front Vet Sci. 2021;8:1-12.

3. Bach JF, Rozanski EA, Bedenice D, Chan DL, Freeman LM, Lofgren JLS, et al. Association of expiratory airway dysfunction with marked obesity in healthy adult dogs. Am J Vet Res. 2007;68(6):670-5.
4. Bendas A, Alberigi B (ed.). Doenças respiratórias em cães e gatos. Santana de Parnaíba: Manole; 2024.
5. Broome HAO, Woods-Lee GRT, Flanagan J, Biourge V, German AJ. Weight loss outcomes are generally worse for dogs and cats with class II obesity, defined as > 40% overweight. Sci Rep. 2023;13(1):1-16.
6. García-Guasch L, Caro-Vadillo A, Manubens-Grau J, Carretón E, Camacho AA, Montoya--Alonso JA. Pulmonary function in obese vs non-obese cats. J Feline Med Surg. 2015;17(6).
7. Loftus J, Wakshlag J. Canine and feline obesity: a review of pathophysiology, epidemiology, and clinical management. Vet Med Res Reports. 2014;49.
8. Manens J, Ricci R, Damoiseaux C, Gault S, Contiero B, Diez M, et al. Effect of body weight loss on cardiopulmonary function assessed by 6-minute walk test and arterial blood gas analysis in obese dogs. J Vet Intern Med. 2014;28(2):371-8.
9. Marchi PH, Vendramini THA, Perini MP, Zafalon RVA, Amaral AR, Ochamotto VA, et al. Obesity, inflammation, and cancer in dogs: review and perspectives. Front Vet Sci. 2022;9(1).
10. Oliveira Lemos NM, dos Santos Filho M, de Oliveira Mendes C, do Carmo JS, Eleutério EO, da Veiga CCP, et al. Influence of obesity on the clinical improvement of tracheal and bronchial collapse in dogs: a case report. Rev Bras Med Vet. 2020;42:1-7.
11. Pereira-Neto GB, Brunetto MA, Oba PM, Champion T, Villaverde C, Vendramini THA, et al. Weight loss improves arterial blood gases and respiratory parameters in obese dogs. J Anim Physiol Anim Nutr (Berl). 2018;102(6).
12. Peters U, Suratt BT, Bates JHT, Dixon AE. Beyond BMI: Obesity and Lung Disease. Chest. 2018;153.
13. Teng KT, McGreevy PD, Toribio JALML, Raubenheimer D, Kendall K, Dhand NK. Associations of body condition score with health conditions related to overweight and obesity in cats. J Small Anim Pract. 2018;59(10):603-15.

Capítulo **6**

Consequências endócrinas da obesidade

Álan Gomes Pöppl

INTRODUÇÃO

A obesidade é uma doença endócrino-metabólica de incidência e de prevalência crescentes entre humanos e animais de companhia. Os gastos em saúde pública ocasionados pelas consequências da epidemia de obesidade em seres humanos anualmente têm acompanhado essa tendência de crescimento. Sendo os médicos-veterinários profissionais de saúde preocupados com a saúde de cães e gatos, é dever da classe compreender a obesidade como um problema de saúde e tomar ações para sua prevenção e seu controle. Para isso, é fundamental a compreensão do papel do tecido adiposo como uma glândula endócrina.

Frequentemente clínicos de pequenos animais pensam em doenças endócrinas como causa da obesidade dos pacientes que atendem no consultório. Contudo, a prevalência de doenças endócrinas nas rotinas clínicas fica abaixo dos 10%, ao passo que a prevalência de sobrepeso e obesidade em cães e gatos tem sido documentada na casa dos 40 a quase 60% ao redor do mundo. Além disso, entre as doenças endócrinas, poucas têm o potencial de promover ganho de peso e, quando presentes, dificilmente não vêm acompanhadas de uma miríade de outras manifestações clínicas. Em cães, a síndrome de Cushing (hipercortisolismo), hipotireoidismo, insulinoma e eventualmente acromegalia apresentam esse potencial. Em felinos, hipercortisolismo, hipotireoidismo e insulinoma são doenças extremamente incomuns, ao passo que a acromegalia felina vem sendo cada vez mais documentada. Em contrapartida, a obesidade é um fator de risco clássico para diabetes *mellitus* felino (DMF) e vem sendo documentado como fator de risco para diabetes *mellitus* canino (DMC) também em diversos estudos. Contudo, o tecido adiposo apresenta a capacidade de secreção de uma série de substâncias, chamadas coletivamente de adipocinas (adipocitocinas), e que apresentam efeitos locais (autócrinos e parácrinos), bem como efeitos a distância (endócrinos), regulando processos metabólicos diversos (Figura 1). Diante disso, o estado "obeso" pode estar associado a uma série de alterações metabólicas secundárias a alterações no padrão de secreção hormonal do tecido adiposo, caracterizando por si um distúrbio endócrino que pode resultar em uma série de malefícios à saúde do paciente.

A perda de peso reduz o impacto dessas doenças de forma dose-dependente, ou seja, quanto maior a perda de peso, melhor o desfecho. Apesar disso, sabe-se que o manejo da obesidade pode ser desafiador para veterinários e tutores, e, com isso, planos de emagrecimento individualizados podem, com pequenas reduções de peso alcançadas, já ser suficientes para trazer melhora da qualidade de vida do paciente. Apesar de se reconhecer que alguns pacientes podem estar acima do peso e saudáveis, este é considerado um estado transiente que evoluirá para complicações metabólicas com o tempo.

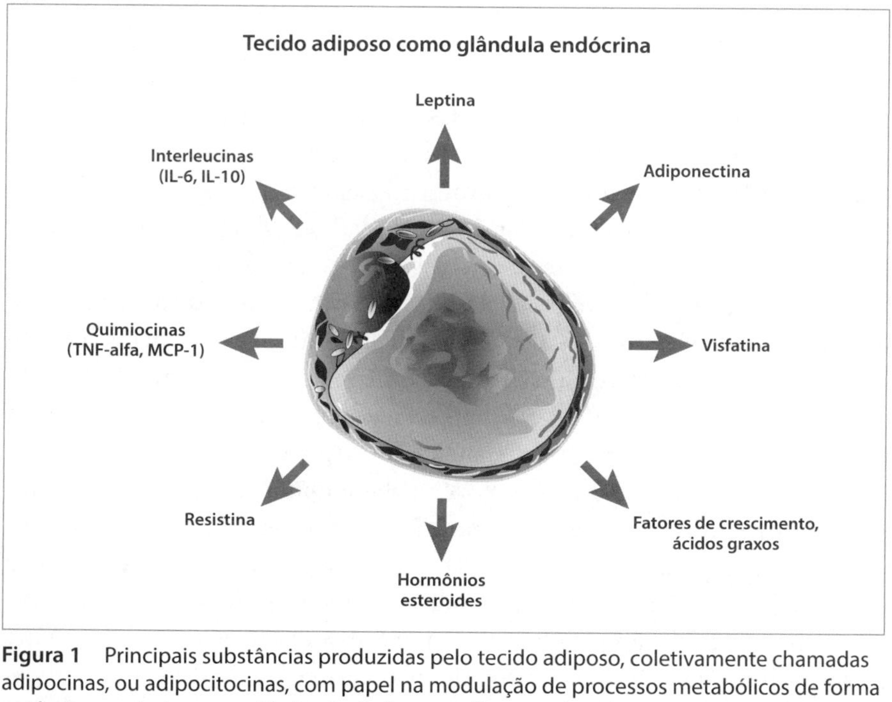

Figura 1 Principais substâncias produzidas pelo tecido adiposo, coletivamente chamadas adipocinas, ou adipocitocinas, com papel na modulação de processos metabólicos de forma autócrina, parácrina ou endócrina (ação hormonal) e reconhecidas em cães e gatos.

Há uma iniciativa global com objetivos simples relacionados à obesidade: 1) padronização mundial do escore de condição corporal (ECC) em uma escala de 9 pontos, 2) uniformização da definição de obesidade como peso corporal > 30% do peso ideal (representado por um ECC 8 ou superior em uma escala de 1/9), e 3) definição da obesidade como uma doença. Este último objetivo surge do fato de a obesidade ocorrer como resultado de um ou mais fatores desencadeantes fisiopatológicos (como em qualquer outra doença), além das alterações metabólicas, hormonais e inflamatórias resultante da adiposidade excessiva promoverem prejuízo na fisiologia do organismo. Por fim, cães e gatos não escolhem a composição de sua dieta e não têm responsabilidade por estarem obesos.

ADIPOCINAS

Dezenas de substâncias produzidas e secretadas pelo tecido adiposo foram caracterizadas em animais de laboratório, cães, gatos, humanos e diversas outras espécies de mamíferos. Geralmente, quanto maior a adiposidade do indivíduo maior a capacidade secretória de adipocinas. Do ponto de vista molecular, as adipocinas podem ser desde ácidos graxos, eicosanoides, esteroides, peptídeos até proteínas complexas. Algumas dessas moléculas também podem ser secretadas por outros tecidos, como o fígado e as células do sistema imune, porém muitas delas são sintetizadas exclusivamente pelo tecido adiposo.

A adipocina mais bem descrita e compreendida é a leptina, uma proteína de 17,6 kDa. O nome leptina tem sua origem na palavra grega *leptos* que significa magro, escolhido por causa da descrição de camundongos cuja deficiência em leptina (*ob/ob*) está associada à obesidade mórbida. Existe uma correlação direta entre massa adiposa e concentração sérica de leptina, ou seja, quanto maior a adiposidade, maior a concentração de leptina, e esse efeito está bem demonstrado em humanos, cães e gatos. Da mesma forma, o emagrecimento reduz a leptinemia. A leptina produzida pelos adipócitos atua sobre diversos tecidos, influenciando numerosos processos metabólicos além da regulação dos depósitos de gordura, como a fertilidade e o sistema imune. Um dos tecidos-alvo da leptina é o hipotálamo, no qual a ligação da leptina ao seu receptor serve como sinalizador de adiposidade, levando à ativação de vias anorexígenas e de gasto energético. Ou seja, leptina elevada serve como sinal para o hipotálamo, informando que existem estoques adequados de energia, estimulando a redução da ingestão de alimentos e o gasto energético. A questão do controle do apetite é cumprida pela liberação, pós-ligação da leptina, de neuropeptídios anorexígenos como o α-MSH (hormônio estimulador de melanócitos-alfa) e o CART (transcrito relacionado à cocaína e à anfetamina). Além disso, a leptina inibe a síntese e a liberação de neuropeptídios orexígenos, como o AGRP, e do neuropeptídio Y (NPY). O estímulo ao gasto energético é mediado pela estimulação da liberação de TRH (hormônio liberador de tireotrofina), ativando o eixo hipotálamo-hipófise-tireoide, com o T3 ativando processos metabólicos na periferia. No entanto, a obesidade costuma estar associada à resistência central à leptina secundária a menor transporte de leptina pela barreira hematoencefálica para o SNC, reduzindo a ativação dos receptores hipotalâmicos. Mecanismos de resistência pós-receptor também já foram descritos.

Apesar de em humanos haver tendência a valores de leptinemia maiores em mulheres em decorrência da maior adiposidade fisiológica, estudos falharam em demonstrar diferenças significativas na leptinemia de cães, independentemente da idade, do sexo e das raças, porém após a castração ocorre aumento da leptinemia.

Já foi demonstrado que a leptina apresenta papel central na fertilidade, influenciando a liberação de GnRH (hormônio liberador de gonadotrofinas) e consequentemente de LH (hormônio luteinizante) e FSH (hormônio folículo-estimulante). Dessa forma, a leptina serve como indicador do estado nutricional para a atividade reprodutiva, sendo fundamental para o desenvolvimento da puberdade e a retomada da atividade sexual após os períodos de anestro, bem como para a fertilidade.

Além disso, a leptina tem ação imunorreguladora com efeitos pró-inflamatórios e moduladores do sistema imune. A leptina pode provocar desregulação de osteoblastos no osso subcondral, promovendo degeneração articular, além de reduzir proliferação de condrócitos e síntese de proteoglicanos, e maior síntese de colágeno tipo 1 na cartilagem articular.

Perifericamente uma das ações mais importantes estimuladas pela leptina é a inibição da síntese e a secreção da insulina. Dessa forma, fica evidente um eixo hormonal hoje chamado eixo adipo-insular, uma vez que a insulina estimula a síntese de leptina (hormônio lipogênico), e a leptina contrarregula a insulina. Diversos estudos vêm sendo publicados em medicina veterinária apontando uma relação da obesidade e da hiperleptinemia com condições patológicas, como osteoartrose, mucoceles, colelitíase, lipidose hepática, além de elevações de leptina em pacientes com doenças endócrinas como hipercortisolismo, diabetes *mellitus* (DM) e hipotireoidismo.

A adiponectina é a segunda adipocina mais bem compreendida depois da leptina, e é a proteína mais abundante secretada pelos adipócitos. Apesar de seu papel como hormônio, é considerada um hormônio ímpar, uma vez que seus monômeros se unem na circulação para formar trímeros, e dois trímeros podem se unir para originar hexâmeros. Essas formas são chamadas adiponectina de baixo peso molecular. Contudo, hexâmeros podem se unir dando origem a multímeros de alto peso molecular (adiponectina de alto peso molecular). No plasma, a adiponectina encontra-se em concentrações bastante elevadas para um hormônio, representando até 0,01% do total das proteínas plasmáticas. Por esse motivo, especula-se a eventual existência de efeitos não endócrinos mediados pela adiponectina ainda não descritos.

A adiponectina é expressa especificamente pelos adipócitos, e sua produção depende do estado nutricional, contudo esta é a única adipocitocina que reduz sua concentração diante da obesidade. Ironicamente, esta também é uma das raras adipocinas descritas com efeitos benéficos, em razão de sua atividade antiaterogênica, além de potencializar a ação da insulina no controle do metabolismo lipídico e glicídico. No fígado, a adiponectina tem efeito semelhante ao da insulina em estimular a oxidação das gorduras e inibir a produção de glicose hepática. Além disso, o tecido muscular também passa a oxidar mais gorduras em resposta à adiponectina, bem como observa-se maior sensibilidade à insulina, maior captação de glicose via GLUT-4 e melhor aproveitamento da glicose na via glicolítica sob influência da adiponectina. Outro papel importante dessa adipocina é seu efeito inibidor sobre a expressão e ação do TNF-alfa, constituindo assim papel anti-inflamatório, uma vez que a adiponectina também reduz a produção de IL-6. Esse efeito anti-inflamatório ainda é reforçado pelo fato de a adiponectina antagonizar a IL-1 e induzir a expressão da IL-10 (uma citocina anti-inflamatória) via supressão do fator nuclear *kappa beta* (NF-κβ). Nas articulações, a adiponectina é associada a maior proliferação de condrócitos, síntese de colágeno tipo II e de proteoglicanos, e a menor mineralização da matriz cartilaginosa; efeitos perdidos quando há redução na concentração de adiponectina na obesidade.

Em razão de seus efeitos pró-insulínicos e correlação inversa com o grau de adiposidade dos indivíduos, observa-se que quanto menor a adiponectinemia, menor a sensibilidade insulínica. A baixa adiponectinemia está associado não só a maior resistência insulínica, mas também a DM tipo 2 (DM2), hipertensão arterial, aterosclerose e miocardiopatia hipertrófica em humanos. O emagrecimento por sua vez promove a elevação da concentração plasmática de adiponectina. Em felinos, a hipoadiponectinemia é um dos fatores causadores de resistência insulínica que promovem os mecanismos fisiopatológicos da DMF comparável a DM2 em humanos. No entanto, apesar de estudos iniciais terem demonstrado que cães com obesidade induzida respondem com redução na concentração de adiponectina de forma inversamente proporcional ao ganho de peso, diversos estudos falharam em mostrar um impacto de mudanças no escore de condição sobre adiponectinemia em cães. Atualmente, compreende-se que o cão não se comporta como humanos ou felinos quanto à resposta de adiponectina à obesidade. Além disso, validade de *kits* diagnósticos, modelamento dos estudos e possíveis funções diferentes das formas de baixo e alto peso molecular somam-se nessa falta de consenso sobre o papel da adiponectina em cães.

Outras duas moléculas secretadas pelo tecido adiposo e que apresentam um potencial maléfico à saúde são a interleucina-6 (IL-6) e o fator de necrose tumoral-alfa (TNF-α). O TNF-α, além de suas funções imunológicas pró-inflamatórias, apresenta a capacidade de diminuir a sensibilidade à insulina por reduzir a expressão e translocação de GLUT4 (transportadores de glicose tipo 4) para membrana celular, além de prejudicar a fosforilação do receptor de insulina, bem como de alguns substratos intracelulares. O TNF-α está aumentado na obesidade e reduz suas concentrações após perda de peso, sendo seus efeitos mais autócrinos e parácrinos que endócrinos. Uma vez secretado pelos adipócitos distendidos de gordura, o TNF-α estimula uma maior produção de MCP1 (proteína quimiotática para monócitos 1) pelos pré-adipócitos, o que atrai macrófagos para o tecido adiposo dando sequência à cascata inflamatória no organismo.

A IL-6 é outra citocina pró-inflamatória produzida especialmente pela gordura visceral, mas também por células inflamatórias. Estima-se que cerca de 30% da IL-6 circulante seja proveniente do tecido adiposo. Seus níveis estão aumentados na obesidade e reduzem com o emagrecimento, apresentando correlação positiva direta com o grau de sobrepeso. Assim como observado com relação ao TNF-α, observa-se correlação inversa entre concentração sérica de IL6 e sensibilidade à insulina. Com base em evidências da medicina, pode-se afirmar que o paciente obeso com complicações metabólicas é um paciente com inflamação crônica, e inúmeros estudos apontam nessa direção em cães e gatos. Além disso, esse estado inflamatório induzido pela obesidade é uma das principais justificativas para a grave resistência insulínica observada em pacientes obesos. Logo, a associação entre obesidade e maior risco de desenvolvimento de DM torna-se lógica, bem como a eventual maior dificuldade em estabelecer um adequado controle glicêmico em pacientes já diabéticos apesar de doses crescentes de insulina. Na medicina, elevações dessas citocinas são também associadas a maior incidência de doenças cardiovasculares, osteoartrite, dislipidemias e maior concentração sérica de proteína C-reativa (PCR), entre outros marcadores inflamatórios.

A resistina é uma citocina expressa principalmente por células sanguíneas mononucleares (monócitos e macrófagos), mas também é expressa em quantidades menores no tecido adiposo, sendo um peptídeo de 12 kDa. A resistina apresenta efeito inibitório sobre a diferenciação dos adipócitos, mas parece apresentar um papel na indução da resistência à insulina presente na inflamação, além de estimular a secreção de citocinas pró-inflamatórias como o TNF e as interleucinas-1, 6 e 12. Seu papel fisiológico é atribuído a um efeito auxiliar na manutenção da glicemia em jejum, ativando a gliconeogênese, glicogenólise e resistência insulínica. A resistina está associada a um fenótipo anormal de colágeno tipo I no osso subcondral em pacientes humanos obesos com osteoartrite avançada, além de implicada na menor síntese de proteoglicanos e síntese de colágeno tipo II na cartilagem articular. No tecido ósseo, a resistina ainda aumenta a atividade de osteoblastos e a diferenciação de osteoclastos. Em um trabalho clássico, Wakshlag e colaboradores (2012) demonstraram que o emagrecimento de cães obesos promoveu redução significativa das concentrações séricas de leptina, resistina, MCP1 e PCR, promovendo evidências fortes do estado pró-inflamatório de pacientes caninos obesos e a habilidade de redução nessa tendência diante do emagrecimento. A visfatina é uma proteína expressa pelo tecido adiposo visceral e apresenta efeito semelhante à insulina ao ligar e ativar o receptor de insulina, contudo seu papel em medicina veterinária ainda não está claro.

Por fim, outros papéis endócrinos que o tecido adiposo exerce estão relacionados a sua capacidade de induzir interconversão de hormônios esteroides. Há relatos de maior expressão da enzima 17-beta-HSD em tecido adiposo de mulheres obesas, o que pode resultar em maior conversão de andrógenos fracos em testosterona, por exemplo. Em indivíduos do sexo masculino, o tecido adiposo em excesso pode expressar a enzima aromatase, e com isso induzir a conversão de androgênios a estrógenos, levando à feminilização. Além disso, essa maior capacidade de aromatização de andrógenos tem sido associada à carcinogênese no tecido mamário de mulheres e cadelas, motivo pelo qual observa-se a obesidade como fator de risco para tumores mamários em fêmeas caninas. Por fim, a capacidade do tecido adiposo expressar a enzima 11-β-HSD que catalisa a conversão de cortisona à cortisol e vice-versa, pode induzir maior efeito local de cortisol por causa da ativação de cortisona à cortisol no tecido adiposo.

OBESIDADE E RESISTÊNCIA INSULÍNICA

Apesar da obesidade vir sendo considerada importante fator de risco para DM em cães, jamais foi convincentemente demonstrado que cães desenvolvam diabetes por mecanismos similares aos envolvidos na patogenia do DM2 documentado em humanos e em felinos. Acredita-se que no cão diversos fatores estejam envolvidos, levando à fragilidade das células beta, e que a obesidade simplesmente acelera o processo de perda de função destas. Verkest e colaboradores demonstraram que cães apresentam uma fração de adiponectina de alto peso molecular em relação a de baixo peso molecular muito maior que humanos, e que esse perfil pode um papel na menor suscetibilidade à DM2 em cães. Além disso, apesar de se reconhecer a ocorrência de resistência insulínica em cães obesos, esse panorama não é justificado por variações na adiponectinemia. No entanto, os debates sobre o emprego do termo síndrome metabólica (SM) em medicina veterinária trouxeram luz sobre o papel da adiponectina em cães.

A SM é uma morbidade bastante comum na medicina marcada pela presença de resistência insulínica/intolerância à glicose e, pelo menos, mais dois de quatro fatores (obesidade abdominal, hipertrigliceridemia, colesterol HDL baixo, hipertensão arterial sistêmica e/ou microalbuminúria). Em humanos a maior preocupação quanto a SM é que ela representa um conjunto de componentes que aumentam o risco de acidentes cardiovasculares em relação aos seus componentes isolados.

Em medicina veterinária, esse conceito tem sido amplamente debatido em cães, gatos e equinos. No entanto, essas espécies tipicamente são consideradas espécies HDL positivas e, diante disso, apresentam baixíssimo risco de aterosclerose e complicações vasculares decorrentes da dislipidemia. No entanto, o impacto da obesidade na produção de adipocinas, dislipidemia e resistência insulínica tem sido bem documentado em cães e gatos, assim como a melhora nesses parâmetros após o emagrecimento. A grande discussão atual é sobre a possibilidade de usar esse conceito em cães e gatos. Há opiniões divergentes na literatura quanto ao emprego do termo SM para cães e gatos, uma vez que o impacto dessa síndrome em humanos não é observado de forma clara em cães e gatos, especialmente quanto a questões cardiovasculares. Entretanto, inúmeras evidências apontam que os mesmos fenômenos caracterizados na SM humana podem ser observados em cães e gatos obesos, por exemplo, o maior risco de desenvolvimento de DM e hiperlipidemia.

Um trabalho que se tornou um marco na literatura veterinária a esse respeito propôs o termo disfunção metabólica relacionada a obesidade (*obesity-related metabolic dysfunction* – ORMD) para descrever os fenômenos observados na obesidade canina. Nesse artigo, os autores consideraram a existência da ORMD de acordo com os critérios a seguir:

A. Escore de condição corporal 7-9/9 (animais com sobrepeso ou obesos).
B. Presença de pelo menos duas de quatro variáveis:
    1. Triglicerídeos > 200 mg/dL.
    2. Colesterol total > 300 mg/dL.
    3. Pressão arterial sistólica > 160 mmHg.
    4. Glicemia de jejum > 100 mg/dL.

Nesse estudo foram avaliados 35 cães com escore 7-9/9 antes e após passarem por um programa de perda de peso. Foram identificados 20% dos pacientes que atendiam aos critérios para classificá-los como portadores de ORMD. Ao fim do período de estudo, após todos os pacientes alcançarem um escore de condição corporal ideal 5/9, observou-se melhora significativa na pressão arterial, trigliceridemia, colesterolemia e insulinemia dos pacientes. Além disso, as concentrações de adiponectina se elevaram após o emagrecimento. No entanto, a concentração de proteína C-reativa, um marcador de inflamação aguda, não sofreu alterações ao longo do estudo. Os autores caracterizaram que a ORMD em cães é caracterizada por um estado inflamatório associado a hipoadiponectinemia e hiperinsulinemia, uma vez que os pacientes que alcançaram critério para serem classificados como ORMD apresentavam valores mais baixos de adiponectina. Além dessas alterações, um segundo trabalho desse grupo definiu que pacientes com ORMD apresentam importantes alterações na expressão de proteínas envolvidas no metabolismo lipídico, na resposta imune e no estado antioxidante.

Contudo, cabe ressaltar que as alterações decorrentes da ORMD, a exemplo do que é discutido em medicina, não contam com recomendações terapêuticas distintas das que seriam recomendáveis diante de cada complicação isoladamente (p. ex., insulinoterapia para o paciente diabético, terapias hipolipemiantes para o paciente hiperlipidêmico, emprego dos princípios terapêuticos de hipertensão nos pacientes hipertensos, emprego de antioxidantes nos pacientes com esteatose hepática), além obviamente da recomendação de promover um manejo nutricional e mudanças de hábitos para promoção e posterior manutenção da perda de peso do paciente.

A adequada orientação de tutores na promoção da condição eutrófica de cães e gatos e no combate à obesidade representa uma estratégia preventiva potencial contra o desenvolvimento futuro de DMC e, em especial, DMF, principalmente se expostos a outros fatores genéticos ou ambientais de risco. Pacientes diabéticos obesos devem ser submetidos a um manejo nutricional adequado para promoção da perda de peso, uma vez que se espera melhora progressiva na sensibilidade insulínica em paralelo ao processo de emagrecimento, e em felinos diabéticos obesos, o emagrecimento é visto como um dos pontos-chave no caminho da remissão diabética. Diversas fórmulas para cálculo de requerimento energético para perda de peso estão disponíveis na literatura, e, na presença de obesidade, o emprego de alimentos coadjuvantes para o manejo de obesidade são preferíveis aos coadjuvantes para diabetes.

CONSIDERAÇÕES FINAIS

Ao fim deste capítulo, o leitor pode vir a questionar afinal qual o motivo do tecido adiposo provocar inflamação e todos esses malefícios, uma vez que a capacidade de armazenar energia foi uma característica que garantiu a evolução dos mamíferos durante épocas de escassez. A mesma teoria da evolução responde a essa indagação. Um balanço energético positivo crônico poderia induzir uma obesidade tamanha que levaria os indivíduos à incapacidade locomotora e, consequentemente, se tornariam presas fáceis. A obesidade como resultado de um anabolismo mediado por um balanço energético positivo parece se contrarregular, induzindo o catabolismo mediado por inflamação e resistência insulínica.

Por todas essas alterações patológicas observadas associadas à obesidade, além de evidências crescentes na literatura veterinária de que a obesidade reduz a qualidade e a expectativa de vida dos pacientes, a comunidade científica engajada no tema da obesidade clama à classe veterinária que passe a compreender a obesidade como uma doença associada a um desbalanço na produção de adipocinas com uma série de consequências à saúde e assuma seu papel ético na promoção de saúde aos animais de companhia ao alertar tutores sobre o problema e auxiliar cães e gatos a manterem um peso saudável. Além disso, a atuação do médico-veterinário sobre a obesidade em cães e gatos vai ao encontro da atuação do veterinário na saúde única, estimulando seres humanos a também cuidarem melhor de seu peso e, consequentemente, de sua saúde.

BIBLIOGRAFIA

1. Day MJ. One health approach to preventing obesity in people and their pets. J Comp Pathol. 2017;156:293-5.
2. Kieffer TJ, Habener JF. The adipoinsulinar axis: effects of leptin on pancreatic beta cells. Am J Physiol Endocrinol Metabol. 2000;278:E1-E14.
3. Kil DY, Swanson KS. Endocrinology of obesity. Vet Clin Small Anim. 2010;40:205-19.
4. Kipperman BS, German AJ. The responsibility of veterinarians to address companion animal obesity. Animals. 2018;8:143.
5. Kuryszko J, Slawuta P, Sapikowski G. Secretory function of adipose tissue. Pol J Vet Sci. 2016;19(2):441-6.
6. Pöppl AG. Obesidade em cães e gatos. In: De Nardi AB, Roza MR (org.). Associação Nacional de Clínicos Veterinários de Pequenos Animais PROMEVET Pequenos Animais: Programa de Atualização em Medicina Veterinária. v. C3V4. Porto Alegre: Artmed Panamericana; 2018. p.111-68.
7. Radin MJ, Sharkey LC, Holycross BJ. Adipokines: a review of biological and analytical principles and an update in dogs, cats, and horses. Vet Clin Pathol. 2009;38(2):136-56.
8. Ryan VH, et al. 11-hydroxy-β-steroid dehydrogenase gene expression in canine adipose tissue and adipocytes: stimulation by lipopolysaccharide and tumor necrosis factor α. Domest Anim Endocrinol. 2011;41:150-61.
9. Tilg H, Moschen AR. Adipocytokines: mediators linking adipose tissue, inflammation and immunity. Nat Rev Immunol. 2006;6(10):772-83.
10. Tvarijonaviciute A, Ceron JJ, Holden SL, Cuthbertson DJ, Biourge V, Morris PJ, et al. Obesity-related metabolic dysfunction in dogs: a comparison with human metabolic syndrome. BMC Vet Res. 2012;8:147.
11. Tvarijonaviciute A, Ceron JJ, Torre C, Ljubic BB, Holden SL, Queau Y, et al. Obese dogs with and without obesity-related metabolic dysfunction – a proteomic approach. BMC Vet Res. 2016;12:211.
12. Verkest KR, Rand JS, Fleeman LM, Morton JM, Richards AA, Rose FJ, et al. Distinct adiponectin profiles might contribute to differences in susceptibility to type 2 diabetes in dogs and humans. Domest Anim Endocrinol. 2011;41:67-73.
13. Verkest KR. Is the metabolic syndrome a useful clinical concept in dogs? A review of the evidence. Vet J. 2014;199:24-30.
14. Wakshlag JJ, et al. The effects of weight loss on adipokines and markers of inflammation in dogs. Br J Nutrit. 2011;106:S11-S14.
15. Zoran DL. Obesity in dogs and cats: a metabolic and endocrine disorder. Vet Clin Small Anim. 2010;40:221-39.

Capítulo **7**

Aparelho digestório

Monique Paludetti
Ricardo Duarte

INTRODUÇÃO

O estado inflamatório causado pela obesidade também pode ter relação com patogênese de doenças hepatobiliares, pancreáticas e distúrbios gastrointestinais. Este capítulo visa explorar a relação entre obesidade e doenças do aparelho digestório de cães e gatos, examinando as evidências científicas disponíveis e destacando os mecanismos fisiopatológicos correspondentes. Os seguintes temas serão abordados: o papel da adiposidade na patogênese da pancreatite, da colelitíase, do mucocele, da esteatose e da lipidose hepática; as alterações autoimunes e sua relação com a inflamação crônica gastrointestinal e os distúrbios da motilidade intestinal associados à obesidade, como constipação e megacólon.

A compreensão dessas relações é crucial não apenas para o manejo clínico adequado da obesidade, mas também para a prevenção e o tratamento eficaz das doenças associadas.

PANCREATITE

A pancreatite aguda em cães é uma inflamação do pâncreas exócrino com acometimento variável de órgãos adjacentes e distantes, que pode resultar em morbidade e mortalidade. Essa afecção é caracterizada pela inflamação aguda do tecido pancreático, frequentemente desencadeada pela ativação enzimática prematura de tripsina dentro do próprio órgão.

Diversos mecanismos têm sido sugeridos como possíveis etiologias da pancreatite. Entretanto, a causa exata ainda não foi elucidada, com possíveis teorias oriundas da medicina humana. Além disso, cães com pancreatite aguda têm alterações do estado oxidativo sistêmico, mas a relevância clínica dessas anomalias não é completamente compreendida.

A obesidade é considerada importante fator de risco para a pancreatite canina. Em um estudo retrospectivo, cães com sobrepeso e obesos apresentaram 1,9 vez mais chance de desenvolver pancreatite quando comparados com cães com escore corporal adequado.

Mediadores pró-inflamatórios e o estresse oxidativo causados pela obesidade desempenham papel crucial na ativação de vias de sinalização pró-inflamatórias no pâncreas. Em humanos, a liberação de adipocinas, principalmente resistina e visfatina, causada pela obesidade, foi associada a predisposição à pancreatite. Em cães, sugere-se que ocorra mecanismo similar. Comparado a cães saudáveis, cães com pancreatite apresentaram maior concentração sérica de leptina, resistina, visfatina, bem como de IL-1 b, IL-6, IL-10 e IL-18. Por sua vez, os mediadores inflamatórios gerados pela obesidade exacerbam a inflamação pancreática e contribuem para o aumento da gravidade da doença. Animais obesos apresentam deficiência de PGC-1α, regulador da biogênese mitocondrial, levando ao aumento da expressão de IL-6 via NF-κB, o que exacerba a resposta inflamatória na pancreatite aguda.

Em relação a má alimentação, em estudo retrospectivo, cães que consumiram alimentos não usuais e restos de comida dos seus tutores tiveram risco 4,3 vezes maior de desenvolver pancreatite quando comparados a cães que não consumiam alimentos fora do habitual. Uma vez que pacientes obesos frequentemente têm hábitos alimentares inadequados, com excesso de alimentos que não fazem parte da dieta, sugere-se fator de risco a ser avaliado.

Especificamente quanto ao excesso de alimento, um estudo comparou a produção enzimática e o histopatológico do pâncreas de cães após a indução de pancreatite que previamente comeram muito ou pouca energia. Os animais que ingeriram muitas calorias tiveram quadros mais graves quando a pancreatite foi induzida. Provavelmente essa pior gravidade ocorreu como resposta à maior produção enzimática do pâncreas de quem comeu mais energia. Fazendo um paralelo com a rotina clínica, torna-se esperado que animais obesos, por ingerirem alta quantidade de energia, terão pâncreas mais produtor de enzimas e, quando há fator desencadeador da pancreatite, essa pode ser de pior gravidade.

Quanto à perda de peso, foi demonstrado que em cães obesos houve diminuição dos metabólitos decorrentes da obesidade, o que pode implicar risco reduzido de condições associadas a esta doença, como a pancreatite aguda. Embora a inflamação não tenha sido um componente importante em um estudo de perda de peso em cães obesos, as concentrações de proteínas de fase aguda e de citocinas mensuradas permaneceram dentro dos limites de referência em cães obesos durante a perda de peso, sugerindo que a inflamação não foi um componente importante desse modelo experimental. Por fim, o aumento das concentrações de adiponectinas após a perda de peso sugere uma susceptibilidade diminuída à inflamação relacionada com a obesidade, o que poderia potencialmente reduzir a gravidade da pancreatite aguda

COLELITÍASE E MUCOCELE

A colelitíase (que ocorre em cães e gatos) refere-se à formação de cálculos biliares dentro da vesícula biliar ou nos ductos biliares. Já a mucocele biliar (que ocorre em cães) é uma condição caracterizada pelo acúmulo de muco viscoso ou semissólido dentro da vesícula biliar. Essas situações podem levar a graves consequências como obstrução ou distensão da vesícula biliar ou seus ductos e até mesmo à ruptura.

A obesidade tem sido identificada como fator de risco para o desenvolvimento de alterações na vesícula biliar em humanos e múltiplos fatores são envolvidos. O primeiro ponto é a relação do aumento da síntese e da secreção de colesterol pelo fígado de pacientes obesos, causando hipersaturação de colesterol na bile. O aumento da saturação da bile somado à redução na motilidade da vesícula biliar, também causada pela obesidade, pode levar à formação de cristais ou até mesmo cálculos biliares, caso os cristais se agreguem uns aos outros.

Por sua vez, em cães, suspeita-se que haja relação entre a patogenia da mucocele e a concentração de leptina sérica. Há a hipótese de que esse hormônio atue na regulação da secreção da bile por meio da modulação da motilidade da vesícula biliar, embora o mecanismo não tenha sido definido. Em cães, um estudo demonstrou aumento da expressão de leptina e seus receptores em animais não obesos com mucocele e colelitíase, sugerindo que realmente possa haver relação entre esses fatores.

Entretanto, mais estudos são necessários para entender a real etiologia da mucocele e das colelitíase e se a obesidade é um fator de risco ou se a predisposição está relacionada unicamente à ação da leptina.

ACÚMULO DE GORDURA HEPÁTICA

A esteatose hepática, caracterizada pelo excessivo acúmulo de lipídios no fígado, é uma das complicações hepáticas mais comuns associadas à obesidade em cães e gatos.

A adiposidade excessiva na obesidade contribui para uma série de alterações metabólicas e hormonais que promovem a deposição de gordura no fígado desses animais. O acúmulo de triglicerídeos hepáticos decorrente da obesidade pode levar à disfunção hepática progressiva, incluindo inflamação, fibrose e, em casos graves, cirrose hepática.

Além disso, a esteatose hepática está associada a uma maior susceptibilidade a lesões hepáticas induzidas por toxinas e a um risco aumentado de desenvolvimento de doença hepática neoplásica em cães e gatos obesos.

LIPIDOSE HEPÁTICA FELINA

A lipidose hepática, também conhecida como síndrome do fígado gorduroso, é uma doença hepatobiliar de alta ocorrência em gatos, caracterizada nos felinos pelo acúmulo excessivo de triglicerídeos em mais de 80% dos hepatócitos, levando à hepatomegalia, comprometimento da função hepática e colestase intra-hepática. A doença geralmente ocorre em gatos obesos que passam por período de anorexia ou privação de alimento, gerando balanço energético negativo e consequente perda de peso. O tempo de anorexia necessário para desencadear a doença é variável, podendo ser de apenas dois dias até semanas.

Os gatos têm capacidade limitada de ajustar as enzimas envolvidas no ciclo da ureia e nas aminotransferases em situações em que há baixa ingestão proteica, o que resulta em capacidade reduzida de ajustar as vias proteicas metabólicas para conservar o nitrogênio. Além disso, em situações de balanço energético negativo, há também rápida utilização de albumina e de certos aminoácidos, como taurina, arginina, metionina e cisteína, combinada com a incapacidade de conservá-los, reduzindo em até 50% a concentração plasmática desses aminoácidos.

Em vista disso, cursa com a anorexia um aumento da mobilização de ácidos graxos não esterificados do tecido adiposo para o fígado, causando acúmulo de gordura nos hepatócitos. O aumento dos hepatócitos, por sua vez, leva à compressão dos canalículos biliares, restringindo o fluxo biliar. Em animais obesos, como há maior quantidade de tecido adiposo, mais ácidos graxos não esterificados podem rapidamente ser liberados dos estoques periféricos de gordura e encaminhados para o fígado e maior será o acúmulo de triglicerídeos nos hepatócitos.

O tratamento nesses casos é interromper o catabolismo por meio do fornecimento de alimento. Assim, é importante ressaltar que, apesar de o animal estar obesos e essa ser causa importante da lipidose hepática felina, não se deve induzir a perda de peso nesse momento, visto que o emagrecimento resultará em mais mobilização de ácidos graxos para o fígado e, consequentemente, piora da lipidose. Assim, o tratamento da obesidade deve ser colocado em segundo plano, sendo iniciado apenas quando o paciente estiver totalmente curado da lipidose.

ENTEROPATIAS CRÔNICAS

A relação entre enteropatia crônica e obesidade é bem estabelecida na medicina humana. No entanto, em cães e gatos, a compreensão dessa interação é ainda limitada, com poucos estudos abordando essa relação.

Em humanos, estima-se que a prevalência de pessoas com enteropatia crônica que estejam acima do peso ou obesas é de 20 a 30%. Em cães e gatos, não há estimativa da prevalência, porém alguns autores acreditam que, assim como em humanos, também há associação entre obesidade e inflamação crônica do trato gastrointestinal dessas espécies, seja pelos mediadores da inflamação causados pelo excesso de peso ou pelas alterações de microbiota intestinal que os indivíduos obesos apresentam (Capítulo 28).

Em humanos acima do peso, é documentado o aumento das concentrações plasmáticas de adipocinas, como leptina, resistina, IL-6 e TNF-α, e essa tendência também é observada em cães e gatos com excesso de peso (Capítulo 6). Não se sabe o quanto esse quadro pode estar relacionado com a patogenia das enteropatias crônicas em cães e gatos, porém a liberação de citocinas inflamatórias geradas pela obesidade em paralelo com a inflamação gerada pela enteropatia crônica poderia gerar piora do prognóstico da doença. Além disso, a obesidade pode afetar negativamente a integridade da barreira intestinal, aumentando sua permeabilidade, o que permitiria a passagem de toxinas e antígenos bacterianos para o tecido submucoso, também piorando a inflamação.

CONSTIPAÇÃO

Cães obesos demonstram redução nas concentrações de serotonina (5-hidroxitriptamina [5-HT]), importante neurotransmissor que é liberado no epitélio intestinal na ingestão de alimento. Entretanto, animais obesos que consomem refeições ricas em gordura parecem ter menor liberação de 5-HT. Em humanos, a redução nas concentrações desse neurotransmissor retarda a motilidade e o trânsito do cólon, podendo contribuir para a constipação. Embora os gatos obesos apresentem maior prevalência de constipação, não foram publicados estudos sobre as concentrações de 5-HT nesses animais ou sua possível associação com a constipação até o momento.

TRATAMENTO DE ALTERAÇÕES DO APARELHO DIGESTÓRIO EM ANIMAIS OBESOS

Em resumo, o tratamento de cães e gatos obesos com doenças do aparelho digestório requer uma abordagem multifacetada que aborde tanto a obesidade em si quanto às condições clínicas subjacentes. Ou seja, deve-se promover todo o suporte clínico necessário para corrigir alterações concomitantes como vômito, diarreia e desidratação. É essencial que após a estabilização do quadro do paciente, o médico-veterinário inicie programa de perda de peso de modo a minimizar a recorrência das alterações.

A conscientização sobre essa complexa interação entre obesidade e doenças digestivas é fundamental para a prevenção e o tratamento eficaz dessas condições em cães e gatos. A abordagem multidisciplinar, envolvendo clínico, nutrólogo e tutores responsáveis, desempenha papel crucial na promoção da saúde e bem-estar desses, garantindo vida longa e saudável.

CONSIDERAÇÕES FINAIS

O excesso de peso está intrinsecamente ligado à inflamação crônica de baixo grau, ao estresse oxidativo e à disfunção metabólica, que desencadeiam cascata de eventos prejudiciais ao tecido pancreático, hepático e gastrointestinal. Os mediadores inflamatórios gerados pela obesidade exacerbam a inflamação e comprometem a função desses órgãos, resultando em condições como pancreatite, colelitíase, distúrbios hepáticos, enteropatia crônica e constipação. Com base na análise dos mecanismos fisiopatológicos, a hipótese de que a obesidade pode não apenas aumentar o risco de desenvolvimento dessas doenças, como também contribuir para sua progressão e sua gravidade, é bem fundamentada.

É importante ressaltar que embora bem elucidada na medicina humana, a relação entre as alterações do aparelho digestório e a obesidade não está bem definida em cães e gatos. O comparativo entre medicina humana e de pequenos animais pode ser feito como direcionamento, porém deve-se ressaltar que são espécies muito diferentes e que não é possível ter como definido que o mesmo mecanismo ocorra entre elas. É essencial mais estudos para entender a real relação entre doenças do aparelho digestório e obesidade.

BIBLIOGRAFIA

1. Center S. Feline hepatic lipidosis. Vet Clin Small Anim Pract. 2005;35(1):225-69.
2. Chandler ML. Impact of obesity on cardiopulmonary disease. Vet Clin North Am Small Anim Pract. 2016;46(5):817-30.
3. Chiang CF, Villaverde C, Chang WC, Fascetti AJ, Larsen JA. Prevalence, risk factors, and disease associations of overweight and obesity in dogs that visited the veterinary medical teaching hospital at the University of California, Davis from January 2006 to December 2015. Top Companion Anim Med. 2022;48:100640.
4. Clark M, Hoenig M. Metabolic effects of obesity and its interaction with endocrine diseases. Vet Clin North Am Small Anim Pract. 2016;46(5):797-815.
5. Clarke S, Murphy E, Nilaweera K, Ross P, Shanahan F, O'Toole P, et al. The gut microbiota and its relationship to diet and obesity. Gut Microbes. 2012;3:186-202.
6. Cruz-Monserrate Z, Conwell DL, Krishna SG. The impact of obesity on gallstone disease, acute pancreatitis, and pancreatic cancer. Gastroenterol Clin. 2016;45(4):625-37.
7. Dagli MLZ, Brunetto MA. Obesity, inflammation, and cancer in dogs: review and perspectives. Front Vet Sci. 2022;9:1004122.
8. Delzenne N, Cani P. Interaction between obesity and the gut microbiota: relevance in nutrition. Ann Rev Nutr. 2011;31:15-31.
9. DiBaise J, Zhang H, Crowell M, Krajmalnik-Brown R, Decker G, Rittmann B. Gut microbiota and its possible relationship with obesity. Mayo Clin Proc. 2008;83(4):460-9.
10. Flores A, Burstein E, Cipher DJ, Feagins LA. Obesity in inflammatory bowel disease: a marker of less severe disease. Dig Dis Sci. 2015;60:2436-45.
11. German AJ. The growing problem of obesity in dogs and cats. J Nutr. 2006;136(7 Suppl):1940S-6.
12. Gomes A, Hoffmann C, Mota J. The human gut microbiota: metabolism and perspective in obesity. Gut Microbes. 2018;9:308-25.
13. Goodhead B. Importance of nutrition in the pathogenesis of experimental pancreatitis in the dog. Arch Surg. 1971;103(6):724-7.
14. Greiner T, Bäckhed F. Effects of the gut microbiota on obesity and glucose homeostasis. Trends Endocrinol Metab. 2011;22:117-23.

15. Handl S, German AJ, Holden SL, Dowd SE, Steiner JM, Heilmann RM, et al. Faecal microbiota in lean and obese dogs. FEMS Microbiol Ecol. 2013;84(2):332-43.
16. John G, Mullin G. The gut microbiome and obesity. Curr Oncol Rep. 2016;18:1-7.
17. Kutsunai M, Kanemoto H, Fukushima K, Fujino Y, Ohno K, Tsujimoto H. The association between gall bladder mucoceles and hyperlipidaemia in dogs: a retrospective case control study. Vet J. 2014;199(1):76-9.
18. Lee C, Sears C, Maruthur N. Gut microbiome and its role in obesity and insulin resistance. Ann N Y Acad Sci. 2020:1461(1):37-52.
19. Lee S, Kweon OK, Kim WH. Increased leptin and leptin receptor expression in dogs with gall bladder mucocele. J Vet Int Med. 2017;31:36-42.
20. Lem KY, Fosgate GT, Norby B, Steiner JM. Associations between dietary factors and pancreatitis in dogs. J Am Vet Med Assoc. 2008;*233*(9):1425-31.
21. Ley R, Bäckhed F, Turnbaugh P, Lozupone C, Knight R, Gordon J. Obesity alters gut microbial ecology. Proc Nat Acad Sci U S A. 2005;102(31):11070-5.
22. Mansfield C. Acute pancreatitis in dogs: advances in understanding, diagnostics, and treatment. Top Comp Anim Med. 2012;27(3):123-32.
23. Mansfield C. Pathophysiology of acute pancreatitis: potential application from experimental models and human medicine to dogs. J Vet Int Med. 2012;26(4):875-87.
24. Marchi PH, Vendramini THA, Perini MP, Zafalon RVA, Amaral AR, Ochamotto VA, et al. Effect of high fat-diet and obesity on gastrointestinal motility. Ann Transl Med. 2013;1:14.
25. Paek J, Kang JH, Kim HS, Lee I, Seo KW, Yang MP. Serum adipokine concentrations in dogs with acute pancreatitis. J Vet Int Med. 2014;28(6):1760-9.
26. Park HJ, Lee SE, Oh JH, Seo KW, Song KH. Leptin, adiponectin and serotonin levels in lean and obese dogs. BMC Vet Res. 2014;10:113.
27. Seminerio JL, Koutroubakis IE, Ramos-Rivers C, Hashash JG, Dudekula A, et al. Impact of obesity on the management and clinical course of patients with inflammatory bowel disease. Inflamm Bowel Dis. 2015;21(12):2857-63.
28. Serre C, Ellis C, Lee J, Hartman A, Rutledge J, Raybould H. Propensity to high-fat diet-induced obesity in rats is associated with changes in the gut microbiota and gut inflammation. Am J Physiol Gastrointest Liver Physiol. 2010;299(2):G440-8.
29. Tsai F, Coyle W. The microbiome and obesity: is obesity linked to our gut flora? Curr Gastroenterol Rep. 2009;11:307-13.
30. Tvarijonaviciute A, Tecles F, Martínez-Subiela S, Cerón JJ. Effect of weight loss on inflammatory biomarkers in obese dogs. Vet J. 2012;193(2):570-2.
31. Valtolina C, Favier RP. Feline hepatic lipidosis. Vet Clin Small Anim Pract. 2017;47(3):683-702.
32. Ward PM, Brown K, Hammond G, Parkin T, Bouyssou S, Coia M, et al. Cholelithiasis in the dog: prevalence, clinical presentation, and outcome. J Am Anim Hosp Assoc. 2020;56(3):152.
33. Weeth LP. Other risks/possible benefits of obesity. Vet Clin Small Anim Pract. 2016;46(5):843-53.
34. Xenoulis PG, Steiner JM. Canine hyperlipidaemia. J Small Anim Pract. 2015;56(10):595-605.
35. Zoran DL. Obesity in dogs and cats: a metabolic and endocrine disorder. Vet Clin North Am Small Anim Pract. 2010;40(2):221-39.

Capítulo **8**

Osteoarticular

Fernando Yoiti Kitamura Kawamoto
Mariana Yukari Hayasaki Porsani

INTRODUÇÃO

A osteoartrite (OA), ou doença articular degenerativa (DAD), tem grande incidência em pequenos animais. Caracteriza-se como um processo complexo e progressivo, que envolve uma disparidade entre produção e degradação de cartilagem, resultando em degeneração da cartilagem articular, perda de proteoglicanos e colágeno, hipertrofia óssea e alterações da membrana sinovial.

A OA é uma das principais causas de dor em seres humanos e animais, frequentemente resultando em disfunção ou perda da cartilagem articular. As principais manifestações clínicas observadas incluem claudicação em graus variados, hipotrofia muscular e redução da amplitude de movimento do membro ou articulação acometida.

A etiologia ainda não é totalmente compreendida, mas diversas situações podem resultar em OA. Em felinos, pode ter causa primária ou idiopática, sendo a obesidade considerada um fator de risco para seu desenvolvimento. Os cães, independentemente do porte, mas principalmente os de raças grandes e obesos, apresentam maior predisposição ao desenvolvimento dessa enfermidade. Estima-se que aproximadamente 20% dos cães adultos sejam afetados, e alterações radiológicas já são observadas em 90% dos cães com mais de 12 anos.

O tratamento é multimodal e consiste na perda de peso, quando necessário, e no uso de medicamentos analgésicos e anti-inflamatórios. No entanto, inúmeras são as reações adversas do uso crônico desses medicamentos. Dessa forma, muitos estudos vêm sendo realizados na última década na busca de nutracêuticos capazes de melhorar a mobilidade de cães com doenças osteoarticulares com baixo risco de complicações à saúde do paciente. Com isso, destaca-se uso de ômega-3, colágeno desnaturado do tipo II, sulfato de condroitina e glucosamina.

ETIOLOGIA

A OA é considerada uma afecção multifatorial que envolve genética, conformação, raça, idade, sexo, status reprodutivo e peso. Pode ser classificada em OA primária e, em muitos casos, como idiopática, sendo associada a diversos fatores de risco, incluindo idade, esforço repetitivo e obesidade. Em contrapartida, nas OA secundárias, as lesões e/ou afecções subjacentes desempenham papel importante em seu desenvolvimento. A patogenia da OA secundária apresenta um componente genético influenciado por aspectos associados ao estilo de vida, que interferem na condição corporal, como exercícios e dieta.

O desenvolvimento da OA é mediado por enzimas com atividade proteolítica (metaloproteases) e a perda da matriz proteoglicana. A degradação do colágeno ocorre pela ativação da colagenase, que contribui para a progressão da doença.

O peso corporal elevado, seja em animais de raças grandes ou que apresentem excesso de peso, resulta no aumento da carga imposta nas articulações e estimula o desenvolvimento da OA. Os cães com sobrepeso apresentam predisposição maior de desenvolver insuficiência do ligamento cruzado cranial e, no caso dos obesos, esse risco é aproximadamente quatro vezes maior em comparação a pacientes com peso corporal adequado.

Os estudos retrospectivos caso-controle envolvendo Labradores, conduzidos por Sallander, Hedhammar e Trogen (2006), indicaram que o maior peso corporal, alimentação *ad libitum* e alguns exercícios prolongados de alto impacto, como correr atrás de bola ou galho, constituem fatores de risco para a displasia coxofemoral e OA do cotovelo.

Kealy e colaboradores (1992) acompanharam 48 Labradores com mais de oito semanas de idade, pareados de acordo com o sexo e o peso corporal dentro de cada ninhada, no qual um animal recebia alimentação *ad libitum* e seu par consumia 25% menos. Com base nisso, diversos trabalhos foram publicados, nos quais foi observado que:

- O tempo de vida médio dos cães que receberam 25% menos de alimento foi significativamente maior. Além disso, apresentaram retardo na manifestação de afecções crônicas, incluindo OA, neoplasias, hepatopatias, dermatopatias, hiperplasia endometrial cística, piometra, pseudociese grave recorrente, hipotireoidismo e convulsões.

- O desenvolvimento de displasia coxofemoral e de OA secundária pode ter sido associado ao aumento de carga mecânica articular, como consequência da alimentação não restrita durante o crescimento.
- A menor ingestão de alimento parece exercer influência que potencialmente melhora o fenótipo de animais genotipicamente predispostos à displasia coxofemoral.
- A avaliação radiográfica da articulação coxofemoral em diferentes tempos (30, 42, 54, 78 e 104 semanas de idade), por meio do ângulo de Norberg, constatou que os cães com alimentação 25% menor que seu par apresentaram menos displasia, o que sugere que, além da redução do peso corporal, a diminuição da taxa de crescimento pode estar envolvida.
- O início da OA nos cães com escore de condição corporal (ECC) ideal foi mais tardio, com maior expectativa de vida, sem prejuízo a metabolismo, estrutura e maturação esquelética.

O manejo alimentar sem o controle energético, no qual está envolvida a alimentação *ad libitum*, é descrito como predisponente à obesidade, que é tida como fator de risco para o desenvolvimento e progressão de OA. Isso porque o excesso de peso promove maior pressão sob as articulações, deixando-as, como consequência, mais vulneráveis e com maiores riscos de OA e artropatias em animais predispostos. Dessa forma, cães com sobrepeso têm propensão 2,3 vezes maior de desenvolver OA e risco quatro vezes maior de desenvolver insuficiência do ligamento cruzado cranial do que os animais com peso ideal. Nesse contexto, os gatos obesos demonstram risco 4,9 vezes maior de desenvolver claudicação, em associação com maior propensão de osteopatia metafisária do colo do fêmur e fraturas fisárias capitais espontâneas, especialmente em machos jovens e castrados.

Além da sobrecarga nas articulações, o tecido adiposo é um órgão endócrino, no qual os adipócitos são responsáveis por sintetizar e liberar diversas substâncias, como adipocinas, leptinas e adiponectinas, que estão associadas à degradação da cartilagem, resultando em OA.

A leptina é um hormônio peptídico, produzido por adipócitos, com atuação importante na regulação do apetite, por meio de ativação de receptores hipotalâmicos, que participa também da função imunológica e de processos inflamatórios. Concentrações maiores de leptina já foram descritas em pacientes humanos acima do peso, sendo associada à patogênese da OA. A concentração de leptina no líquido sinovial está associada à gravidade da OA na imagem radiográfica, sendo utilizada como marcador para a detecção quantitativa de OA em humanos.

Em cartilagem gravemente afetada, a expressão de mRNA de leptina aumentou em obesos quando comparados a pacientes ECC ideal, sugerindo hiperleptinemia local e sistêmica nesses indivíduos.

A adiponectina é outra adipocina sintetizada e liberada por gordura e outros tecidos. Está presente na circulação sistêmica e é produzida por tecidos articulares locais, como os adipócitos do coxim adiposo infrapatelar, os fibroblastos sinoviais e a gordura infrapatelar. Essa substância é capaz de induzir a produção de mediadores inflamatórios que favorecem a destruição da cartilagem.

A exposição da cartilagem articular a citocinas inflamatórias como IL-1 e TNF-alfa facilita o processo de destruição e catabolismo característico das artrites. Como consequência, as doenças osteoarticulares levam ao enrijecimento das articulações e culminam em claudicação, dor e perda da mobilidade.

De acordo com a avaliação prospectiva de um estudo longitudinal, os fatores de risco associados à ocorrência de alterações de mobilidade relatadas pelos tutores de gatos de até 6 anos de idade incluíram a obesidade, além do acesso a ambientes externos e história de trauma. Estes fatores foram predisponentes para o desenvolvimento de doença articular degenerativa e manifestações clínicas relacionadas. De acordo com as informações fornecidas pelos tutores, os gatos que apresentavam sobrepeso ou obesidade tinham duas vezes maior predisposição de manifestar precocemente a OA.

Apesar da escassez de estudos, sabe-se que os níveis de leptina, adiponectina e interleucinas circulantes também são elevados em cães e gatos acima do peso, podendo ser fatores relacionados com o desenvolvimento de OA.

TRATAMENTO

O tratamento da OA envolve uma abordagem multimodal e consiste, principalmente, na redução da inflamação e no controle da dor.

O protocolo de perda de peso – que envolve mudança no manejo alimentar, exercício físico e adesão do tutor (ver capítulos da Seção 4 – Tratamento) –

promove redução da sobrecarga e diminui o estresse mecânico nas articulações, melhorando, consequentemente, a mobilidade articular e reduzindo a claudicação de animais com OA. A perda de peso, por mais discreta que seja, traz benefícios.

A reabilitação física e o exercício controlado, juntamente com a restrição calórica, auxiliam na preservação da massa muscular. Em estudo avaliando dois grupos de cães com sobrepeso e obesos, com manifestações e radiografia compatível com OA em um membro (ombro, cotovelo, quadril ou joelho), observou-se, pela avaliação do peso corporal, escore de dor, claudicação (pareceres subjetivos) e análise cinética da marcha, que a alimentação com restrição calórica associada a fisioterapia moderada (massagem, amplitude de movimento passiva e aumento gradual dos níveis de exercício controlado) ou intensa (mesmo protocolo, associado à aplicação de estimulação elétrica nervosa transcutânea) foi mais benéfica para a melhora da claudicação decorrente da OA em cães com sobrepeso e obesos do que a mudança de alimentação isolada, e os animais submetidos à fisioterapia intensa apresentaram maior perda de peso e melhora na mobilidade.

Na pesquisa conduzida por Impellizeri, Tetrick e Muir (2000), nove cães que apresentavam claudicação decorrente de OA na articulação coxofemoral e ao menos 11% de sobrepeso foram submetidos a uma alimentação com restrição calórica e perderam de 11 a 18% do peso corporal inicial no período de 10 a 19 semanas, constando-se, pelo escore subjetivo de claudicação (classificação numérica e escalas analógicas visuais), que a perda de peso isolada resultou em melhora substancial das manifestações clínicas.

Em ensaio clínico prospectivo, 14 cães obesos, alimentados sob restrição energética por 16 semanas, foram analisados em relação ao peso corporal, circunferência pélvica e grau de claudicação (escala numérica de classificação, escala visual analógica e análise cinética da marcha). Concluiu-se que a perda de 6,10 a 8,85% do peso corporal total foi suficiente para redução significativa nas pontuações subjetivas e objetivas de claudicação e dor em cães com OA em cotovelo e quadril.

Em outro estudo clínico envolvendo dez Labradores obesos com claudicação causada por OA do quadril, submetidos a protocolo de perda de peso por 90 dias e tratamento conservativo por 30 dias, notou-se melhora da qualidade de vida, escore corporal e escores de claudicação (escala numérica de avaliação e escala visual analógica) ao final do estudo.

MEDICAMENTOS

O controle das manifestações clínicas nos pacientes acometidos com OA compreende a redução da dor, melhora da mobilidade e prevenção da degradação da cartilagem articular, com objetivo de fornecer maior qualidade de vida.

O uso dos anti-inflamatórios não esteroidais (AINE) – como carprofeno, meloxicam e robenacoxibe – e dos esteroidais constitui tratamento efetivo para doenças osteoarticulares, pois os dois tipos de medicamento inibem a cicloxigenase (COX) e reduzem a inflamação e a dor. No entanto, podem causar efeitos adversos, como alterações nos sistemas gastrointestinal, hepático e renal, que eventualmente culminam em hiporexia, êmese, hematêmese e melena. Dessa forma, a redução da prescrição desse tipo de fármaco é muito interessante para a melhora das manifestações clínicas da doença sem efeitos adversos.

Assim, o uso de nutracêuticos vem ganhando destaque no controle de doenças osteoarticulares de cães. A glucosamina e o sulfato de condroitina são os dois compostos mais comuns em suplementos e em alimentos para cães com alterações osteoarticulares. O sulfato de condroitina é um proteoglicano extraído de cartilagem animal que fornece elasticidade à cartilagem. A glucosamina é extraída de caranguejo, lagosta ou cascas de camarão, sendo um precursor de aminomonossacarídeo do dissacarídeo unidade de glicosaminoglicano, que é o bloco de construção de proteoglicanos, substância básica da cartilagem. A glucosamina regula a síntese de colágeno na cartilagem e pode fornecer efeitos anti-inflamatórios discretos, enquanto o sulfato de condroitina inibe as enzimas destrutivas no fluido articular e na cartilagem. Ambos contribuem para a síntese de glicosaminoglicanos e proteoglicanos, importantes na formação da cartilagem.

Um estudo prospectivo, randomizado e duplo-cego em cães com osteoartrite comparou o uso de nutracêutico (glucosamina, sulfato de condroitina e ascorbato de magnésio), carprofeno, meloxicam e placebo. Os resultados não mostraram melhorias nos pacientes que receberam o placebo ou o nutracêutico. Outro estudo, ao comparar glucosamina e condroitina com carprofeno em cães com alterações osteoarticulares durante 70 dias, observou melhora na dor, sustentação de peso e qualidade de vida em ambos os grupos. No entanto, não houve benefícios para melhora da claudicação e mobilidade articular no grupo que recebeu a condroitina e glucosamina. Os autores concluíram que o tratamento com glucosamina e condroitina foi semelhante ao carprofeno durante o período do estudo.

Apesar da falta de evidências científicas robustas mostrando efetividade clínica com a suplementação por via oral, a glucosamina e a condroitina são geralmente recomendadas por médicos-veterinários para o tratamento de osteoartrite. Plumb (2015) sugere um tratamento de 2 a 6 semanas com glucosamina e condroitina para obter qualquer efeito terapêutico nos casos de OA, porém ainda faltam de evidências científicas para apoiar essa sugestão. Além disso, há o questionamento sobre possíveis efeitos adversos, como hipersensibilidade, flatulência e fezes pastosas.

Por sua vez, outros estudos demonstram que o ômega-3 e o colágeno não desnaturado do tipo II (na sigla em inglês, UC-II) auxiliam no controle da dor e na melhora da mobilidade de cães com doenças osteoarticulares. Porém ainda há dúvidas em relação a dose, frequência e prazo para que exista eficácia.

A eficácia do UC-II foi demonstrada como superior ao uso de glucosamina e a condroitina em cães com osteoartrite. Um estudo avaliou cães com osteoartrite suplementados por 180 dias com UC-II (40 mg/dia) ou condroitina (1.200 mg/dia) em associação com glucosamina (1.500 mg/dia). Nessa comparação, evidenciou-se melhora na dor, na rigidez e na prática de atividade física com maior resposta no grupo tratado somente com UC-II do que com condroitina associada a glucosamina.

O UC-II é obtido pela hidrólise enzimática de tecidos de colágeno, por exemplo, o esterno de galinhas. É a principal proteína estrutural encontrada na cartilagem e é responsável por sua resistência à tração e pela tenacidade, além de promover flexibilidade e sustentação das articulações ósseas. A principal característica é sua composição em elevada quantidade de glicina e prolina, dois aminoácidos fundamentais para a estabilidade e a regeneração da cartilagem. O UC-II também apresenta capacidade de redução na resposta inflamatória por meio da ativação de células T regulatórias. Dessa forma, o UC-II tem se mostrado eficaz na redução da inflamação e da dor em pacientes com doenças osteoarticulares, pois promove reparação e regeneração da cartilagem articular. Efeitos adversos não foram observados em humanos, cães ou cavalos.

A suplementação de UC-II também já permitiu que a dose do anti-inflamatório fosse reduzida sem ocasionar a piora das manifestações clínicas de cães com osteoartrites. Em estudo prospectivo clínico, randomizado e controlado, Stabile et al. (2019) avaliaram o uso durante 30 dias de UC-II (na dose de 40 mg/animal) ou robenacoxibe (1 mg/kg/dia) em 60 cães com deficiência de mobilidade induzida por osteoartrite. Segundo os exames ortopédicos, após

30 dias foi possível evidenciar melhora semelhante da mobilidade com os dois tratamentos.

Outro estudo avaliou a eficácia clínica e a segurança do UC-II em cães obesos com osteoartrites recebendo 10 mg de UC-II por dia durante 90 dias. Como resultado, observou-se redução nos níveis de dor geral, claudicação e dor durante manipulação do membro após o exercício físico. No mesmo estudo, nenhum efeito adverso clínico ou bioquímico foi observado. Além disso, houve aumento nos níveis de atividade física durante os 90 dias de tratamento. Após a retirada do UC-II por 30 dias, todos os cães do estudo apresentaram recaída geral, dor durante a claudicação relacionada ao exercício e manipulação de membros. A melhora na prática de atividade física também já foi evidenciada em cães com dores articulares recebendo 40 mg/dia de UC-II.

Por fim, em estudos de revisão sistemática avaliando quais nutracêuticos teriam maior efetividade no tratamento de doenças osteoarticulares, o ômega-3 tem destaque. Esse é um grupo de gorduras, mais especificamente de ácidos graxos poli-insaturados de cadeia longa com a primeira dupla ligação no terceiro carbono da cadeia. Nesse grupo existem diferentes tipos de ômegas-3, destacando-se o eicosapentaenoico (EPA) e o docosa-hexaenoico (DHA). Entre os vários mecanismos de ação aventados, o ômega-3 atua como nutracêutico para doenças articulares por meio do estímulo à produção de leucotrienos e prostaglandinas menos inflamatórias, e de compostos considerados anti-inflamatórios e de controle de dor, como as resolvinas.

A principal fonte comercial desses ácidos graxos é o óleo de peixe, presente em diversos suplementos e alimentos comerciais, além de outras fontes que começam a ganhar destaque, como os derivados de algas. Assim, a indicação de óleo de peixe, como forma de inclusão de EPA e DHA, por cães com doenças osteoarticulares vem sendo relatada com efeitos benéficos. Em um estudo, o uso do ácido graxo por cães com osteoartrite em período de 12 semanas permitiu que a terapia com carprofeno fosse reduzida sem ocasionar piora das manifestações de dor, além de outros estudos que verificaram que a inclusão isolada desse suplemento reduziu as manifestações clínicas.

O uso de nutracêuticos coadjuvantes ao tratamento da osteoartrite nos cães apresenta benefícios em virtude da baixa ocorrência de efeitos colaterais sistêmicos, diferentemente do uso de fármacos, que podem ser limitados às situações de crises ou casos mais graves. A segurança dos suplementos também permite que sejam adicionados ao alimento para prevenção das manifestações da osteoartrite em animais idosos. Sulfato de condroitina, glucosamina, UC-II e ômega-3 foram considerados seguro e, apesar de sua eficácia carecer de estudos robustos, eles parecem auxiliar no controle de dor e melhorar a mobilidade, principalmente UC-II e ômega-3.

Destaca-se que não resta dúvida de que a perda de peso é essencial para melhorar a qualidade de vida dos indivíduos com osteoartropatias, assim como o controle alimentar ao longo da vida toda é fundamental para prevenção dessas doenças.

CONSIDERAÇÕES FINAIS

O excesso de peso pode culminar em uma série de alterações a saúde do paciente, incluindo aosteoartrite. O aumento da carga nas articulações e a liberação de fatores pró-inflamatórios podem contribuir para o desenvolvimento e a progressão dessa doença degenerativa, que resulta em implicações substanciais no bem-estar e na qualidade de vida de cães e gatos.

Nesse contexto, é importante ressaltar a necessidade de orientar os tutores sobre a obesidade e seuspotenciais desdobramentos. Para que seja feita uma abordagem assertiva, é fundamental identificar e compreender as principais condições que predispõe esse fator de risco, a fim de recomendar as melhores terapias para o tratamento, além de traçar estratégias preventivas e de controle eficazes.

O tratamento para osteoartrite é multimodal e consiste na perda de peso, quando necessário, e no uso de medicamentos analgésicos e anti-inflamatórios. O uso de nutracêuticos vem ganhando destaque para auxiliar no controle da dor e na redução da progressão da doença. Com isso, destaca-se o uso de ômega-3, colágeno desnaturado do tipo II, sulfato de condroitina e glucosamina.

BIBLIOGRAFIA

1. Adams P, Bolus R, Middleton S, Moores AP, Grierson J. Influence of signalment on developing cranial cruciate rupture in dogs in the UK. J Small Anim Pract. 2011;52:347-52.
2. Anderson KL, O'Neill DG, Brodbelt DC, Church DB, Meeson RL, Sargan D, et al. Prevalence, duration and risk factors for appendicular osteoarthritis in a UK dog population under primary veterinary care. Sci Rep. 2018;8:1-12.
3. Deabold K, Montalbano C, Miscioscia E. Feline osteoarthritis management. Vet Clin Small Anim. 2023;56:879-96.

4. Ehling A, Schäffler A, Herfarth H, Tarner IH, Anders S, Distler O, et al. The potential of adiponectin in driving arthritis. J Immunol. 2006;176:4468-78.
5. Francisco V, Pérez T, Pino J, López V, Franco E, Alonso A, et al. Biomechanics, obesity and osteoarthritis. The role of adipokines: when the levee breaks. J Orthop Res. 2018;36:594-604.
6. Gencoglu H, Orhan C, Sahin E, Sahin K. Undenatured type II Collagen (UC-II) in joint health and disease: A review on the current knowledge of companion animals. Animals. 2020;10:697.
7. Goldberg RJ, Katz J. A meta-analysis of the analgesic effects of omega-3 polyunsaturated fatty acid supplementation for inflammatory joint pain. Pain. 2007;129:210-23.
8. Grotle M, Hagen KB, Natvig B, Dahl FA, Kvien TK. Obesity and osteoarthritis in knee, hip and/or hand: an epidemiological study in the general population with 10 years follow-up. BMC Musculoskeletal Disord. 2008;9:132.
9. Gualillo O. Editorial – Further evidence for leptin involvement in cartilage homeostases. Osteoarthritis Cartilage. 2007;15:857-60.
10. Gupta RC, Canerdy TD, Lindley J, Konemann M, Minniear J, Carrol BA, et al. Comparative therapeutic efficacy and safety of type-II collagen (uc-II), glucosamine and chondroitin in arthritic dogs: pain evaluation by ground force plate. J Anim Physiol Anim Nutr (Berl). 2012;96:770-7.
11. Hansen RA, Harris MA, Pluhar GE, Motta T, Brevard S, Ogilvie GK, et al. Fish oil decreases matrix metalloproteinases in knee synovia of dogs with inflammatory joint disease. J Nutr Biochem. 2008;19:101-8.
12. Hardie EM, Roe SE. Radiographic evidence of degenerative joint disease in geriatric cats: 100 cases (1994-1997). J Am Vet Med Assoc. 2002;220:628-32.
13. Impellizeri JA, Tetrick MA, Muir P. Effect of weight reduction on clinical signs of lameness in dogs with hip osteoarthritis. JAVMA. 2000;216:1089-91.
14. Kealy RD, Lawler DF, Ballam JM, Lust G, Smith GK, Biery DN, et al. Five-year longitudinal study on limited food consumption and development of osteoarthritis in coxofemoral joints of dogs. J Am Vet Med Assoc. 1997;210:222-5.
15. Kealy RD, Lawler DF, Ballam JM, Mantz SL, Biery DN, Greeley EH, et al. Effects of diet restriction on life span and age-related changes in dogs. J Am Vet Med Assoc. 2002;220:1315-20.
16. Kealy RD, Olsson SE, Monti KL, Lawler DF, Biery DN, Helms RW, et al. Effects of limited food-consumption on the incidence of hip-dysplasia in growing dogs. J Am Vet Med Assoc. 1992;201:857-63.
17. Lawler DF, Larson BT, Ballam JM, Smith GK, Biery DN, Evans RH, et al. Diet restriction and ageing in the dog: major observations over two decades. Br J Nutr. 2008;99:793-805.
18. Maniaki E, Murrell J, Langley-Hobbs SJ, Blackwell EJ. Associations between early neutering, obesity, outdoor access, trauma and feline degenerative joint disease. J Feline Med Surg. 2021;23:965-75.
19. Marshal WG, Bockstahler BA, Hulse DA, Carmichael S. A review of osteoarthritis and obesity: Current understanding of the relationship and benefit of obesity treatment and prevention in the dog. Vet Comp Orthop Traumatol. 2009;22:339-45.
20. Marshall WG, Hazewinkel HA, Mullen D, De Meyer G, Baert K, Carmichael S. The effect of weight loss on lameness in obese dogs with osteoarthritis. Vet Res Commun. 2010;34:241-53.
21. Mlacnick E, Bockstahler BA, Muller M, Tetrick MA, Nap RC, Zentek J. Effects of caloric restriction and a moderate or intense physiotherapy program for treatment of lameness in overweight dogs with osteoarthritis. J Am Vet Med Assoc. 2006;229:1756-60.
22. Sallander MH, Hedhammar A, Trogen MEH. Diet, exercise, and weight as risk factors in hip dysplasia and elbow arthrosis in Labrador Retrievers. J Nutr. 2006;136:2050-2S.
23. Sanderson SL. The epidemic of canine obesity and its role in osteoarthritis. Israel J Vet Med. 2012;67:195-202.
24. Shepherd M. Canine and feline obesity management. Vet Clin Small Anim. 2021;51:653-67.
25. Verma R, Turkar S, Sethi APS. Impact of weight loss on lameness associated with hip osteoarthritis in obese dogs. Explor Anim Med Res. 2021;11:229-36.

Capítulo **9**

Tegumentar

Mariana Cristina Hoeppner Rondelli

INTRODUÇÃO

O atendimento de cães e gatos em condições de sobrepeso e obesidade é frequente na rotina médica de pequenos animais e, por consequência, alterações secundárias são observadas, como dificuldades de salto, deambulação, auto-higienização, entre as quais também podem ser destacadas as desordens na pele e na pelagem. Disfunções de queratinização que resultam no aumento da oleosidade da pele, por exemplo, seborreia, intertrigo de pregas e dobras formadas pelo acúmulo em excesso de tecido adiposo e dermatites em região perineal são comuns em cães e gatos com sobrepeso e, por vezes, o motivo da consulta pode ser relacionado justamente a essas alterações dermatológicas observadas pelo tutor.

IMPACTO DO EXCESSO DE PESO E ACÚMULO DE TECIDO ADIPOSO SOBRE A FISIOLOGIA DA PELE

Estudos apontam que a obesidade influencia negativamente a fisiologia da pele, favorecendo a ocorrência de alterações, como úlceras, infecções, alterações de cicatrização de feridas e neoplasias cutâneas em humanos. Entretanto, ainda há poucas evidências documentadas na medicina veterinária, mesmo que a associação entre a obesidade e as dermatopatias em cães e gatos seja, de fato, citada como uma das várias consequências do acúmulo excessivo de tecido adiposo.

Na literatura médica, há descrições da participação da adiponectina na fisiologia da pele, esta que é uma adipocina secretada pelo tecido adiposo que tende a reduzir sua concentração sérica na obesidade e aumentar com a perda de peso. Algumas dessas funções descritas são: atuação na proliferação de queratinócitos e sebócitos, regulação dos processos de reepitelização, secreção sebácea, estímulo do crescimento piloso, além de atuar no reparo tecidual na cicatrização das feridas, por promover a proliferação de fibroblastos na derme e na regulação da formação de colágeno tipo I e ácido hialurônico.

Na tentativa de entender o papel das adipocinas na pele de cães obesos, um estudo avaliou dois tipos de receptores de adiponectina em dez caninos com obesidade, por meio da marcação imuno-histoquímica em fragmentos cutâneos coletados por biópsia. Por essa avaliação, os dois receptores estudados (ADIPOQ1 e ADIPOR2) foram marcados pela técnica no tecido adiposo, glândulas sudoríparas e sebáceas, endotélio e algumas células do tecido conjuntivo, na epiderme e nos folículos pilosos. A expressão desses receptores foi negativamente correlacionada com a obesidade nos cães estudados. O estudo sugere, portanto, que o sistema de adiponectina está alterado na pele de cães com obesidade, sendo esse um início para que outras informações sejam pesquisadas sobre a função dessa adipocina na pele de cães. Outra pesquisa desenvolvida com metodologia semelhante à descrita anteriormente demonstrou que a pele de cães obesos expressa 10 vezes mais receptores do hormônio leptina que a pele de cães com peso ideal, concluindo que o equilíbrio da pele pode ser afetado por várias condições, entre elas, a obesidade.

Mais especificamente com relação às principais alterações dermatológicas advindas ou perpetuadas pela obesidade em cães e gatos, cita-se a inflamação cutânea, que pode ser resultado de alterações na conformação da pele e da formação de dobras, em consequência do espessamento cutâneo relacionado à obesidade.

PRINCIPAIS ALTERAÇÕES DERMATOLÓGICAS ASSOCIADAS À OBESIDADE

Seborreia

Entre as alterações da queratinização, a seborreia é frequentemente observada em cães e gatos com obesidade. Define-se seborreia como o resultado do excesso de produção sebácea e consequente formação de descamação observada macroscopicamente no exame físico (Figura 1), em razão do desequilíbrio entre a morte e a renovação celular. Além de alterações na velocidade de renovação celular e de queratinização, nas seborreias também há desordens na coesão celular, que são mantidas por desmossomos, por lipídios presentes no espaço entre as células e pela secreção sebácea. Na obesidade, as duas últimas características estão alteradas, isto é, ocorre aumento da deposição de lipídios intercelulares e de secreção sebácea, combinação que favorece o desenvolvimento da seborreia.

Esse distúrbio caracteriza-se por crostas de tamanhos variados, opacidade do pelame, untuosidade e/ou presença de cilindros foliculares. É um indicador de cronicidade e, consequentemente, alterações na densidade pilosa, com áreas de hipotricose ou alopecia podem surgir. Infecções secundárias por leveduras, como a *Malassezia* sp., e por bactérias, a exemplo de *Staphylococcus* sp., podem ocorrer em razão da oleosidade cutânea alterada e promover prurido de intensidades variadas. Quadros de supercrescimento por *Malassezia* sp. (MOG) e por bactérias (BOG) podem ocorrer simultaneamente e são frequentes nas seborreias. Nesse mesmo sentido, pacientes com seborreia também costumam apresentar otites externas ceruminosas ou com contaminação secundária por *Malassezia* spp. e/ou por bactérias.

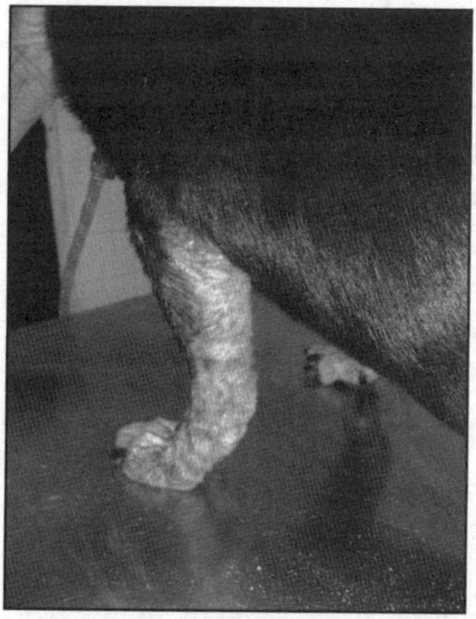

Figura 1 Seborreia em paciente canino com obesidade. Observam-se escamas finas (furfuráceas) no pelame e sobre a mesa de atendimento. (Ver o "Miniatlas colorido" no final do livro.)

Fonte: acervo da autora.

Para fins diagnósticos, exames citológicos da pele e dos ouvidos, para identificar esses agentes, otoscopia ou vídeo-otoscopia, raspado cutâneo para pesquisa de ácaros e tricogramas devem ser realizados. A avaliação histopatológica da biópsia de pele geralmente é realizada quando se suspeita de seborreias primárias, e as principais alterações descritas são: epiderme espessa, desorganizada e com fissuras, com sugestões de hiperqueratose dos tipos orto ou paraqueratóticas.

O tratamento da seborreia inclui identificar e corrigir as causas-base, entre elas a obesidade, além de resolver as infecções secundárias. Geralmente o tratamento específico mais efetivo é o tópico, com produtos de ação queratolítica (que reduzem o excesso de crostas) e/ou queratoplástica (que modulam a renovação celular), com efeitos desengordurantes.

Os banhos com xampus são os mais indicados. A frequência inicial é de 2 ou 3 vezes por semana, com redução para banhos semanais e eventual descontinuação nos casos de melhora. Alguns princípios ativos indicados nesses processos em cães são: 1) enxofre 1 a 2%; 2) sulfeto de selênio 1 a 2,5%; 3) alcatrão 0,5 a 5%. Xampus comerciais à base de oligossacarídeos da flor-da-figueira-da-índia e *Spiraeaulmaria* podem ser indicados em cães e gatos, embora banhos sejam pouco indicados para a espécie felina em razão do estresse. Na presença de infecções concomitantes, como BOG e MOG, xampus com efeitos antissépticos e/ou antifúngicos são recomendados alternativamente, como clorexidina 2 a 3% ou a associação de clorexidina 2% e miconazol 2%, na frequência de 2 ou 3 banhos semanais.

Nos casos de otites ceruminosas (Figura 2), soluções cerussolventes são indicadas (uso diário por 5 a 10 dias, com redução da frequência para uma ou duas vezes por semana e, em determinados casos, por uso contínuo). Se houver otite por *Malassezia* sp., produtos comerciais disponíveis ou manipulados são recomendados, com princípios ativos como clotrimazol, miconazol ou nistatina, conforme indicação do fabricante e do veículo do produto. Em casos crônicos, com presença de prurido, a associação com corticoides tópicos na formulação, como mometasona ou aceponato de hidrocortisona, é recomendada.

Dermatite de dobras cutâneas ou intertrigo

Um exemplo de piodermite superficial, a dermatite de dobras, ocorre mais frequentemente em cães de raças pregueadas, como Shar-Pei, Buldogue Francês, Buldogue Inglês e Pug. Entretanto, dobras cutâneas podem surgir em cães e gatos como resultado do acúmulo de tecido adiposo no abdome, mamas

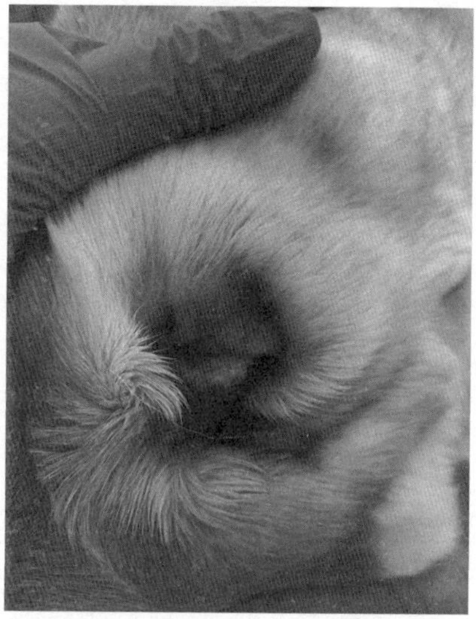

Figura 2 Otite ceruminosa em paciente canino com obesidade e hipotireoidismo, caracterizada por prurido e presença de secreção marrom em quantidade moderada. (Ver o "Miniatlas colorido" no final do livro.)

Fonte: acervo da autora.

(Figura 3) e perivulvar, aumentando as chances de o intertrigo ocorrer nessas áreas, com manifestações de dor local, mau odor, eritema, pigmentação da pele e hiperqueratose em processos crônicos. Apesar de ser um processo que envolve a multiplicação de bactérias (BOG descrito na seção anterior), também pode ocorrer supercrescimento por *Malassezia* sp. (MOG) e prurido secundário em graus variados (Figura 4).

O diagnóstico do intertrigo se inicia no exame físico detalhado, por meio da conferência das dobras. Ao atender um cão ou um gato com sobrepeso, principalmente aqueles com obesidade, ou seja, com escore de condição corporal 8 ou 9/9 (ver Capítulo 16), é importante que as regiões abdominal (entre mamas nas fêmeas) e perineal sejam cuidadosamente avaliadas. Na sequência, o exame citológico dessas áreas, por meio da coleta com *swab* seco (se houver secreção) ou umedecido com solução salina (se a área estiver seca), ou até mesmo com auxílio de uma fita adesiva de acetato, posteriormente corados com *kits* de coloração rápida (panóticos), é o principal exame complementar a ser realizado.

O tratamento é direcionado para o problema: limpeza local com lenços umedecidos com clorexidina 1 a 2%, sem friccionar a pele e, em casos em que a piodermite seja mais intensa, com eritema, dor, secreção e presença de cocos ou bastonetes na citologia, géis, pomadas ou cremes contendo princípios ativos

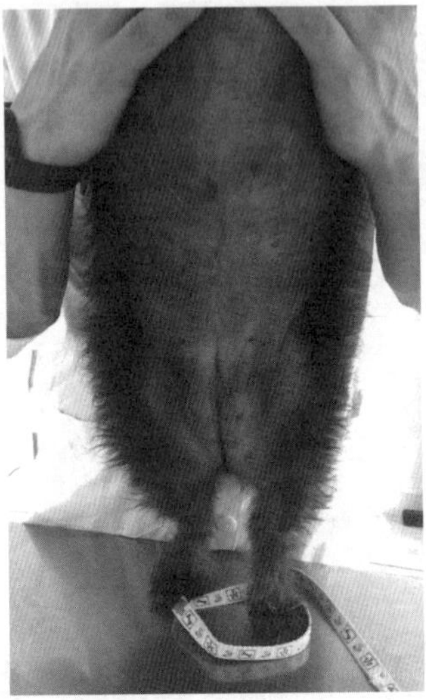

Figura 3 Vista ventral de paciente canino, fêmea, com obesidade e formação de dobras entre mamas e abdominais. (Ver o "Miniatlas colorido" no final do livro.)

Fonte: acervo da autora.

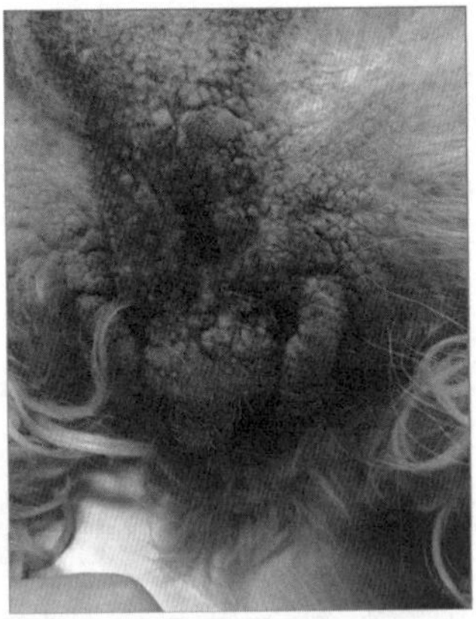

Figura 4 Malasseziose tegumentar vulvar crônica em cadela com sobrepeso e dermatite atópica. Notam-se dobras perivulvares que perpetuam a malasseziose. (Ver o "Miniatlas colorido" no final do livro.)

Fonte: acervo da autora.

como clindamicina 2 a 3%, ácido fusídico 1% ou mupirocina 2% diariamente na lesão, até que haja melhora, são alternativas terapêuticas. Com a perda de peso planejada, as dobras costumam ser amenizadas, portanto, é imprescindível considerar essa etapa no tratamento das dermatites de dobras.

Dermatite perineal

Muitos cães e gatos acima do peso ideal e com acúmulo de tecido adiposo manifestam dificuldades de expressar hábitos naturais, como a auto-higienização, ou mais especificamente o *auto-grooming* dos felinos. Por esse motivo, resíduos de sujidades, fezes e urina podem se acumular nas áreas perineais (Figura 5) e perivulvares, que evoluem para dermatites envolvendo bactérias e/ou *Malassezia* sp.

Ademais, na experiência da autora, muitos tutores de gatos e cães obesos queixam-se da liberação do conteúdo das glândulas adanais, inesperadamente, sobre camas, sofás e tapetes. Uma hipótese é de que pode ocorrer acúmulo de secreção adanal associada à higienização mais dificultosa e, portanto, menos frequente, contribuindo para esses eventos considerados desagradáveis por tutores.

Assim como descrito na investigação das dermatites de dobras, a inspeção das regiões perineal e perivulvar de animais obesos é necessária para pesquisar dermatites nessas regiões. Adicionalmente, as glândulas adanais devem ser palpadas, a fim de avaliar possível inflamação. Exames citológicos coletados com *imprint* com fita adesiva de acetato ou com *swab* são úteis para a identificação de possíveis contaminantes locais.

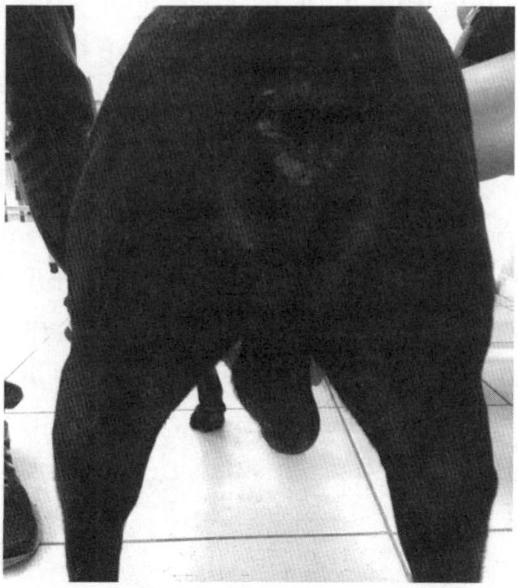

Figura 5 Presença de sujidades em região perineal de cão com obesidade e hipercortisolismo. (Ver o "Miniatlas colorido" no final do livro.)

Fonte: acervo da autora.

Recomendam-se limpezas diárias dessas áreas com lenços umedecidos próprios para animais ou, em caso de piodermite ou malasseziose associadas, lenços antissépticos (p. ex., clorexidina 1%). Pomadas, cremes ou géis contendo antissépticos ou antibióticos podem ser necessários nos casos mais graves (mupirocina 1% e ácido fusídico 1% são opções). Em casos crônicos, limpeza local diária com soluções antissépticas ginecológicas (p. ex., cloridrato de benzidamina) auxiliam no controle e evitam recidivas.

Outras manifestações dermatológicas associadas à obesidade secundária

Uma vez que a obesidade pode ocorrer secundariamente a doenças hormonais, como hipercortisolismo e hipotireoidismo, é comum que outras manifestações dermatológicas possam ser evidenciadas em endocrinopatas obesos, e muitas vezes, essas são as queixas principais em uma consulta. Cães com hipercortisolismo desenvolvem foliculite bacteriana com frequência, que resulta em pústulas que evoluem para colarinhos epidérmicos, eritema e descamação. Também podem manifestar demodicidose, com lesões alopécicas que variam de eritematosas a pigmentadas, com prurido leve (ou mais intenso se houver foliculite bacteriana concomitante). A pele torna-se fina e ressecada, principalmente no abdome, onde também ocorre telangiectasia (Figura 6).

Cães hipotireoideos podem manifestar, além de seborreia, otites ceruminosas, malasseziose ototegumentar, que causa prurido e mau odor, alopecia difusa ou localizada, além de mixedema na face e no pescoço (Figura 7), que promove a formação de pregas cutâneas em excesso. Apesar de ser uma endocrinopatia pouco frequente em gatos, a seborreia e o pelame desorganizado com crostas estão presentes no hipotireoidismo felino. A desorganização dos pelos e a descamação em gatos são características frequentes na rotina clínica da autora, principalmente em felinos com diabetes *mellitus* e obesidade (Figura 8). Portanto, diante da identificação dessas características dermatológicas em cães e gatos obesos, as endocrinopatias devem ser consideradas e investigadas.

CUIDADOS GERAIS COM A PELE DE UM CÃO OU GATO COM OBESIDADE

A pele de cães e gatos com sobrepeso ou obesidade deve ser inspecionada sempre, a cada consulta, e esta prática pode ser ensinada aos tutores para as

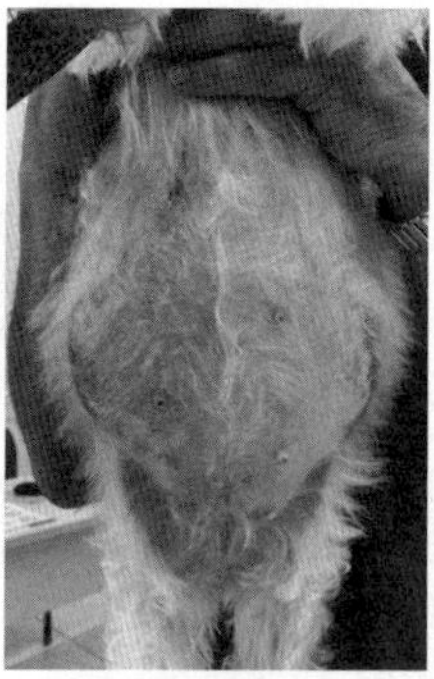

Figura 6 Abdome de paciente canino com hipercortisolismo. Observa-se distensão abdominal, com presença de crostas e colarinhos epidérmicos secundários à foliculite bacteriana superficial. (Ver o "Miniatlas colorido" no final do livro.)

Fonte: acervo da autora.

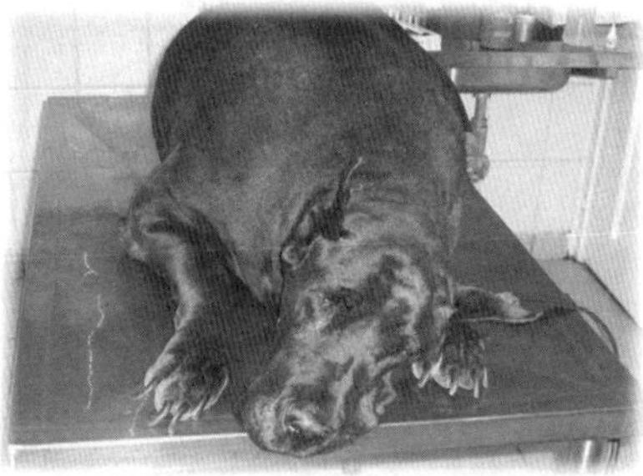

Figura 7 Imagem de cão com hipotireoidismo. Notar sobrepeso, sonolência e mixedema facial. (Ver o "Miniatlas colorido" no final do livro.)

Fonte: acervo da autora.

lesões serem prontamente identificadas. A rotina de cuidados gerais também inclui limpeza frequente de dobras com lenços umedecidos comerciais próprios para animais ou com algodão umedecido em água ou solução salina 0,9%. Um pequeno volume de xampu hipoalergênico (p. ex., uma gota do produto sobre o algodão) pode ser utilizado na higienização diária das dobras e áreas de fricção.

Para cães, banhos semanais com xampus específicos para a espécie, preferencialmente hipoalergênicos são importantes para evitar o acúmulo de secreção sebácea na pele e a evolução para seborreias ou foliculites. É importante manter a região perineal livre de pelos para facilitar a inspeção e a higienização frequentes. Para cães e gatos, a escovação diária do pelame auxilia na identificação mais rápida de crostas e descamações.

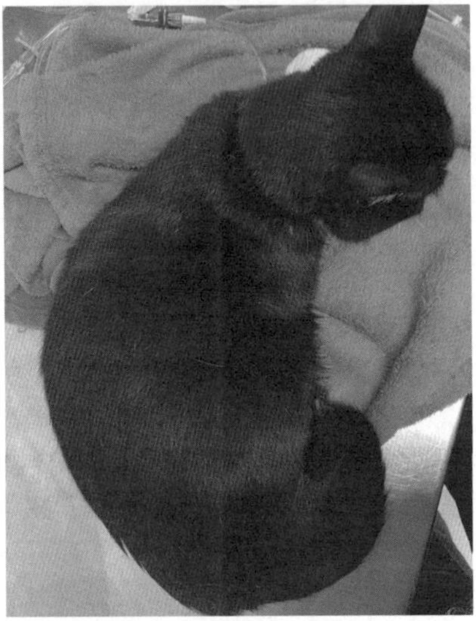

Figura 8 Paciente felino diabético, com presença de descamação leve e pelame com alteração de cor. (Ver o "Miniatlas colorido" no final do livro.)

Fonte: acervo da autora.

Os ouvidos também devem ser avaliados nesses pacientes e, em caso de presença de cerume abundante, o uso de soluções cerussolventes é indicado, com frequência diária de 5 a 7 dias, 1 ou 2 vezes ao dia, seguido da posologia de manutenção, 1 ou 2 vezes por semana, a fim de evitar contaminação secundária, principalmente por *Malassezia* sp. Cuidados devem ser tomados com produtos contendo corticoides, visto que animais obesos já podem apresentar resistência insulínica, piorada por corticoterapias.

CONSIDERAÇÕES FINAIS

A obesidade pode aumentar o risco de algumas alterações tegumentares em cães e gatos, como seborreias, dermatites de dobra ou mesmo dermatites perineais. Além disso, as alterações tegumentares associadas à obesidade secundária a alterações endócrinas, como hipotireoidismo ou hipercortisolismo, pode ser a queixa principal de tutores. Por isso, é necessário abordar com o tutor não somente o tratamento das alterações de pele em si, mas também o tratamento da obesidade para evitar a recorrência dessas alterações.

BIBLIOGRAFIA

1. Dall'Aglio C, Maranesi M, Di Loria A, Piantedosi D, Ciaramella P, Alterisio MC, et al. Effects of obesity on adiponectin system skin expression in dogs: a comparative study. Animals (Basel). 2021;11(8):2308.
2. Gerardi DG, Rondelli, MCH, Tinucci-Costa M. Dermatologia. In: Crivellenti LZ, Borin-Crivellenti S. Casos de rotina. 3.ed. São Paulo: MedVet; 2023. p.91-156.
3. Kirkpatrick CS, White E, Lee J. Case-control study of malignant melanoma in Washington State II. Diet, alcohol, and obesity. Am J Epidemiol. 1994;139:869-80.
4. Laflamme D. Development and validation of a body condition score system for dogs. Canine Practice. 1997;22:10-5.
5. Larsson CE, Lucas R. Tratado de medicina externa: dermatologia veterinária. São Caetano do Sul: Interbook; 2016. 853p.
6. Loftus JP, Wakshlag JJ. Canine and feline obesity: a review of pathophysiology, epidemiology, and clinical management. Vet Med (Auckl). 2014;6:49-60.
7. Maranesi M, Di Loria A, Dall'Aglio C, Piantedosi D, Lepri E, Ciaramella P, et al. Leptin system in obese dog skin: a pilot study. Animals (Basel). 2020;10(12):2338.
8. Medleau L, Hnilica K. Small animal dermatology. 2.ed. Elsevier; 2006.
9. Scott DW, Miller WH, Griffin CG. Dermatologia de pequenos animais. 5.ed. Rio de Janeiro: Interlivros; 1996.
10. Shipman AR, Millington GWM. Obesity and the skin. Br J Dermatol. 2011;165:743-50.

Capítulo **10**

Reprodução

Camila Infantosi Vannucchi

INTRODUÇÃO

Para além da qualidade e da redução da expectativa de vida, a obesidade é um dos fatores mais importante que influenciam eficiência e higidez reprodutiva de cães e gatos, pois é considerada causa direta ou indireta de diversas anormalidades endócrinas, incluindo alterações metabólicas e reprodutivas. Nas fêmeas, está relacionada a distintos distúrbios reprodutivos, incluindo irregularidades do ciclo estral, baixa fertilidade, perda gestacional e anomalias da gestação durante a vida reprodutiva de cadelas e gatas. Nos machos, a obesidade está relacionada à perda da qualidade espermática e do potencial reprodutivo, com alterações na estrutura molecular das células testiculares. As principais consequências da obesidade na reprodução de cães e gatos estão elencadas na Figura 1.

A identificação das causas do sobrepeso nos animais de companhia não é objetivo deste capítulo, porém cabe ressaltar que alguns fatores ligados ao trato genital são considerados fatores de risco, como gonadectomia, sexo do animal e peso ao nascimento. Em cães, filhotes de baixo peso ao nascimento estão predispostos a apresentar obesidade na fase adulta. Por outro lado, em felinos, os neonatos com maior peso ao nascimento apresentam ganho de peso mensal mais rápido, podendo atingir o sobrepeso já aos 8 meses de idade. Dessa forma, o baixo peso ao nascer é fator de risco para obesidade em cães, enquanto o maior peso ao nascimento predispõe os felinos ao sobrepeso. Ademais, o tamanho da ninhada também é considerado fator influenciador na obesidade em felinos,

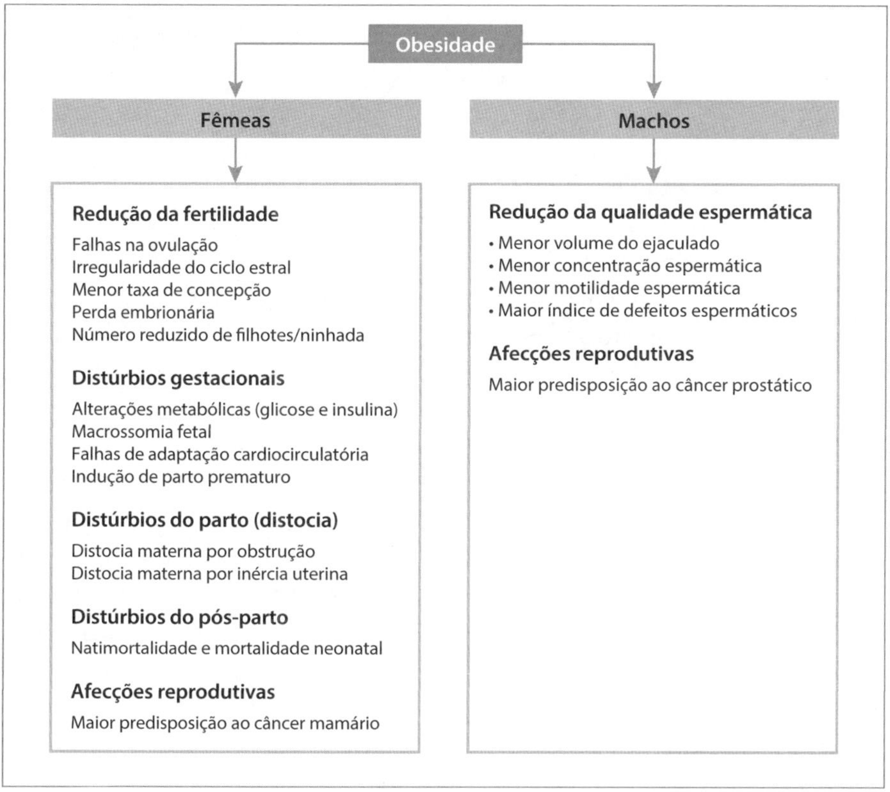

Figura 1 Principais consequências da obesidade na reprodução de cães e gatos.

sendo que filhotes oriundos de ninhadas menos numerosas apresentam maior tendência à obesidade na fase adulta.

Em pequenos animais, o manejo neonatal nas primeiras semanas de vida pode impactar o desenvolvimento de obesidade na vida adulta. Por exemplo, os filhotes caninos que apresentam rápido crescimento corporal até os 15 dias de vida estão predispostos ao sobrepeso quando adultos. Em felinos, a taxa de crescimento dos filhotes entre 3 e 12 meses está associada a sobrepeso posterior. O tipo de aleitamento na fase neonatal também é fator de risco para o desenvolvimento de obesidade nas fases infantil e adulta. O aleitamento materno é considerado protetor do desenvolvimento de obesidade, pois pressupõe-se que o leite materno é constituído também por leptina, hormônio responsável pela saciedade e modulador do metabolismo energético. Em felinos, os filhotes alimentados com leite materno por mais de 6 semanas têm menor risco de desenvolverem obesidade na vida adulta.

INFLUÊNCIA HORMONAL

A extensão do tecido adiposo está diretamente relacionada à síntese de leptina e adiponectina, hormônios secretados pelos adipócitos com ação inflamatória e anti-inflamatória, respectivamente. A hiperleptinemia dos animais obesos interfere diretamente em seu estado redox, ou seja, no estresse oxidativo mediado pelo estímulo às células polimorfonucleares, culminando em maior peroxidação lipídica e apoptose. O estresse oxidativo sistêmico contribui para o aparecimento de alterações orgânicas no longo prazo associadas à obesidade.

Fisiologicamente, os níveis circulantes de leptina modificam-se conforme os momentos de alimentação e jejum, por influência principalmente da insulina para manutenção do metabolismo energético. A leptina, hormônio peptídeo regulado pelo gene da obesidade (*FTO*), atua neuroendocrinamente para inibir o apetite, mas também participa de vários eventos reprodutivos fisiológicos. De fato, o receptor de ligação para a leptina no ovário de gatas é expresso independentemente do peso corpóreo da fêmea, sugerindo que a leptina atua de forma direta na regulação endócrina do ciclo reprodutivo. Ademais, as concentrações circulantes de leptina influenciam diretamente a pulsatilidade do *GnRH* por meio da interação com seus receptores nos neurônios hipotalâmicos, os quais fazem sinapses com neurônios ligados ao *GnRH* (em especial a kisspeptina). Dessa forma, a alteração do escore de condição corpórea, com consequente presença de gordura subcutânea e visceral, contribui para os primeiros sinais de puberdade. O estímulo à puberdade está diretamente ligado aos níveis de leptina circulantes e, portanto, pressupõe-se que cães e gatos filhotes obesos podem apresentar puberdade tardia. De forma geral, a condição corpórea é o fator preponderante para a idade de início da puberdade nos cães e gatos, ou seja, quando atingem 70 a 80% do peso corpóreo que apresentarão na fase adulta.

A obesidade interfere nas funções reprodutivas de machos e fêmeas por alterar a atividade do eixo hipotálamo-hipófise-gonadal, além de o tecido adiposo funcionar como reservatório para uma série de hormônios sexuais, conforme apresentado na Figura 2. Os níveis de testosterona diminuem conforme aumenta o peso corpóreo nos machos, especialmente por redução dos níveis da globulina ligadora de hormônios sexuais (SHBG) e das gonadotrofinas.

Ademais, na obesidade masculina, os níveis de inibina e testosterona diminuem, concomitantemente ao aumento da aromatização no tecido adiposo, levando a uma concentração circulante maior de estrógenos. Dessa maneira, a atividade esteroidogênica das células de Leydig testiculares diminui por retroalimentação negativa, comprometendo a espermatogênese. Por outro lado, em fêmeas, há um efeito inverso da obesidade, proporcionando um quadro de hiperandrogenismo, representado por aumento das concentrações circulantes de testosterona e das concentrações de SHBG. Quanto à influência da obesidade sobre o perfil hormonal de estrógeno, os estudos são escassos, porém, são relatadas maiores concentrações circulantes de estrógenos tanto em fêmeas como em machos, resultado da maior disponibilidade de tecido adiposo para a conversão de precursores androgênicos em estrogênio. A obesidade também pode interferir diretamente nos níveis de prolactina circulantes, uma vez que os animais obesos apresentam menor tônus dopaminérgico (responsável pela inibição da secreção hipofisária de prolactina) e maiores concentrações de leptina, exercendo efeitos estimulatórios para a hiperprolactenemia.

Durante a gestação nas cadelas, além da síntese pelo tecido adiposo, a leptina também é produzida pela unidade feto-placentária e é responsável por aumentar a mobilização de gordura materna e regular a homeostase energética fetal por vias neurogênicas, além de ser um fator de crescimento embrionário. Entretanto, a despeito dos crescentes níveis de leptina circulantes ao longo da gestação em cadelas, não há redução na ingestão alimentar. Dessa maneira, instala-se um estado de resistência à leptina durante o período gestacional, à

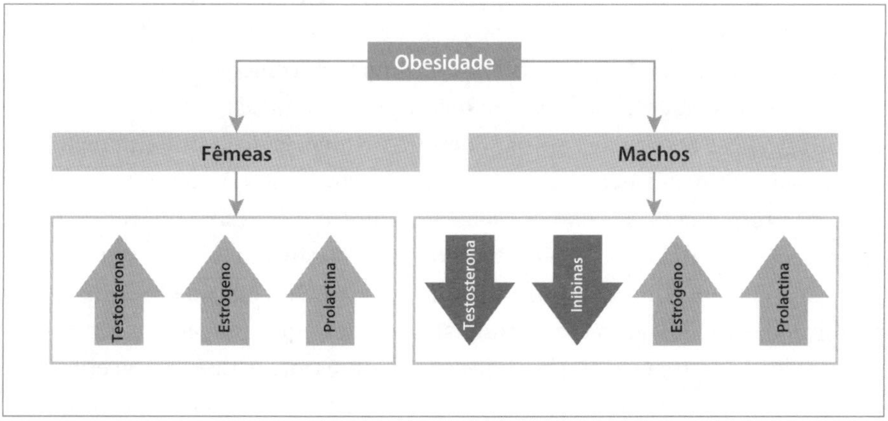

Figura 2 Influência da obesidade no perfil hormonal de machos e fêmeas.

semelhança do que ocorre em outras espécies animais. De forma inversa, ao final da gestação e início da lactação, em função do estabelecimento do balanço energético negativo e, portanto, maior mobilização de ácidos graxos do tecido adiposo, as concentrações de leptina diminuem. Além da idade gestacional, a produção de leptina pela fêmea gestante varia de acordo com o porte racial.

INFLUÊNCIA NA ATIVIDADE GONADAL

A obesidade masculina está, principalmente, relacionada à alteração metabólica e reprodutiva na progênie, além de modificações diretas na motilidade espermática, estresse oxidativo dos espermatozoides, alteração inflamatória na espermatogênese e aberrações na cromatina espermática. A deposição de gordura no tecido periescrotal compromete a eficiência dos mecanismos de termorregulação dos testículos, levando à degeneração testicular crônica. Portanto, o ejaculado de indivíduos obesos apresenta oligospermia, teratospermia e astenostermia.

A leptina e o fator de crescimento ligado à insulina do tipo 1 (IGF-1) modulam a esteroidogênese testicular e as funções das células germinativas e células de Sertoli de forma autócrina, parácrina ou por sinalização endócrina. As células da linhagem germinativa dos testículos de cães expressam receptores para a leptina, sugerindo que esse hormônio apresenta função na espermatogênese, em especial como mecanismo sinalizador da renovação da espermatogônia e diferenciação celular entre espermatócitos e espermátides. Por outro lado, as células de Leydig de cães não expressam leptina de forma significativa, indicando menor influência na síntese de testosterona. O IGF-1, por sua vez, é expresso tanto nas células germinativas como nas células de Leydig de cães adultos, sugerindo haver papel importante na espermatogênese e na esteroidogênese testicular canina. Porém a influência do IGF-1 é dependente da fase de desenvolvimento do animal. Por exemplo, a ação do IGF-1 é maior em cães pré-púberes, em comparação aos adultos, com participação ativa na proliferação e na diferenciação celular nos testículos de cães jovens. Embora não haja informações sobre o impacto da obesidade na formação espermática ou produção hormonal em cães, entende-se que a desregulação nas concentrações circulantes de leptina e IGF-1 em cães obesos apresenta influência na eficiência da espermatogênese. De fato, os espermatozoides de cães obesos apresentam alterações na superfície da membrana plasmática, representadas por modificações na glicosilação, alterando a aderência de glicoproteínas do lúmen epididimário durante a maturação no trajeto pelos epidídimos. Consequentemente, a capacidade fecundante dos espermatozoides pode alterar-se na obesidade.

As modificações nos espermatozoides decorrem, majoritariamente, de alterações epigenéticas, as quais reduzem a metilação do DNA espermático e a acetilação de histonas (proteínas responsáveis pelo processo de compactação e descompactação do DNA). A compactação da cromatina espermática - por meio de metilação, histonação e protaminação do DNA - é um dos processos mais importantes durante a espermatogênese, com impactos significativos na fertilidade. A expressão gênica de fatores relacionados às mudanças estruturais do DNA espermático (metilação e acetilação das histonas e formação das protaminas) altera-se nos indivíduos obesos. Tais modificações aumentam o dano ao DNA espermático durante a espermatogênese e afetam diretamente a qualidade espermática na obesidade. Os indivíduos obesos apresentam menor volume do ejaculado, menor concentração de espermatozoides total e reduzida viabilidade e motilidade espermática. Consequentemente, a fecundação pode ser comprometida, mas também o desenvolvimento embrionário a partir de zigotos com alterações cromossômicas.

Fisiologicamente, a leptina de origem corpórea é atuante nos ovários, estimulando a angiogênese e o aumento vascular para garantir a adequada maturação folicular e a produção hormonal durante a fase reprodutiva das fêmeas. Ademais, o receptor de leptina é expresso nas células da granulosa, células do *cumulus oophorus* e no corpo lúteo, o que reforça a influência da leptina no ciclo reprodutivo. Por outro lado, nas fêmeas obesas, as atividades gonadal e ciclicidade alteram-se, representadas por diminuição da fertilidade e irregularidade do ciclo estral (cios anovulatórios ou *split heats*, do inglês, cios interrompidos). Sabe-se que a secreção excessiva de leptina inibe a produção de estrógeno pelas células da granulosa dos folículos dominantes. Portanto, as alterações na atividade gonadal são consideradas reflexo da irregularidade no perfil hormonal de fêmeas obesas. Ademais, a hiperleptinemia crônica da obesidade inibe a sinalização gonadal pelo LH, por mecanismo de retroalimentação negativa hipotalâmica. A maior produção de IGF-1 pelo tecido adiposo é capaz de alterar os mecanismos de crescimento folicular no ovário de cadelas.

A qualidade oocitária sofre impacto do metabolismo materno e altera-se na obesidade, pois o oócito e as células do *cumulus oophorus* de cadelas expressam receptores para a leptina e IGF-1. A alteração na metilação do DNA dos oócitos de fêmeas obesas é relatada, também considerada um mecanismo epigenético hereditário. Dessa modificação, diversos genes relacionados ao metabolismo são alterados, por exemplo, o aumento da metilação do gene promotor de leptina nos gametas femininos. É importante ressaltar que o oócito das descendentes de fêmeas obesas também apresenta aumento da metilação do DNA de genes ligados ao metabolismo. Consequentemente, as falhas de metilação do DNA oocitário induzem alterações no desenvolvimento fetal e defeitos placentários, em especial a perda embrionária.

CONSEQUÊNCIA PERINATAL DA OBESIDADE

As alterações endócrinas e metabólicas relacionadas à obesidade e sobrepeso afetam negativamente a fertilidade e a concepção de cadelas e gatas. Ademais, o estado pró-inflamatório gerado pela obesidade contribui para menor taxa de concepção ou reduzido número de nascimentos de filhotes por ninhada.

A maior concentração de citocinas circulantes nas fêmeas obesas é responsável por alterar os mecanismos locais de implantação e desenvolvimento embrionário, criando um ambiente adverso para a comunicação materno-fetal e, consequentemente, para o estabelecimento gestacional. Fisiologicamente, os níveis de leptina elevam-se gradualmente durante a gestação, proporcionalmente ao aumento da ingestão alimentar e ao ganho de peso corpóreo, para o estabelecimento de um estado hiperglicemiante proporcionado por ação antagônica da progesterona (e hormônio de crescimento) sobre a insulina. A origem de tais mudanças hormonais envolve não somente o tecido adiposo, mas também a unidade feto-placentária, pois os níveis de leptina circulantes estão associados ao tamanho da ninhada e, portanto, resultam da produção endócrina da placenta. A modificação do metabolismo de carboidratos por resistência insulínica favorece a disponibilidade de glicose para os fetos em desenvolvimento, especialmente a partir da metade da gestação. As cadelas apresentam, com frequência, o quadro de resistência insulínica como consequência da obesidade. Assim, as fêmeas gestantes obesas potencializam as alterações metabólicas, aumentando o risco de complicações da gestação, como prematuridade, macrossomia, natimortalidade e mortalidade neonatal. De qualquer forma, a ocorrência de diabetes *mellitus* gestacional em cadelas obesas não é relatada sistematicamente, à semelhança do que ocorre em mulheres.

A obesidade é reconhecida como um dos fatores de risco para complicações do parto e distocia, seja por ação direta no canal do parto por deposição de tecido adiposo ou indireta, nos mecanismos de força contrátil do útero. Das principais alterações reprodutivas relacionadas à obesidade, destaca-se a distocia materna por inércia uterina. Trata-se da inabilidade contrátil do miométrio para iniciar o parto ou completar a expulsão fetal, sendo responsável por 50% dos casos de distocia nas cadelas. Nas fêmeas obesas, o infiltrado de adipócitos na musculatura lisa do útero predispõe à insuficiência contrátil, portanto, pode ser a causa da inércia uterina. Associada à incapacidade de a musculatura lisa manter o tônus contrátil, o aumento dos níveis circulantes de leptina nas fêmeas obesas pode contribuir negativamente na contratilidade miometrial. Portanto, nas cadelas, as vias de sinalização da leptina, incluindo componentes metabólicos e endócrinos, estão intimamente relacionadas à ocorrência de distocia materna por inércia uterina.

Em mulheres, há comprovada relação inibitória das concentrações de leptina sobre frequência e amplitude de contrações uterinas, pois a obesidade está relacionada à inibição da expressão de proteínas relativas à sensibilização do cálcio na musculatura lisa do miométrio. De forma semelhante, em cadelas com inércia uterina primária (ausência de contrações uterinas para iniciar o parto), a sensibilidade do útero à leptina é alterada, provocando efeitos negativos na contratilidade da musculatura lisa uterina. Portanto, a influência da obesidade como fator predisponente à distocia materna está relacionada ao aumento das concentrações circulantes de leptina em cadelas, inibindo, consequentemente, o mecanismo de ação contrátil do miométrio.

Além dos efeitos diretos da obesidade durante a gestação e o parto, as anormalidades sistêmicas decorrentes do sobrepeso também podem impactar a saúde da gestante. As fêmeas obesas apresentam inerentemente distúrbios cardiocirculatórios, como hipertensão, remodelamento cardíaco, aumento da frequência cardíaca e respiratória e menor saturação sanguínea de oxigênio. Dessa forma, as cadelas obesas, quando gestantes, apresentam o adicional da sobrecarga cardiológica, comprometendo os mecanismos fisiológicos adaptativos da gestação. Portanto, fêmeas obesas têm maior risco de desenvolver complicações cardiopulmonares durante a gestação ou na manutenção anestésica durante o parto cirúrgico.

O efeito da obesidade materna nas características da ninhada ainda não é conhecido nas espécies canina e felina. Porém sabe-se que mulheres obesas apresentam alteração da composição metabólica do leite, provocando disfunção do microbioma gastrointestinal e maior risco à obesidade de seus bebês. À semelhança do que ocorre em mulheres, as gatas parturientes obesas geram filhotes fêmeas que apresentam rápido ganho de peso por período prolongado e, por sua vez, predispostas à obesidade. Assim, a predisposição genética para o sobrepeso deve ser considerada. Por outro lado, o efeito hormonal ligado ao sexo tem efeitos distintos em machos e fêmeas, em particular os mecanismos de saciedade. O estrógeno é capaz de aumentar a saciedade, em associação à predisposição genética, e aumenta a incidência de fêmeas obesas oriundas de mães com obesidade. De qualquer forma, é importante monitorar o fenótipo de peso corpóreo prévio ao acasalamento, de forma a evitar que fêmeas obesas sejam incluídas em programas reprodutivos.

CONSEQUÊNCIA NEOPLÁSICA DA OBESIDADE

A obesidade é um dos fatores predisponentes para o aparecimento de diferentes tipos de câncer no trato reprodutivo de cães e gatos. O colesterol presente no tecido adiposo abundante é utilizado como substrato para síntese de hormônios esteroides (progesterona e andrógenos), que atuam diretamente na formação e no desenvolvimento de neoplasias reprodutivas. A interação crônica do tecido adiposo com o tecido tumoral é responsável pelo aumento substancial dos níveis estrogênicos no tecido reprodutivo, por aromatização periférica de testosterona em estrógenos. Tal relação é comprovada pela alta expressão de aromatase em carcinomas mamários em cadelas obesas, os quais aparecem mais precocemente e evoluem mais frequentemente para malignidade. As formas neoplásicas mais associadas à obesidade são o câncer mamário e prostático. De fato, as cadelas obesas têm risco 3 a 5 vezes maior de óbito por tumores mamários, além de apresentarem neoplasias de maior taxa de crescimento e alta malignidade. Porém o risco de desenvolvimento do câncer de mama eleva-se apenas em fêmeas com obesidade crônica (superior a 1 ano).

As cadelas obesas, ou com tendência à obesidade, que desenvolvem processos neoplásicos apresentam maior expressão de algumas adipocitocinas, pois tais substâncias participam dos mecanismos de proliferação celular, adesão e invasão. Ademais, a excessiva deposição de adipócitos no tecido mamário influencia os níveis locais de distintas citocinas e hormônios, como leptina, adiponectina, IGF-1, fator de necrose tumoral (TNF-alfa), interleucina-6, resistina e aromatase. As fêmeas obesas portadoras de tumores mamários apresentam maior expressão de fatores de proliferação tecidual no parênquima mamário e altas concentrações circulantes de resistina, uma importante adipocitocina relacionada à patogênese de alguns tumores. No caso de neoplasias mamárias, a resistina promove multiplicação epitelial e mesenquimal do parênquima mamário e característica angiogênica, influenciando o desenvolvimento tumoral e mecanismos metastáticos. Assim, a maior produção de adipocinas (em particular, a resistina) nas cadelas obesas predispõe à formação tumoral no tecido mamário. Ademais, as cadelas obesas com tumores mamários e altos níveis circulantes de resistina apresentam maior malignidade tumoral, crescimento do tumor e metastatização, além de menor tempo de sobrevida.

A leptina, embora seja sintetizada majoritariamente pelos adipócitos, também pode ser expressa em células neoplásicas, como forma de regulação metabólica das células malignas, promovendo desenvolvimento celular descontrolado, migração, invasão e angiogênese tumoral. No caso do tecido mamário, há expressão exacerbada de leptina pelas células neoplásicas, bem como pelo tecido adiposo adjacente, estimulando a produção de fatores de proliferação tumoral, fenótipos agressivos e resistência terapêutica. Dessa maneira, a leptina tem ação pró-inflamatória e pró-tumorogênica, sendo recrutada pelas células tumorais mamárias como mecanismo patológico. De fato, a dosagem de leptina sérica é sugerida como marcador biológico para o diagnóstico de neoplasia mamária em gatas. Ademais, em fêmeas obesas, a maior expressão de leptina relaciona-se diretamente com hormônios sexuais e enzimas esteroidogênicas. Por sua vez, o IGF-1 tem ação mitogênica e antiapoptótica nos carcinomas mamários, além de aumentar a ativação dos receptores estrogênicos no tecido neoplásico.

CONSIDERAÇÕES FINAIS

Diante do exposto, somado a todas as consequências da obesidade descritas neste livro, observa-se que no trato reprodutivo as alterações endócrinas e metabólicas causadas pelo acúmulo de tecido adiposo podem resultar em comprometimento do desempenho reprodutivo e em redução da qualidade e da expectativa de vida de cães e gatos.

BIBLIOGRAFIA

1. Balogh O, Staub LP, Gram A, Boos A, Kowalewski MP, Reichler IM. Leptin in the canine uterus and placenta: possible implications in pregnancy. Reprod Biol Endocrinol. 2015;13:13.

2. Cappai MG, Liesegang A, Dall'Aglio C, Coppa G, Pirino C, Mercati F, et al. Metabolic milieu and localization of ovarian leptin and receptor in queens under different reproduction phases. Vet Res Commun. 2022;46(2):603-8.
3. Cardinali L, Troisi A, Verstegen JP, Menchetti L, Elad Ngonput A, Boiti C, et al. Serum concentration dynamic of energy homeostasis hormones, leptin, insulin, thyroid hormones, and cortisol throughout canine pregnancy and lactation. Theriogenology. 2017;97:154-8.
4. Frehner BL, Reichler IM, Kowalewski MP, Gram A, Keller S, Goericke-Pesch S, et al. Implications of the RhoA/Rho associated kinase pathway and leptin in primary uterine inertia in the dog. J Reprod Dev. 2021;67(3):207-15.
5. Gameiro A, Nascimento C, Urbano AC, Correia J, Ferreira F. Serum and tissue expression levels of leptin and leptin receptor are putative markers of specific feline mammary carcinoma subtypes. Front Vet Sci. 2021;8:625147.
6. Kil DY, Swanson KS. Endocrinology of obesity. Vet Clin North Am Small Anim Pract. 2010;40(2):205-19.
7. Lim HY, Im KS, Kim NH, Kim HW, Shin JI, Yhee JY, et al. Effects of obesity and obesity-related molecules on canine mammary gland tumors. Vet Pathol. 2015;52(6):1045-51.
8. Müller L, Kowalewski MP, Reichler IM, Kollár E, Balogh O. Different expression of leptin and IGF1 in the adult and prepubertal testis in dogs. Reprod Domest Anim. 2017;52 Suppl 2:187-92.
9. Nicchio BO, Barrouin-Melo SM, Machado MC, Vieira-Filho CH, Santos FL, Martins-Filho EF, et al. Hyperresistinemia in obese female dogs with mammary carcinoma in benign-mixed tumors and its correlation with tumor aggressiveness and survival. Front Vet Sci. 2020;7:509.
10. Opsomer H, Liesegang A, Brugger D, Wichert B. Growth curves and body condition of young cats and their relation to maternal body condition. Animals (Basel). 2022;12(11):1373.
11. Ou XH, Zhu CC, Sun SC. Effects of obesity and diabetes on the epigenetic modification of mammalian gametes. J Cell Physiol. 2019;234(6):7847-55.
12. Sones J, Balogh O. Body condition and fertility in dogs. Vet Clin North Am Small Anim Pract. 2023;53(5):1031-45.
13. Sonnenschein EG, Glickman LT, Goldschmidt MH, McKee LJ. Body conformation, diet, and risk of breast cancer in pet dogs: a case-control study. Am J Epidemiol. 1991;133(7):694-703.
14. Troisi A, Cardinali L, Menchetti L, Speranza R, Verstegen JP, Polisca A. Serum concentrations of leptin in pregnant and non-pregnant bitches. Reprod Domest Anim. 2020;55(4):454-9.

Capítulo **11**

Urinário

Fernanda Chicharo Chacar

INTRODUÇÃO

A obesidade é uma condição pró-inflamatória, e estudos prévios já demonstraram sua relação com o aumento de citocinas inflamatórias, estresse oxidativo e resistência insulínica, inclusive em cães e gatos. Esses achados podem fornecer indícios de que esses mecanismos podem, eventualmente, contribuir para o desenvolvimento de doenças renais. Além disso, a obesidade pode estar relacionada à ocorrência de urolitíase, sendo a associação entre essas condições já conhecida em cães e gatos.

O presente capítulo busca apresentar, de modo comparado, os principais aspectos fisiopatológicos e clínicos, inerentes à relação existente entre obesidade e doenças do trato urinário, com ênfase nas doenças renais e na urolitíase, valendo-se das evidências por ora disponíveis.

OBESIDADE E DOENÇAS DO SISTEMA URINÁRIO EM HUMANOS E MODELOS EXPERIMENTAIS

Em humanos, a obesidade tem sido associada às diversas condições mórbidas do sistema urinário, entre elas, doença renal crônica (DRC), nefro/urolitíase e neoplasia renal. Diabetes *mellitus* e hipertensão arterial sistêmica (HAS) são dois importantes fatores de risco para o desenvolvimento de DRC, comumente associados à obesidade. Entretanto, estudos clínicos já evidenciaram que a obesidade *per si* constitui um fator de risco independente para a DRC. A fisiopatogenia dos efeitos deletérios da obesidade sobre os rins é pouco conhecida, mas alguns mecanismos hemodinâmicos, hormonais e relacionados à ação direta do tecido adiposo têm sido descritos e serão discutidos a seguir.

Os fatores hemodinâmicos envolvem a ocorrência de hipervolemia, associada à maior reabsorção tubular de sódio em indivíduos obesos, o que foi demonstrado por Hall e colaboradores em um modelo experimental canino com animais submetidos a uma dieta com alto teor de gordura. A hipervolemia leva à HAS, que, por sua vez, induz a hiperfiltração glomerular e leva à injúria microvascular renal. O sistema renina-angiotensina-aldosterona (SRAA) desempenha papel central na maior reabsorção tubular de sódio e no desenvolvimento de HAS, conforme demonstrado pelo estudo supracitado, no qual os cães obesos apresentaram aumento da secreção de renina.

Outro mecanismo hormonal que também influencia a reabsorção tubular de sódio em obesos é a hiperinsulinemia: a resistência insulínica leva ao aumento da síntese e liberação de insulina, estimulando a reabsorção de sódio no néfron distal, reduzindo a fração de excreção desse soluto na urina, o que foi demonstrado em estudos clínicos que avaliaram adolescentes obesos. A insulina também atua diretamente nos podócitos, por meio de receptores específicos. Estão presentes nos podócitos ambas as isoformas A e B dos receptores de insulina (RI), com predomínio da isoforma B (RI-B). Estudos experimentais realizados com camundongos sem receptores de insulina nos podócitos demonstraram a ocorrência de albuminúria nesses animais, sendo posteriormente demonstrado, *in vivo* e *in vitro*, que a insulina age por meio de seu receptor pelas vias MAPK e PI3K, de modo a promover a modulação do citoesqueleto de actina dos podócitos. Em nível tubular, estudos *in vitro* demonstraram que a insulina pode estimular a síntese de TGF-beta e colágeno IV, fatores envolvidos no desenvolvimento de fibrose tubulointersticial.

Quanto aos efeitos deletérios renais desencadeados diretamente pelo tecido adiposo, tem-se a ação das adipocinas e o acúmulo de gordura ectópica renal, denominada em inglês de *fatty kidney*, ou rim gorduroso, em tradução livre. As adipocinas são citocinas sintetizadas pelos adipócitos, a exemplo da leptina e da adiponectina. Pacientes obesos apresentam aumento da leptina, que induz hiperatividade simpática e HAS, além de estresse oxidativo e aumento de citocinas pró-inflamatórias, a exemplo da MCP-1. A adiponectina, por sua vez, encontra-se diminuída em indivíduos obesos, o que pode estar associado a lesões podocitárias e albuminúria. O acúmulo de tecido adiposo ectópico renal, demonstrado em estudos clínicos e experimentais, está associado às alterações estruturais e funcionais de células mesangiais, podocitárias e tubulares proximais.

Todos esses mecanismos, em conjunto, resultam em alterações patológicas renais específicas da obesidade humana, conhecidas como glomerulopatia relacionada à obesidade (GRO), caracterizada por:

- Deposição ectópica de gordura nos rins, mais precisamente na região hilar.
- Hipertensão e hiperfiltração glomerular.
- Alterações de permeabilidade decorrentes de injúrias na barreira de filtração glomerular.
- Glomerulomegalia e glomeruloesclerose focal ou segmentar.

Por conta de seu caráter insidioso, houve aumento alarmante da ocorrência de GRO: entre 1986 e 2000 sua incidência aumentou dez vezes, o que foi associado à epidemia de obesidade em todo o mundo.

Além da GRO, doenças renais de caráter neoplásico também podem estar associadas à obesidade. A proliferação desordenada e desregulada de células atípicas que ocorre nos processos neoplásicos em geral demanda muita energia e, dessa forma, o excesso de tecido adiposo presente no estroma tumoral pode facilitar o crescimento e surgimento de metástase ao garantir o aporte energético necessário. Além disso, a secreção das adipocinas de fatores angiogênicos e pró-inflamatórios por parte do tecido adiposo formam o microambiente ideal para a formação e o crescimento tumoral.

No atinente à ocorrência de nefro/urolitíase em indivíduos obesos, o aumento da excreção urinária de cálcio e oxalato, bem como a redução do pH urinário, são considerados os principais mecanismos litogênicos nesses casos. De acordo com estudos epidemiológicos, o índice de massa corpórea apresentou correlação negativa com o pH urinário em homens e mulheres, ao passo que houve correlação positiva para a excreção urinária de cálcio em indivíduos do sexo masculino e de oxalato nos do sexo feminino. Isto é, quão maior o índice de massa corpórea, menor o pH, e maior a calciurese em homens e a oxalúria em mulheres. Esses achados podem ser explicados pelo fato de que o consumo de maiores quantidades de alimento naturalmente implica maior excreção urinária de substâncias com potencial litogênico. Ainda, a resistência insulínica comumente observada na obesidade tem sido relacionada à deficiência na amoniogênese, o que pode contribuir para as alterações do pH urinário observadas nos indivíduos obesos.

A hiperoxalúria, caracterizada pelo aumento da excreção urinária de oxalato, que é um importante substrato para a formação dos cálculos de oxalato de cálcio, é associada à hiperlipidemia em humanos, e os possíveis mecanismos fisiológicos envolvidos vêm sendo estudados em modelos experimentais. Ratos alimentados com dietas com alto teor de gordura apresentaram hiperlipidemia, hiperoxalúria, hipercalciúria, proteinúria, desmineralização óssea e nefrocalcinose, além de deposição de lipídios e de cristais de fosfato de cálcio nos rins. Uma das hipóteses aventadas para justificar tais achados seria que complexos de cálcio e lipídios se formariam no lúmen intestinal, contribuindo, portanto, para a maior disponibilidade de absorção de oxalato, o que, por sua vez, levaria à hiperoxalúria. Outra possível via é a do aumento da síntese endógena do oxalato por parte dos peroxissomos hepáticos, induzida pela hiperlipidemia. A síntese endógena de oxalato por tal via culmina em estresse oxidativo com comprometimento do componente fosfolipídico da membrana celular, resultando, portanto, em lesão estrutural, calcificação e morte celular, o que foi demonstrado em modelo experimental.

A associação de obesidade, hiperlipidemia e hiperoxalúria também já foi demonstrada por meio de estudos clínicos. Uma metanálise de 2019 demonstrou que humanos com hipertrigliceridemia apresentam risco aumentado para a ocorrência de urolitíase. Outro estudo realizado com mais de 11 mil pacientes demonstrou que, quando a obesidade está associada a diabetes *mellitus* e hipertensão, há aumento do risco para a ocorrência de nefrolitíase decorrente de hipercalciúria, hiperoxalúria e hipocitratúria. Em humanos com síndrome metabólica, a hiperlipidemia é associada à lesão subepitelial tubular, com desenvolvimento da placa de Randall, formação de cristais e nefrolitíase.

OBESIDADE E DOENÇAS DO SISTEMA URINÁRIO EM CÃES E GATOS

Dadas as evidências atuais, o nexo de causalidade entre doenças renais e obesidade em cães e gatos é frágil, pois os estudos disponíveis apresentam resultados controversos. Um grupo de pesquisa europeu buscou avaliar o efeito da perda de peso sobre biomarcadores renais e, para tanto, incluiu em sua análise prospectiva 37 cães obesos. Como resultado, foi observada a redução significativa de creatinina, cistatina C, clusterina, hemocisteína, proteinúria e albuminúria após a perda de peso. Os autores concluíram que, na população de cães obesos avaliados, pode ter havido injúria e disfunção renal subclínica, o que pode ser explicado pela melhora nos biomarcadores renais precoces, a exemplo da clusterina e cistatina C, após a perda de peso.

Outro estudo objetivou avaliar o efeito da porcentagem de gordura corporal sobre as concentrações séricas da dimetilarginina simétrica (SDMA), um biomarcador precoce de disfunção renal, em 16 cães saudáveis da raça Beagle. Como resultado, observou-se correlação negativa significativa entre as determinações da SDMA e da porcentagem de gordura corpórea, de modo que a concentração sérica de SDMA diminuiu 0,07 mcg/dL para cada aumento de 1% da gordura corporal. Possíveis justificativas para tais achados seriam maior captação celular e metabolismo hepático da SDMA, além de hiperfiltração por parte dos indivíduos obesos, entretanto no referido estudo não foi identificada alteração na taxa de filtração glomerular (TFG), medida pelo *clearance* de ioexol.

Resultados contrários aos supracitados foram observados em um estudo mais recente realizado no Brasil, que mensurou as concentrações séricas de substâncias reativas ao ácido tiobarbitúrico (TBARS) e SDMA em cadelas obesas submetidas a programa de perda de peso, com o intuito de avaliar o estresse oxidativo e a função renal, respectivamente, nessa população. Após a perda de peso, foi observada redução significativa tanto de TBARS quanto de SDMA.

Em gatos, um estudo que avaliou 54 animais não identificou diferenças nos valores de ureia, creatinina, SDMA e proteína ligada ao retinol (biomarcador precoce de fibrose tubulointersticial renal) entre indivíduos com escore de condição corporal (ECC) ≤ 5/9, em comparação àqueles com ECC > 5/9. O mesmo grupo de pesquisa realizou um estudo semelhante posteriormente, de desenho prospectivo, e observou que, ao final de 12 meses, também não foram verificadas diferenças nos marcadores de função renal como creatinina sérica e SDMA entre os 40 gatos com ECC ≤ 5/9 e ECC > 5/9.

Curiosamente, cães e gatos doentes renais crônicos com sobrepeso e obesos apresentaram maior sobrevida, quando comparados àqueles com baixo peso e menor ECC. Esse fenômeno, conhecido como "paradoxo da obesidade", reportado em humanos, é caracterizado pelo fato de que a obesidade *per si* reduz a sobrevida em indivíduos sem comorbidades, entretanto, em face de doenças como DRC ou insuficiência cardíaca congestiva, pessoas com sobrepeso ou obesas apresentam maior sobrevida. É provável que os indivíduos abaixo do peso com menor ECC apresentem perda de massa magra, sendo a justificativa mais provável para a ocorrência desse fenômeno.

Quanto aos possíveis efeitos da obesidade na formação de urólitos, algumas evidências estão disponíveis tanto em cães quanto em gatos. Um estudo caso-controle buscou avaliar a associação entre obesidade, hiperlipidemia e urolitíase por oxalato de cálcio em cães, e o resultado encontrado foi de que a hipertrigliceridemia ou o aumento do ECC podem até triplicar o risco da ocorrência de urolitíase. É possível que cães obesos apresentem pH urinário mais ácido e hipercalciúria, fatores que podem favorecer a litogênese. Entretanto, alguns estudos que avaliaram essas variáveis apresentaram resultados controversos. Um deles, realizado com mais de 50 animais, não encontrou correlação entre o ECC e o pH urinário, sendo que este último não diferiu entre os indivíduos formadores e não formadores de cálculos. Outro estudo que avaliou a calciurese em cães da raça Schnauzer identificou que, apesar de os animais com urolitíase apresentarem hipercalciúria, o ECC desse grupo não diferiu dos não formadores, e ambos os grupos apresentaram ECC < 7/9.

Em gatos, a obesidade constitui fator de risco para a ocorrência de urolitíase por estruvita, mas no atinente aos cálculos de oxalato de cálcio, há controvérsias. Com base nos resultados de um estudo recente, embora a ocorrência de hipercalcemia e hipercalciúria já tenha sido reportada em gatos com nefro/ureterolitíase, a correlação com o peso corporal não foi identificada.

CONSIDERAÇÕES FINAIS

Conforme discutido anteriormente, as evidências dos efeitos da obesidade sobre as doenças do trato urinário em cães e gatos são escassas. De acordo com os resultados dos estudos supracitados, recomenda-se a avaliação rotineira do peso corporal, do ECC e do escore de massa muscular (EMM) nos casos de DRC ou urolitíase. Neste último caso, além dos referidos parâmetros, a determinação do perfil lipídico em cães também deve ser considerada na prática clínica, dado que a hipertrigliceridemia constitui fator de risco para a ocorrência de urolitíase nesses animais.

A Tabela 1 resume os principais aspectos clínicos e laboratoriais descritos pela literatura no que se refere à associação da obesidade e doenças do trato urinário em pequenos animais.

Tabela 1 Abordagem comparativa dos efeitos da obesidade sobre as doenças e biomarcadores do trato urinário em humanos, cães e gatos

	Espécie			Referências
	Felinos	**Caninos**	**Humanos**	
Glomerulopatia relacionada à obesidade	–	–	(1) Deposição ectópica de gordura nos rins (2) Hipertensão e hiperfiltração glomerular (3) Alterações de permeabilidade decorrentes de injúrias na barreira de filtração glomerular (4) Glomerulomegalia e glomeruloesclerose focal ou segmentar	D'Agati et al., 2016; Kambham et al., 2001
Urolitíase	Obesidade é fator de risco para urolitíase por estruvita	Obesidade é fator de risco para urolitíase por oxalato de cálcio	Obesidade é fator de risco para nefrolitíase e urolitíase	Burggraaf et al., 2021; Lekcharoensuk et al., 2000; Asplin, 2009; Bartges, 2016
Biomarcadores renais	Marcadores de TFG sem diferenças entre ECC ≤ 5/9 e ECC > 5/9	Redução significativa de creatinina, cistatina C, clusterina, hemocisteína, proteinúria e albuminúria após a perda de peso; concentração sérica de SDMA diminuiu 0,07 mcg/dL para cada aumento de 1% da porcentagem de gordura corporal; após a perda de peso, foi observada redução significativa tanto de TBARS, quanto de SDMA	Lipocalina associada à gelatinase de neutrófilos e cistatina C já foram descritos como marcadores precoces de injúria renal aguda em crianças obesas	Cavalcante et al., 2023; Hillaert et al., 2021; Pérez-López et al., 2023; Bostan Gayret et al., 2018

ECC: escore de condição corporal; SDMA: dimetilarginina simétrica; TBARS: substâncias reativas ao ácido tiobarbitúrico; TFG: taxa de filtração glomerular.

Fonte: elaborada pela autora.

BIBLIOGRAFIA

1. Asplin JR. Obesity and Urolithiasis. Adv Chronic Kidney Dis. 2009;16(1):11-20.
2. Bartges JW. Feline calcium oxalate urolithiasis: risk factors and rational treatment approaches. J Feline Med Surg. 2016;18(9):712-22.
3. Besiroglu H, Ozbek E. Association between blood lipid profile and urolithiasis: a systematic review and meta-analysis of observational studies. Int J Urol. 2019;26(1):7-17.
4. Blüher M. Obesity: Global epidemiology and pathogenesis. Nat Rev Endocrinol. 2019;15(5):288-98.
5. Bostan Gayret Ö, Taşdemir M, Erol M, Tekin Nacaroğlu H, Zengi O, Yiğit Ö. Are there any new reliable markers to detect renal injury in obese children? Ren Fail. 2018;40(1):416-22.
6. Boyd LM, Langston C, Thompson K, Zivin K, Imanishi M. Survival in cats with naturally occurring chronic kidney disease (2000-2002). J Vet Intern Med. 2008;22(5):1111-7.
7. Burggraaf ND, Westgeest DB, Corbee RJ. Analysis of 7866 feline and canine uroliths submitted between 2014 and 2020 in the Netherlands. Res Vet Sci. 2021;137:86-93.
8. Carr SV, Grant DC, DeMonaco SM, Shepherd M. Measurement of preprandial and postprandial urine calcium to creatinine ratios in male Miniature Schnauzers with and without urolithiasis. J Vet Intern Med. 2020;34(2):754-60.
9. Cavalcante CZ, Michelotto PV, Capriglione LGA, Roncoski AT, Nishiyama A. Weight loss modifies lipid peroxidation and symmetric dimethylarginine levels in obese dogs. Can J Vet Res Rev Can Rech Veterinaire. 2023;87(1):29-34.
10. D'Agati VD, Chagnac A, De Vries APJ, Levi M, Porrini E, Herman-Edelstein M, et al. Obesity-related glomerulopathy: clinical and pathologic characteristics and pathogenesis. Nat Rev Nephrol. 2016;12(8):453-71.
11. De Vries APJ, Ruggenenti P, Ruan XZ, Praga M, Cruzado JM, Bajema IM, et al. Fatty kidney: Emerging role of ectopic lipid in obesity-related renal disease. Lancet Diabetes Endocrinol. 2014;2(5):417-26.
12. Gluba-Brzózka A, Rysz J, Ławiński J, Franczyk B. Renal Cell Cancer and Obesity. Int J Mol Sci. 2022;23(6):3404.
13. Hall JE, Brands MW, Dixon WN, Smith MJ. Obesity-induced hypertension. Renal function and systemic hemodynamics. Hypertension. 1993;22(3):292-9.
14. Hillaert A, Liu DJX, Daminet S, Broeckx BJG, Stock E, Paepe D, et al. Serum symmetric dimethylarginine shows a relatively consistent long-term concentration in healthy dogs with a significant effect of increased body fat percentage. PLoS One. 2021;16(2):e0247049.
15. Hsu H hsun, Ueno S, Miyakawa H, Ogawa M, Miyagawa Y, Takemura N. Upper urolithiasis in cats with chronic kidney disease: prevalence and investigation of serum and urinary calcium concentrations. J Feline Med Surg. 2022;24(6):e70-5.
16. Kambham N, Markowitz GS, Valeri AM, Lin J, D'Agati VD. Obesity-related glomerulopathy: an emerging epidemic. Kidney Int. 2001;59(4):1498-509.
17. Kennedy SM, Lulich JP, Ritt MG, Furrow E. Comparison of body condition score and urinalysis variables between dogs with and without calcium oxalate uroliths. J Am Vet Med Assoc. 2016;249(11):1274-80.
18. Khan SR. Is oxidative stress, a link between nephrolithiasis and obesity, hypertension, diabetes, chronic kidney disease, metabolic syndrome? Urol Res. 2012;40(2):95-112.
19. Kohjimoto Y, Sasaki Y, Iguchi M, Matsumura N, Inagaki T, Hara I. Association of metabolic syndrome traits and severity of kidney stones: results from a nationwide survey on urolithiasis in Japan. Am J Kidney Dis. 2013;61(6):923-9.

20. Lekcharoensuk C, Lulich JP, Osborne CA, Pusoonthornthum R, Allen TA, Koehler LA, et al. Patient and environmental factors associated with calcium oxalate urolithiasis in dogs. J Am Vet Med Assoc. 2000;217(4):515-9.
21. Maalouf NM, Sakhaee K, Parks JH, Coe FL, Adams-Huet B, Pak CYC. Association of urinary pH with body weight in nephrolithiasis. Kidney Int. 2004;65(4):1422-5.
22. Mitrofanova A, Mallela SK, Ducasa GM, Yoo TH, Rosenfeld-Gur E, Zelnik ID, et al. SMPDL3b modulates insulin receptor signaling in diabetic kidney disease. Nat Commun. 2019;10(1):2692.
23. Morrisey K, Evans RA, Wakefield L, Phillips AO. Translational regulation of renal proximal tubular epithelial cell transforming growth factor-β1 generation by insulin. Am J Pathol. 2001;159(5):1905-15.
24. Nasrallah MP, Ziyadeh FN. Overview of the physiology and pathophysiology of leptin with special emphasis on its role in the kidney. Semin Nephrol. 2013;33(1):54-65.
25. Parker VJ, Freeman LM. Association between body condition and survival in dogs with acquired chronic kidney disease. J Vet Intern Med. 2011;25(6):1306-11.
26. Paulin MV, Dunn M, Vachon C, Beauchamp G, Conversy B. Association between hyperlipidemia and calcium oxalate lower urinary tract uroliths in dogs. J Vet Intern Med. 2022;36(1):146-55.
27. Pérez-López L, Boronat M, Melián C, Brito-Casillas Y, Wägner AM. Kidney function and glucose metabolism in overweight and obese cats. Vet Q. 2020;40(1):132-9.
28. Pérez-López L, Boronat M, Melián C, Santana A, Brito-Casillas Y, Wägner AM. Short-term evaluation of renal markers in overweight adult cats. Vet Med Sci. 2023;9(2):572-8.
29. Porsani MYH, Teixeira FA, Oliveira VV, Pedrinelli V, Dias RA, German AJ, et al. Prevalence of canine obesity in the city of São Paulo, Brazil. Sci Rep. 2020;10(1):14082.
30. Rocchini AP, Katch V, Kveselis D, Moorehead C, Martin M, Lampman R, et al. Insulin and renal sodium retention in obese adolescents. Hypertension. 1989;14(4):367-74.
31. Schmiedl A, Schwille PO, Bonucci E, Erben RG, Grayczyk A, Sharma V. Nephrocalcinosis and hyperlipidemia in rats fed a cholesterol- and fat-rich diet: Association with hyperoxaluria, altered kidney and bone minerals, and renal tissue phospholipid-calcium interaction. Urol Res. 2000;28(6):404-15.
32. Sharma K, Ramachandrarao S, Qiu G, Usui HK, Zhu Y, Dunn SR, et al. Adiponectin regulates albuminuria and podocyte function in mice. J Clin Invest. 2008;JCI32691.
33. Tvarijonaviciute A, Ceron JJ, Holden SL, Biourge V, Morris PJ, German AJ. Effect of weight loss in obese dogs on indicators of renal function or disease. J Vet Intern Med. 2013;27(1):31-8.
34. Welsh GI, Hale LJ, Eremina V, Jeansson M, Maezawa Y, Lennon R, et al. Insulin signaling to the glomerular podocyte Is critical for normal kidney function. Cell Metab. 2010;12(4):329-40.

Capítulo **12**

Oncologia

Igor Luiz Salardani Senhorello
Paulo César Jark

INTRODUÇÃO

O reflexo da obesidade no risco de desenvolvimento de neoplasias é bem documentado e comprovado na medicina humana, embora essa relação seja observada em algumas neoplasias em cães e gatos. Um importante conjunto de publicações comparou, prospectivamente, um grupo de Labradores em escore ideal que comia quantidade controlada *versus* um grupo que comia de maneira excessiva. Comprovou-se que a alta ingestão de alimento e o aumento de escore de condição corporal teve impacto na incidência e na precocidade de neoplasias.

Três fatores principais são considerados para conectar obesidade e câncer: o eixo insulina-IGF-1, os hormônios sexuais e as citocinas derivadas de adipócitos (denominadas adipocinas). Cada um desses três fatores está intimamente ligado à desregulação endócrina e parácrina do tecido adiposo na obesidade. Este capítulo abordará o impacto da obesidade no risco de desenvolvimento de neoplasias, a relação com lipomas e a conduta diante da obesidade em animais com câncer. Vale ressaltar que muitas informações serão extrapoladas da medicina humana, visto o número reduzido de evidências na medicina veterinária.

IMPACTO DO EXCESSO DE PESO E DA OBESIDADE SOBRE O RISCO DO DESENVOLVIMENTO DE NEOPLASIAS

Obesidade e câncer em humanos

A etiologia do câncer é multifatorial e pode estar relacionada tanto a fatores genéticos intrínsecos como a fatores ambientais e ao estilo de vida. Entre as inúmeras causas de câncer em seres humanos, a obesidade figura como a segunda causa evitável de câncer no mundo, atrás apenas do tabagismo. Dados da American Association for Cancer Research (AACR) de 2019 apontaram que aproximadamente 20% das neoplasias em humanos nos EUA estão relacionadas a excesso de peso, consumo de álcool, sedentarismo e dieta desbalanceada.

A obesidade na fase adulta aumenta o risco de pelo menos 15 tipos distintos de câncer, enquanto se manter fisicamente ativo diminui o risco de oito tipos (Tabela 1).

Tabela 1 Neoplasias com risco aumentado em pessoas obesas e tipos de câncer com diminuição de risco em pessoas que praticam atividade física regularmente

Tipos de câncer associados à obesidade em humanos
Meningioma
Neoplasia de cabeça e pescoço
Neoplasia de tireoide
Neoplasia renal
Carcinoma esofágico
Neoplasia hepática
Neoplasia em vesícula biliar
Neoplasia gástrica
Neoplasia pancreática
Neoplasia colorretal
Mieloma múltiplo
Neoplasia uterina
Neoplasia ovariana
Neoplasia mamária em mulheres pós-menopausa
Neoplasia prostática
Tipos de câncer com diminuição de risco em pessoas fisicamente ativas
Neoplasia pulmonar
Carcinoma esofágico
Neoplasia gástrica
Neoplasia renal
Neoplasia colorretal
Neoplasia mamária em mulheres pós-menopausa
Neoplasia ovariana
Neoplasia de bexiga

Fonte: adaptada de American Association for Cancer Research, 2019.

Entretanto o risco de câncer associado à obesidade sofre influências étnicas, uma vez que pessoas negras parecem estar mais suscetíveis a essa correlação em contraste com hispânicos, que parecem apresentar menor risco. E, ainda, há uma associação forte entre o aumento de massa corporal e o desenvolvimento de neoplasias mamárias, principalmente na população asiática.

Além do aumento na incidência de câncer em pacientes obesos, vários estudos demonstram a correlação entre obesidade e neoplasias de evolução mais agressiva e, consequentemente, pior prognóstico. Os mecanismos relacionados a isso serão discutidos ao longo do capítulo.

Obesidade e câncer em animais

A incidência de câncer em animais de companhia tem apresentado aumento substancial nas últimas décadas, em paralelo à crescente prevalência de sobrepeso e obesidade. Em determinadas circunstâncias, esses dois cenários podem estar interligados, embora a quantidade de estudos voltados para a relação entre obesidade e câncer em cães e gatos ainda seja limitada. A maior parte das informações relativas aos mecanismos subjacentes a essa correlação é extrapolada do campo da medicina humana.

Um estudo com 285 cães da cidade de São Paulo revelou que 40,5% dos animais estavam com sobrepeso ou obesidade, e que a incidência era maior em fêmeas e animais castrados. A correlação dessas variáveis com o aumento de câncer ainda precisa ser estudada, porém já existem estudos sobre essa associação.

O primeiro estudo a correlacionar obesidade e câncer em cães foi desenvolvido em 1989 e verificou aumento do risco no desenvolvimento de carcinomas uroteliais em animais obesos, independentemente do grau de exposição a outros carcinógenos.

Estudos posteriores verificaram que fêmeas obesas desenvolveram neoplasias mamárias em fases mais precoces e de comportamento mais agressivo por mecanismos que serão discutidos a seguir.

MECANISMOS ENVOLVIDOS NA CORRELAÇÃO ENTRE OBESIDADE E CÂNCER EM HUMANOS E ANIMAIS DE COMPANHIA

A maioria dos estudos que correlaciona câncer com obesidade deriva de pesquisas conduzidas com seres humanos. Contudo, é um consenso estabelecido que o desenvolvimento de neoplasias em cães e gatos compartilha inúmeras similaridades com o contexto humano. Essa assertiva é sustentada pelo fato de que, frequentemente, animais são utilizados como modelos experimentais de ocorrência natural de câncer em oncologia comparada.

Na atualidade, o tecido adiposo é amplamente reconhecido como um órgão integral ao sistema endócrino, sendo classificado em duas categorias distintas: tecido adiposo branco e marrom. Enquanto o tecido marrom está intrinsecamente associado a funções termorregulatórias, o tecido adiposo branco desempenha papel de destaque não apenas nos mecanismos de proteção e reserva energética, mas também no sistema endócrino, pela produção de hormônios e citocinas que desempenham diversas funções no organismo. Quando há um desequilíbrio nesse sistema, uma série de doenças pode ser desencadeada, inclusive o câncer.

Correlação entre câncer, obesidade e inflamação

Com o avanço dos estudos sobre etiologia do câncer, é cada vez mais evidente a associação entre inflamação e câncer, uma vez que o microambiente inflamatório é responsável pela presença de citocinas que estimulam proliferação e migração celular além da angiogênese, que são mecanismos utilizados pela célula neoplásica para se desenvolver.

São inúmeros os exemplos que correlacionam câncer e inflamação – tanto em humanos como na medicina veterinária –, entre esses exemplos, podem ser citados: a alta ocorrência de linfomas intestinais de baixo grau em gatos portadores de enteropatias inflamatórias crônicas; os sarcomas de aplicação induzidos por inflamação local; a alta expressão de COX-2 em carcinomas uroteliais, carcinomas prostáticos e carcinomas inflamatórios de mama; além da correlação entre obesidade e câncer já documentada na medicina veterinária.

A tríade obesidade, inflamação e câncer pode ser explicada pela liberação de várias moléculas pró-inflamatórias pelo tecido adiposo ou pelas células estromais vasculares presentes no tecido que exercem diversas funções, como estimular proliferação e angiogênese. Entre essas substâncias, podem ser citadas: interleucina-6 (IL-6), fator de necrose tumoral (TNF-α), leptina, resistina e fator de crescimento de hepatócito. A progressão tumoral é o resultado de interações das células neoplásicas com o microambiente ao redor delas e, nesse contexto, os adipócitos são capazes de produzir várias moléculas necessárias para proliferação, sobrevivência e migração das células tumorais.

Entre as adipocinas, a leptina é uma das mais estudadas, por estar relacionada ao desenvolvimento tumoral por vários mecanismos propostos. Produzida pelos adipócitos, a leptina tem como papel fundamental a regulação do consumo de alimentos, portanto tem sua concentração elevada em obesos, na tentativa de diminuir o consumo energético, mesmo que na maioria das vezes sofra resistência e sua ação não seja propriamente efetivada. Porém a leptina também pode participar da ativação de vias de sinalização de crescimento e sobrevivência relacionadas a carcinogênese, como JAK2/STAT3, PI3K/Akt e MAPK/ERK, que são vias conhecidas no desenvolvimento de inúmeros tipos de câncer em humanos e animais.

Outra adipocina muito estudada nos processos neoplásicos é a adiponectina, um hormônio relacionado aos efeitos protetivos contra a inflamação e modulação do sistema endócrino relacionado à sensibilidade à insulina. Nos indivíduos com câncer, essa adipocina tem sua concentração sérica inversamente relacionada ao desenvolvimento da doença e correlacionada negativamente com o índice de massa corporal e o acúmulo visceral de gordura. Em resumo, a adiponectina exerce papel protetivo do organismo no desenvolvimento de câncer, principalmente pela indução de apoptose e inibição da angiogênese e migração tecidual, além de exercer efeito anti-inflamatório.

A adiponectina foi estudada em vários tipos de neoplasia em humanos, nos quais foi verificado, por exemplo, que o risco de desenvolvimento de câncer de mama em mulheres na menopausa é menor quando as concentrações séricas de adiponectina estão elevadas, corroborando seu efeito protetivo no organismo. Em um estudo conduzido com 29 cães obesos e 17 com peso adequado, verificou-se que as concentrações de adiponectina estavam reduzidas nos obesos, sugerindo que, ao contrário da leptina, existe uma relação inversa entre concentração de adiponectina e a obesidade em cães, semelhante ao que já foi comprovado em humanos.

O TNF-α, liberado pelos adipócitos ou pelas células que compõem o microambiente estromal, além de promover estado inflamatório, pode interferir negativamente na ação do sistema imune, contribuindo para a progressão tumoral, uma vez que as células do sistema imunológico desempenham papel importante na prevenção de neoplasias, exemplos pelos quais animais transplantados que fazem uso de imunossupressores, gatos positivos para retroviroses ou animais idosos em processo de imunossenescência apresentam maior incidência de câncer.

Em síntese, pacientes obesos estão sob estado inflamatório crônico, com liberação de citocinas tanto pelos adipócitos como pelas células estromais presentes no tecido adiposo que, em conjunto, podem estimular várias vias de sinalização do câncer. Ademais, contribuem para angiogênese, migração e sobrevivência celular, que são os mecanismos utilizados para o desenvolvimento tumoral.

Obesidade, hormônios sexuais e câncer

A correlação entre obesidade, hormônios sexuais e câncer talvez seja um dos exemplos mais estudados na oncologia humana, principalmente no que tange ao desenvolvimento de neoplasias mamárias em mulheres, uma vez que esse é o câncer de maior incidência no sexo feminino.

A participação do estrógeno na iniciação de processos carcinogênicos está bem documentada, visto que figuram entre os fatores de risco para desenvolvimento de neoplasias mamárias em mulheres: uso de anticoncepcionais, menarca precoce e menopausa tardia, além da obesidade pós-menopausa.

Durante o processo de menopausa, o organismo diminui significativamente as concentrações de estrógeno, o que deveria reduzir os riscos de neoplasia mamária. Porém mulheres obesas apresentam altas concentrações de aromatase no tecido adiposo, e essa substância é capaz de aumentar a síntese de estradiol pelas adrenais, mantendo concentrações altas e predispondo a maior susceptibilidade ao desenvolvimento de neoplasias mamárias em mulheres obesas na menopausa.

Assim como em humanos, já há indícios da correlação entre obesidade e desenvolvimento de neoplasias mamárias em cadelas, conforme já apresentado. Lim et al. (2015) verificaram que a concentração de aromatase em tumores mamários era superior ao tecido mamário normal e que 80% das amostras com aumento de expressão de aromatase eram de fêmeas com sobrepeso ou obesas, ainda que nesse trabalho não tenha sido possível correlacionar com esse achado aumento de hormônios sexuais. Outros autores não encontraram relação entre as concentrações de aromatase e obesidade em cães, porém verificaram aumento de expressão de prostaglandina-E2 (PGE2) e leptina. A PGE2 é conhecida por induzir vários mecanismos pró-carcinogênicos, entre eles estímulo à proliferação, retardo de apoptose, aumento da angiogênese e supressão do sistema imune.

Além da correlação das citocinas inflamatórias na promoção e no surgimento do câncer em cadelas, foi verificado também que fêmeas obesas desenvolveram câncer em fases mais precoces, com maior taxa de envolvimento linfático e tumores em estágios mais avançados. Esse fato sugere similaridade com o que ocorre com mulheres em relação ao aumento da angiogênese e metástase e, consequentemente, pior prognóstico.

Obesidade, angiogênese, hipóxia e câncer

Pacientes obesos não somente estão predispostos ao desenvolvimento de uma série de tipos tumorais, mas também à ocorrência de neoplasias mais agressivas relacionadas a pior prognóstico, em razão do aumento das taxas de metástases. Um dos mecanismos envolvidos na agressividade tumoral relacionada à obesidade é a angiogênese exacerbada decorrente da liberação de vários fatores de crescimento endotelial, uma vez que o tecido adiposo é abundante em células endoteliais secretoras de moléculas como fator de crescimento endotelial (VEGF) e fator de crescimento de hepatócito (HGF) que exercem funções autócrinas e parácrinas, favorecendo a neovascularização que, além de nutrir a célula tumoral, é meio de disseminação que favorece o processo de metástase e a aquisição de um fenótipo mais grave.

Além disso, vale ressaltar que o paciente obeso tem diminuição do fluxo sanguíneo, resultando em diminuição de oxigenação tecidual. Esse processo favorece a transcrição de genes como o fator induzido por hipóxia 1α (*HIF-1α*) que induz a transcrição do *VEGF*, fator de crescimento derivado de plaquetas (*PDGF*), fator de crescimento epidérmico (*EGF*), fator de crescimento derivado dos fibroblastos (*FGF-2*), fator de crescimento transformador (*TGF-1β*), fator de crescimento derivado da insulina (*IGF*) e citocinas, incluindo *TNF-α* e *IL-1β*, todos implicados no desenvolvimento tumoral e na aquisição de comportamento mais agressivo da neoplasia, influenciando diretamente o prognóstico.

Obesidade e estresse oxidativo

O estresse oxidativo é decorrente do processo inflamatório crônico, mas também de outros mecanismos relacionados à obesidade, e pode resultar em aumento do dano no DNA e, consequentemente, em maior risco de mutações que não são corrigidas e podem predispor a desenvolvimento tumoral, sendo mais um mecanismo de correlação entre obesidade e câncer.

Obesidade, alterações no microbioma e câncer

Embora os estudos nessa área ainda sejam escassos, há indícios da influência da obesidade na alteração da microbiota intestinal e da correlação do oncomicrobioma no desenvolvimento tumoral. Este último tópico vem ganhando cada vez mais destaque tanto em medicina humana como na veterinária, devido aos vários mecanismos associando alterações no microbioma com produção de genotoxinas capazes de promover mutações no DNA, alterações na expressão, além da influência na imunidade local e sistêmica, todos mecanismos implicados no desenvolvimento tumoral.

RELAÇÃO ENTRE OBESIDADE E LIPOMAS

Lipomas são tumores benignos de origem mesenquimal oriundos da proliferação desordenada de células adiposas, comuns em animais de companhia, especialmente em cães. Um grande estudo realizado no Reino Unido identificou que, de 384.284 cães atendidos em 215 clínicas veterinárias, 1,94% apresentava lipoma.

Essas neoplasias são frequentemente identificadas como nódulos cutâneos ou subcutâneos de crescimento lento, que geralmente não representam risco iminente para a vida dos animais. Entretanto relatos de casos individuais ou séries de casos têm evidenciado lipomas intracavitários e lipomas adjacentes a estruturas neurais, que têm causado manifestações clínicas devido à compressão de órgãos. Estudos epidemiológicos têm sugerido uma correlação entre excesso de tecido adiposo e a maior probabilidade de desenvolvimento de lipomas em animais de estimação.

A pesquisa conduzida no Reino Unido analisou os fatores de risco relacionados ao desenvolvimento de lipomas em cães. Os autores mostraram aumento de 1,97 no risco de ocorrência de lipomas em cães adultos cujo peso estava igual ou excedia os padrões estabelecidos para a raça ou sexo. Esse estudo também destacou tendência notável e substancial de incremento nas probabilidades de desenvolver lipomas conforme o peso corporal do cão adulto aumentava. Essa constatação sugere a possibilidade de aumento real no risco de ocorrência de metaplasia celular ou neoplasia em paralelo ao aumento do peso corporal.

Curiosamente, raças reconhecidas por apresentarem maior predisposição à obesidade, como Cocker Spaniel e Labrador Retriever, também emergiram com probabilidade elevada de desenvolver lipomas, o que reforça a correlação entre essas condições. Além disso, outros fatores – como doenças hormonais, idade avançada e sexo feminino – figuram entre os elementos de risco associados à manifestação da doença.

Os mecanismos subjacentes a essa relação são complexos e multifacetados. À medida que os animais ganham peso excessivo, ocorrem alterações no tecido adiposo que podem levar a um ambiente propício para o desenvolvimento de lipomas. A hipótese é que as células adiposas, em um cenário de obesidade, podem se tornar mais suscetíveis a anomalias genéticas que resultam em seu crescimento desordenado e eventual formação de lipomas, principalmente pelo estado inflamatório crônico de baixo grau. Fatores hormonais e genéticos também parecem desempenhar papel nessa interação, embora as conexões precisas ainda precisem ser estudadas.

A importância clínica dessa relação não pode ser subestimada. Embora lipomas sejam geralmente benignos, eles podem afetar a qualidade de vida dos animais obesos. Sua presença pode levar a desconforto físico, dificuldades de mobilidade e até interferir na capacidade normal do animal de interagir e se exercitar. Além disso, lipomas em locais específicos podem ser de difícil remoção cirúrgica, por terem localização próxima a estruturas vitais.

A prevenção e o manejo adequado da obesidade desempenham papel crucial na minimização do risco de desenvolvimento de lipomas. A perda de peso gradual e controlada, sob supervisão veterinária, pode não apenas reduzir o risco de lipomas, mas também melhorar a saúde geral do animal. Uma abordagem preventiva que inclui a manutenção de peso saudável é indicada e benéfica.

Apesar das evidências entre a obesidade e o risco de lipoma, há ainda várias áreas de pesquisa em aberto. Compreender os mecanismos moleculares exatos que ligam a obesidade à formação de lipomas é fundamental para desenvolver estratégias de prevenção e manejo mais eficazes.

PARADOXO DA OBESIDADE: DEVE-SE EMAGRECER O PACIENTE OBESO QUE APRESENTA CÂNCER?

Ao analisar as evidências consolidadas na medicina humana e os estudos que confirmam a relação entre a obesidade e o desenvolvimento do câncer em animais, surge a importante e razoável proposição de controlar o peso dos animais de companhia, visando a prevenir a ocorrência de câncer e melhorar o prognóstico dos pacientes oncológicos. Cães e humanos compartilham diversas semelhanças em relação aos fatores etiológicos do câncer, e o estilo de vida dos tutores pode influenciar na obesidade dos animais, como demonstrado em pesquisas realizadas nos EUA e no Brasil. Assim, esforços na saúde única têm o potencial de impactar diretamente na redução da obesidade em animais.

Entretanto é importante considerar outra perspectiva sobre a obesidade, especialmente quando se trata de abordar pacientes obesos diagnosticados com câncer. Esse assunto deve ser considerado de forma abrangente, levando em conta a grande heterogeneidade dos tipos de câncer. Cada tipo de câncer apresenta comportamento particular, o que tem impacto direto nas consequências da doença nos pacientes, nos tratamentos utilizados e no prognóstico. Por conseguinte, quando se pensa em um programa de perda de peso, deve-se ter conhecimento abrangente sobre o comportamento da doença e as consequências em curto e longo prazo.

Considerando o impacto da obesidade, conforme já discutido, é razoável supor que a perda de peso como parte do tratamento do paciente com câncer trará benefícios, como a redução do processo inflamatório crônico e o impacto favorável na imunidade do paciente. Estudos em humanos têm evidenciado a diminuição de mediadores inflamatórios em pacientes obesos com câncer após participarem de programas de perda de peso. No entanto, é importante mencionar que os principais estudos em humanos que avaliam os reais impactos da perda de peso analisaram os pacientes no período livre de doença, já os dados no tempo de sobrevida global e na melhora da qualidade de vida dos pacientes oncológicos ainda estão em curso.

Na medicina veterinária, faltam estudos prospectivos randomizados que examinem detalhadamente o tratamento da obesidade e suas consequências no longo prazo em pacientes oncológicos. Contudo, é relevante observar que diversos estudos têm se dedicado a analisar o perfil inflamatório em cães obesos e como ele é modulado após a ocorrência de um programa de perda de peso. A partir dessas investigações, emerge a constatação de que a redução dos mediadores inflamatórios ocorre como resultado do processo de emagrecimento. Entre os resultados mais proeminentes, destaca-se a diminuição das interleucinas (IL) pró-inflamatórias, bem como das adipocinas e do TNF-α, todos eles representativos de mediadores intrinsecamente ligados ao estado inflamatório crônico de baixo grau.

Considerando a abordagem geral, a implementação de um programa de perda de peso em um paciente que esteja iniciando um tratamento oncológico requer extrema cautela e deve levar em conta diversos fatores, como o grau de obesidade e suas repercussões, o tipo de câncer, o comportamento da doença nesse paciente e o tipo de tratamento utilizado. É importante observar que os fatores associados ao câncer e suas síndromes paraneoplásicas frequentemente causam mudanças no apetite do paciente e na perda de peso. Além disso, tratamentos que causam dor, como cirurgias oncológicas, ou provocam alterações gastrointestinais, como protocolos de quimioterapia, tendem a levar à hiporexia ou anorexia em alguns animais. Portanto, é crucial uma avaliação individualizada e cuidadosa feita por profissional especializado para determinar a abordagem adequada para cada caso.

Com base nessas considerações, é importante avaliar a possibilidade de implementar um programa de perda de peso antes do início de tratamentos oncológicos, especialmente em casos de pacientes obesos que precisam emagrecer para aumentar a probabilidade de sucesso terapêutico, como é o caso de neoplasias que requerem amputação de membros. Estudos em humanos indicam que pacientes obesos submetidos a cirurgias para a remoção de neoplasias mamárias e colorretais enfrentam complicações cirúrgicas, como maiores taxas de infecções pós-cirúrgicas e deiscência de suturas, o que justifica a implementação de um programa de perda de peso antes do tratamento cirúrgico. Embora dados específicos sobre esse assunto não estejam disponíveis na literatura veterinária, é crucial discutir e realizar pesquisas para avaliar a relevância dessa abordagem em pacientes veterinários.

Por outro lado, pacientes obesos que já passaram por terapias mais agressivas, em tratamentos de manutenção com pouca repercussão sistêmica ou em acompanhamento, podem se beneficiar do programa de perda de peso, considerando o impacto da obesidade discutido anteriormente. Essa abordagem parece ser a mais adequada e utilizada na medicina humana, que incentiva mudança do estilo de vida e reeducação alimentar em pacientes que sobreviveram ao câncer.

Contudo, é fundamental ressaltar a importância de uma avaliação cuidadosa e periódica do animal, pois estudos avaliando o escore de condição corporal de pacientes com câncer demonstraram menor sobrevida em cães e gatos que apresentavam escore de condição corporal abaixo do ideal. Portanto, não é possível prever o impacto da perda de peso em pacientes que apresentam recidivas ou progressão da doença. Dessa forma, é essencial a abordagem individualizada e atenta para determinar o melhor curso de ação em cada caso.

CONSIDERAÇÕES FINAIS

Uma vez estabelecida a relação entre obesidade e câncer em humanos e animais, é imprescindível a conscientização de tutores sobre a importância e a necessidade de prevenção do ganho de peso excessivo em cães e gatos, tanto na incidência de neoplasias como em diversos outros problemas associados ao ganho de peso discutidos neste livro.

BIBLIOGRAFIA

1. American Association for Cancer Research. AACR Cancer Progress Report. Philadelphia: 2022. Disponível em: http://www.CancerProgressReport.org/.
2. Baez JL, Michel KE, Sorenmo K, Shofer FS. A prospective investigation of the prevalence and prognostic significance of weight loss and changes in body condition in feline cancer patients. J Fel Med Surg. 2007;9(5):411-7.
3. Barb D, Williams CJ, Neuwirth AK, Mantzoros CS. Adiponectin in relation to malignancies: a review of existing basic research and clinical. Am J Clin Nutr. 2007;86:858S-66S.
4. Bastien BC, Patil A, Satyaraj E. The impact of weight loss on circulating cytokines in Beagle dogs. Vet Immunol Immunopathol. 2015;163(3-4):174-82.
5. Blackadar CB. Historical review of the causes of cancer. World J Clin Oncol. 2016;7(1):54-86.
6. Bower JE. Cancer-related fatigue-mechanisms, risk factors, and treatments. Nat Rev Clin Oncol. 2014;11(10):597-609.
7. Chandler M, Cunningham S, Lund EM, Khanna C, Naramore R, Patel A, et al. Obesity and associated comorbidities in people and companion animals: a one health perspective. J Comp Pathol. 2017;156(4), 296-309.
8. Chooi YC, Ding C, Magkos F. The epidemiology of obesity. Metab Clin Exp. 2019;92:6-10.
9. Frank L, Mann S, Levine CB, Cummings BP, Wakshlag JJ. Increasing body condition score is positively associated interleukin-6 and monocyte chemoattractant protein-1 in Labrador retrievers. Vet Immunol Immunopathol. 2015;167(3-4):104-9.
10. Ghasemi A, Saeidi J, Azimi-Nejad M, Hashemy SI. Leptin-induced signaling pathways in cancer cell migration and invasion. Cell Onc. 2019;42:243-60.
11. Glickman LT, Schofer FS, McKe LJ, Reif JS, Goldschmidt MH. Epidemiologic study of insecticide exposures, obesity, and risk of bladder cancer in household dogs. J Toxicol Environ Health. 1989;28:407-14.
12. Hanahan D. Hallmarks of cancer: new dimensions. Cancer Discov. 2022;12:31-46.
13. Lim HY, Im KS, Kim NH, Kim HW, Shin JI, Sur JH. Obesity, expression of adipocytokines, and macrophage infiltration in canine mammary tumors. Vet J. 2015;203:326-31.
14. Marchi PH, Vendramini THA, Perini MP, Zafalon RVA, Amaral AR, Ochamotto VA, et al. Obesity, inflammation, and cancer in dogs: Review and perspectives. Front Vet Sci. 2022;9, 1004122.
15. Melo FHM de, Oliveira JS, Sartorelli VOB, Montor WR. Cancer chemoprevention: Classic and epigenetic mechanisms inhibiting tumorigenesis. What have we learned so far? Front Oncol. 2018;8:644.
16. Mraz M, Haluzik M. The role of adipose tissue immune cells in obesity and low-grade inflammation. J Endocrinol. 2014;222:113-27.

17. Pergola G, Silvestris F. Obesity as a major risk factor for cancer. J Obes. 2013;2013:291546.
18. O'Neill DG, Corah CH, Church DB, Brodbelt DC, Rutherford L. Lipoma in dogs under primary veterinary care in the UK: Prevalence and breed associations. Canine genetics and epidemiology. 2018;5:9.
19. Park HJ, Lee SE, Oh JH, Seo KW, Song KH. Leptin, adiponectin and serotonin levels in lean and obese dogs. BMC Vet Res. 2014;10:113.
20. Porsani MYH, Teixeira FA, Oliveira VV, Pedrinelli V, Dias RA, German AJ, et al. Prevalence of canine obesity in the city of São Paulo, Brazil. Sci Rep. 2020;10:1-15.
21. Rock CL, Byers TE, Colditz GA, Demark-Wahnefried W, Ganz PA, Wolin KY, Exercise and Nutrition to Enhance Recovery and Good Health for You (ENERGY) Trial Group, et al. Reducing breast cancer recurrence with weight loss, a vanguard trial: the Exercise and Nutrition to Enhance Recovery and Good Health for You (ENERGY) Trial. Contemp Clin Trials. 2013;34(2):282-95.
22. Tesi M, Millanta F, Poli A, Mazzetti G, Pasquini A, Panzani D, et al. Role of body condition score and adiponectin expression in the progression of canine mammary carcinomas. Vet Med Sci. 2020;6:265-71.
23. Tropf M, Nelson OL, Lee PM, Weng HY. Cardiac and metabolic variables in obese dogs. J Vet Intern Med. 2017;31:1000-7.

Capítulo **13**

Cirurgia e anestesia

Ayne Murata Hayashi
Geni Cristina Patricio dos Santos

INTRODUÇÃO

A obesidade em animais de companhia tem crescido em paralelo com a obesidade em humanos. Com esse aumento, a possibilidade de um paciente canino ou felino nessas condições necessitar de uma anestesia, seja para realização de exames ou intervenções cirúrgicas, é expressiva.

Diversas problemáticas associadas à obesidade são descritas neste livro. Tanto o aspecto físico do acúmulo de tecido adiposo como suas repercussões metabólicas (resistência insulínica e inflamação) podem estar relacionados com complicações pré, trans e pós-operatórias.

Este capítulo abordará as possíveis problemáticas da obesidade em cães e gatos no momento perioperatório. Como muitas informações ainda não foram investigadas na medicina veterinária, muitos dados são paralelos à medicina humana.

OBESIDADE E ANESTESIA

O excesso de gordura corporal compromete as funções fisiológicas do organismo, o que interfere diretamente na anestesia desses animais, pois há correlação com alterações metabólicas, cardiovasculares e respiratórias. Assim, a obesidade deve ser considerada uma comorbidade com importante relevância na execução de todas as fases que constituem o planejamento anestésico.

Avaliação pré-anestésica

A primeira etapa, pré-anestésica, caracteriza-se pela avaliação do paciente e estabilização dele, quando necessário. A categorização do animal usando o sistema de classificação de estado físico da Sociedade Americana de Anestesiologia (ASA), em escore de 1 a 5, considera o estado físico e as comorbidades médicas pré-anestésicas e determina as modificações necessárias para que o procedimento ocorra da maneira mais segura. O aumento no escore ASA está relacionado a maior risco de óbito na anestesia de cães e gatos (Tabela 1).

Tabela 1 Classificação de risco anestésico, segundo a Sociedade Americana de Anestesiologia (ASA)

Classificação do estado físico pré-operatório cirúrgico	Exemplos de pacientes
ASA 1 (paciente sadio)	Procedimentos eletivos como ovariossalpingo-histerectomia e orquiectomia
ASA 2 (doença sistêmica leve, compensada)	Neonato, pediátrico, geriátrico, tumor de pele, fratura sem choque
ASA 3 (paciente com doença sistêmica grave compensada)	Diabetes *mellitus* controlada, doença renal e cardíaca compensadas
ASA 4 (doença descompensada com constante ameaça à vida)	Perfuração de intestino, grave hipovolemia e anemia, doença cardíaca descompensada
ASA 5 (paciente moribundo sem expectativa de vida em 24 h sem a cirurgia)	Importante trauma, como craniano, choque, falência de múltiplos órgãos
E (adicionado)	Denota cirurgia de emergência

A obesidade é citada como exemplo de risco ASA 2 na medicina veterinária. Na medicina humana, recomenda-se o índice de massa corpórea (IMC) como forma de avaliação da relação entre peso e riscos anestésicos, e indivíduos classificados com IMC entre 30 e 40 estão no ASA 2 e IMC $\geq$ 40, considerado obesidade mórbida, no ASA 3, indicando maior risco para complicações anestésicas.

Na medicina veterinária, o exame físico pré-anestésico é importante que se considere sempre o escore de condição corporal (ECC). É necessário que os profissionais conheçam esse escore, para identificar os indivíduos em sobrepeso e obesidade, como é a recomendação da American Veterinary Medical Association (AVMA). Na Seção 3 deste livro é possível entender de maneira mais detalhada a forma de diagnóstico da obesidade na medicina veterinária.

Especificamente nos momentos pré-anestésicos, o exame físico precisa ser minucioso, com especial atenção ao sistema cardiovascular e respiratório, além dos exames complementares pré-anestésicos necessários baseados em anamnese, idade, raça, procedimento e doença envolvida. Para cirurgias eletivas, deve-se avaliar o perfil bioquímico sérico (renal, hepático, inclusive triglicérides e colesterol), hemograma e eletrocardiograma antes da data do procedimento.

Nos obesos, deve-se aferir a pressão arterial e realizar ecocardiografia, radiografia torácica e gasometria arterial, pois esses exames podem ajudar a identificar a extensão do dano nesses sistemas causados pelo excesso de peso, independentemente de outros fatores. A Tabela 2 apresenta problemas de saúde envolvidos na obesidade dos humanos que devem ser considerados na anestesia geral de cães e gatos pela semelhança na literatura.

Tabela 2 Considerações sobre doenças correlacionadas com obesidade

Doenças	Complicação
Síndrome da hipoventilação alveolar da obesidade	Acidose respiratória crônica e policitemia
Excesso de tecido gorduroso no tórax e no abdome	Aumento da pressão sobre o diafragma e os pulmões, redução do volume torácico Diminuição da capacidade residual funcional Compressão e colapso alveolar (atelectasia)
Hipertensão sistêmica e pulmonar	Cardiopatias e falência cardíaca
Comprometimento endócrino, renal e hepático decorrente de obesidade	Alteração no metabolismo de fármacos Aumento no risco de sobredose
Diabetes *mellitus*, hipotireoidismo, hiperadrenocorticismo	Distúrbio eletrolítico Dificuldade na termorregulação

Fonte: Price, 2010.

Sistema respiratório e anestesia

Muitos cães e gatos obesos, principalmente os braquicefálicos, podem apresentar previamente dificuldade na ventilação, e a administração de fármacos anestésicos agrava ainda mais o quadro, por conta da depressão respiratória, da perda dos reflexos protetores das vias aéreas e do relaxamento muscular.

Assim, deve-se ter especial atenção a alguns pontos:

- Vias aéreas superiores (faringe) e risco de obstrução do fluxo de ar pelo excesso de tecido gorduroso ao redor.

- Uso de sonda endotraqueal de tamanho e posicionamento adequado para manutenção das vias abertas, evitar aspiração, fornecer oxigênio e gases anestésicos e apoiar a ventilação.
- Monitorização pela análise dos gases expirados, pela oximetria de pulso, pela gasometria arterial e, muitas vezes, pelo uso de ventilação mecânica.
- Realizar pré-oxigenação para minimizar a dessaturação.
- Manutenção da sonda endotraqueal (oxigênio) em cães até recuperação total da anestesia, paciente com controle das vias aéreas e capaz de sustentar a cabeça.
- Monitorização do estado de oxigenação dos felinos deve ser mantida durante a recuperação anestésica, pois há alto risco de obstrução das vias aéreas (pequenas e delicadas) e a laringe é suscetível a espasmos.

Sistema cardiovascular e anestesia

A obesidade em cães e gatos não tem sido reportada em estudos epidemiológicos como fator de risco para doenças cardíacas, como nos humanos, mas pode ter efeitos deletérios em sua função (Capítulo 4). Em cães obesos, pode ocorrer aumento da frequência cardíaca (elevação no consumo de oxigênio) e de leve a moderado aumento na pressão arterial. Caso o paciente obeso apresente alguma cardiopatia – como a cardiomiopatia hipertrófica em felinos (CMH), doenças valvulares em cães (pequeno porte) e cardiomiopatias dilatadas –, a anestesia pode ser mais deletéria.

Fármacos anestésicos

A escolha dos fármacos analgésicos e anestésicos nos pacientes obesos depende dos resultados encontrados nos exames complementares e no exame físico, do procedimento a ser realizado, do tempo de duração da sedação/anestesia e da intensidade da dor já existente ou esperada. Não há nenhum protocolo específico para o paciente obeso, pois a anestesia é individual, mas, de modo geral, a dose dos medicamentos deve ser reduzida. Conforme o peso corporal (PC) aumenta, os tecidos magro e adiposo se elevam, mas não em paralelo, a porcentagem de massa magra diminui, o que pode interferir nas características de distribuição do agente anestésico. Assim, pacientes com ECC > 6/9 terão a dose reduzida em torno de 20% ou mais.

Animais com doenças correlacionadas com obesidade devem ter protocolos anestésicos que considerem essas disfunções:

- Sistema cardiovascular: protocolos anestésicos com uso de opioides como medicação pré-anestésica (MPA), associação na anestesia geral ou local. Exemplos: meperidina, morfina e metadona têm o objetivo de proporcionar sedação e analgesia e, assim, reduzir as doses dos fármacos na indução e dos agentes inalantes, minimizando o impacto depressor (hipotensão característica de pressão arterial sistólica < 80-90 mmHg, média 60-70 mmHg e diastólica < 40 mmHg).
- Sistema respiratório: os fármacos que o deprimem – como opioides (morfina, fentanila, metadona), propofol e alfa-2-agonistas – são usados com cautela e monitoramento respiratório. Deve-se ter especial atenção aos alfa-2-agonistas, como a dexmedetomidina, pelo relaxamento muscular.
- Função hepática: pacientes principalmente com elevação na atividade sérica das enzimas podem apresentar redução no *clearance* dos fármacos, por isso, evitar benzodiazepínicos, preferir opioides de curta duração, como remifentanila (sem efeito cumulativo), e o uso de isoflurano na manutenção (0,2% de metabolização hepática).

A utilização dos anestésicos locais nas técnicas de anestesia local (epidural, bloqueios, tópicos) é uma boa alternativa para esses pacientes, por bloquear os estímulos nociceptivos efetivamente e reduzir os efeitos colaterais sistêmicos. As técnicas podem ser dificultadas pela obesidade, mas são facilitadas com ajuda de ultrassonografia (que requer curva de aprendizado). Seu uso pode ser associado a opioides que, com doses reduzidas, potencializam o efeito e a duração.

OBESIDADE E CIRURGIA

A obesidade influencia em diversos aspectos, que devem ser levados em consideração pelo cirurgião e alertados aos tutores de animais obesos. O cirurgião deve considerar riscos e benefícios na seleção do paciente e no planejamento cirúrgico.

Complicações na anestesia, como relatado anteriormente, risco de infecções, retardo de cicatrização, comorbidades como afecções endócrinas e cardiovasculares, devem ser comunicados aos tutores no planejamento cirúrgico.

Uma pesquisa envolvendo veterinários cirurgiões e tutores de animais sobre a obesidade canina sugeriu que a acurácia em identificar obesidade em cães e comunicação efetiva dessa condição com o tutor não é adequada. Principalmente entre veterinários cirurgiões, que acompanham pouco o estado nutricional dos pacientes. Isso ocorre porque esses profissionais não pesam os animais em todos os atendimentos, não avaliam o escore de condição corporal e, consequentemente, não o incluem essas informações nos registros de prontuários médicos.

No paciente obeso, o acesso cirúrgico é mais difícil, o que prolonga o tempo anestésico, com aumento dos riscos e prolongamento da recuperação. Durante o procedimento cirúrgico em si, alguns cuidados podem ser tomados, como o posicionamento do paciente. Mantê-lo em decúbito dorsal leva a acúmulo da massa de gordura dentro do abdome, podendo provocar aumento de pressão nos grandes vasos. Consequentemente, há compressão na aorta e veia cava, potencial redução do retorno venoso e débito cardíaco. Sempre que precisar mudar a posição do paciente obeso, isso deve ser feito de forma vagarosa, e o paciente se beneficiará de discreta elevação na região da cabeça.

A obesidade também foi relacionada a maior risco na recuperação pós-cirúrgica, como necrose tecidual, em casos de excisões cirúrgicas extensas com anaplastias, incidência de falha na cicatrização após laparatomia, com ocorrência de eventração na incisão cirúrgica cerca de três vezes maior em obesos do que em pacientes sem sobrepeso. Um estudo experimental em ratos obesos demonstrou que a cicatrização da ferida após laparatomia foi prejudicada, com um significante atraso na recuperação da força mecânica da ferida, sendo um defeito celular em potencial identificado dentro de fibroblastos isolados nesses ratos.

O excesso de peso induz efeitos complexos e negativos em múltiplos sistemas e funções, incluindo processos de cicatrização de feridas, havendo necessidade de mais investigações. Estudos demonstram correlação entre obesidade e cicatrização anormal de feridas. O tecido adiposo saudável é benéfico, pois secreta citocinas, fatores de crescimento e mediadores imunológicos, sendo comparável ao suprimento vascular, porém é anatomicamente fraco e suscetível a lesões mecânicas. Os problemas começam quando há excesso de tecido adiposo, que modifica a composição celular e estrutural, mudando a fisiologia da pele e do tecido subcutâneo, levando a um processo inflamatório crônico. Além disso, secreta inibidores angiogênicos e mediadores fibróticos, prevenindo migração celular e vascular e, consequentemente, hipoxia associada a uma microangiopatia.

Esses fatores levam a prolongamento do estágio inflamatório da cicatrização, tornando o animal obeso mais propenso a infecções.

Embora a relação da obesidade com infecções pós-cirúrgicas ainda não tenha sido amplamente estudada na medicina veterinária, as evidências sugerem que as infecções de diversos órgãos e sistemas são mais comuns em obesos do que não obesos.

Infecções na ferida cirúrgica após procedimentos cirúrgicos são mais comuns em obesos do que não obesos em pacientes humanos. Complicações nos locais – como aumento do tecido adiposo, aumento de trauma tecidual decorrente de retração, tempo de cirurgia maior e distúrbio do equilíbrio homeostático corpóreo – podem contribuir para alta incidência de infecções na ferida cirúrgica nesses pacientes. Em procedimentos laparoscópicos, há predisposição para infecção da ferida pela redução da oxigenação do tecido subcutâneo. Em humanos, a obesidade pode estar relacionada à ocorrência e à persistência de bactérias específicas na microbiota oral, em decorrência da ingestão de alto consumo de açúcar e da existência de outras comorbidades, como diabetes *mellitus*, sendo fator predisponente de lesão periodontal, o que pode aumentar a incidência de infecções cutâneas. Entretanto isso não foi investigado em cães e gatos, apesar de a diabetes *mellitus* ser comum em felinos, sendo importante abordagem profilática de infecções no perioperatório.

Evitar procedimentos cirúrgicos em geral é uma opção interessante, principalmente nos pacientes obesos. Algumas consequências da obesidade podem levantar a necessidade de procedimentos cirúrgicos, como nos casos de doenças ortopédicas, em que a obesidade é fator predisponente a essas doenças, enquanto o tratamento da obesidade pode ser essencial para resolução ou minimização da problemática.

Um estudo clínico observou que cães de raças médias a grandes com sobrepeso e com ruptura de ligamento cruzado cranial (RLCC) que foram tratados cirurgicamente em associação com tratamento conservador associado a dieta de perda peso, uso de anti-inflamatório não esteroidal e fisioterapia tiveram melhores resultados do que cães tratados apenas com método conservador. Portanto, concluiu-se que cães com sobrepeso e RLCC unilateral tiveram sucesso com tratamento cirúrgico associado aos cuidados do tratamento conservador. No entanto, os animais podem desenvolver RLCC no membro contralateral, o que também não foi evitado com o tratamento cirúrgico do membro anteriormente afetado. Logo, a recomendação é sempre controlar o peso em cães com RLCC que serão submetidos a cirurgia.

Da mesma forma, diante de todo esse quadro de possíveis complicações anestésicas e cirúrgicas nos pacientes obesos, além da possibilidade de evitar cirurgias em pacientes com doenças osteoarticulares, deve-se preconizar a perda de peso antes da cirurgia e da anestesia, visando a reduzir riscos e complicações, sempre que possível, principalmente nos quadros de cirurgias eletivas ou que possam aguardar (Figura 1).

É importante deixar claro que a perda de peso de maneira rápida, principalmente com uso de dietas radicais, em poucos dias antes da cirurgia, pode gerar nos obesos piora da resistência à insulina, piorando o quadro do paciente. Dessa forma, é fundamental seguir os passos de tratamento adequado da obesidade.

Na medicina humana, procedimentos cirúrgicos são utilizados como etapas de tratamento de pessoas obesas. A gastrectomia vertical em cães foi investigada em estudo experimental com uma modificação, deixando uma alça intestinal em fundo cego, para evitar as complicações do *bypass* gástrico. Não foram observados vazamentos, infecções ou aderências de órgãos, mas houve aumento dos marcadores de estresse oxidativo e inflamação, porém não na alça intestinal cega não funcional em 6 meses de pós-operatório. O propósito de deixar essa alça intestinal cega seria permitir reverter o *bypass* no futuro, para corrigir a perda de peso excessiva.

O tratamento do paciente obeso é discutido na Seção 4 deste livro, de importante leitura. Apesar de na medicina humana procedimentos cirúrgicos serem utilizados como forma de tratamento da obesidade, isso não é realidade na medicina de cães e gatos.

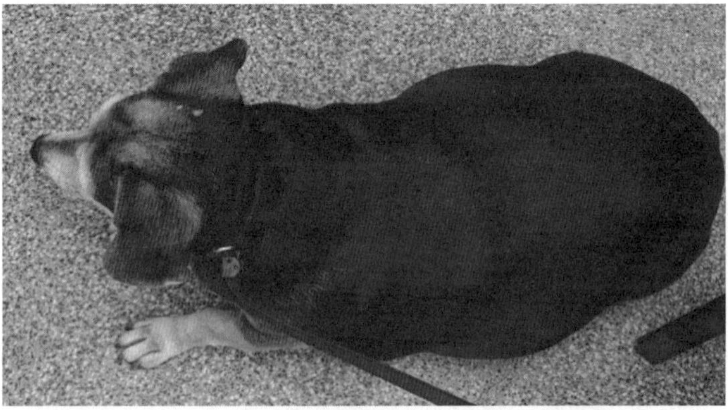

Figura 1 Exemplo de paciente obesa e idosa, que foi encaminhada para excisão de formações cutâneas benignas. A equipe cirúrgica, antes dos procedimentos, recomendou avaliação nutricional e tratamento da obesidade como forma de preparo para anestesia e cirurgia (Ver o "Miniatlas colorido" no final do livro.)

CONSIDERAÇÕES FINAIS

A obesidade é um desafio nas diferentes áreas da medicina veterinária de pequenos animais. No caso de cirurgias, ela causa complicações que devem ser consideradas no planejamento anestésico e cirúrgico.

Sempre que possível, deve-se indicar a perda de peso de forma adequada, respeitando taxas de perda de peso satisfatórias, de maneira não abrupta, antes de intervenções cirúrgicas, minimizando riscos no perioperatório.

BIBLIOGRAFIA

1. Al-Wadani H, Marrar AN, Odeh AM, Safaya S. Sleeve gastrectomy in canine: effect on weight loss, inflammation and oxidative stress markers while leaving blind intestinal loop in place. J Obes Weight Loss Therapy. 2017;7(3).
2. Chandler ML. Impact obesity on cardiopulmonary disease. Vet Clin North Am Small Anim Pract. 2016;46(5):817-30.
3. Devito FC, Patricio GCF, Flôr PB, Vendramini THA, Amaral AR, Pfrimer K, et al. Comparative study of anaesthesia induction in obese dogs using propofol dosages based on lean body weight or total body weight. Vet Anim Sci. 2020;10.
4. Dugdale A. Complications and approach to anaesthesia for obese pets. Vet Times. 2011.
5. Falagas ME, Kompoti M. Obesity and infection. Lancet Infect Dis. 2006;6(7):438-46.
6. Garcia-Pereira F. Physiology, pathophysiology and anesthetic management of patients with hepatic disease. In: Tranquilli WJ, Thurmon JC, Grimm KA (eds.). Lumb & Jones' veterinary anesthesia and analgesia.5th ed. Ames, Iowa: Wiley-Blackwell; 2017. p.627-49.
7. German AJ. The growing problem of obesity in dogs and cats. J Nutr. 2006;136:1940-1946S.
8. Grubb T, Sager J, Gaynor JS, Montegomery E, Parker JA, Shafford H, et al. AAHA Anesthesia and monitoring guidelines for dogs and cats. J Am Anim Hosp Assoc. 2020;56(2):59-82.
9. Hoelmkjaer KM, Bjornvad CR. Management of obesity in cats. Vet Med Res Rep. 2014;5:97-107.
10. Kopelman PG. Obesity as medical problem. Nature. 2000;404:635-43.
11. Larsen JA, Villaverde C. Scope of the problem and perception by owners and veterinarians. Vet Clin North Am Small Anim Pract. 2016;46(5):761-72.
12. Love L, Cline MG. Perioperative physiology and pharmacology in the obese small animal patient. Veterinary Anaesth Analg. 2014;42(2):119-32.
13. Myung Y, Heo CY. Relationship between obesity and surgical complications after reduction mammaplasty: A systematic literature review and meta-analysis. Anest Surg J. 2017;37(3):308-15.
14. Pierpoint YN, Dinh TP, Salas RE, Johnson EL, Wright TG, Robson MC, et al. Obesity and surgical wound healing: a current review. Obesity. 2014;2014:638936.
15. Price SC. Anesthesia Tips for the Obese Patient. Ask the Expert/NAVC Clinician's Brief; 2010. Disponível em: https://files.brief.vet/migration/article/3471/anesthesiatipsobesepatient-3471-article.pdf. Acesso em: 22 mar. 2024.
16. Robertson SA, Gogolski SM, Pascoe P, Shafford HL, Sager J, Griffenhagen GM. AAFP Feline Anesthesia Guidelines. J Med Surg. 2018;20:602-34.

17. Wucherer KL, Conzemius MG, Evans R, Wilke VL. J Am Vet Med Assoc. 2013;242:1364-72.
18. Xing L, Culbertson EJ, Wen Y, Robson MC, Franz MG. Impaired laparotomy wound healing in obese rats. Obes Surg. 2011;21(12):1937-46.

Capítulo **14**

Qualidade e expectativa de vida

Mariana Yukari Hayasaki Porsani
Vivian Pedrinelli

INTRODUÇÃO

Cães com sobrepeso ou obesidade apresentam risco aumentado de desenvolver uma série de doenças crônicas. Além dos efeitos adversos associados às comorbidades, pacientes obesos têm redução na qualidade e na expectativa de vida. Este capítulo visa pontuar evidências sobre o impacto da obesidade nesses fatores, para informações mais detalhadas recomenda-se a leitura da Seção 2.

EXPECTATIVA DE VIDA

Em um clássico apanhado de estudos prospectivos realizados ao longo da vida de cães, foram acompanhados 48 Labradores de 8 semanas de idade, divididos em dois grupos e pareados de acordo com o sexo e o peso corporal dentro de cada ninhada, na qual um animal recebia alimentação *ad libitum* e seu par consumia 75% do que havia sido ingerido pelo outro animal. Foi observado que o tempo de vida médio dos cães que consumiram 25% menos que seus pares foi maior, em média 1,8 ano a mais que os animais que consumiram alimentação *ad libitum*.

Em um estudo com felinos, foram analisados os prontuários de gatos que regularmente tinham seu escore de condição corporal (ECC) avaliado nos atendimentos. O ECC máximo de cada gato durante as visitas foi utilizado como variável primária de exposição, sendo realizadas duas análises de sobrevivência para avaliar as associações do ECC com a expectativa de vida dos gatos. Foram incluídos nas análises 2.609 gatos e foi possível concluir que o ECC não ideal, seja ele de animais abaixo do peso (ECC < 3 em escala de 9 pontos) ou acima do peso com ECC 9, apresentou menor expectativa de vida.

O excesso de peso foi associado a redução na expectativa de vida em cães de 12 raças. Os autores observaram que o excesso de peso levou à redução da sobrevida; no entanto, nesse estudo esse fato foi mais evidente em cães de raças menores, e a expectativa foi menor em anos para esses em comparação a meses em cães de raça grande (Figura 1).

Tabela 1 Diferenças na expectativa de vida entre cães com peso normal e sobrepeso

		Machos		Fêmeas	
Raças	**Porte**	**Normal[1]**	**Sobrepeso[2]**	**Normal[1]**	**Sobrepeso[2]**
Chihuahua	I	16,0 (15,6, 16,4)	13,9 (13,5, 14,2)	16,1 (15,7, 16,7)	14,0 (13,6, 14,3)
Lulu-da-Pomerânia	I	15,5 (15,2, 16,3)	13,7 (13,3, 14,1)	15,5 (15,0, 15,9)	13,6 (13,2, 14,0)
Yorkshire Terrier	I	16,2 (15,7, 16,5)	13,7 (13,3, 14,2)	15,5 (15,3, 15,7)	13,5 (13,2, 14,0)
Shih-Tzu	II	14,5 (14,5, 15,3)	13,8 (13,6, 14,3)	14,5 (14,5, 15,4)	13,9 (13,6, 14,3)
American Cocker Spaniel	III	14,9 (14,4, 15,6)	13,4 (13,2, 13,6)	14,8 (14,3, 15,4)	13,3 (13,0, 13,4)
Beagle	III	15,2 (14,5, 16,1)	13,2 (13,0, 13,5)	15,3 (14,6, 16,2)	13,3 (13,1, 13,6)
Dachshund	III	16,4 (15,8, 16,8)	14,1 (13,8, 14,4)	16,4 (15,9, 16,8)	14,1 (13,8, 14,4)
Boxer	IV	12,4 (12,2, 12,6)	11,8 (11,5, 12,0)	12,3 (12,1, 12,6)	11,7 (11,4, 11,9)
Pit-Bull	IV	13,8 (13,3, 14,5)	13,0 (12,5, 13,5)	13,8 (13,3, 14,3)	12,9 (12,6, 13,4)
Pastor-Alemão	V	12,5 (12,2, 12,9)	12,1 (11,8, 12,4)	13,1 (12,7, 13,5)	12,5 (12,3, 12,8)
Golden Retriever	V	13,3 (13,0, 13,6)	12,5 (12,4, 12,7)	13,5 (13,1, 13,8)	12,7 (12,6, 12,9)
Labrador Retriever	V	13,3 (12,8, 13,6)	12,7 (12,6, 12,8)	13,6 (13,2, 14,0)	13,0 (12,9, 13,2)

Os dados reportados são a média (99,79% de intervalo de confiança) de expectativa de vida de cães machos e fêmeas de 12 raças no estudo.

1. Os cães são classificados como "normal" quando sua condição corporal é registrada como "normal" entre 5,5 e 9,5 anos e se eles nunca foram registrados como "magros" ou "pesados" em qualquer idade.

2. Os cães são classificados como com "sobrepeso" quando sua condição corporal era registrado como "pesados" em algumas visitas entre 5,5 e 9,5 anos.

Alterações da função renal podem reduzir a expectativa de vida de cães e gatos. Alguns estudos associam aumento de marcadores renais em *pets* acima

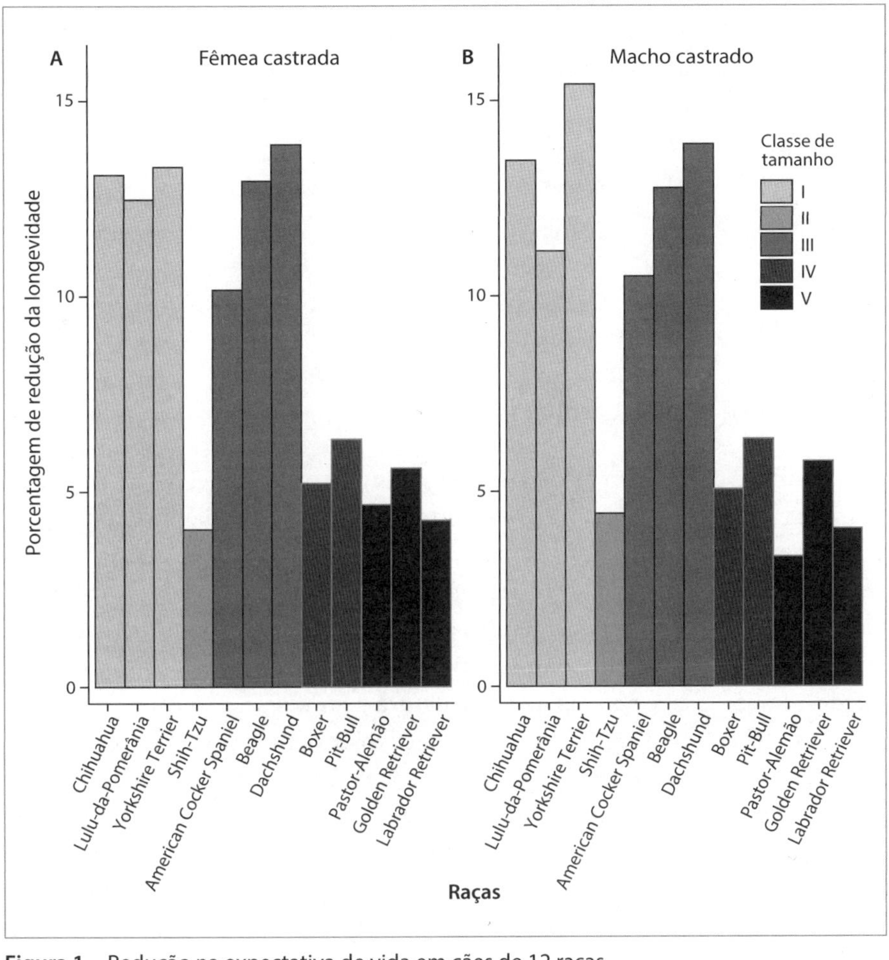

Figura 1 Redução na expectativa de vida em cães de 12 raças.
Fonte: adaptada de Salt et al. (2018).

do peso. A possível associação da perda de peso e os biomarcadores plasmáticos e renais de 37 cães obesos antes e após a perda de peso foram avaliados biomarcadores tradicionais para doenças de renais, como ureia, creatinina sérica, exame de urina, relação proteína-creatinina urinária, albumina urinária corrigida pela creatinina; e marcadores específicos: homocisteína, cistatina C e clusterina. Os resultados sugeriram possíveis alterações subclínicas na função renal em cães obesos, que diminuíram com a perda de peso dos cães.

Já gatos obesos apresentaram valores maiores de índice de resistência intrarrenal e dimetilarginina simétrica sérica (SDMA) em comparação aos felinos de ECC ideal.

Além da doença renal, estudos deixam claro que há relação entre obesidade e câncer, doença que claramente reduz a expectativa de vida de cães e gatos (Capítulo 12).

QUALIDADE DE VIDA

Respiração e função cardiovascular

Animais obesos têm tendência a ter mais obstrução nas vias aéreas, ocasionando desconforto respiratório. Isso porque o volume de fechamento pulmonar, onde as vias aéreas se fecham durante a expiração, é alcançado mais facilmente nesses animais e a capacidade de expansão dos pulmões é reduzida na obesidade. Esses animais podem ser acometidos por doenças como bronquite, colapso de traqueia, complacência e expansão pulmonar. Isso porque a sobreposição de tecido adiposo exerce pressão na musculatura da traqueia, agravando o colapso.

Uma avaliação de 50 gatos, com o objetivo de definir se existe relação entre a função pulmonar medida pela pletismografia barométrica e a obesidade em gatos com broncoconstrição, mostrou que aqueles com excesso de peso apresentaram parâmetros de função pulmonar comprometidos relacionados ao padrão restritivo, valores de volume minuto mais baixos e picos de fluxo inspiratório e expiratório mais baixos comparados com gatos com ECC ideal. No entanto, os gatos com excesso de peso não apresentaram nível de broncoconstrição mais elevado em comparação aos com peso ideal.

Em cães, foram avaliadas a função pulmonar por respirometria e a gasometria arterial, além de possíveis alterações respiratórias, em cães obesos antes e depois de serem submetidos à restrição calórica, comparados a cães com ECC ideal. Os cães obesos apresentaram pressão parcial arterial de oxigênio baixa, diminuição do volume corrente, tempo inspiratório e tempo expiratório e aumento da frequência respiratória em comparação aos cães em ECC ideal. Após a perda de peso, os cães obesos se assemelharam aos animais em ECC ideal, ou seja, recuperam e tiveram melhora na função respiratória com a perda de peso.

A tosse é a manifestação mais comum dessas afecções, que podem ser referidas pelos tutores como ânsia de vômito e engasgos que levam a prejuízos na qualidade de vida pela intolerância ao exercício, desconforto respiratório, taquipneia, cianose e síncope, que podem ser observados em casos graves. A melhora da função pulmonar e das manifestações clínicas pode ser alcançada em cães obesos com alterações respiratórias crônicas apenas com a perda de peso. Dessa forma, é fundamental que se realize perda de peso o mais rápido possível para melhora na tosse e desconforto respiratório.

A obesidade também leva a alterações farmacocinéticas e dinâmicas, incluindo o metabolismo de anestésicos. Cães obesos apresentam a oxigenação reduzida durante sedação profunda. O estado de oxigenação melhora com a perda de peso bem-sucedida, mas a ventilação não é influenciada pela obesidade. Essas diferenças fisiológicas entre os obesos e os pacientes com ECC ideal exigem ajustes de dose dependendo do anestésico; no entanto, são informações limitadas na medicina veterinária, sendo muitas vezes extrapolados da medicina humana. Isso pode prejudicar a qualidade de vida, pois impossibilita procedimentos anestésicos necessários para o tratamento de diversas morbidades.

Cães obesos apresentam alterações na estrutura e na função cardíaca, caracterizadas por aumento da largura do septo interventricular na diástole para a dimensão interna do ventrículo esquerdo na razão da diástole, diminuição das proporções entre pico inicial e pico tardio de velocidades de influxo do ventrículo esquerdo, proporções de pico inicial para pico tardio de velocidades do tecido anular mitral, aumento da fração de encurtamento e porcentagens de fração de ejeção. No entanto, diferentemente de pacientes humanos, os cães obesos não foram considerados hipertensos.

Em cães pequenos obesos, um aumento menor que 5 mmHg na pressão arterial (PA) foi observado por oscilometria, mas não por esfigmomanometria Doppler. Dessa forma, existe a hipótese de que esse aumento pode estar relacionado a comorbidades. Em gatos, nenhum efeito da obesidade na PA foi observado por oscilometria, mas os gatos que estavam abaixo do peso tiveram PA ligeiramente mais baixa quando medida com Doppler do que aqueles que tinham peso corporal ideal ou obesos.

Estudos recentes não sugeriram associação entre ECC, peso corporal e medidas de pressão arterial sistêmica em cães ou gatos. A estrutura e a função cardíaca de cães obesos (29 cães) *versus* ideal (17 cães) foram avaliadas, e os obesos apresentaram aumento da pressão interventricular, aumento fracionário das porcentagens de encurtamento e fração de ejeção.

As alterações cardiovasculares podem influenciar na piora da qualidade de vida, especialmente se necessário o uso de medicações ou inabilidade de conduzir atividades corriqueiras.

Dor e osteoartrite

A qualidade de vida é prejudicada em casos de dor, principalmente nas dores crônicas, e esse quadro é visto nos cães e gatos acometidos com osteoartrite (OA), principalmente em animais de porte grande. A dificuldade de locomoção, de se manter em posição adequada para defecar e urinar, além de alcançar água e se alimentar, também compromete a qualidade de vida dos animais acima do peso.

Em gatos, as manifestações clínicas podem ser pioradas e mais desafiadoras, pois muitos desenvolvem comportamento agressivo e realizam avulsão do pelame em virtude da dor crônica.

A perda de peso é importante modalidade de tratamento para cães obesos com OA com melhora perceptível de claudicação, mesmo com perda de peso de menos de 10% de peso corporal. Um estudo clínico foi realizado em dez cães da raça Labrador Retriever obesos com claudicação associada com OA de quadril, com o objetivo de avaliar o efeito da perda de peso na claudicação e na qualidade de vida (German et al., 2012). Após 90 dias de dieta para perda de peso, os cães alcançaram em média 6,5% de perda de peso corporal a uma taxa de 0,5% de perda por semana, o que levou a melhora no ECC, nos escores de claudicação e na qualidade de vida.

Em gatos, a OA pode apresentar manifestações típicas, incluindo redução geral da locomoção, apatia e relutância em saltar, podendo levar a agressão, o que prejudica a sua qualidade de vida e a interação com o tutor. A OA pode acometer gatos de qualquer ECC, porém a prevalência de manifestações clínicas e radiográficas é maior e mais grave nos gatos obesos.

Alguns gatos podem ter prejuízo na auto-higiene pelo excesso de peso ou pela dor crônica, o que pode levar ao prejuízo da pele e dos pelos, acarretando odor corporal e possível dermatite. Algumas dobras podem ser formadas e, como consequência, levam a intertrigo e piodermite de dobras cutâneas, evoluindo para infecção bacteriana secundária, causando desconforto ao animal em razão de prurido e lesões.

Distúrbios endócrinos

Em pacientes humanos obesos, diversos estudos investigam a síndrome metabólica, levando à disfunção cardíaca, bem como resistência à insulina, dislipidemia, hipoadiponectinemia e aumento das concentrações de marcadores inflamatórios que, como consequência, levam a manifestações clínicas que comprometem a qualidade de vida. Apesar de as evidências mostrarem que cães obesos não apresentam síndrome metabólica como a de seres humanos, esses cães apresentam distúrbios metabólicos caracterizados por aumento da proporção insulina:glicose, dislipidemias com aumento das concentrações de colesterol, triglicerídeos e lipoproteínas de alta densidade, diminuição das concentrações de adiponectina e concentrações aumentadas de citocinas inflamatórias.

A obesidade em cães e gatos predispõe à resistência insulínica por meio de múltiplos mecanismos, incluindo acúmulo de intermediários lipídicos em tecido não adiposo, o que interfere na sinalização da insulina, sendo necessárias concentrações maiores de insulina para promover o mesmo nível de captação de glicose e ácidos graxos, inibição da lipólise e supressão da produção de glicose. Especificamente em felinos, a resistência insulínica está relacionada ao desenvolvimento de diabetes *mellitus*. Gatos obesos têm 2 a 4 vezes mais probabilidade de desenvolvê-la do que gatos com ECC ideal. Em cães, embora a obesidade seja associada a resistência insulínica, não existe a comprovação de associação com o desenvolvimento da diabetes *mellitus*. É sugerido que a progressão para a diabetes em gatos obesos envolve redução preexistente na função das células β de etiologia variável; e o estresse metabólico crônico da resistência à insulina, que eventualmente supera a capacidade secretora de insulina. O tratamento consiste principalmente na perda de peso para redução da resistência à insulina e otimização da composição de nutrientes para controle glicêmico para tentar promover a remissão da diabetes. Nesses casos, a perda da qualidade de vida pode estar associada à necessidade de aplicação de insulina, duas vezes ao dia, até o momento de remissão do diabetes *mellitus*, que não necessariamente ocorrerá, comprometendo para sempre a qualidade de vida do felino.

Neoplasias

A obesidade pode estar relacionada ao desenvolvimento de neoplasias. Três fatores são considerados os principais responsáveis, todos ligados à desregulação endócrina causada pelo tecido adiposo: eixo insulina-IGF-1, hormônios reprodutivos e adipocinas.

Sugere-se que essas duas doenças, obesidade e câncer, podem estar relacionadas com a inflamação. O tecido adiposo é responsável por liberar substâncias pró-inflamatórias como a interleucina-6 (IL-6), leptina, resistina e fator de necrose tumoral alfa (TNF-α). Essas substâncias podem, por sua vez, estimular a proliferação celular e a angiogênese, bases importantes para a formação de neoplasias.

Um dos primeiros estudos que correlacionaram a obesidade com o desenvolvimento de neoplasias observou maior risco de carcinomas uroteliais em cães obesos. Outros estudos já observaram que fêmeas obesas desenvolveram tumores mamários de maneira precoce e mais agressivos do que cadelas não obesas. Em relação a lipomas, a perda de peso pode reduzir o risco de formação dessa neoplasia.

Enquanto as neoplasias malignas impactam a expectativa de vida, tanto as malignas quanto as benignas também podem impactar a qualidade de vida geral do paciente canino. A localização e o tamanho dos tumores, inclusive lipomas, pode levar a dificuldade de locomoção, desconforto físico e dificuldade de exercer atividades cotidianas. Além disso, as modalidades terapêuticas, como as cirurgias, impactarão a qualidade de vida momentânea dos pacientes, por gerar dor e incômodo. Tratamentos medicamentosos quimioterápicos irão culminar em desconfortos, principalmente gastrointestinais, que reduzem a qualidade de vida.

Distúrbios gastrointestinais

A relação entre obesidade e distúrbios gastrointestinais parece estar ligada a alterações da microbiota intestinal, porém ainda não é certo se mudanças na microbiota podem ser a causa da obesidade ou se a obesidade pode causar mudanças na microbiota. Essas mudanças estão associadas à condição pró-inflamatória e pela redução no *status* antioxidante causado pela obesidade.

Já foi observada uma diferença na microbiota entre cães obesos e cães em boa condição corporal. Estudos de curto prazo não observaram mudança nos marcadores inflamatórios ou melhora no status antioxidante após dieta de restrição para perda de peso em cães obesos. No entanto, a microbiota intestinal de pacientes obesos após um programa de perda de peso efetivo muda e fica mais próxima àquela de animais em ECC ideal, inclusive com maior biodiversidade, o que hoje se entende por ser benéfico ao animal.

Ainda não se sabe se as mudanças observadas na microbiota de cães obesos após perda de peso se mantêm ou se são reflexo na mudança do perfil do alimento utilizado para a perda de peso. O que podemos interpretar dos resultados atuais é que alterações na microbiota e disbiose podem interferir na qualidade de vida de cães e gatos; portanto, qualquer medida que podemos tomar para auxiliar na manutenção de uma microbiota intestinal saudável é válida para promover mais saúde e qualidade de vida aos pets. Além disso, a obesidade aumenta o risco de doenças metabólicas e do aparelho digestório, como lipidose hepática felina, o que claramente reduzirá a qualidade de vida dos pacientes.

AVALIAÇÃO DE QUALIDADE DE VIDA

Diversos estudos foram realizados avaliando questionários sobre qualidade de vida de cães e gatos obesos. Um dos estudos comprovou melhora na qualidade de vida de cães após a perda de peso. O questionário possuía perguntas relacionadas a quatro fatores: vitalidade, perturbação, ansiedade e dor. Os cães que não conseguiram completar o programa de perda de peso apresentaram menor vitalidade e maior perturbação emocional. Os cães que completaram o programa de perda de peso tiveram aumento na pontuação de vitalidade e diminuição na pontuação para distúrbios emocionais e dor. O escore de vitalidade foi positivamente associado à porcentagem de perda de peso e de perda de gordura corporal. No entanto, não houve alteração em relação à ansiedade.

Em outro estudo, tutores de gatos responderam a questionários que pontuavam a qualidade de vida. Como resultado, as pontuações de qualidade de vida para gatos obesos foram numericamente mais baixas em comparação às de gatos com peso ideal.

CONSIDERAÇÕES FINAIS

A qualidade de vida de cães e gatos está intimamente ligada à saúde e ao desenvolvimento de doenças. A obesidade está relacionada à predisposição de doenças de diversos sistemas orgânicos e, portanto, influencia negativamente na qualidade de vida de cães e gatos. O tratamento da obesidade e principalmente sua prevenção são de extrema importância para melhorar a qualidade e a expectativa de vida dos *pets*.

BIBLIOGRAFIA

1. Barb D, Williams CJ, Neuwirth AK, Mantzoros CS. Adiponectin in relation to malignancies: a review of existing basic research and clinical. Am J Clin Nutr. 2007;86:858S-866S.
2. Bastien BC, Patil A, Satyaraj E. The impact of weight loss on circulating cytokines in Beagle dogs. Veterinary Immunology and Immunopathology. 2015;163(3-4):174-82.
3. Bermudez SS, Pilla R, Sarawichitr B, Gramenzi A, et al. Fecal microbiota in client-owned obese dogs changes after weight loss with a high-fiber-high-protein diet. Peer J. 2020;(8)e9706.
4. Caro-Vadillo A, Montoya-Alonso A, García-Guasch L. Impact of Obesity on Lung Function in Cats with Bronchoconstriction. Vet Sci. 2022;9:278.
5. Frank L, Mann S, Levine CB, Cummings BP, Wakshlag JJ. Increasing body condition score is positively associated interleukin-6 and monocyte chemoattractant protein-1 in Labrador retrievers. Vet Immunol Immunopathol. 2015;167(3-4):104-9.
6. German AJ, Holden SL, Wiseman-Orr ML, Reid J, Nolan AM, Biourge V, et al. Quality of life is reduced in obese dogs but improves after successful weight loss. The Veterinary Journal. 2012;192:428-34.
7. Glickman LT, Schofer FS, McKe LJ, Reif JS, Goldschmidt MH. Epidemiologic study of insecticide exposures, obesity, and risk of bladder cancer in household dogs. J Toxicol Environ Health. 1989;28:407-14.
8. Hanford R, Linder DE. Impact of obesity on quality of life and owner's perception of weight loss programs in cats. Vet Sci. 2021;8:32.
9. Lim HY, Im KS, Kim NH, Kim HW, Shin JI, Sur JH. Obesity, expression of adipocytokines, and macrophage infiltration in canine mammary tumors. Vet J. 2015;203:326-31.
10. Macedo HT, Rentas MF, Vendramini THA, Macegoza MV, et al. Weight-loss in obese dogs promotes important shifts in fecal microbiota profile to the extent of resembling microbiota of lean dogs. Anim Microbiome. 2022;4(6).
11. Morelli G, Patuzzi I, Losasso C, Ricci A, et al. Characterization of intestinal microbiota in normal weight and overweight Border Collie and Labrador Retriever dogs. Sci Rep. 2020;12(9199).
12. Mosing M, German AJ, Holden SL, Macfarlane P, Biourge V, Morris PJ, Iff I. Oxygenation and ventilation characteristics in obese sedated dogs before and after weight loss: a clinical trial. Vet J. 2013; 198:367-71.
13. Niessen SJM, Powney S, Guitian J, Niessen APM, Pion PD, Shaw JAM, et al. Evaluation of a Quality-of-Life Tool for Dogs with Diabetes Mellitus. J Vet Int Med. 2012;26:953-96.
14. Partington C, Hodgkiss-Geere H, Woods GRT, Dukes-Mcewan J, Flanagan J, Biourge V, et al. The effect of obesity and subsequent weight reduction on cardiac structure and function in dogs. BMC Vet Res. 2022;18:351.
15. Payne JR, Brodbelt DC, Fuentes V. Blood pressure measurements in 780 apparently healthy cats. J Vet Int Med. 2017;31(1):15-21.
16. Pereira-Neto GB, Brunetto MA, Oba PM, et al. Weight loss improves arterial blood gases and respiratory parameters in obese dogs. J Anim Physiol Anim Nutr. 2018;102(6):1743-8.
17. Salt C, Morris PJ, Wilson D, Lund E M, German AJ. Association between life span and body condition in neutered client-owned dogs. J Vet Int Med. 2019;33:89-99.

18. Souza FB, et al. Renal resistive index in obese and non-obese cats. Vet Ital. 2022;58(3):307-13.
19. Teng KT, Mcgreevy PD, Toribio JL, et al. Strong associations of 9-point body condition scoring with survival and lifespan in cats. J Feline Med Surg. 2018;20(12):1110-8.
20. Tesi M, Millanta F, Poli A, Mazzetti G, Pasquini A, Panzani D, et al. Role of body condition score and adiponectin expression in the progression of canine mammary carcinomas. Vet Med Sci. 2020;6:265-71.
21. Tropf M, Nelson OL, Lee PM, Weng HY. Cardiac and metabolic variables in obese dogs. J Vet Intern Med. 2017;31:1000-7.
22. Varijonaviciute A, Ceron JJ, Holden SL, Biourge V, Morris PJ, German AJ. Effect of weight loss in obese dogs on indicators of renal function or disease. J Vet Int Med. 2013;27:31-8.
23. Zachrisson NR, Öhlund M, Röcklinsberg H, Holst BS. Survival, remission, and quality of life in diabetic cats. J Vet Int Med. 2023;37:58-69.

SEÇÃO **3**

Diagnóstico

Capítulo **15**

Paciente em estado grave e hospitalização

Ticiane Giselle Bitencourt Freire
Aulus Cavalieri Carciofi

INTRODUÇÃO

A obesidade em cães e gatos é objeto de extenso estudo, abrangendo as consequências decorrentes desta condição, que incluem não apenas os fatores de risco para o desenvolvimento de outras doenças, mas também seu impacto na qualidade de vida e no comportamento dos animais. As comorbidades associadas à obesidade podem estar intimamente ligadas a alterações metabólicas importantes. No ambiente hospitalar, em especial em situações de cuidados intensivos, quanto mais comorbidades o paciente apresentar, maiores serão os riscos de complicações e mortalidade. Assim, este capítulo abordará a influência da obesidade no contexto de cuidados intensivos, explorando desde as alterações metabólicas em animais obesos e em estado crítico, até a influência dessa condição no gasto energético e no fornecimento calórico adequado. Serão, ainda, discutidos o prognóstico, as complicações e os riscos associados à permanência prolongada no ambiente hospitalar.

ALTERAÇÕES METABÓLICAS

As alterações metabólicas e endócrinas em cães e gatos obesos têm sido amplamente descritas na literatura, e acredita-se que as modificações endócrinas estejam intimamente relacionadas às mudanças imunológicas, oxidativas e inflamatórias que esses animais podem apresentar. O excesso de tecido adiposo e seu crescimento desproporcional promovem infiltrações de células de defesa que, com as alterações estruturais, levam à produção desregulada de citocinas inflamatórias, resultando na desregulação das cascatas inflamatórias e na modulação das células do sistema imune. Além disso, esse estado inflamatório crônico de baixo grau pode interferir no eixo endócrino, resultando em aumento da leptina, diminuição da adiponectina e resistência à insulina. Entre os estudos com perfil imunológico desses animais, as citocinas inflamatórias que mais se elevam influenciando a homeostase são a interleucina (IL) 2 (IL-2), IL-6, IL-8, o fator de necrose tumoral-alfa (TNF-α), a proteína C-reativa (PCR) e a proteína quimioatraente de monócitos-1 (MCP-1), como demonstrado na Figura 1.

Nesse contexto de modulação do sistema imune, os pacientes em estado crítico inicialmente apresentam liberações de catecolaminas, citocinas inflamatórias e alterações endócrinas, resultando também em estado inflamatório e hiperglicemia por causa da resistência à insulina (Troia et al., 2020). Considera-se, assim, que as alterações imunológicas no paciente obeso em estado crítico, principalmente pela estimulação de células de defesa e produção de proteínas de fase aguda e citocinas, resultem em aumento do gasto de energia e acelerado consumo das reservas de nutrientes, com destaque para o aumento do catabolismo proteico. Logo, o equilíbrio energético torna-se mais complicado nesses pacientes. Além disso, a manutenção de euglicemia à beira-leito torna-se tarefa mais difícil, dada a resistência à insulina preexistente no obeso.

Parece haver associação, também, de maior dislipidemia, hipertensão e glicemia em pacientes com ECC maior que 8 na escala de 9 pontos (Tvarijonaviciute, 2012); concentração de triglicerídeos maior que 200 mg/dL; colesterol total maior que 300 mg/dL; pressão arterial sistólica maior que 160 mmHg; e glicose plasmática em jejum maior que 100 mg/dL. Essa condição pode acometer cerca de 20% dos cães obesos, e algumas das alterações permanecem mesmo após o emagrecimento dos animais, como diminuição de adiponectina e maior insulinemia.

ALTERAÇÕES LABORATORIAIS

No ambiente hospitalar, o estadiamento do paciente em estado crítico é de fundamental importância para definir a intensidade do tratamento, a utilização de vasoativos e a escolha de antibióticos, além de predizer o prognóstico e diferenciar sepse e choque séptico. Para isso, os escores de pontuação SOFA (*Sequential Organ Failure Assessment*) e SIRS (*Systemic Inflammatory Response Syndrome*) são amplamente utilizados. Esses incluem a avaliação de diversos

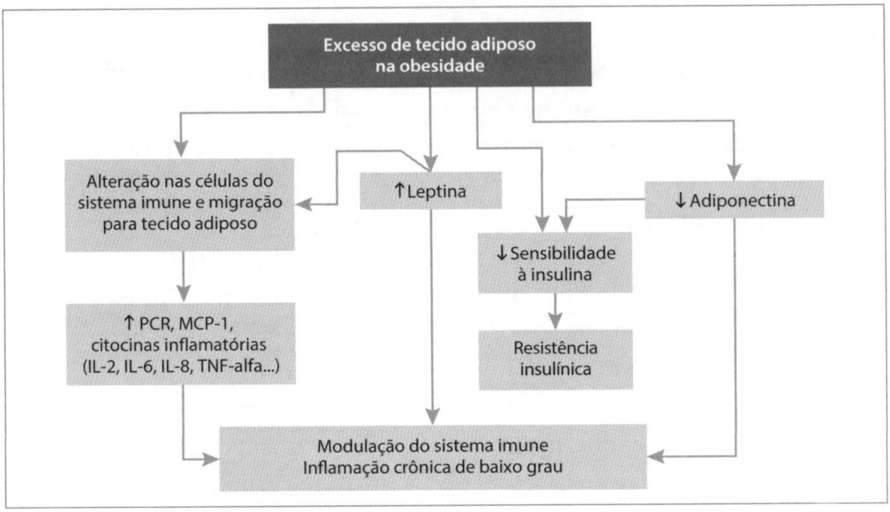

Figura 1 Esquema ilustrativo da influência do excesso de tecido adiposo nos sistemas imune e endócrino de animais.

IL: interleucina; MCP-1: proteína quimioatraente de monócitos 1; PCR: reação em cadeia da polimerase; TNF-alfa: fator de necrose tumoral alfa.

Fonte: elaborada pelas autoras.

sistemas, como o respiratório, o cardiovascular, o de coagulação e o neurológico, bem como as funções renal e hepática. Apesar de não haver estudos robustos avaliando a interferência da obesidade e do estado metabólico alterado antes da admissão na unidade de terapia intensiva (UTI) na SOFA e na SIRS, é prudente, ao avaliar o cão obeso em admissão da UTI, levar em consideração que pacientes obesos podem apresentar diminuição de leucócitos e linfócitos, aumento de fibrinogênio e maior pressão sanguínea quando comparados a animais com escore ideal, bem como alterações subclínicas renais, aumento da frequência respiratória e troca gasosa prejudicada.

Além das alterações metabólicas mencionadas, os animais obesos podem apresentar elevação na concentração sérica de triglicérides e colesterol. Essa condição, combinada com a própria obesidade e outras alterações comumente encontradas na UTI, como hipotensão, estresse oxidativo e infecções, pode predispor a outra comorbidade comum na rotina: a pancreatite. Portanto, é crucial estar atento às manifestações clínicas, aos exames laboratoriais e de imagem e à necessidade de mensurar a imunorreatividade da lipase pancreática canina (cPLI).

Outra comorbidade importante associada à obesidade, principalmente em felinos, é a lipidose hepática, pois há maior prevalência dessa doença em gatos acima do escore ideal, principalmente quando associada à anorexia e ao estresse. Dessa maneira, a atenção deve ser redobrada para a alimentação de gatos obesos em ambiente hospitalar, tanto com a identificação da alteração logo no início como com a presença da lipidose já estabelecida. Por se tratar de doença que possui alterações clínicas inespecíficas e pode se assemelhar com outras doenças hepáticas em felinos, como a colângio-hepatite, deve-se atentar a aumentos na atividade sérica da fosfatase alcalina (FA) e pouca ou nenhuma elevação da gamaglutamiltransferase (GGT), que é característico dessa enfermidade. Deve-se, ainda, associar esses dados com a história do animal, principalmente de perda de peso recente e anorexia prolongada, bem como com exames de função hepática e de imagem.

PARADOXO DA OBESIDADE E PROGNÓSTICO NA UTI

Após análises extensivas de dados de UTI em humanos, incluindo estudos envolvendo grandes números de pacientes, foi observada taxa de mortalidade inferior entre os pacientes obesos em comparação com aqueles em escore ideal. Esse fenômeno, conhecido como paradoxo da obesidade, é amplamente debatido na medicina humana e ainda carece de explicações conclusivas.

Na medicina veterinária, o paradoxo da obesidade ainda não é amplamente debatido. No entanto, com base em estudos que analisaram a nutrição de pacientes veterinários em estado crítico, observou-se que o ECC está relacionado com a alta hospitalar ou o óbito de pacientes caninos. Os animais obesos apresentaram resultados semelhantes aos dos animais em condição corporal ideal, contrastando apenas com aqueles com ECC inferior a 5/9, que possuem maior chance de morte. A taxa de alta hospitalar dos obesos foi considerada intermediária, não diferindo dos animais em escore ideal.

No entanto, é importante notar que pacientes obesos, tanto na medicina humana como na veterinária, tendem a ter tempo de internação mais longo e cães obesos possuem risco aumentado de perda de peso corporal em relação aos animais magros e em escore ideal. O tempo prolongado de internação afasta os animais do ambiente doméstico, o que pode ser estressante para eles. Além disso, o tempo de internação está associado a maior perda de condição corporal em cães, podendo resultar em média de quase 0,5 kg de massa livre de gordura e 0,3 kg de massa gorda. Em estudos com cães, foi observado que, quanto maior o ECC na admissão, maior o risco de perda de condição corporal ao longo da internação, possuindo o mesmo impacto que o observado na internação de pacientes idosos.

Entre as justificativas discutidas na medicina humana para explicar teoricamente o paradoxo da obesidade, destacam-se as seguintes teorias. Acredita-se que a maior reserva energética desses pacientes pode mitigar os efeitos prejudiciais do catabolismo associado ao estado de doença. No entanto, observou-se que os pacientes caninos obesos apresentam maior perda de condição corporal durante a internação, a qual não foi relacionada à ingestão alimentar, mas sim à doença e ao catabolismo.

Há especulações de que a resposta inflamatória sistêmica em pacientes obesos pode ser diferente daquela em indivíduos com condição corporal normal, por causa do quadro inflamatório preexistente e das alterações nos níveis de leptina e adiponectina. Esses dados são discutidos principalmente com base em pacientes sépticos na UTI humana e levantam questionamentos sobre possíveis diferenças no tratamento desses pacientes, como variações em fluidoterapia, doses de medicamentos diferentes e oferta desigual de calorias entre os grupos de pacientes. Além disso, a falta de associação das comorbidades da obesidade com o desfecho do quadro também não é abordada. Portanto, para a adequada compreensão e introdução do conceito de paradoxo da obesidade na medicina veterinária, são necessários estudos mais detalhados, envolvendo número maior de cães e gatos hospitalizados.

GASTO ENERGÉTICO, PERDA DE MASSA MAGRA E DESAFIOS NO FORNECIMENTO DE CALORIAS

A desnutrição do paciente em estado crítico é bem discutida, tanto na medicina humana como na veterinária. A European Society for Clinical Nutrition and Metabolism (ESPEN) traz diversas diretrizes para identificar, entender e prevenir a desnutrição de pacientes humanos em estado grave. A última publicação das diretrizes, em 2019, traz pontos importantes da nutrição de pacientes obesos. Na medicina veterinária, existem algumas publicações sobre paciente com doenças graves e, entre essas, é possível retirar informações importantes para a nutrição de paciente obesos. Sabe-se que a desnutrição de pacientes em estado crítico traz diversos malefícios para o organismo e o quadro clínico geral, que incluem:

- Alterações importantes na imunidade que podem levar à imunodeficiência.
- Influência na metabolização de medicamentos, o que em pacientes obesos já é uma questão relevante.
- Contribuição para a progressão da doença primária e dificuldade na capacidade de recuperação, aumentando o risco de óbito.
- Intensificação da perda de massa magra, inclusive de músculos respiratórios, e em pacientes obesos já há aumento do trabalho respiratório.

A intensidade da mobilização endógena de nutrientes e o aumento do gasto energético dependem da gravidade da doença e da ingestão de calorias e demais nutrientes essenciais. Sabe-se que o metabolismo de proteína pode mudar em pacientes humanos durante a hospitalização, diminuindo a síntese e aumentando o catabolismo, e o mesmo pode acontecer em animais. A ingestão calórica interfere na perda de condição corporal de cães, sendo a maior parte perda muscular, logo, quanto menor a ingestão calórica em relação a necessidade energética do animal, maior será a perda de massa corporal. Ademais, quanto maior a perda de massa magra em pacientes graves no ambiente hospitalar, pior o prognóstico.

Considerando a possibilidade de que pacientes caninos obesos perdem mais peso na internação que os demais grupos, é importante monitorar as mudanças de composição corporal desses animais em UTI. Além da ingestão calórica, outros fatores não nutricionais podem contribuir para essa perda corporal, como inflamação sistêmica, maiores liberações de catecolaminas e citocinas inflamatórias, aumento de síntese de proteínas de fase aguda, atrofia por desuso, entre outros. Portanto, é prudente pensar que no momento de doença e alto catabolismo, não é adequado permitir e promover a perda de condição corporal, ainda que esses pacientes estejam em obesidade de alto grau, como ECC 9/9, pois a perda de peso como um todo pode aumentar o tempo de internação desses animais. Para isso, o fornecimento de energia para a manutenção do peso é o objetivo primordial da nutrição de pacientes obesos na internação, considerando que tanto a subnutrição como a superalimentação podem ser prejudiciais, inclusive por aumentar a morbidade de pacientes obesos. Dessa forma, alguns autores recomendam que fornecer energia para a manutenção pode ser uma meta nutricional adequada (Tabela 1). Em dois estudos com cães em escore ideal e obesos, o fornecimento de calorias mais próximo da demanda de manutenção ou da necessidade energética em repouso (NER), considerando o peso atual, foi capaz de melhorar a taxa de alta dos pacientes e a manutenção do peso. Já em outro estudo com cães internados, utilizou-se o peso ideal no cálculo do NER, com a justificativa de se evitar a subalimentação dos animais com baixo ECC e a superalimentação de pacientes obesos. Tomou-se como hipótese que a necessidade de energia do animal estaria principalmente relacionada à quantidade de massa magra, e não à massa gorda. E, apesar de ter ocorrido perda de peso corporal em boa parte dos animais, a quantidade de caloria ingerida não foi relacionada com o emagrecimento neste estudo. Além disso, entre este grupo de animais, apenas 25% dos obesos que tiveram a NER ajustada para o peso ideal perderam peso. Apenas como referência, pois são direcionados à espécie humana, ESPEN também traz indicações de utilização de peso corporal ajustado para calcular a necessidade energética dos pacientes humanos obesos em UTI.

Assim, percebe-se que não se conhece ainda, com precisão, a necessidade calórica ou a oferta de calorias mais adequada para pacientes hospitalizados. Tratando-se dos obesos em situação grave, existe menos informações científicas fundamentadas em pesquisa. As propostas, infelizmente, são baseadas em estudos retrospectivos ou prospectivos abertos, não randomizados, com pouco controle dos animais e baixo número de indivíduos. Deve-se, desse modo, encarar as sugestões propostas em livros e guias nutricionais como "pontos de partida" com baixo grau de comprovação científica, o que reforça a necessidade de acompanhamento próximo do paciente e ajustes necessários no fornecimento de alimentos.

Apesar das divergências quanto ao cálculo inicial de consumo energético, o objetivo é sempre o atendimento das necessidades nutricionais dos pacientes, por meio de recomendações individualizadas, tanto quanto ao fornecimento total de calorias como quanto à distribuição destas calorias entre proteínas, carboidratos e gorduras. Por causa da doença e da proteólise correspondentes, sugere-se elevar a ingestão de proteína do paciente. A resistência insulínica induzida pela doença, e potencialmente exacerbada pela obesidade, implica a necessidade de se reduzir o teor de carboidratos digestíveis, devendo esses serem limitados e representarem menor fração da energia metabolizável do alimento. As gorduras são fontes importantes de energia – concentrada em calorias e com elevada digestibilidade. De modo geral sua proporção na dieta de pacientes em estado grave deve ser aumentada, mas a individualização do paciente é especialmente necessária aqui, pois muitos pacientes hospitalizados podem apresentar dislipidemia, enteropatia crônica com perda proteica, pancreatite e outras situações clínicas que requerem redução da gordura da dieta. Um dos pontos-chave é a progressão da condição corporal ao longo da internação, a fim de se garantir a estabilidade do peso e o ECC do paciente. Para isso, pode-se incluir:

- Monitoramento de peso que, apesar de ser impreciso por causa das flutuações de líquidos corporais, auxilia no conjunto de informações.
- Monitoramento de ECC e escore de massa magra (EMM), mesmo sendo avaliações subjetivas e imprecisas, são acessíveis em pacientes internados, rápidas e simples de serem realizadas.
- Monitoramento de composição corporal e gasto energético com técnicas mais avançadas como ultrassonografia de musculatura e calorimetria indireta.

Tabela 1 Equações preditivas sugeridas para cães e gatos internados em ambiente hospitalar

Equações de predição do fornecimento de calorias
NER = 70 × (peso corporal atual)^{0,75}
NER = 70 × (peso corporal atual)^{0,75} x fator doença
NER = 70 × (peso corporal ideal)^{0,75}*

NER: necessidade energética de repouso (kcal/animal/dia). * Peso ideal calculado: retirando 5% do peso a cada ponto de escore de condição corporal acima do 5/9, referente ao aumento estimado de massa gorda.

Fonte: elaborada pelas autoras.

A título de comparação, a Figura 2 demonstra a utilização da equação preditiva da NER para cães, utilizando peso atual, peso ideal, bem como a necessidade energética de manutenção (NEM), caracterizada como a energia necessária para manutenção de peso corporal de cães saudáveis. Por fim, inclui também para comparação à necessidade energética para perda de peso (NEPP), que é a energia fornecida para promover o emagrecimento de cães obesos em programa emagrecimento. Para isso, considerou-se cães de 5 a 35 kg com ECC 9/9 e 20% de excesso de gordura para ajustar o peso para o ideal, como recomendado pelo autor do trabalho que utilizou essa variação da NER. Foram geradas as curvas para cada consumo baseado nas equações de predição mencionadas (Tabela 2). Pode-se observar que a NER que utiliza o peso ideal para calcular a quantidade de caloria diária se assemelha com a de programa de perda de peso, que tem como objetivo promover balanço energético negativo e emagrecer o animal. De qualquer forma, como não existem estudos suficientemente delineados que mediram de forma objetiva o gasto energético de cães e gatos obesos hospitalizados, essas equações devem ser encaradas como pontos de partida, tornando-se fundamental monitorar a evolução corporal e clínica dos pacientes.

Na Figura 3, a mesma simulação foi feita com equações de predição para felinos, incluído a NER, a NEM para gatos inativos, castrados e domiciliados [NEM 75: 75 × (peso corporal atual)^{0,67}], a NEM para gatos ativos [NEM 100: 100 × (peso corporal atual)^{0,67}] e a necessidade energética diária para gatos com ECC acima de ECC 5 em 9 pontos [NED ECC > 5/9: 130 × (peso corporal atual)^{0,4}]. Pode-se observar que a partir de 3 kg a NER pode fornecer mais calorias que uma NEM para gatos não ativos. Além disso, a NED ECC > 5 e a NEM 100 fornecem mais calorias que a NER e NEM 75, podendo levar ao aumento da condição corporal dos gatos internados, inclusive dos obesos.

A equação preditiva de NER foi obtida com base em estimativas de NER de humanos, não se sabendo ao certo como foi introduzida na medicina veterinária e sua real eficácia em atender à necessidade de pacientes saudáveis em repouso, bem como aqueles em estado crítico. Portanto, é prudente avaliar o paciente quanto à manutenção corporal e à caloria inicialmente prescrita.

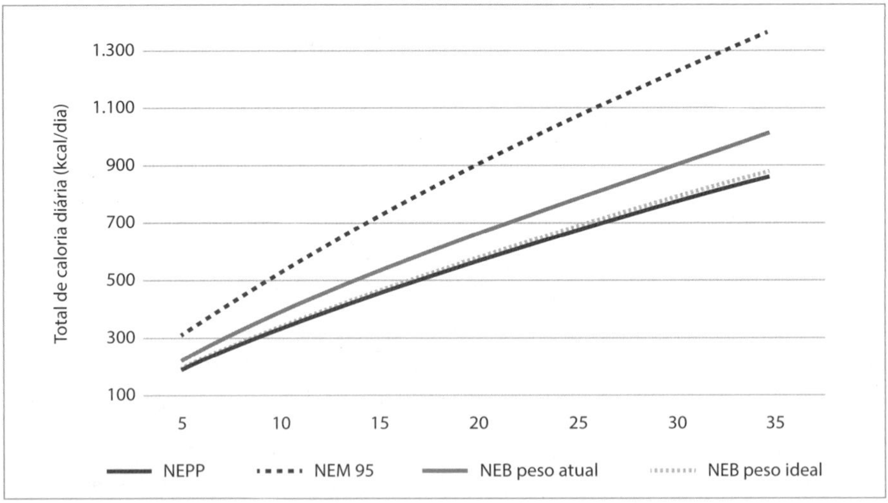

Figura 2 Demonstração comparativa entre a aplicação de diferentes equações de predição para o cálculo de necessidade energética de cães em diferentes condições.

NEPP: necessidade energética de perda de peso = 60 × (peso corporal atual)^{0,75}; NEM 95: necessidade energética de manutenção = 95 × (peso corporal atual)^{0,75}; NER peso ideal: necessidade energética de repouso calculada considerando peso ideal do cão = 70 × (peso corporal ideal)^{0,75}; NER peso atual: necessidade energética em repouso calculada considerando peso atual do cão = 70 × (peso corporal atual)^{0,75}.

Fonte: elaborada pelas autoras.

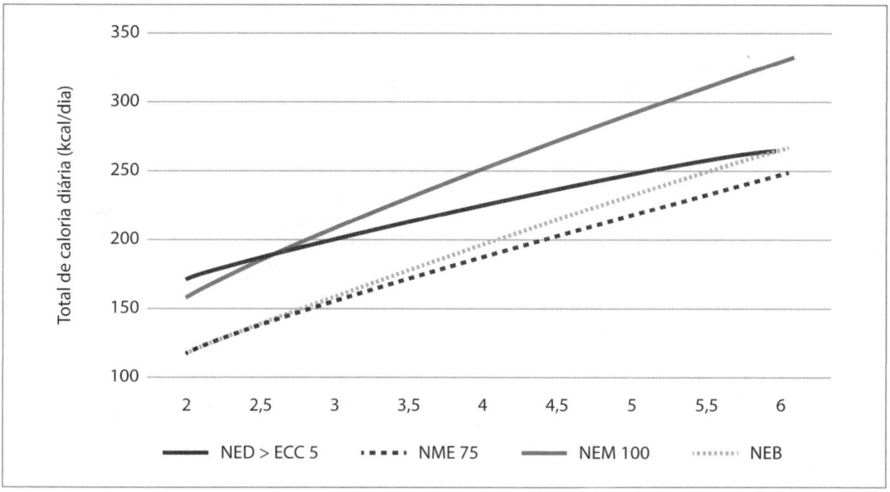

Figura 3 Demonstração comparativa entre a aplicação de diferentes equações de predição para o cálculo de necessidade energética de gatos em diferentes condições.

NED ECC > 5/9: necessidade energética diária para gatos com ECC acima de ECC 5 em 9 pontos = 130 × (peso corporal atual)^{0,4}; NEM 75: necessidade energética de manutenção de gatos sedentários, castrados e domiciliado = 75 × (peso corporal atual)^{0,67}; NEM 100: necessidade energética de manutenção de gatos ativos = 100 × (peso corporal atual)^{0,67}; NER peso ideal: necessidade energética de repouso = 70 × (peso corporal)^{0,75}.

Fonte: elaborada pelas autoras.

Os pacientes obesos felinos requerem cuidado ainda maior no fornecimento de calorias na internação, entretanto, orienta-se a introdução gradual calórica nesses animais, podendo ser de 25% a cada dia, como também 33% a cada dia, alçando-se a quantidade alimentar total no quarto ou no terceiro dia, respectivamente (Figura 4).

METABOLISMO DE MEDICAÇÕES E IMPLICAÇÕES NA TERAPÊUTICA DE OBESOS EM UTI

Diversos fatores intrínsecos da obesidade podem afetar a farmacocinética de medicações, principalmente das drogas lipofílicas, pois a proporção entre massa livre de gordura, massa gorda e fluidos nos obesos pode afetar a biodisponibilidade, o volume de distribuição e a depuração. Um estudo demonstrou que a rotatividade de água corporal é 22% menor em gatos obesos, quando comparada com não obesos, valor significativo que pode alterar a produção de urina e a taxa de eliminação renal de fármacos. A depender das características

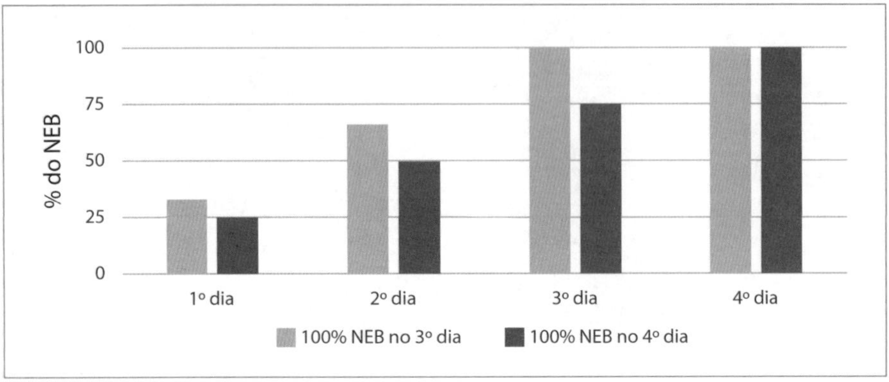

Figura 4 Indicações do autor quanto à introdução calórica gradual para pacientes críticos com longo tempo de anorexia (mais de 5 dias sem comer).

NER: necessidade energética em repouso.

Fonte: elaborada pelas autoras.

dos medicamentos, a interferência pode ser diferente no organismo do paciente obeso. A gentamicina, por exemplo, pode ter solubilidade diferente, alterando sua distribuição no organismo de gatos. Estudos em humanos e cães indicam que ajustes nas doses podem ser necessários, principalmente quando se trata de antimicrobianos como antibióticos e antifúngicos.

Estudos de revisão sobre antibioticoterapia em humanos obesos em UTI reúnem informações variadas sobre as recomendações para cada categoria desses antimicrobianos. Cada classe possui interações diferentes nos organismos e requerem ajustes específicos. No entanto, uma das recomendações é o cálculo da dose com o uso do peso corporal ideal ou ajustado. Um estudo com antiparasitários em cães obesos demonstrou que a depuração plasmática é alterada com o estado de obesidade e uma das consequências é o atraso na meia-vida terminal, por causa do sequestro para o tecido adiposo, pois isso pode atrasar o equilíbrio da distribuição do fármaco. Em razão das consequências que isso pode trazer na eficácia da medicação, recomenda-se dose de ataque maior inicial para seres humanos e depois doses diárias utilizando o peso ideal para cálculo, tendo como justificativa que cerca de 99% dos processos metabólicos ocorrem em tecidos magros. Quanto a agentes anestésicos e sedativos, há também recomendações de ajustes de dose em razão da obesidade, sendo mais prudente avaliar a dose-resposta no animal considerando-se o objetivo da anestesia e da sedação.

SISTEMA CARDIORRESPIRATÓRIO: IMPLICAÇÕES E DIFICULDADES

Diversas alterações respiratórias podem ser verificadas em paciente obesos, principalmente em cuidados intensivos, em especial se estiverem em ventilação mecânica, visto que cães obesos possuem alterações na capacidade residual funcional (CRF). A CRF pode ser influenciada pela elastância, pela complacência e pela resistência do sistema respiratório, bem como pelas trocas gasosas. Cães obesos apresentam diminuição da CRF de acordo com o aumento de tecido adiposo, em particular se utilizado o peso atual para determinação dos parâmetros ventilatórios. Ajustes adequados das variáveis ventilatórias são importantes para evitar a ventilação mecânica exagerada, prevenindo, dessa forma, deformações no parênquima, principalmente em obesos que possuem aumento tanto do trabalho elástico como do resistivo à respiração. Para isso, há indicações de adequar os parâmetros ventilatórios baseado no peso corporal ideal, pois a tensão volumétrica, que é a medida de deformação pulmonar cíclica, será menor nesse caso, sendo, portanto, considerado mais fisiológico utilizar o peso ideal para os ajustes ventilatórios.

Cães obesos com alterações respiratórias devem ser posicionados em decúbito esternoabdominal, pois isso pode elevar a pressão parcial de oxigênio (PaO_2) desses pacientes. Isso é explicado pela melhora do consumo pulmonar de oxigênio, além de reduzir a hipoxemia. Adicionalmente, foi constatado que cães obesos posicionados em decúbito dorsal podem apresentar extensas áreas com déficit pulmonar de aeração.

CUIDADOS DE ENFERMAGEM EM PACIENTES OBESOS

O paciente obeso pode demandar maior atenção da equipe de enfermagem em comparação com outros animais, visto que o reposicionamento, a retirada do leito para higienização e a troca de tapetes/cobertas podem ser mais complexos. Quanto à administração de medicações, recomenda-se o treinamento adequado da equipe para administrações intramusculares em pacientes obesos, considerando a possibilidade de administração no tecido subcutâneo. Deve-se, também, exercer cautela durante a canulação de veias e artérias, uma vez que essa atividade pode se tornar desafiadora por causa do excesso de tecido adiposo, podendo resultar em necrose tecidual decorrente de medicações intravenosas inadvertidamente aplicadas no tecido subcutâneo do animal.

Outra dificuldade no manejo desses pacientes reside na seleção de manguitos adequados para aferição da pressão arterial sistólica, sendo essa escolha mais desafiadora em razão do excesso de gordura, o que pode resultar em sub ou superestimação da pressão. Adicionalmente, a ultrassonografia à beira do leito pode ser mais laboriosa, dificultando a identificação de alterações significativas. Nesse sentido, a seleção de um profissional devidamente capacitado para do exame torna-se fundamental.

Em UTI humana, as pessoas obesas possuem maior risco de desenvolverem úlceras de pressão, entretanto, um estudo com cães demonstrou que animais com baixo ECC possuiriam maior risco. Esse estudo, no entanto, avaliou graus de pressão de acordo com o ECC do animal e identificou os pontos com maior risco de acometimento (Figura 5), mas não investigou o tempo de internação nem considerou a imobilidade de pacientes obesos. Dessa maneira, as recomendações são de cuidados redobrados com região de articulação escapuloumeral, terço dorsal da 13ª costela, parte proximal da coxa e do trocanter maior. Recomendam-se para esses pacientes tapetes de alívio viscoelásticos veterinário ou humano, em vez do uso de cobertas, pois esta última apresenta pior resultado na prevenção de úlceras de pressão. Em obesos, a área com maior cuidado entre as citadas anteriormente é a do trocanter maior, e a mudança de posição corporal pode ser feita a cada duas horas.

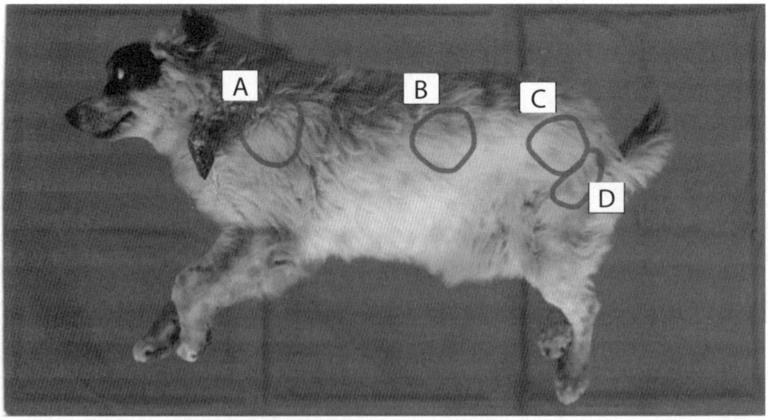

Figura 5 Imagem ilustrativas das principais zonas de risco para desenvolvimento de úlceras de decúbito em cães. A: região de articulação escapuloumeral, B: terço dorsal da 13ª costela, C: região do trocanter maior e D: parte proximal da coxa. (Ver o "Miniatlas colorido" no final do livro.)

Fonte: acervo das autoras.

CONSIDERAÇÕES FINAIS

O paciente obeso apresenta algumas particularidades em relação a seu metabolismo quando comparado com animais em escore de condição corporal ideal. Cabe ao profissional que trabalha em ambiente de hospitalização entender e identificar esses fatores para adequar melhor o tratamento e o manejo desses pacientes e para aumentar a taxa de alta e diminuir o tempo de internação de pacientes obesos.

BIBLIOGRAFIA

1. Araos J, Lacitignola L, de Monte V, Stabile M, Porter I, Hurtado DE, et al. Evaluation of lung aeration and respiratory system mechanics in obese dogs ventilated with tidal volumes based on ideal vs. current body weight. Front Vet Sci. 2021;8.
2. Barbosa ADA, Martins NF, Rosário SA, Nunes PCS, Passarelli D, Leite-Dellova DCA. Evaluation of coagulation parameters in dogs with overweight or obesity. Acta Sci Vet. 2019;47(1):1-7.
3. Bousquet-Mélou A, Lespine A, Sutra JF, Bargues I, Toutain PL. A large impact of obesity on the disposition of ivermectin, moxidectin and eprinomectin in a canine model: relevance for covid-19 patients. Front Pharmacol. 2021;12.
4. Brunetto MA, Gomes MOS, Andre MR, Teshima E, Gonçalves KNV, Pereira GT, et al. Effects of nutritional support on hospital outcome in dogs and cats. J Vet Emerg Crit Care. 2010;20(2):224-31.
5. Caraty J, De Vreught L, Cachon T, Moissonnier P, Bongartz A, Viguier E, et al. Comparison of the different supports used in veterinary medicine for pressure sore prevention. J Small Anim Pract. 2019;60(10):623-30.
6. De Marchi PN, Machado LHDA, Holsback L, Ragazzi JC, Fagnani R, Zacarias Júnior A, et al. Metabolic profile and adipokine levels in overweight and obese dogs. Int J Appl Res Vet Med. 2021;19(1):61-7.
7. Dröes F, Tappin S. Canine pancreatitis – a challenging disease. Part 1. Companion Anim. 2017;22(4):224-32.
8. Gao Q, Cheng Y, Li Z, Tang Q, Qiu R, Cai S, et al. Association between nutritional risk screening score and prognosis of patients with sepsis. Infect Drug Resist. 2021;14:3817-25.
9. German AJ. The growing problem of obesity in dogs and cats. J Nutr. 2006;136(7):1940-6.
10. Gianotti L, Meier R, Lobo DN, Bassi C, Dejong CHC, Ockenga J, et al. ESPEN Guidelines on Parenteral Nutrition: Pancreas. Clin Nutr. 2009;28(4):428-35.
11. Goloni C, Pacheco LG, Luis LW, Theodoro SS, Scarpim LB, Dalpubel D, et al. High starch intake favours bodyweight control in neutered and spayed cats living in homes fed ad libitum. Br J Nutr. 2024;1-47.
12. Kalani C, Venigalla T, Bailey J, Udeani G, Surani S. Sepsis patients in critical care units with obesity: is obesity protective? Cureus. 2020;12(2):e6929.
13. Leung YB, Cave N, Wester TJ. Loss of body weight and lean mass in long-stay, hospitalized canine patients. J Anim Physiol Anim Nutr (Berl). 2023;107(6):1444-55.
14. Liu DT, Brown DC, Silverstein DC. Early nutritional support is associated with decreased length of hospitalization in dogs with septic peritonitis: a retrospective study of 45 cases (2000-2009). J Vet Emerg Crit Care. 2012;22(4):453-9.

15. Love L, Cline MG. Perioperative physiology and pharmacology in the obese small animal patient. Vet Anaesth Analg. 2015;425:119-32.
16. Luis LW, Goloni C, Theodoro S de S, Tozato MEG, Pacheco LG, Monti M, et al. Intake of energy, protein, amino acids and minerals by dogs under energy restriction for body weight loss when fed with commercial weight loss diets. J Anim Physiol Anim Nutr (Berl). 2023;107(S1):1-10.
17. Marchi PH, Vendramini THA, Perini MP, Zafalon RVA, Amaral AR, Ochamotto VA, et al. Obesity, inflammation, and cancer in dogs: review and perspectives. Front Vet Sci. 2022;9:1004122.
18. McMillan MW, Whitaker KE, Hughes D, Brodbelt DC, Boag AK. Effect of body position on the arterial partial pressures of oxygen and carbon dioxide in spontaneously breathing, conscious dogs in an intensive care unit: Original study. J Vet Emerg Crit Care. 2009;19(6):564-70.
19. Molina J, Hervera M, Manzanilla EG, Torrente C, Villaverde C. Evaluation of the prevalence and risk factors for undernutrition in hospitalized dogs. Front Vet Sci. 2018;5(AUG).
20. National Research Council of the National Academics. Nutrient requirements of dogs and cats. v.1. Chest. American College of Chest Physicians; 2006. p.42.
21. O'Toole E, Miller WC, Wilson BN, Mathews KA, Davis C, Sears W. Comparison of the standard predictive equation for calculation of resting energy expenditure with indirect calorimetry in hospitalized and healthy dogs. J Am Vet Med Assoc. 2004;1:58-64.
22. Piantedosi D, Di Loria A, Guccione J, De Rosa A, Fabbri S, Cortese L, et al. Serum biochemistry profile, inflammatory cytokines, adipokines and cardiovascular findings in obese dogs. Vet J. 2016;216:72-8.
23. Piantedosi D, Palatucci AT, Giovazzino A, Ruggiero G, Rubino V, Musco N, et al. Effect of a weight loss program on biochemical and immunological profile, serum leptin levels, and cardiovascular parameters in obese dogs. Front Vet Sci. 2020;7.
24. Polso AK, Lassiter JL, Nagel JL. Impact of hospital guideline for weight-based antimicrobial dosing in morbidly obese adults and comprehensive literature review. J Cli Pharm Ther. 2014;39:584-608.
25. Remillard RL, Darden DE, Michel KE, Marks SL, Buffington CA, Bunnell PR. An investigation of the relationship between caloric intake and outcome in hospitalized dogs. Vet Ther. 2001;2(4):301-10.
26. Ripanti D, Dino G, Piovano G, Farca AM. Application of the sequential organ failure assessment score to predict outcome in critically ill dogs: preliminary results. Schweiz Arch Tierheilkd. 2012;154(8):325-30.
27. Singer P, Blaser AR, Berger MM, Alhazzani W, Calder PC, Casaer MP, et al. ESPEN guideline on clinical nutrition in the intensive care unit. Clin Nutr. 2019;38(1):48-79.
28. The European Pet Food Industry. Nutritional Guidelines for Complete and Complementary Pet Food for Cats and Dogs. 2021.
29. Trivedi V, Bavishi C, Jean R. Impact of obesity on sepsis mortality: a systematic review. J Crit Care. 2015;30:518-24.
30. Troia R, Mascalzoni G, Agnoli C, Lalonde-Paul D, Giunti M, Goggs R. Cytokine and chemokine profiling in cats with sepsis and septic shock. Front Vet Sci. 2020;7.
31. Tvarijonaviciute A, Ceron JJ, Holden SL, Biourge V, Morris PJ, German AJ. Effect of weight loss in obese dogs on indicators of renal function or disease. J Vet Intern Med. 2013;27(31):31-8.
32. Tvarijonaviciute A, Ceron JJ, Holden SL, Cuthbertson DJ, Biourge V, Morris PJ, et al. Obesity-related metabolic dysfunction in dogs: a comparison with human metabolic syndrome. BMC Vet Res. 2012;8:147.
33. Tvarijonaviciute A, Ceron JJ, Holden SL, Morris PJ, Biourge V, German AJ. Effects of weight loss in obese cats on biochemical analytes related to inflammation and glucose homeostasis. Domest Anim Endocrinol. 2012;42(3):129-41.

34. Vecchiato CG, Golinelli S, Pinna C, Pilla R, Suchodolski JS, Tvarijonaviciute A, et al. Fecal microbiota and inflammatory and antioxidant status of obese and lean dogs, and the effect of caloric restriction. Front Microbiol. 2023;13.
35. Webb CB. Hepatic lipidosis: clinical review drawn from collective effort. J Feline Med Surg. 2018;20(3):217-27.

Capítulo **16**

Métodos de avaliação da composição corporal

Camila Goloni
Aulus Cavalieri Carciofi

INTRODUÇÃO

A composição corporal dos animais refere-se à distribuição dos tecidos e da água corporal, caracterizando-se assim como parte da composição química de seus organismos. Esta pode ser quantificada em sistemas de três compartimentos, como ao ser estudada por absormetria de raios-X de dupla energia (DEXA), que separa o corpo nos compartimentos ósseo, massa corporal magra (MM) e massa corporal gorda (MG), e em sistema de dois compartimentos, que quantifica a água corporal total em função da constante de hidratação da MM, permitindo-se estimar a proporção de MM (que neste sistema inclui a massa óssea) e de MG do corpo. Sua medida precisa é importante nos estudos nutricionais, sendo componente necessário para o entendimento dos efeitos da dieta e dos nutrientes na composição corporal dos animais. Na prática médica, é fundamental o entendimento das implicações da composição corporal na saúde e em parâmetros fisiológicos e metabólicos, bem como a compreensão das implicações de doenças e alterações endócrinas e metabólicas sobre a proporção de MM e MG dos animais.

A avaliação da composição corporal pode ser estabelecida em dois níveis de profundidade. Em estudos científicos, são necessárias as quantificações objetiva e quantitativa da distribuição dos componentes corporais, para isso é necessário o emprego de equipamentos e métodos sofisticados, como DEXA e tomografia computadorizada, ou o uso de isótopos estáveis para quantificação da água corporal, para isso talvez o composto mais empregado seja o óxido de deutério. Na rotina clínica, no entanto, nem sempre há disponibilidade ou possibilidade do emprego desses métodos, sendo então a composição corporal estimada de forma subjetiva e apenas de maneira qualitativa por meio de escores validados, como o escore de condição corporal (ECC) e o escore de massa muscular (EMM). Além disso, inúmeros estudos propõem equações de predição da composição corporal baseados em biometria, ultrassonografia e bioimpedância. Essas serão abordadas mais adiante neste capítulo, mas sua real utilidade é questionável, pois, de um lado, não apresentam a precisão dos métodos quantitativos para investigação científica e, de outro, não parecem contribuir de modo significativo para a adequada avaliação corporal durante a prática clínica, em que o peso corporal, o ECC e o EMM, mais simples e diretos, já parece ser suficiente para o acompanhamento clínico dos pacientes.

A COMPOSIÇÃO CORPORAL

A MM apresenta como componentes a musculatura estriada esquelética, musculatura lisa e massa dos órgãos, massa óssea, tendões, ligamentos, tecido nervoso, pele, pelos e água corporal. A água corporal pode representar entre 50 e 60% da massa corporal total (Figura 1). Em animais adultos em condição corporal ideal, a MM pode representar entre 70 e 90% de massa corporal (Figura 1). A quantidade de MM apresenta-se diretamente relacionada ao gasto energético e à atividade física de cães e gatos, podendo contribuir com até 96% da necessidade energética diária. A redução da MM, principalmente da massa muscular estriada esquelética, resulta em menor expectativa de vida. Pacientes obesos tendem a apresentar menor MM, resultando em estilo de vida sedentário, redução do gasto energético diário e prejuízo à saúde.

A deposição de massa gorda (tecido adiposo estocado no corpo para reserva energética) tem sido intensamente estudada em animais de companhia. Cães e gatos adultos em condição corporal ideal, sem diminuição ou excesso de MG, apresentam entre 15 e 24% de gordura corporal. A distribuição da MG em cães e gatos é pouco estudada. Em gatos obesos, Vasconcellos et al. (2019) estudaram a distribuição da MG corporal com o uso de DEXA (Figura 2). O maior acúmulo de MG ocorreu na região central dos animais, que no estudo incluiu o tronco e o pescoço, tendo sido detectada pouca deposição de gordura nos membros. Ao longo da perda de peso, os autores observaram redução de MG predominantemente na região do tronco e do pescoço, com pouca alteração nos membros. Quando avaliada a MM, os autores verificaram mínima perda

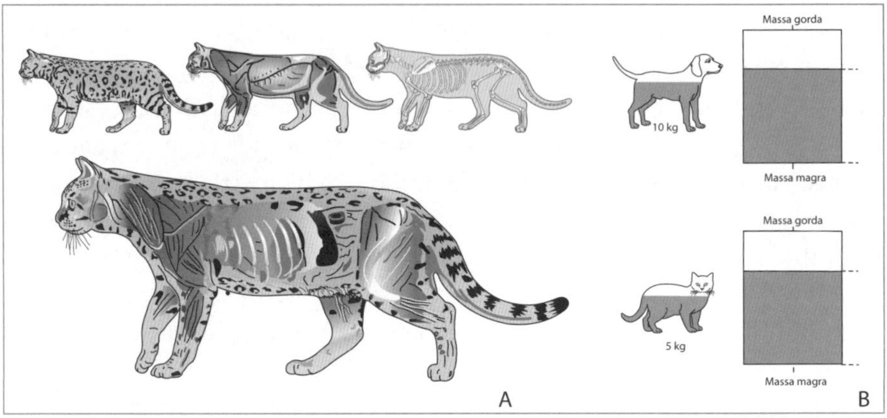

Figura 1 Representação da composição corporal de cão e gato em condição corporal ideal nos sistemas de três e dois compartimentos. A: gato ilustrando sistema de três compartimentos: massa óssea (3%), massa magra (75%) e massa gorda (22%) (gato de 5 kg = 150 g de massa óssea, 3.750 g de massa magra; 1.100 g de massa gorda). B: sistema de dois compartimentos: massa magra (78%) e massa gorda (22%) (gato de 5 kg = 3.900 g de massa magra, 1.100 g de massa gorda; cão de 10 kg = 7.800 g de massa magra, 2.200 g de massa gorda).

Fonte: adaptada de Lauten et al., 2001, e Vasconcellos et al., 2019.

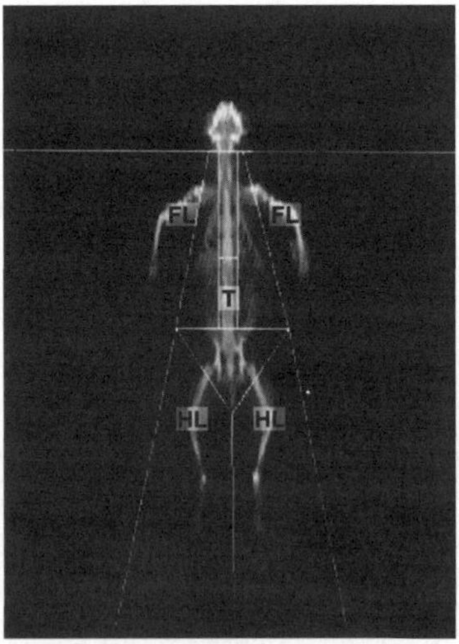

Figura 2 Imagem de varredura no método de absormetria de raios-X de dupla energia (DEXA) de um gato. Posicionamento dos animais para o exame e delimitação das regiões corporais estudadas: membros torácicos (FL), tronco (T) e membros posteriores (HL). (Ver o "Miniatlas colorido" no final do livro.)

Fonte: Vasconcellos et al., 2019.

nos membros após redução de 20% do peso corporal, tendo sido a redução da MM altamente concentrada na região de tronco. Assim, nota-se que o emprego do DEXA como método de avaliação da composição corporal permitiu obter informação relevante de que a perda de MM se concentrou em vísceras e órgãos, sem acometer a musculatura estriada esquelética. O efeito do sexo sobre a composição corporal é também evidenciado em cães e, em especial, em gatos, tendo o corpo das fêmeas maior teor de MG que o dos machos, que apresenta proporcionalmente mais MM.

O acúmulo de MG apresenta inúmeras consequências deletérias ao organismo, estendendo-se sobre o metabolismo antioxidante, inflamatório, imunológico, de carboidratos e lipídeos e proteico, como detalhado em outros capítulos deste livro. Inúmeras doenças, menor expectativa e pior qualidade de vida estão também associadas ao aumento da MG. Dessa forma, e considerando-se também a elevada prevalência de obesidade em cães e gatos, a avaliação da MG é parte importante e necessária à avaliação da condição física e da competência nutricional dos animais. O médico-veterinário e o zootecnista devem estar, assim, informados dos métodos de avaliação da composição corporal e capacitados a examiná-la subjetivamente com o emprego de escores validados, de modo a poder colaborar para a manutenção ou a recuperação da condição de saúde de seus pacientes. Ainda, a conscientização e o treinamento de tutores para que esses compreendam a importância e sejam capazes de reconhecer a condição corporal e MG de seus animais é essencial, favorecendo que tomem decisões alimentares mais acertadas em relação a seus cães e gatos. Esse investimento no diálogo e no esclarecimento do tutor é importante, pois um estudo no Brasil demonstrou que tutores de cães e gatos não reconhecem o excesso de MG em seus animais, 44,8% dos tutores de cães (n = 601) e 50% dos tutores de gatos (n = 110) subestimam a proporção de MG, agravando-se o quadro quando avaliado apenas os tutores de cães e gatos obesos, entre os quais 63 e 64,3%, respectivamente, não reconhecem que seus animais são obesos.

MÉTODOS DE AVALIAÇÃO DA COMPOSIÇÃO CORPORAL

Os métodos de avaliação da composição corporal que identificam a proporção de MG e MM são variados e difundidos tanto na medicina humana como na medicina veterinária. Esses diferem em precisão, praticidade, aplicação do método no indivíduo e custo financeiro. As mensurações quantitativas dos compartimentos corporais são acuradas e fidedignas para a quantificação de MG e o diagnóstico de obesidade, incluindo, entre outros, o DEXA, a ressonância magnética (RM), a tomografia computadorizada (TC) e os isótopos indicadores do *pool* de água corporal, como o óxido de deutério (D_2O). Esses, no entanto, são pouco práticos e onerosos para a utilização na rotina clínica, embora fundamentais para os estudos científicos. Considerados métodos de referência, foram no passado validados em experimentos que mediram diretamente a composição química do corpo, por meio da eutanásia dos animais e da avaliação de seu conteúdo de água, matéria seca, proteína bruta, gordura e minerais. Ferramentas práticas para se acessar a composição corporal e suas proporções de MG e MM de forma semiquantitativa, ou métodos qualitativos de ECC e EMM foram validados para cães e gatos, usando-se como referência os métodos quantitativos, em especial o DEXA e o D_2O, e seu emprego é hoje considerado ponto fundamental no exame físico do paciente.

Ainda, equações preditivas da composição corporal foram desenvolvidas com base em medidas morfométricas. Essas, mesmo quando validadas por publicações científicas, são classificadas como métodos semiquantitativos, pois sua imprecisão dificulta seu emprego seguro para a pesquisa. São também mais complexos e demorados que o estabelecimento do ECC e do EMM, quando usados na rotina clínica. Os métodos semiquantitativos, assim, atendem adequadamente a estimativa da proporção de MG e MM no exame físico de cães e gatos, com vistas ao diagnóstico de obesidade e ao acompanhamento de seu tratamento pelo programa de perda de peso.

Outros métodos auxiliares como a ultrassonografia (US) e a bioimpedância elétrica (BE) veem sendo estudados para auxílio na mensuração da composição corporal, tanto em emprego isolado como em associação à biometria, gerando assim equações de predição da MM e da MG. A US pode ainda ser empregada para mensuração de grupos musculares específicos e tecido adiposo subcutâneo, sendo proposto como método auxiliar no estudo e na avaliação qualitativa de processos de senescência, com perda fisiológica de massa magra, denominada sarcopenia, ou em situação de doença, denominado caquexia. A BE é método comumente utilizado em seres humanos para avaliação de MM e MG, também com proposta de aplicação na medicina veterinária. Quantifica qualitativamente a água corporal, a MG e a MM por meio de eletrodos que mensuram a condutância elétrica dos fluidos corporais. Apesar de mais barato e aparentemente simples, com resultados promissores, a precisão da medida de impedância elétrica no corpo do animal depende de eletrodos alocados em regiões específicas do corpo, para isso os animais necessitam de sedação ou anestesia prévia para ficarem estáticos, tornando esse método menos aplicável na rotina clínica quando comparado aos métodos semiquantitativos e qualitativos.

A seguir serão abordados suscintamente os principais métodos de avaliação da composição corporal em cães e gatos utilizados na medicina veterinária, tanto os métodos quantitativos para pesquisa científica como os de mais fácil aplicabilidade para a prática da clínica veterinária. Considerando a diversidade de métodos e equipamentos disponíveis, foge ao objetivo deste capítulo abordar todos eles, o que ficaria muito extenso. Desta forma os autores optaram por apresentar apenas dois métodos quantitativos, os mais presentes na investigação científica em medicina veterinária, bem como os métodos qualitativos mais recomendados e amplamente aceitos.

ABSORMETRIA DE RAIO-X POR DUPLA ENERGIA (DEXA)

A DEXA é um método referência para avaliação da composição corporal em seres humanos e animais, com capacidade de quantificar a massa óssea, a MM e a MG de forma sensível e acurada, mas dependente da hidratação do paciente. Baseia-se em pequenas doses de radiação por fótons em duas voltagens energéticas distintas para diferenciar a densitometria do tecido e quantificá-lo em *software* específico para a espécie animal de estudo. Apesar do uso de radiação, o método é seguro e inócuo para o animal e para o operador, no entanto, apresenta como desvantagem a necessidade de sedação ou anestesia geral, uma vez que o animal deve permanecer imóvel durante o período de avaliação, que pode variar de 5 a 10 minutos (Figura 3). A DEXA é aplicada em centros de estudos científicos em nutrição e obesidade e sua reprodução na prática clínica veterinária é limitada por causa do alto custo do equipamento.

Outros métodos de imagem, como ressonância magnética e tomografia computadorizada, conseguem avaliar a MG de forma tridimensional, diferenciando a subcutânea e visceral, no entanto, seguem as mesmas limitações de custo elevado e de sedação e/ou anestesia, além de maior aplicação de radiação na tomografia comparado à DEXA.

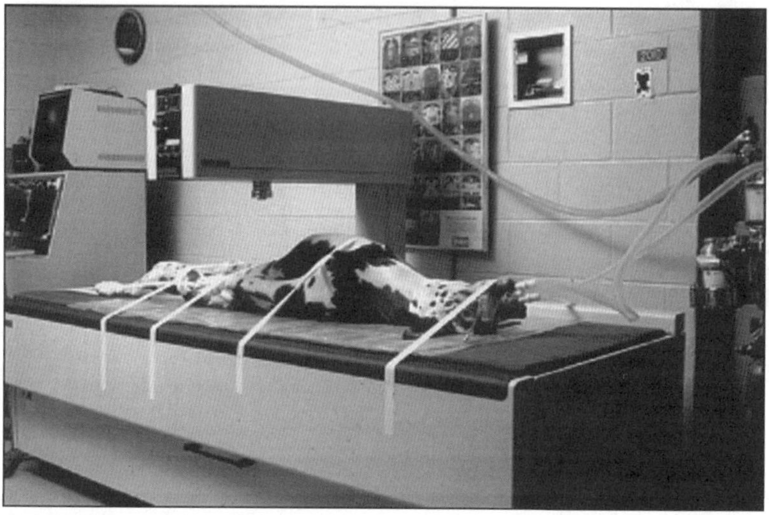

Figura 3 Imagem ilustrativa do equipamento de absormetria de raio-X por dupla energia com cão anestesiado e posicionado para quantificação de massa magra, massa óssea e massa gorda. (Ver o "Miniatlas colorido" no final do livro.)

Fonte: Lauten et al., 2001.

Óxido de deutério (D_2O)

O método do D_2O tem como princípio a inoculação de dose conhecida de D_2O, que se dilui na água corporal do indivíduo. Ao se conhecer a dose inoculada, concentração basal e concentração final de D_2O, quantifica-se com precisão a água corporal total. É amplamente utilizado para seres humanos e animais, inclusive os de vida livre por ser inócuo, não interferir no metabolismo, não necessitar de anestesia geral e por se mostrar preciso na avaliação da composição corporal. Este envolve coleta de amostra de fluido basal do animal, que represente sua água corporal, podendo ser sangue, saliva ou urina. Posteriormente aplica-se por via subcutânea, endovenosa ou administra-se pela via oral dose conhecida e precisa de D_2O. Aguarda-se a estabilização da distribuição do isótopo no contingente de água do corpo, usualmente entre 2 e 8 horas, sendo então coletada nova amostra de fluido do animal, agora enriquecida com o isótopo. A relação entre a concentração de D_2O no fluido orgânico no pico de enriquecimento, no momento basal e da dose aplicada permite a quantificação do contingente de água total do corpo. Com base no conhecimento da quantidade da água corpórea, é possível estimar a MM total do animal, baseando-se no princípio da constante de hidratação da MM de mamíferos, de 73,2%. Por diferença entre peso corporal e a MM em kg, calcula-se a MG em kg. A Figura 4 esquematiza a sequência de eventos para resultados de água corporal, MM e MG.

Escore de condição corporal (ECC)

O ECC é o método qualitativo e subjetivo mais amplamente difundido na prática clínica veterinária. Isso se deve à facilidade de sua aplicação, boa reprodutividade por profissionais treinados, não ser invasivo ao animal e não apresentar custo. A escala de ECC de 9 pontos independe do peso corporal do animal, foi validada pela DEXA com confiabilidade de 90%, demonstrou boa repetibilidade e reprodutibilidade entre avaliadores, com adequada previsibilidade da estimativa de MG em cães e gatos (Tabela 1). A avaliação da deposição de MG na superfície corporal dos animais é feita por palpação e visualização de regiões específicas do cão e do gato, em que há maior deposição de gordura corporal subcutânea (Figura 5). Animais classificados nos escores 4 e 5 são considerados em condição corporal ideal, enquanto animais com sobrepeso são classificados nos escores 6 e 7, animais obesos nos escores 8 e 9, animais em escore 1 e 2 muito magros e no escore 3 classificados como magros (Figuras 6 e 7). Cada ponto de desvio no ECC corresponde a 5% a mais ou a menos de MG

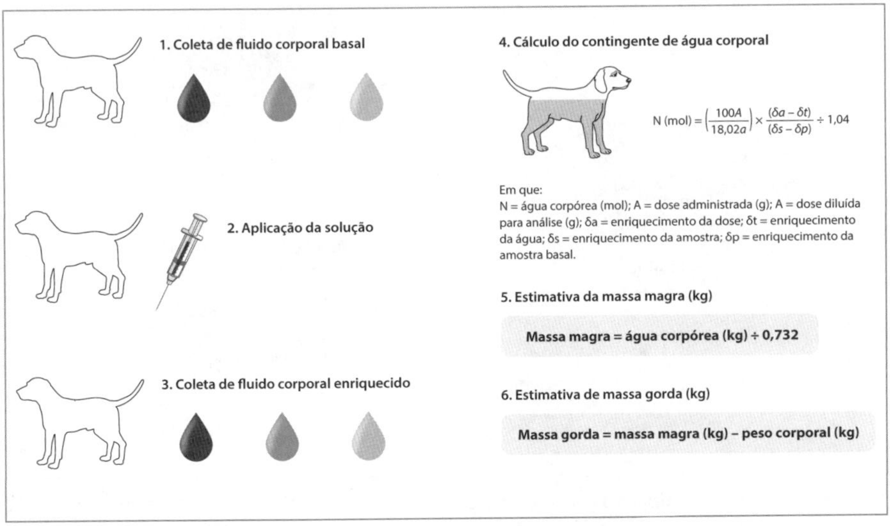

Figura 4 Ilustração do princípio de execução do método de óxido de deutério em cão. Gotas: cinza escuro = sangue; cinza médio = saliva; cinza claro = urina.

e a aproximadamente 10% de peso corporal total (Tabela 2). Na prática clínica, quando um cão apresenta, por exemplo, 40 kg de peso corporal e encontra-se no ECC 8, este paciente apresenta 30% a mais de peso corporal e de 15 a 20% a mais de MG enquanto o considerado ideal, com ECC 5, terá peso corporal de 28 kg. Evidencia-se assim que esta escala permite não somente identificar a condição corporal, mas também é bastante importante no manejo do paciente planejar metas de perda ou ganho de peso corporal com vistas à promoção de saúde nos pacientes.

Tabela 1 Pontos-chave para a aplicação do método de escore de condição corporal (ECC)

Repetibilidade	Precisão do avaliador nos diferentes pontos da escala. Associar adequadamente as características definidas de cada ponto do ECC com a visualização e a palpação do paciente no exame físico
Reprodutibilidade	Dois avaliadores distintos avaliam com o mesmo ponto da escala o mesmo paciente
Previsibilidade	O ponto classificado no ECC corresponde ao valor real de massa gorda quantificada no paciente. Validação da escala de pontos com métodos quantitativos reconhecidos

Fonte: adaptada de Laflamme, 1997a; 1997b.

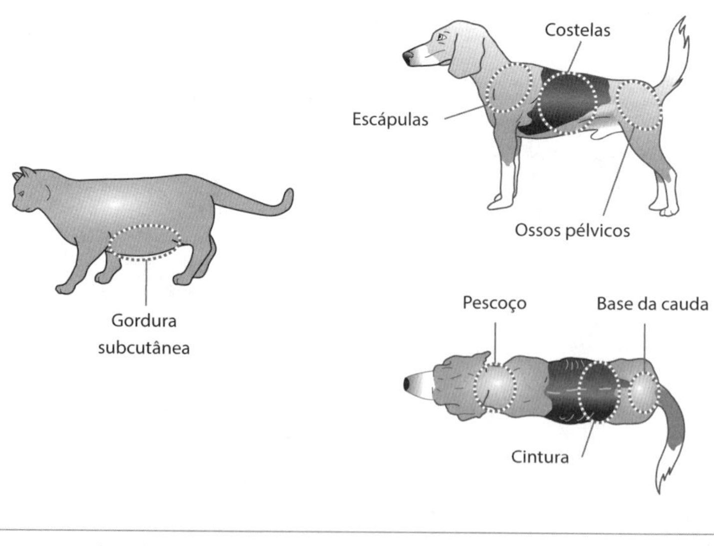

Figura 5 Locais de palpação e visualização da superfície corporal de cães e gatos. Em gatos, além das regiões exemplificadas no cão, as regiões inguinal e das mamas também representam o local de deposição de gordura subcutânea, caracterizada como bolsa primordial.

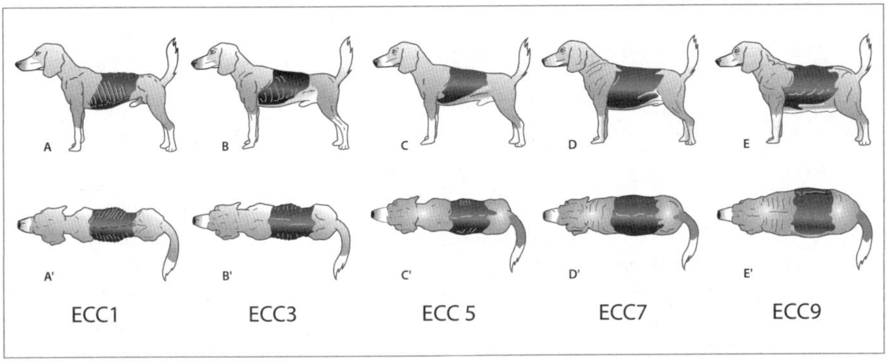

Figura 6 Escore de condição corporal na escala de 1 a 9 para cães. Imagens do lado esquerdo (A, B, C, D e E) mostram a vista lateral esquerda e as figuras vistas de cima (A', B', C', D' e E') a vista dorsal. (A e A') Escore 1: ossos perceptíveis em todo o corpo, mesmo vistos de longe pelo observador. É nítida a perda de massa muscular generalizada, com ausência de gordura corporal. (B e B') Escore 3: os processos espinhosos vertebrais são visíveis, assim como os ossos do coxal. As costelas são facilmente palpáveis por não possuírem cobertura adiposa, podendo ser visíveis. Nota-se em ambas as vistas (dorsal e lateral) a cintura do paciente. (C e C') Escore 5 – IDEAL: observa-se, com facilidade, a cintura do paciente na vista lateral e, de forma menos evidente, na vista dorsal. As costelas são palpáveis com presença de cobertura adiposa não excessiva. (D e D') Escore 7: camada adiposa espessa com depósito na base da cauda e na região lombar. Na vista lateral a cintura é observada com dificuldade, porém não na vista dorsal. As costelas são dificilmente palpadas recobertas por espessa camada de gordura. (E e E') Escore 9: grandes depósitos de gordura são observados na região lateral do tórax e da coluna vertebral, assim como na base da cauda. Da mesma forma, observa-se esse excedente de tecido adiposo no derredor do pescoço e dos membros.

Tabela 2 Escala de escore de condição corporal (ECC) e sua relação com a massa gorda e desvio do peso corporal do paciente

ECC	Massa gorda (%)	Desvio do peso corporal (% em relação ao ideal)
1	0 a 5	–30
2	5 a 10	–20
3	10 a 15	–10
4	15 a 19	Ideal
5	20 a 24	Ideal
6	25 a 29	10
7	30 a 34	20
8	35 a 40	30
9	40 a 45	> 40

Fonte: adaptada de Laflamme, 1997a; 1997b, e Cline et al., 2021.

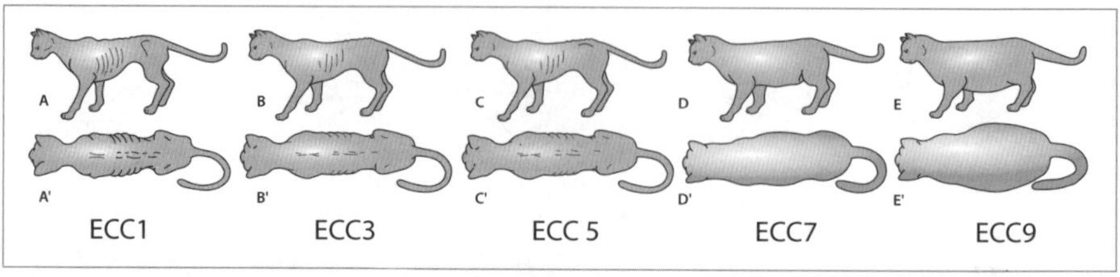

Figura 7 Escore de condição corporal na escala de 1 a 9 para gatos. Imagens do lado esquerdo (A, B, C, D e E) ilustram a vista lateral esquerda e as figuras vistas de cima (A', B', C', D' e E') a vista dorsal. (A e A') Escore 1: processos espinhosos e até transversos facilmente perceptíveis visualmente, assim como a crista ilíaca e a tuberosidade isquiática. As costelas são visíveis nos gatos de pelos curtos. Não há tecido adiposo detectável, e a região abdominal está afundada e retraída dorsalmente. (B e B') Escore 3: as costelas são facilmente palpáveis, com a presença de cobertura adiposa delgada. Os processos espinhosos das vértebras lombares estão aparentes. A cintura é detectável com facilidade visualmente, caudalmente às costelas. Há a presença de mínima cobertura adiposa na região abdominal. (C e C') Escore 5 – IDEAL: costelas perceptíveis à palpação com a presença de delgada cobertura adiposa. Partes corporais harmônicas no que tange à cobertura muscular e adiposa (delgada). Nota-se a presença de cintura caudalmente às costelas. Existe uma delgada camada de tecido adiposo abdominal. (D e D') Escore 7: há cobertura de tecido adiposo sobre as costelas, dificultando a identificação pela palpação. Não se identifica com facilidade a cintura, caudalmente às costelas. O abdome se apresenta distendido e de formato arredondado. Há moderado tecido adiposo abdominal. (E e E') Escore 9: espessa camada de gordura está presente na face, nos membros e na região lombar. O abdome se apresenta expandido e não se observa a presença de cintura. Existência de espessa camada de gordura sobre as costelas impossibilitando a palpação.

O ponto limitante na utilização do ECC em cães é sua validação com a DEXA, realizada apenas em animais de porte médio a grande, como as raças Labrador Retriever, Pointer e Setter Inglês e em estudos que compararam métodos quantitativos com os métodos semiquantitativos em algumas raças de pequeno porte, como Poodle e Dachshund. A idade também é fator relevante, pois o estudo demonstrou que cães idosos com ECC 5/9 podem apresentar até 30% de MG, o que corresponderia em adultos ao ECC 7/9. Em gatos, o sexo e a condição sexual podem também influenciar sobremaneira os teores de MG corporal. Assim, comparando gatos machos em ECC 5/9 inteiros e castrados, nos inteiros a MG correspondeu a apenas 10%, valor que em gatos machos castrados corresponderia ao ECC 3/9. Por fim, deve-se considerar que o ECC é validado para animais adultos, não devendo ser empregado em animais em crescimento. Para acompanhar corretamente o desenvolvimento de filhotes, as curvas de crescimento validadas devem ser empregadas. É incorreto se basear no possível ECC do filhote para avaliar o crescimento e o desenvolvimento corporal.

Escore de massa muscular (EMM)

Além da avaliação da deposição de tecido adiposo, a presença de tecido muscular é essencial para a saúde de cães e gatos. Sua avaliação subjetiva é necessária para a avaliação da competência nutricional do paciente, especialmente em situações nas quais a probabilidade de déficit de MM é comum, como no processo de senilidade (sarcopenia) e em doenças que levam ao catabolismo e perda de peso (caquexia). Programas de perda de peso de longa duração (> 6 meses), por meio de dietas inadequadas em nutrientes-chave, ou pacientes que necessitam de elevada restrição energética para perda de peso (< 55 kcal/kg^{0,75}/dia) podem apresentar perda de MM e comprometimento de sua saúde. Assim, todo paciente em emagrecimento deve ter sua MM avaliada periodicamente para identificar se o regime não está comprometendo as reservas proteicas corporais.

Para isso, propõe-se o emprego do EMM, ferramenta similar ao ECC, utilizada no exame físico para a avaliação subjetiva da massa muscular esquelética. O EMM é método qualitativo validado com o uso da DEXA. Apresenta boa correlação com imagens ultrassonográficas da região muscular epaxial, importante na identificação de sarcopenia e caquexia. A avaliação da massa muscular pelo EMM segue escala classificatória de 3 a 0, representando cada redução da escala 3 (EMM ideal) perda crescente de massa muscular. Por palpação e inspeção das regiões temporais, das escápulas, das vértebras lombares e dos ossos que compõem os membros pélvicos se realiza a classificação do animal em massa muscular normal, classificado como EMM 3, perda leve de massa muscular, classificado como EMM 2, perda moderada de massa muscular, classificado como EMM 1 e perda acentuada de massa muscular, classificado como EMM 0 (Figura 8). Mesmo que o sistema de escore seja subjetivo, pacientes que se encontram nos escores menores que 3 podem apresentar comprometimento metabólico com importante riscos à saúde, perda de reservas proteicas para desenvolvimento de resposta imune e cicatricial, risco aumentado de complicações metabólicas e menor expectativa de vida.

Para auxiliar na avaliação das estruturas analisadas à palpação durante o estabelecimento do EMM em cães e gatos, foi proposta comparação com estruturas do rosto humano (Figura 9). Para a correta avaliação, deve-se considerar a superfície palpada na pele do animal e as camadas subsequentes, incluindo o tecido subcutâneo, a musculatura e a porção óssea. Essas devem ser percebidas, bem como a profundidade delas ao toque, com vistas à classificação subjetiva da presença ou déficit de massa muscular recobrindo as estruturas ósseas.

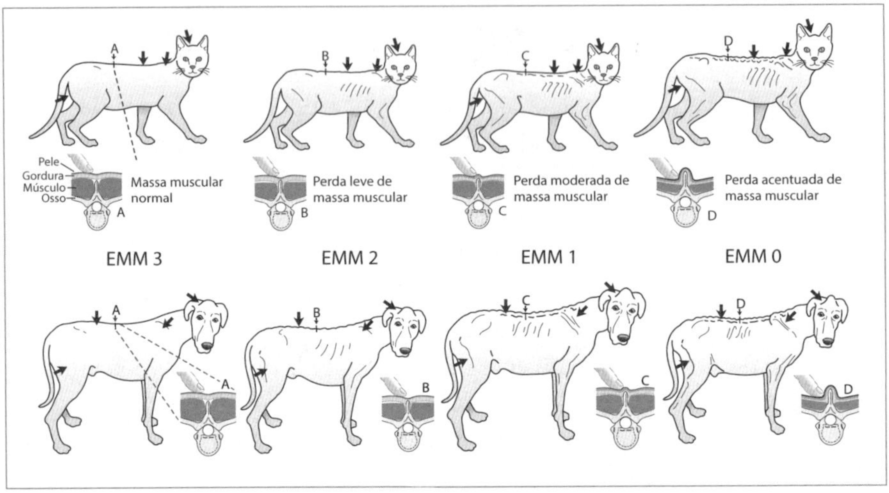

Figura 8 Escore de massa muscular de cães e gatos estabelecido com base na palpação de estruturas ósseas da região lombar. A: massa muscular normal (escore 3). Há tecido subcutâneo e musculatura desenvolvidos, não permitindo sentir as estruturas ósseas com facilidade; B: perda leve de massa muscular (escore 2). Há retração do tecido subcutâneo e muscular, evidenciando-se mais facilmente o processo espinhoso; C: perda moderada de massa muscular (escore 1). O processo espinhoso está evidente, pois não há tecido subcutâneo palpável e a musculatura está reduzida; D: perda acentuada de massa muscular. O processo espinhoso está aparente e não há tecido subcutâneo com mínima camada de musculatura (escore 0).

Fonte: adaptada de WSAVA, 2011.

Avaliação morfométrica

A morfometria de regiões específicas do corpo do animal pode gerar parâmetros que integrados em equações de predição fornecem avaliação semiquantitativa da condição corporal de cães e gatos. Por meio de fita métrica, medem-se determinadas regiões corporais, incluindo circunferências e comprimentos anatômicos específicos que, associados ao peso corporal, idade ou constantes obtidas por métodos de composição corporal semiquantitativos, como ultrassom ou BE geram equações preditivas de estimativa de MG e/ou MM (Tabela 3). Por causa da maior uniformidade corporal de gatos, esse método é mais aplicável nesta espécie comparado aos cães, que apresentam diferentes portes e estruturas corporais, a depender da raça, com maior variação e menor precisão na determinação da composição corporal. A mensuração periódica das regiões corporais é, também, interessante para se acompanhar as modificações corporais no indivíduo ao longo do tempo.

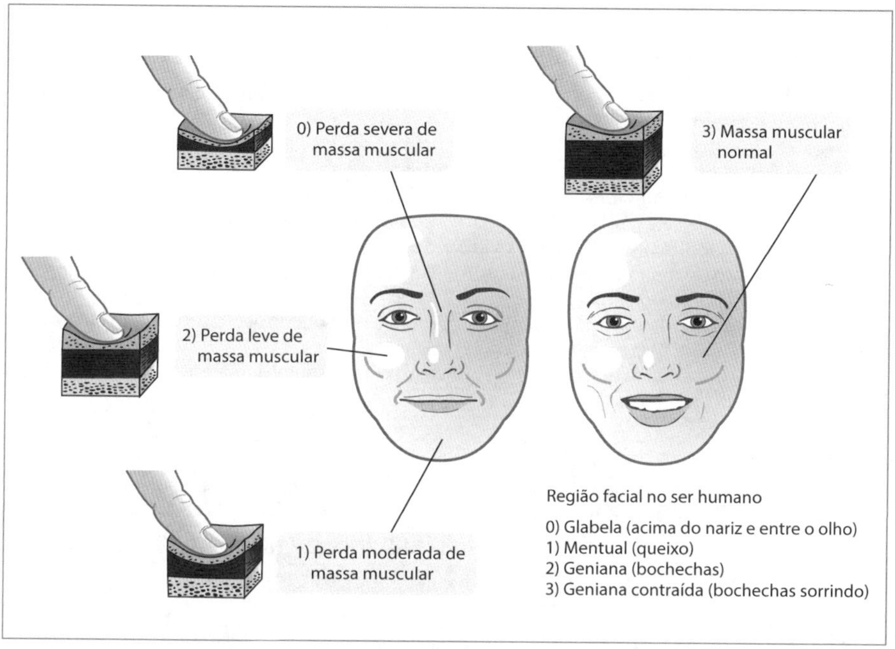

Figura 9 Representação das áreas palpadas no rosto do ser humano que representam referências da sensação de palpação das regiões avaliados em cães e gatos no estabelecimento do escore de massa muscular (EMM).

Tabela 3 Principais regiões para mensuração morfométrica e equações preditivas para estimativa de massa gorda e massa magra em cães e gatos

Regiões propostas para morfometria em cães e gatos
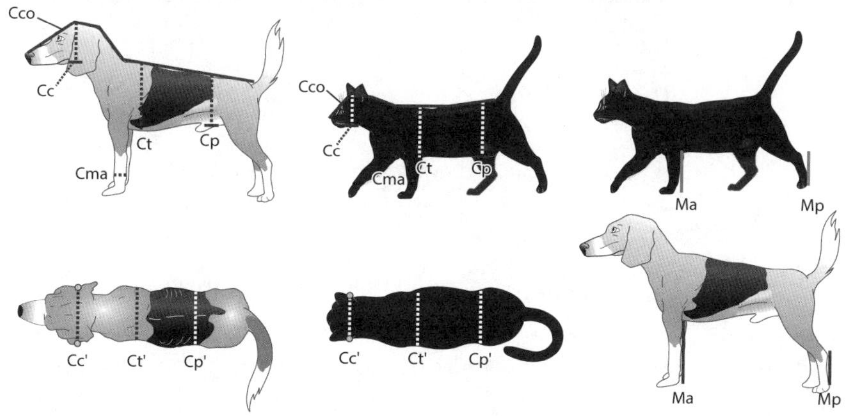

(continua)

Tabela 3 Principais regiões para mensuração morfométrica e equações preditivas para estimativa de massa gorda e massa magra em cães e gatos (*continuação*)

Cc: circunferência da cabeça (cm), medida ao redor da região entre cabeça e focinho na parte mais larga da cabeça entre os olhos e as orelhas.
Cco: comprimento do corpo (cm), do plano nasal até a base da cauda (entre vértebra sacral 2 e 3), seguindo pelo dorso a curvatura natural do animal.
Cma: circunferência do membro anterior (cm), eixo médio em torno do rádio.
Cp: circunferência pélvica (cm), medida próxima à quinta vértebra lombar.
Ct: circunferência torácica (cm), medida ao redor do tórax entre a 4ª e 6ª costela.
Ma: comprimento do membro anterior (cm), medido a partir do aspecto proximal do coxim metacarpal até a ponta do cotovelo.
Mp: comprimento do membro posterior (cm), medido a partir do aspecto proximal do coxim metatarsal até a ponta dorsal da tuberosidade calcânea.
Linha contínua corresponde ao comprimento da estrutura corporal; linha pontilhada corresponde à circunferência da estrutura corporal.

Referência	Cães – Equações de predição
Laflamme, 2006	MG (%) = $-12{,}973 + 0{,}696 \times (Cp)$
[a]Witzel et al., 2014	MG (%) = $0{,}71 \times Ct - 0{,}1 \times (Cp \div 6)^2 - 5{,}78 \times Mp^{0,8} + 26{,}56 \times (Cp \div Cc) + 2{,}06$
	MG (g) = $229{,}04 \times PC^* - 416{,}63 \times Mp^{1,2} + 157{,}78 \times [Ct - Cc] + 908{,}79$
	MM (g) = $(8{,}25 \times PC^* - 9{,}02 \times idade + 8{,}92 \times [Cc \div 6]^2 + 96{,}86 \times Ma - 111{,}07 \times [Ma - Mp] - 357{,}18)^{1,333} \times 0{,}8$
Referência	**Gatos – Equações de predição**
Laflamme, 2006	MG (%) = $66{,}715 - 0{,}061 \times IMC$
Borges et al., 2012	MG (kg) = $0{,}3 \times PC + 9{,}97\ ECGS - 0{,}57$
	MM (kg) = $0{,}4 \times PC + 0{,}08 \times (Cco^2 \div R) - 0{,}05$
[b]Witzel et al., 2014	MG (g) = $436{,}9 \times PC^* - 24 \times (Cc \times Ma) - 309{,}2 \times Cma + 2.522{,}7$
	MM = $30{,}3 \times (Cc \times Mp) + 316{,}9 \times Cma + 2{,}55 \times (Ct \times Ma) + 14{,}4 \times Cco - 3.058{,}7$
Legenda	ECGS: espessura da camada de gordura do subcutâneo por avaliação ultrassonográfica (cm). IMC: índice de massa corporal, calculado por $Cco^2 \div PC$ (kg). MG: massa gorda. MM: massa magra. PC: peso corporal (kg). PC^*: peso corporal (libras). R: resistência, parâmetro avaliado por bioimpedância (Ω).

A estimativa de MG por mensuração morfométrica foi também proposta como medida adicional ou complementar ao sistema de ECC, especialmente para animais com grau de obesidade bastante elevado. O índice de gordura corporal (IGC), também validado pelo método da DEXA, é mais preciso que o ECC na avaliação de pacientes com MG > 45%. Sua classificação mínima compreende pacientes com 26% de MG. O IGC classifica os animais de acordo com o percentual de gordura corporal em escala categórica de 30 a 60: 26 a 35% de MG = 30; 36 a 45% MG = 40; 46 a 55% de MG = 50; 56 a 65% de MG = 60 (Tabela 4 para cães e Tabela 5 para gatos).

Tabela 4 Índice de gordura corporal (IGC) para cães

Categoria	**30**	**40**	**50**	**60**
Massa gorda (%)	**26 a 35**	**36 a 45**	**46 a 55**	**56 a 60**
Costelas				
Proeminência	Pouco ou não proeminente	Não proeminente	Não proeminente	Não proeminente
Palpação	Pode ser palpada	Muito difícil palpar	Extremamente difícil de palpar	Impossível palpar
Deposição de gordura	Moderada	Densa	Muito densa	Extremamente densa
Formato corporal				
Visto de cima	Cintura lombar presente	Perda da cintura lombar, dorso alargado	Dorso marcadamente alargado	Dorso extremamente alargado
Vista lateral	Leve prega abdominal	Abdome plano a protuberante	Protuberância abdominal marcada	Protuberância abdominal grave
Vista de trás	Perda da definição muscular, aparência arredondada	Aparência arredondada a quadrada	Aparência quadrada	Aparência quadrada
Ossos da base da cauda				
Proeminência	Leve proeminência	Não proeminente	Não proeminente	Não proeminente
Palpação	Pode ser palpado	Muito difícil de palpar	Extremamente difícil de palpar	Impossível de palpar
Gordura na base da cauda				
Deposição de gordura	Moderada	Densa	Muito densa	Extremamente densa
Dobra de gordura	Ausente	Pode apresentar pequena dobra	Presença de pequena dobra	Grande dobra de gordura

Fonte: adaptada de Witzel et al., 2014a.

Tabela 5 Índice de gordura corporal (IGC) para gatos

Categoria	30	40	50	60
Massa gorda (%)	26 a 35	36 a 45	46 a 55	56 a 60
Estrutura facial	Leve cobertura de gordura; estruturas ósseas definidas	Leve a moderada cobertura de gordura; estruturas ósseas definidas à perda leve de definição	Moderada cobertura de gordura; perda de definição óssea (leve à mínima)	Densa cobertura de gordura; perda de definição óssea (mínima à ausente)
Cabeça e pescoço	Clara distinção entre cabeça e ombros; região dorsal do pescoço solta; ausente à leve presença de gordura	Clara à leve distinção entre cabeça e ombros; região dorsal do pescoço solta; leve à moderada presença de gordura	Mínima distinção entre cabeça e ombros; região dorsal do pescoço solta; leve à moderada presença de gordura	Mínima ou ausente distinção entre cabeça e ombros; região dorsal do pescoço firme; moderada à densa presença de gordura
Esterno	Definido, proeminência leve; fácil palpação; leve à moderada gordura peitoral	Mínima proeminência; palpável; moderada gordura peitoral	Mínima ou ausência de proeminência; difícil palpação; moderada à densa gordura peitoral	Não proeminente; muito ou extremamente difícil a palpação; muito ou extremamente densa gordura peitoral
Escápulas	Definido, proeminência leve; fácil ou muito fácil palpação	Leve proeminência, fácil palpação	Mínimo ou ausente proeminência; palpável	Não proeminente; difícil palpação
Costelas	Não proeminente; fácil palpação	Não proeminente; palpável	Não proeminente; difícil palpação	Não proeminente; extremamente difícil ou impossível palpação
Abdome	Pele abdominal frouxa com mínima deposição de gordura; fácil palpação abdominal	Dobra do abdome visível com deposição de gordura moderada; fácil palpação abdominal	Dobra do abdome com grande deposição de gordura; difícil palpação abdominal	Dobra do abdome com exagerada deposição de gordura; impossível palpação abdominal

(continua)

Tabela 5 Índice de gordura corporal (IGC) para gatos (*continuação*)

Categoria	30	40	50	60
Massa gorda (%)	26 a 35	36 a 45	46 a 55	56 a 60
Base da cauda	Leve à mínima proeminência das estruturas ósseas; palpável; leve deposição de gordura	Leve à mínima proeminência das estruturas ósseas; palpável; leve à moderada deposição de gordura	Mínima proeminência das estruturas ósseas; difícil palpação; moderada à densa deposição de gordura	Ausência de proeminência das estruturas ósseas; muito difícil palpação; muito densa deposição de gordura
Formato corporal				
Visto de cima	Definição muscular clara à mínima sob camada fina a moderada de gordura	Definição muscular mínima sob camada moderada de gordura	Aparência arredondada; densa camada de gordura	Aparência arredondada à quadrada; densa camada de gordura
Vista lateral	Ausência de dobra abdominal	Protuberância abdominal leve	Protuberância abdominal moderada	Protuberância abdominal grave
Vista de trás	Ampulheta abdominal leve ou cintura lombar	Cintura lombar	Dorso alargado	Dorso severamente alargado

Fonte: adaptada de Witzel et al., 2014b.

CONSIDERAÇÕES FINAIS

O conhecimento da composição corporal de cães e gatos é parte fundamental de estudos científicos e da avaliação da competência nutricional dos pacientes durante o exame físico. Para se compreender a influência da nutrição na massa corporal e sua composição química, métodos quantitativos precisos e acurados são necessários, destacando-se o emprego da DEXA, tomografia e D_2O. O objetivo da aplicação desses métodos é quantificar com precisão a MG, a MM, a água corporal e, por vezes, a massa óssea, caracterizando de um lado o impacto na nutrição e das doenças ou situações fisiológicas e de manejo nesses contingentes corporais e, de outro, o impacto desses contingentes corporais sobre a ocorrência de doenças, qualidade e expectativa de vida. Em razão de seu custo e sua necessidade de equipamentos caros com disponibilidade limitada, sua aplicação na rotina clínica é ainda incipiente em medicina veterinária. Assim, estudos com métodos quantitativos-padrão foram conduzidos para validação de abordagens práticas, destacando-se o ECC e o EMM. Quando devidamente treinado nesses métodos, o profissional obtém informações qualitativas importantes para a avaliação da condição nutricional do paciente, tanto para apoio diagnóstico como para substanciar decisões de manejo alimentar, como no tratamento da obesidade.

BIBLIOGRAFIA

1. Bjørnvad CR, Nielsen ME, Hansen SE, Nielsen DH. The effect of position on the precision of dual-energy X-ray absorptiometry and correlation with body condition score in dogs and cats. J Nutr Sci. 2017;6:20.
2. Borges NC, Vasconcellos RS, Carciofi AC, et al. DXA, bioelectrical impedance, ultrasonography and biometry for the estimation of fat and lean mass in cats during weight loss. BMC Vet Res. 2012;8:1-9.
3. Brooks D, Churchill J, Fein K, et al. 2014 AAHA weight management guidelines for dogs and cats. J Am Anim Hosp Assoc. 2014;50(1):1-11.
4. Castro A, Pacheco LG, Goloni C, Carciofi AC. Doubly labelled water and 13c-bicarbonate techniques to estimate energy expenditure in adult and old dogs. 26th Congress of the European College of Veterinary and Comparative Nutrition, Congress Proceedings, 2022, Sep 6-8; Basel, Switzerland; c2022. 150p.
5. Cline MG, Burns KM, Coe JB, et al. 2021 AAHA nutrition and weight management guidelines for dogs and cats. J Am Anim Hosp Assoc. 2021;57(4):153-78.
6. Freeman L, Becvarova I, Cave N, et al. WSAVA nutritional assessment guidelines. J Feline Med Surg. 2011;13(7):516-25.

7. Freeman LM, Michel KE, Zanghi BM, et al. Evaluation of the use of muscle condition score and ultrasonographic measurements for assessment of muscle mass in dogs. Am J Vet Res. 2019;80(6):595-600.
8. Freeman LM. Cachexia and sarcopenia: emerging syndromes of importance in dogs and cats. J Vet Int Med. 2012;26(1):3-17.
9. German AJ. Outcomes of weight management in obese pet dogs: what can we do better? Proc Nutr Soc. 2016;75(3):398-404.
10. Goloni C, Pacheco LG, Castro A, Carciofi AC. Effects of age and branched chain amino acids associated with docosahexaenoic acid intake on muscle mass of dogs measured by ultrasound. 25th Congress of the European College of Veterinary and Comparative Nutrition, Congress Proceedings; 2021, Sep 9-11; online; Utad, Portugal; c2021. 151p.
11. Goloni C, Pacheco LG, Luís L, Theodoro SS, Scarpim LB, Castro A, et al. The effect of starch to protein ratio in energy expenditure, body composition, and physical activity are different in neutered and intact, non-obese male cats. 26th Congress of the European College of Veterinary and Comparative Nutrition, Congress Proceedings, 2022, Sep 6-8; Basel, Switzerland; c2022. 152p.
12. Goloni C, Pacheco LG, Luis LW, et al. High starch intake favours bodyweight control in neutered and spayed cats living in homes fed ad libitum. Br J Nutr. 2024;1-47.
13. Goloni C, Peres FM, Senhorello IL, et al. Validation of saliva and urine use and sampling time on the doubly labelled water method to measure energy expenditure, body composition and water turnover in male and female cats. Br J Nutr. 2020;124(4):457-69.
14. Jeusette I, Greco D, Aquino F, et al. Effect of breed on body composition and comparison between various methods to estimate body composition in dogs. Res Vet Sci. 2010;88(2):227-32.
15. Kawasumi K, Iwazaki E, Okada Y, Arai T. Effectiveness of feline body mass index (fBMI) as new diagnostic tool for obesity. Japanese Journal of Veterinary Research. 2016;64(1):51-56.
16. Laflamme DP. Development and validation of a body condition score system for dogs. Canine Pract. 1997a;22:10-5.
17. Laflamme DP. Development and validation of a body condition score system for cats. Feline Pract. 1997b; 25:13-8.
18. Laflamme DP. Nutritional care for aging cats and dogs. Vet Clin Small Anim Pract. 2012;42(4):769-91.
19. Laflamme DP. Understanding and managing obesity in dogs and cats. Vet Clin Small Anim Pract. 2006;36(6):1283-95.
20. Lauten SD, Cox NR, Brawner WR, Baker HJ. Use of dual energy x-ray absorptiometry for noninvasive body composition measurements in clinically normal dogs. Am J Vet Res. 2001;62(8):1295-301.
21. Lawler DF, Larson BT, Ballam JM, et al. Diet restriction and ageing in the dog: major observations over two decades. Br J Nutr. 2008;99(4):793-805.
22. Luis LW, Goloni C, Tozato MEG, Theodoro SS, Pacheco LG, Monti M, Carciofi AC. Body Composition and energy expenditure of obese dogs on weight loss programs fed diets with different amino acid profiles. 26th Congress of the European College of Veterinary and Comparative Nutrition, Congress Proceedings, 2022, Sep 6-8; Basel, Switzerland; c2022. 149p.
23. Michel KE, Anderson W, Cupp C, Laflamme DP. Correlation of a feline muscle mass score with body composition determined by dual-energy X-ray absorptiometry. Br J Nutr. 2011;106(S1):S57-.
24. Pace N and Rathbun EN. Studies on body composition. 3. The body water and chemically combined nitrogen content in relation to fat content. J Biol Chem. 1945;158:685-91.
25. Rae LS, Rand JS, Ward LC. Measuring body composition in dogs using bioelectrical impedance spectroscopy. Vet J. 2024;304:106067.
26. Santarossa A, Parr JM, Verbrugghe A. The importance of assessing body composition of dogs and cats and methods available for use in clinical practice. J Am Vet Med Assoc. 2017;251(5):521-9.

27. Schoeller DA. Hydrometry. Human Body Compos. 1996;2:35-49.
28. Speakman JR, Booles D, Butterwick R. Validation of dual energy X-ray absorptiometry (DXA) by comparison with chemical analysis of dogs and cats. Int J Obes. 2001;25(3):439-47.
29. Teixeira FA, Queiroz MR, Oba PM, et al. Brazilian owners perception of the body condition score of dogs and cats. BMC Vet Res. 2020;16:1-9.
30. Vasconcellos RS, Gonçalves KNV, Borges NC, et al. Male and female cats have different regional body compositions and energy requirements for weight loss and weight maintenance. J Anim Physiol Anim Nutr. 2019;103(5):1546-55.
31. Wellman ML, DiBartola SP, Kohn CW. Applied physiology of body fluids in dogs and cats. In Fluid, Electrolyte and Acid-base. In: DiBartola SP. Disorders in small animal practice. 4.ed. St Louis: Elsevier Saunders; 2012. p.2-23.
32. Witzel AL, Kirk CA, Henry GA, et al. Use of a novel morphometric method and body fat index system for estimation of body composition in overweight and obese dogs. J Am Vet Med Assoc. 2014a;244(11):1279-84.
33. Witzel AL, Kirk CA, Henry GA, et al. Use of a morphometric method and body fat index system for estimation of body composition in overweight and obese cats. J Am Vet Med Assoc. 2014b;244(11):1285-90.
34. Zanghi BM, Cupp CJ, Pan Y, et al. Noninvasive measurements of body composition and body water via quantitative magnetic resonance, deuterium water, and dual-energy x-ray absorptiometry in awake and sedated dogs. Am J Vet Res. 2013;74:733-43.
35. Zoran DL. Obesity in dogs and cats: a metabolic and endocrine disorder. Vet Clin Small Anim Pract. 2010;40(2):221-3.

Capítulo **17**

Exame clínico do paciente obeso

Márcia de Oliveira Sampaio Gomes
Bruna Rodrigues Stafoche
Alessandra Vargas

INTRODUÇÃO

A avaliação da condição clínica do paciente obeso é o ponto de partida para a definição da melhor abordagem para o tratamento da obesidade canina e felina. É mandatória a identificação de possíveis causas primárias que tenham contribuído para o desequilíbrio energético e levado ao quadro de sobrepeso e obesidade, bem como das alterações clínicas que possam ser decorrentes ou agravadas pela presença da obesidade. O reconhecimento do cenário clínico do paciente de forma completa é fundamental para a resolução do problema.

O plano geral do exame clínico de cães e gatos com obesidade compreende uma anamnese detalhada, com específico foco na avaliação nutricional, além de exame físico e, sempre que necessário, exames complementares. Especial foco deve ser dado às estimativas da ingestão calórica, visto que são fundamentais e indispensáveis no acompanhamento de cães e gatos, tanto no aspecto preventivo do ganho de peso, bem como parte essencial para a promoção segura de um balanço energético negativo e obtenção do sucesso em seu tratamento.

EXAME CLÍNICO DO CÃO E DO GATO OBESO

A anamnese clínica minuciosa é necessária para a aquisição de informações valiosas que contribuirão para o correto diagnóstico da origem da obesidade por causa primária ou secundária, bem como para a presença de outras doenças ou alterações clínicas relacionadas ou agravadas pela obesidade. São necessários obtenção da história clínica do animal, de seus antecedentes e da queixa principal, manifestações clínicas, início, duração, periodicidade, tratamentos anteriores e atuais, manejo e profilaxias, além do detalhamento sobre todos os sistemas orgânicos. Obter informações sobre o tutor, o ambiente e os contactantes complementa o conjunto de informações essenciais e pontos aqui listados em uma visão simplificada da anamnese clínica.

Na história do paciente obeso, a identificação de raças predispostas, a castração e o sedentarismo, além de práticas incorretas de manejo alimentar e mau ajuste da ingestão calórica diária, são dados frequentemente obtidos para a investigação da obesidade primária.

Durante a anamnese do paciente obeso, atenção especial deve ser dada aos relatos de alterações sugestivas de endocrinopatias, por exemplo, o hipotireoidismo, que possam justificar o desequilíbrio energético que originou o ganho de peso, sendo nesse caso necessário o diagnóstico diferencial. Abordagem mais detalhada para o diagnóstico diferencial da obesidade secundária às endocrinopatias é apresentada mais adiante neste capítulo.

O exame físico deve utilizar a inspeção direta, por meio da qual são percebidas e descritas as alterações visíveis do animal, como no estado geral, na qualidade dos pelos, na inspeção da cavidade oral; também se utilizam a palpação, a auscultação, a percussão, a avaliação de turgor cutâneo, as mucosas, a avaliação postural e as demais avaliações que compõem o exame físico completo.

Exames complementares

Os exames complementares são úteis para a diferenciação das causas primárias de obesidade, ou seja, por excessiva ingestão calórica, gasto energético reduzido ou predisposição genética, das demais condições que podem contribuir para o desenvolvimento da obesidade, como hipotireoidismo, hiperadrenocorticismo, hiperinsulinismo, acromegalia, hipopituitarismo, disfunção hipotalâmica e uso de medicamentos (glicocorticoides, progestágenos, fenobarbital etc.), além de obviamente permitirem a avaliação da presença de comorbidades e alterações clínicas que possam estar relacionadas à obesidade. Os exames comumente solicitados são hemograma e bioquímica sérica, incluindo triglicérides e colesterol, exame de urina tipo I, aferição da pressão arterial e dosagem hormonal quando necessário.

Pacientes obesos podem apresentar alterações no perfil lipídico, com elevações das concentrações séricas de triglicérides e colesterol, enquanto a glicemia e insulinemia podem estar normais ou, em alguns casos, elevados. Os quadros de resistência insulínica e agravamento do metabolismo glicêmico do animal obeso serão abordados em outro capítulo.

AVALIAÇÃO NUTRICIONAL

Para a avaliação clínica do paciente obeso e melhor compreensão do que contribuiu para o desenvolvimento dessa doença, especial atenção será dada à avaliação nutricional.

A avaliação nutricional de um cão e gato é uma primeira avaliação de triagem que tem por objetivo identificar a presença de fatores de risco nutricional (Tabela 1) e que deve ser aplicada em todos os atendimentos clínicos. Quando há a identificação de algum fator de risco, é sugerida a realização de uma segunda etapa, que consiste na avaliação mais aprofundada do estado nutricional do paciente. Em qualquer uma das etapas, devem ser realizados a anamnese ou o inquérito nutricional e exame físico nutricional do paciente. É reconhecido que a avaliação nutricional é um processo que deve ser iterativo e recorrente, com avaliações ao longo de toda a vida do animal.

Anamnese nutricional

Durante a anamnese nutricional, é necessário obter informações relacionadas ao animal, à dieta e ao manejo alimentar adotado a fim de conhecer a participação e a interação de diversos fatores com esses três aspectos citados.

Na obtenção de dados relacionados ao animal, pode-se destacar a idade, o estado fisiológico, o apetite, a ingestão hídrica e a atividade. Entre aqueles específicos da dieta, focam-se a segurança e a adequação nutricional para o paciente em avaliação. Portanto, é essencial coletar informações sobre a ingestão diária total, ou seja, variedades e quantidades de alimentos, guloseimas, petiscos mastigáveis e suplementos, o manejo alimentar e quaisquer alimentos utilizados para administrar medicamentos.

O detalhamento deve ser suficiente para contabilizar todas as calorias ingeridas, o que não é fácil de se obter. O terceiro aspecto abordado na anamnese

Tabela 1 Fatores de risco investigados na avaliação de triagem nutricional

Fator de risco
Estágio da vida com necessidade nutricional específica (p. ex., crescimento, gestação, lactação, sênior, geriátrico)
História
Função gastrointestinal alterada (p. ex., vômitos, diarreia, náusea, flatulência, constipação)
Doenças ou alterações clínicas prévias ou presentes
Uso atual de medicamentos e/ou suplementos dietéticos
Calorias de alimentos incompletos ou completos acima de 10% do consumo total de calorias (p. ex., petiscos comerciais, restos de mesa, petiscos mastigáveis, alimentos para fornecimento de medicamentos)
Dieta não convencional (p. ex., crua, caseira, vegetariana, não usual)
Abrigo inadequado ou impróprio
Exame físico
Escore de condição corporal (< 4/9 ou > 5/9)
Escore de massa muscular (perda muscular leve, moderada ou acentuada)
Mudança inexplicável de peso
Doenças orais ou alterações dentais
Pele ou pelo de má qualidade
Novas alterações clínicas/enfermidades

Fonte: adaptada de Cline et al., 2021.

nutricional relaciona-se ao manejo alimentar e abrange não apenas a frequência, os momentos/horários das refeições, o local onde o animal recebe o alimento e o método de alimentação, mas também o ambiente do animal como um todo (contactantes animais e humanos) e outros fatores humanos relacionados. De posse desses dados, é possível estimar se o consumo de alimentos e calórico está adequado ou não e planejar a conduta nutricional.

A anamnese nutricional do paciente obeso tem papel crucial não só para obtenção de informações valiosas sobre ingestão calórica que podem vir a servir como ponto de partida para o programa de perda de peso, mas principalmente para ajudar o médico-veterinário a identificar as falhas de manejo alimentar e antecipar potenciais desafios ao programa de perda de peso.

Em igual magnitude de importância, têm-se o desafio de obter essas informações, é frequente na obtenção do histórico alimentar aqueles responsáveis por cães e gatos que não sabem informar o alimento fornecido ao animal, precisar a quantidade de alimento e/ou de petiscos e guloseimas oferecidos na rotina alimentar de seu *pet*. Um ponto relevante, nesse contexto, que pode contribuir para a qualidade e a precisão da informação coletada, relaciona-se a quem responde/leva o animal para atendimento, sendo melhores os dados obtidos da pessoa diretamente relacionada ao paciente, ou seja, dá-se preferência que o entrevistado seja o responsável que permanece maior tempo com o animal. Ainda assim, a qualidade da informação também está relacionada à memória e à cooperação do responsável/entrevistado, assim como a capacidade do profissional de estabelecer um canal de comunicação que favoreça a obtenção dessas informações por meio do diálogo.

Estimativas da ingestão calórica

A necessidade energética deve ser amplamente investigada e seu equilíbrio (ou não) deve ser determinado perante particularidades e condições de vida de cães e gatos. Nesse cenário é importante entender quais as estratégias utilizadas para estimar a ingestão energética na rotina clínica e definir se o balanço é correto ao paciente.

A primeira e possivelmente a forma mais acurada de se estimar a ingestão calórica de uma animal seria por meio da ingestão diária das calorias advindas de todos os alimentos (incluindo petiscos), porém como dito anteriormente, consiste em um desafio obter de forma precisa essas informações na anamnese nutricional do paciente. Em um exemplo simplificado para um cão que durante a anamnese foi constatado o consumo exclusivo de um alimento comercial seco *premium* em um volume definido pelo proprietário (dois potes de "margarina" de 200 g/dia, sendo um em cada refeição), mas foi solicitado que esse trouxesse a ração ao consultório e o pote utilizado e feita a pesagem da quantidade utilizada pelo proprietário. Foi constatado que cada medida possuía aproximadamente 126 g para o alimento em uso, gerando um total de 248 g/dia. A energia metabolizável do alimento declarada em rótulo era de 3,82 kcal/g e dessa forma foi possível estimar o consumo calórico diário de 947,36 kcal/dia (ingestão calórica = 248 g × 3,82 kcal).

A estimativa da ingestão calórica oriunda de alimentos utilizados para pessoas é feita da mesma forma, sendo o conteúdo calórico obtido de fontes como a Tabela de Composição Química de Alimentos (TACO) da Universidade de Campinas e Food Data Central do United States Department of Agriculture (USDA) ou para petiscos e alimentos industrializados por meio do serviço de atendimento ao consumidor do fabricante, caso a informação não esteja disponível no rótulo.

Outra forma de estimar a necessidade energética de cães e gatos é por meio de equações preditivas. Essas equações consideram um fator (quantidade de quilocalorias diárias) a ser multiplicado por um peso metabólico (considera o peso atual do animal elevado a um expoente, mais adiante apresentado), definindo assim a quantidade de quilocalorias diárias que o animal deveria receber para a manutenção de seu peso, caso se esteja calculando para animais adultos. Existem equações preditivas para diferentes situações fisiológicas como fase de crescimento, gestação, lactação, que não serão abordadas aqui. Lembre-se que essas equações são pontos de partida para a estimativa da necessidade energética de um animal e que é preciso fazer acompanhamentos subsequentes para confirmar e ajustar a ingestão calórica à real demanda do animal e que se deve considerar a necessidade energética de manutenção (NEM) de um indivíduo pode sofrer influência de diversos fatores como a própria idade, a raça, a quantidade de atividade física, o temperamento, a temperatura ambiente, as características de isolamento térmico (ou seja, comprimento do pelo e gordura subcutânea) e o ambiente social.

Nas Tabelas 2 e 3, encontram-se as equações para estimativa da necessidade energética diária para cães adultos de acordo com a Fediaf (2021) e o NRC (2006), respectivamente, enquanto na Tabela 4 são apresentadas as equações recomendadas para gatos adultos pelas mesmas fontes.

Tabela 2 Recomendações de necessidade energética diária para cães adultos de acordo com a Fediaf (2021)

Cães	kcal de EM/dia
Baixa atividade (< 1 h/dia)	$95 \times (\text{PC em kg})^{0,75}$
Moderada atividade de baixo impacto (1-3 h/dia)	$110 \times (\text{PC em kg})^{0,75}$
Moderada atividade de alto impacto (1-3 h/dia)	$125 \times (\text{PC em kg})^{0,75}$
Alta atividade (3-6 h/dia)	$150\text{-}175 \times (\text{PC em kg})^{0,75}$
Raças com predisposição à obesidade	$\leq 90 \times (\text{PC em kg})^{0,75}$
Diferenças raciais reconhecidas	
Dogue Alemão	$200 \times (\text{PC em kg})^{0,75}$
Terra-Nova	$105 \times (\text{PC em kg})^{0,75}$

EM: energia metabolizável; PC: peso corporal.

Fonte: adaptada de Fediaf, 2021.

Tabela 3 Recomendações de necessidade energética diária para cães adultos de acordo com o NRC, 2006

Necessidade abaixo da média	kcal de EM/dia
Cães inativos[1]	95 x (PC em kg)^{0,75}
Terra-Nova	105 x (PC em kg)^{0,75}
Necessidade média	
Cães ativos ou de canil[2]	130 x (PC em kg)^{0,75}
Necessidade acima da média	
Cães adultos jovens e ativos	140 x (PC em kg)^{0,75}
Dogues Alemães adultos e ativos	200 x (PC em kg)^{0,75}
Terriers adultos e ativos	180 x (PC em kg)^{0,75}

EM: energia metabolizável; PC: peso corporal.
Fonte: adaptada de NRC, 2006.

Tabela 4 Recomendações de necessidade energética diária para gatos adultos

Categoria	kcal de EM/dia
Gatos domésticos em ECC* ideal ou abaixo	100 x (PC em kg)^{0,67}
Gatos domésticos em ECC acima do ideal	130 x (PC em kg)^{0,4}
Gatos castrados e *indoor*[3]	52-75 x (PC em kg)^{0,67}

* ECC: escore de condição corporal em escala de 9 pontos; EM: energia metabolizável; PC: peso corporal.
Fonte: adaptada de Fediaf, 2021; e NRC, 2006.

É possível realizar um comparativo entre as estimativas da ingestão calórica do paciente e verificar divergências, mas um alerta é dado quando se percebe que há um desequilíbrio energético vigente por desvios no escore de condição corporal (ECC) do animal. Para o tema abordado neste capítulo, considere aprofundar sua avaliação nutricional para aqueles animais de estimação que apresentem sobrepeso ou obesidade, mas claramente os com animais com escore abaixo do ideal também estão em desequilíbrio energético e far-se-á necessária revisão da ingestão calórica à sua fase de vida, nível de atividade e demais fatores que possam estar contribuindo para o desbalanço.

Exame físico nutricional

No exame físico da avaliação nutricional, o principal foco consiste na determinação dos escores de condição corporal (ECC) e de massa muscular (EMM), mas serão feitas algumas considerações sobre o peso do animal.

Uma das formas mais usuais para o diagnóstico de obesidade é por meio do ECC em que se classifica cães e gatos em sobrepeso quando apresentam ECC 6 e 7 e obesos quando apresentam ECC 8 e 9, considerando a escala de 9 pontos definida por Laflamme para ambas as espécies.

O ECC é um método simples para estimar a adiposidade dos animais e provavelmente a ferramenta mais utilizada na prática veterinária para esse fim. É um método semiquantitativo subjetivo que utiliza os meios semiológicos de inspeção direta (visualizando o animal em estação em vista lateral e superior) e a palpação (caixa torácica, processos espinhosos dorsais, cintura etc.) para estimar o grau de acúmulo de tecido adiposo. O ECC considera uma escala que varia de 1 a 9, sendo o ECC ideal as notas 4 e 5 para cães e 5 para gatos e qualquer nota abaixo do ideal indica uma condição nutricional ruim e precisa ser mais bem investigada.

Existe variação na distribuição e no acúmulo de tecido adiposo em diferentes raças, inferindo que animais com o mesmo ECC podem apresentar percentuais de gordura diferentes. Estudo com cães de diferentes raças demonstrou que, em um mesmo ECC médio, Galgos apresentaram menos gordura corporal (ECC 5,4 ± 1,5 e 8 ± 3% de gordura corporal) do que as outras raças avaliadas (ECC 5,9 ± 0,7 e 25 ± 11% de gordura corporal), enquanto cães da raça Husky Siberiano apresentaram as maiores porcentagens de gordura corporal (ECC 5,5 ± 0,6 e 30,8 ± 8,3% de gordura corporal). Dessa forma, padrões raciais devem ser considerados na atribuição do ECC de cães.

A composição corporal pode ser avaliada por exames complementares mais sofisticados como métodos dilucionais, bioimpedância elétrica, dupla absorção de energia de raios-X (Dexa), densitometria, tomografia computadorizada, ressonância magnética, determinação da condutividade elétrica total do corpo, determinação de potássio corporal total e análise por ativação de nêutrons. Embora vários métodos possam ser utilizados, a avaliação do escore de condição corporal (ECC), uma estimativa subjetiva semiquantitativa é mais simples, usual, sem custo e amplamente utilizada. O ECC e outros métodos disponíveis e mais utilizados em medicina veterinária serão abordados com maior detalhamento no próximo capítulo.

Outro aspecto fundamental do exame físico contemplado na avaliação nutricional se refere à determinação do escore de massa muscular (EMM), que é utilizado para avaliar perda de massa muscular em cães e gatos. De forma análoga ao ECC, são utilizadas a inspeção direta e a palpação para avaliar possíveis perdas de massa muscular por meio da musculatura sobre a coluna vertebral, as escápulas, o crânio e os ossos da pelve. O EMM é considerado uma escala invertida de quatro pontos, ou seja, inicia na nota 3 e reduz até 0, em que se considera a nota máxima para o animal com massa muscular preservada (sem perdas), 2 para perdas discretas, 1 para perdas moderadas e 0 para perdas acentuadas da musculatura em todos os pontos listados anteriormente.

O processo de envelhecimento e a presença de algumas doenças (por exemplo, a insuficiência cardíaca, a doença renal crônica, as neoplasias etc.) podem contribuir para a redução da massa muscular, levando em alguns casos à sarcopenia ou à caquexia, respectivamente. Destaca-se ainda a contribuição do sedentarismo ao longo da vida para a não preservação da massa muscular, assim como não há correlação direta ou inversa entre o EMM e o ECC, podendo um animal obeso ou com sobrepeso apresentar ou não algum grau de perda de massa muscular percebido por meio da determinação de seu EMM. Fatores como idade, ingestão proteica e calórica e nível de atividade devem ser considerados na investigação de potenciais fatores relacionados ao EMM com notas entre 2 e 1.

A mensuração do peso de nossos pacientes é uma ferramenta importante na rotina do médico-veterinário para distintas funções, mas deve-se lembrar que o peso do animal isoladamente não nos informa sobre a composição corporal, em especial acúmulos de tecido adiposo, ou seja, não é correto a obesidade ser definida exclusivamente pela medida do peso. Diante do exposto previamente, apesar da subjetividade da escala, o ECC é o recurso mais simples e sem custo que permite a confirmação se aumentos de peso podem ser relacionados ao acúmulo de tecido adiposo. Pensando em estratégias de prevenção, pode-se recomendar o acompanhamento rotineiro do peso e, até mesmo, a elaboração de gráficos para esse acompanhamento associado ou não ao ECC para pacientes regulares.

DIAGNÓSTICO DIFERENCIAL PARA ENDOCRINOPATIAS COMO CAUSA PRIMÁRIA DA OBESIDADE

Ao atender um paciente com sobrepeso ou obeso, deve-se investigar a possibilidade de alguma outra doença endócrina associada ao quadro. Nesses casos, além de maiores chances de insucesso no tratamento para perda de peso, o paciente pode apresentar maior risco para complicações por causa de alterações hormonais.

As doenças hormonais associadas à obesidade em cães são a síndrome de Cushing espontânea (também denominada hipercortisolismo), a síndrome de Cushing iatrogênica (decorrente do uso crônico de corticoide) e o hipotireoidismo espontâneo. Em felinos, essas endocrinopatias não são comuns, porém também podem ser a causa de obesidade nessa espécie.

No caso do hipercortisolismo, doença que acomete geralmente animais de meia-idade a idosos, a polifagia – uma das principais manifestações clínicas – pode levar ao aumento de peso, principalmente se o paciente apresenta livre acesso ao alimento ou se os tutores, diante da insistência, oferecerem maior quantidade do alimento ou de petiscos. Geralmente esses pacientes ao longo do curso da doença apresentam perda de massa muscular e gordura periférica em razão dos efeitos catabólicos do cortisol, e acúmulo de gordura abdominal pelo aumento da lipogênese nessa região, levando ao fenótipo característico (obesidade centrípeta e consequente aumento de volume abdominal).

Em decorrência do aumento de volume abdominal, do catabolismo muscular e da redução da qualidade de estruturas como tendões e ligamentos, esses pacientes apresentam alta prevalência de osteoartropatias em coluna e rupturas de ligamento cranial cruzado. Suspeita-se que o hipercortisolismo na anamnese quando o tutor refere manifestações clínicas, como poliúria, polidipsia, polifagia, alterações dermatológicas (alopecia ou infecções recidivantes), ofegância e prostração.

No exame físico, nota-se hipotricose ou alopecia que tende a ser bilateral e simétrica, muitas vezes sem lesões de pele ou prurido. Quando há infecções oportunistas, pode-se ter prurido ou lesões pustulares, descamativas e em colarinho epidérmico. Apresentam abdome abaulado, com hepatomegalia na palpação, pele bastante fina na região abdominal, telangiectasia e comedos. Podem apresentar calcinose cutânea, exoftalmia e perda muscular.

Os exames complementares que sugerem o hipercortisolismo podem ser: eritrocitose, trombocitose, leucograma de estresse, aumento da atividade da fosfatase alcalina (esse pode ser bem marcante nos cães, o que não acontece nos gatos) acompanhado ou não de elevação discreta da atividade de ALT, hiperlipidemia (sendo a hipertrigliceridemia mais frequente e mais marcante), isostenúria ou hipostenúria e hipertensão arterial sistêmica. Alguns pacientes podem desenvolver diabetes *mellitus* por causa do excesso do cortisol o qual é um hormônio hiperglicemiante. Na ultrassonografia abdominal, algumas alterações poderão ser descritas, como hepatomegalia com aumento difuso de ecogenicidade hepática, ecotextura grosseira, vesícula biliar preenchida com bile densa ou presença de mucocele biliar, calcificações distróficas, aumento unilateral ou bilateral das dimensões das adrenais com abaulamento dos polos craniais e/ou caudais ou ainda a presença de nodulações hiperecogênicas e heterogênicos (mais raramente hipoecogênicos e/ou homogênicos).

Em casos em que se tenha ao menos uma manifestação clínica somada a uma alteração laboratorial compatível com o quadro, a síndrome de Cushing deve ser investigada, principalmente na espécie canina por sua grande prevalência.

Para a confirmação diagnóstica, o teste de eleição é o teste de supressão com baixa dose de dexametasona com três coletas. Em casos positivos, sugere-se que o paciente deve seja acompanhado pelo médico-veterinário especializado em endocrinologia.

O hipercortisolismo em gatos é menos frequente que em cães, e grande parte dos felinos que apresenta essa doença também sofre concomitantemente de diabetes *mellitus* de difícil controle. Em especial antes do diabetes *mellitus*, por terem alimento *ad libitum* mais frequentemente que cães, esses pacientes muito polifágicos podem ganhar bastante peso. No exame físico, além do abdome bastante abaulado, da perda de massa muscular e de alterações dermatológicas, esses pacientes podem apresentar fragilidade cutânea extrema, então até mesmo a manipulação e a contenção devem ser cautelosas. Evita-se o uso de bandagens colantes, esparadrapos e micropore. As alterações em exames complementares são similares à espécie canina, e o diagnóstico é confirmado pela supressão com dexametasona, com atenção à dose, que é 10 vezes maior que a dose do cão. A doença tem pior prognóstico em felinos.

Pacientes hipotireoideos caninos são menos frequentes que os hipercortisolêmicos. Na espécie felina, o hipotireoidismo espontâneo é ainda mais infrequente. Nota-se que, nesta última espécie, o hipotireoidismo iatrogênico (decorrente da radioiodoterapia ou tireoidectomia) é mais frequente quando comparado ao hipotireoidismo espontâneo. Nos cães, geralmente acomete pacientes mais jovens ou de meia-idade. Como há redução da taxa metabólica de cerca de 15%, o paciente apresenta aumento progressivo no ECC sem aumento da ingestão calórica.

Na anamnese, é relatado pacientes prostrados, menos ativos ou apáticos, resistentes ao passeio, além disso, alterações dermatológicas como otites de repetição e infecções por *malassezia* não são incomuns. Ao exame físico são observadas rarefação pilosa em áreas de atrito, colo de coleiras ou base da cauda, pele hiperqueratótica e hiperpigmentada, alopecia da cauda (a chamada cauda de rato); alguns animais podem apresentar mixedema facial, levando à mudança da expressão, com aparência de tristeza (*Facies tragica*). Também se observa o ganho de peso, podendo o animal apresentar sobrepeso ou obesidade, com ECC variando entre 6 e 9, mas sem reflexo no EMM. Na ausculta cardiopulmonar, pode-se identificar bradicardia em aproximadamente 10%.

Nos exames complementares, a hipercolesterolemia é uma alteração que acomete cerca de 75% dos cães com hipotireoidismo, porém não é frequente nos gatos com hipotireoidismo espontâneo ou na forma iatrogênica. A hipercolesterolemia geralmente não é acompanhada pela hipertrigliceridemia em nenhuma dessas espécies. A anemia normocítica, normocrômica arregenerativa poderá ser identificada em 30% dos cães hipotireóideos e em menor frequência nos gatos, independentemente da etiologia (espontânea ou iatrogênica).

Para diagnóstico do hipotireoidismo, o padrão-ouro é a mensuração do T4 total (mais sensível), T4 livre por diálise (mais específico) e TSH. Esses exames devem ser realizados após a exclusão de doenças sistêmicas as quais podem interferir nos resultados dessas mensurações, o que é conhecido como a "síndrome do eutireoideo doente", assim como o uso de alguns medicamentos, como sulfas e fenobarbital. Caso haja dúvida, nos casos espontâneos, outros exames podem ser utilizados, como a mensuração de anticorpos antitireoglobulina, ultrassonografia cervical ou cintilografia da glândula tireoide.

Pacientes hipotireóideos sem a reposição hormonal apresentam grande dificuldade na redução de peso, entretanto, após o início do tratamento apresentam frequentemente taxa de perda de peso semanal de 2% ou mais e atingem o ECC ideal com mais facilidade.

No hipotireoidismo felino, vale a pena destacar que os relatos de manifestações clínicas pelos tutores e as alterações laboratoriais identificadas nos exames complementares serão semelhantes ao hipotireoidismo canino, assim como os exames diagnósticos.

CONSIDERAÇÕES FINAIS

É evidente que o exame clínico do paciente canino e felino são essenciais para a correta compreensão do quadro clínico do animal, presença de agravantes e/ou fatores etiológicos, permitindo assim a definição do melhor plano terapêutico. Nesse sentido, não é diferente para o animal obeso, em que ainda se destaca a relevância e a contribuição da anamnese nutricional para o entendimento do contexto clínico e definições mais precisas de necessidade energética do animal. Por fim, na avaliação clínica de pacientes com sobrepeso e obesidade, deve-se investigar, sempre que houver indícios, possíveis causas primárias de origem endócrina.

BIBLIOGRAFIA

1. Baldwin K, Bartges J, Buffington T, Freeman LM, Grabow M, Legred J, et al. AAHA nutritional assessment guidelines for dogs and cats. J Am Anim Hosp Assoc. 2010;46(4):285-96.
2. Bolton TA, Panciera DL. Influence of medications on thyroid function in dogs: an update. J Vet Int Med. 2023;37(5):1626-40.
3. Cline MG, Burns KM, Coe JB, Downing R, Durzi T, Murphy M, et al. 2021 AAHA Nutrition and Weight Management Guidelines for Dogs and Cats. J Am Anim Hosp Assoc. 2021;57(4):153-78.
4. Fediaf. Nutritional Guidelines for Complete and Complementary Pet Food for Cats and Dogs. 2021. Disponível em: http://www.fediaf.org/self-regulation/nutritional-guidelines/. Acesso: 7 abr. 2024.
5. Freeman L, Becvarova I, Cave N, MacKay C, Nguyen P, Rama B, et al. WSAVA Nutritional Assessment Guidelines. J Small Anim Pract. 2011;52(7):385-96.
6. Freeman LM, Michel KE, Zanghi BM, Vester Boler BM, Fages J. Evaluation of the use of muscle condition score and ultrasonographic measurements for assessment of muscle mass in dogs. Am J Vet Res. 2019;80(6):595-600.
7. Global Nutrition Guidelines – WSAVA. Disponível em: https://wsava.org/global-guidelines/global-nutrition-guidelines/. Acesso: 7 abr. 2024.
8. Jeusette I, Greco D, Aquino F, Detilleux J, Peterson M, Romano V, et al. Effect of breed on body composition and comparison between various methods to estimate body composition in dogs. Res Vet Sci. 2010;88(2):227-32.
9. Laflamme DP. Development and validation of a body condition score system for dogs. Canine Pract. 1997;22(4):10-5.
10. Laflamme DP. Development and validation of a body condition score system for cats: a clinical tool. Feline Pract. 1997;25:13-8.
11. Landsberg GM, Hunthausen W, Ackerman L. Handbook of behavior problems of the dog and cat. Edinburgh: Saunders; 2003.
12. Nelson RW, Couto GC. Small animal internal medicine. St. Louis: Elsevier/Mosby; 2014.
13. Nepa – Núcleo de Estudos e Pesquisas em Alimentação. Tabela Brasileira de Composição de Alimentos – TACO. Versão 4. São Paulo: Unicamp; 2011.
14. Pedrinelli V, Porsani MYH, Lima DM, Teixeira FA, Duarte CN, Vendramini THA, et al. Predictive equations of maintenance energy requirement for healthy and chronically ill adult dogs. J Anim Physiol Anim Nutr. 2021;105 Suppl 2:63-9.
15. USDA – United States Department of Agriculture Agriculture Research Service. FoodData Central. Disponível em: https://fdc.nal.usda.gov/. Acesso: 7 abr. 2024.

SEÇÃO **4**

Tratamento

Capítulo **18**

Passo a passo para a perda de peso de cães

Vivian Pedrinelli
Fabio Alves Teixeira

INTRODUÇÃO

O método mais indicado para promover a perda de peso saudável em cães é a instituição de um programa de perda de peso baseado na promoção do balanço energético negativo. Para instituir um programa desse tipo, sugere-se que sejam seguidas as seguintes etapas, que serão exploradas mais a fundo ao longo do capítulo:

1. Avaliação inicial do paciente.
2. Determinação do escore de condição corporal (ECC) e escore de massa muscular (EMM).
3. Estimativa do peso ideal do animal.
4. Estimativa do consumo energético para a perda de peso.
5. Escolha dos alimentos a serem fornecidos (incluindo petiscos).
6. Acompanhamento do programa de perda de peso.

AVALIAÇÃO INICIAL DO PACIENTE

Assim que identificada a condição de sobrepeso ou obesidade, deve-se avaliar inicialmente o paciente e o ambiente em que ele está inserido e coletar o histórico alimentar completo para identificar possíveis fatores de risco a serem abordados individualmente (Capítulo 3). Identificar os fatores de risco e as possíveis causas da obesidade é fundamental para que sejam corrigidos, quando possível, a fim de aumentar o sucesso no processo de emagrecimento e reduzir o risco de reganho de peso após atingir o peso adequado.

DETERMINAÇÃO DO ESCORE DE CONDIÇÃO CORPORAL E DO ESCORE DE MASSA MUSCULAR

É fundamental que a avaliação inicial do paciente inclua a determinação do peso corporal atual em uma balança calibrada. Além do peso, a composição corporal deve ser definida (Capítulo 16), a forma prática na rotina clínica para isso é por meio do ECC e EMM (descritos em mais detalhes nos Capítulos 15 e 16). É com base na composição corporal que algumas equações de definição inicial do consumo energético para perda de peso são baseadas, além de o ECC ser usado para estimar o peso considerado adequado para o paciente, ou a meta inicial de perda de peso.

Além disso, a determinação do EMM é importante para o acompanhamento do paciente, pois permite estabelecer um parâmetro inicial de condição muscular que poderá ser monitorado, em conjunto com a avaliação periódica do ECC, para avaliar a perda de gordura e se está ocorrendo perda de massa magra durante o processo de perda de peso do cão.

ESTIMATIVA DO PESO IDEAL DO CÃO

A estimativa do peso ideal inicial do paciente canino permite a determinação mais assertiva do consumo calórico para perda de peso, assim como se torna um fator motivacional para que o tutor siga o programa. Em média, cada ponto no ECC acima do ideal, numa escala de 9 pontos, corresponde a 10% de peso acima do peso ideal, com variação de 8 a 12%. Assim, se for considerado como exemplo um cão de 20 kg de peso corporal em ECC 9 na escala de 9 pontos, ele estaria em média 40% acima do peso ideal, ou seja, seu peso ideal seria de aproximadamente 12 kg.

Vale destacar que o peso ideal não necessariamente será o peso estabelecido como meta para o paciente. Primeiramente porque em algumas situações clínicas, como animais com doenças crônicas caquetizantes como câncer, cardiopatias ou doença renal crônica, o animal atingir o peso ideal não necessariamente é o objetivo, já que a perda de peso nessas condições acompanha perda da musculatura, o que pode ser fator de piora de prognóstico. Também há a dificuldade de se estabelecer quando a perda de peso é intencional ou por efeito da doença caquetizante. Nesses quadros, a perda de peso é indicada se seu resultado na qualidade de vida for superior ao risco de piora do paciente, por exemplo, um paciente com câncer, mas com dores articulares. A perda de peso pode auxiliar na questão articular e aumentar a qualidade de vida para o paciente. Nessa situação exemplificada, a meta não é necessariamente que o animal alcance ECC ideal (5/9), mas que tenha redução de peso suficiente para proporcionar maior bem-estar.

ESTIMATIVA DO CONSUMO ENERGÉTICO PARA A PERDA DE PESO

A determinação do consumo energético para perda de peso em cães é apenas um ponto de partida para o programa de perda de peso, e a individualização e o acompanhamento frequentes são ainda mais importantes do que o valor de ingestão energética em si, pois são necessários para que ajustes no programa de perda de peso sejam feitos, de maneira a atingir os resultados da melhor maneira possível.

Podem ser encontradas na literatura diversas fórmulas matemáticas para estimar a quantidade de energia a ser prescrita no primeiro momento do programa de perda de peso (Tabela 1). Neste capítulo, será trabalhada a seguinte equação para estimativa da necessidade energética para perda de peso (NEPP):

$$\text{Quantidade diário de alimento (g/dia)} = \frac{\text{NEPP (em kcal/dia)}}{\text{Energia metabolizável do alimento (em kcal/g)}}$$

Tal fórmula matemática, exemplificada na Tabela 2, pode ser entendida como o fornecimento da necessidade energética em repouso (o mínimo necessário) para a meta de peso do paciente ou como o fornecimento de 50 a 60% da necessidade energética de manutenção (NEM) de cães, considerada 130 kcal/kg^{0,75}.

Tabela 1 Equações para estimativa da necessidade energética para perda de peso (NEPP) capaz de realizar restrição calórica e iniciar programa de perda de peso em cães

Equação	Referência
NEPP = 70 × meta inicial de peso corporal $(kg)^{0,75}$	Brooks et al., 2014
NEPP = 53 a 73 × peso corporal atual $(kg)^{0,75}$	Flanagan et al., 2017
NEPP = 60 × peso corporal atual $(kg)^{0,75}$	Luis et al., 2023

Fonte: adaptada de Goloni e Teixeira (no prelo).

Tabela 2 Exemplo de estimativa de necessidade energética para perda de peso (NEPP) em um cão obeso ou com sobrepeso de 20 kg de peso corporal, considerando a equação de 70 kcal x kg meta de $peso^{0,75}$

Peso atual do cão (kg)	Escore de condição corporal (ECC)*	% acima do ideal	Meta de peso (kg)	NEPP (kcal/dia)
20	6	10	18	611
	7	20	16	560
	8	30	14	506
	9	40	12	451

* Considerando uma escala de 1 a 9.

Fonte: elaborada pelos autores.

Como pode ser observado na Tabela 2, quanto mais intensa for a definição da meta de peso colocado na fórmula matemática aqui utilizada, menor será a ingestão energética do paciente e, consequentemente, menor a chance de o proprietário aderir ao tratamento. Dessa forma, convencionou-se que a redução que o peso meta inicial estabelecido para essa fórmula seja a redução de 15% do peso corporal para animais em ECC 6 ou 7/9 (sobrepeso) ou 20% para os animais em ECC 8 ou 9/9.

Nas situações clínicas em que, por meio da avaliação nutricional, for possível estimar com certa precisão a ingestão energética do paciente, pode-se simplesmente realizar a redução, empiricamente, de 10 a 40% na ingestão atual para estimular a perda de peso. Nos casos em que o cão não estiver mantendo o peso com a ingestão energética atual, a redução de aproximadamente 10% nas calorias diárias pode ser suficiente para induzir o emagrecimento. Por outro lado, nos casos em que o ganho de peso é contínuo, a ingestão calórica deve ser mais severamente restrita para conseguir alcançar o balanço energético negativo (Figura 1).

Para melhor compreensão de balanço energético negativo, deve-se entender que para haver a perda de peso, a ingestão de energia deve ser menor do que o

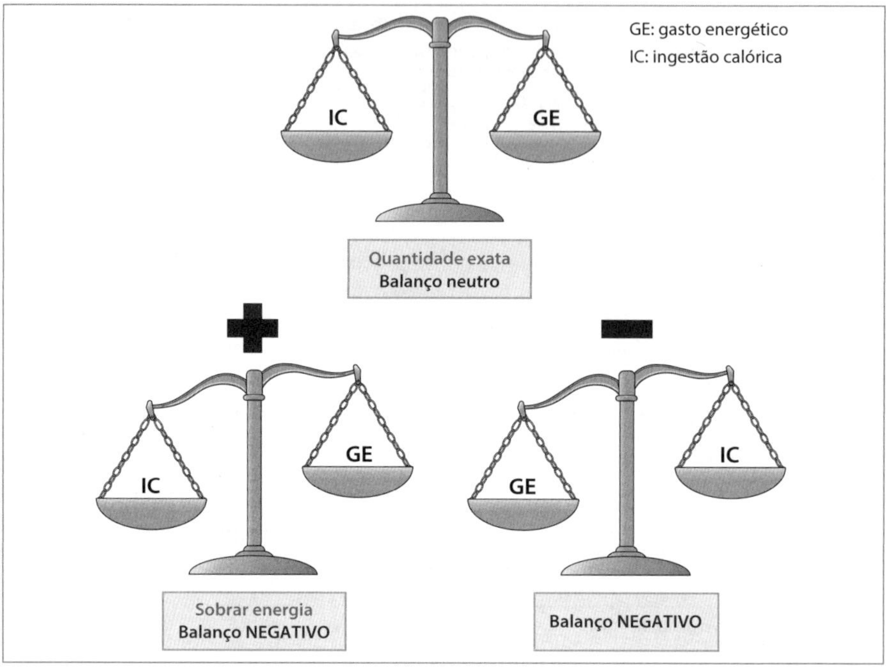

Figura 1 Tipos de balanço energético.

gasto diário, de modo que haja estímulo para mobilizar as reservas energéticas sob a forma de gordura corporal. Para tanto, deve ocorrer redução da ingestão energética e aumento do gasto.

Como forma de aumento do gasto energético, a atividade física deve ser estimulada independentemente de se determinar uma NEPP mais alta ou mais baixa. Além de estimular o gasto calórico, ela auxilia na manutenção da massa magra. O ideal é que cada paciente tenha um plano de atividade física individualizado (Capítulo 24).

ESCOLHA DOS ALIMENTOS A SEREM FORNECIDOS (INCLUINDO PETISCOS)

A escolha do alimento deve ser feita de acordo com a restrição energética de cada paciente e as preferências do cão e do tutor, quando possível. Pode-se elaborar uma lista com algumas opções para que o tutor escolha, desde que elas se adequem às necessidades do paciente. No Capítulo 19 estão descritas com mais detalhes as características dos alimentos coadjuvantes para perda de peso, de modo que haja adequada restrição energética sem restrição na ingestão nutricional, além de fatores que podem facilitar o emagrecimento, a saciedade e a manutenção da massa magra.

Para definir a quantidade diária de alimento a ser consumida, deve-se calcular dividindo a NEPP pela energia metabolizável do alimento escolhido:

As quantidades consumidas de alimento devem ser prescritas de maneira clara e com a recomendação preferencial de que sejam pesadas, pois medidas em xícaras ou outros medidores são inespecíficas e podem super ou subestimar o consumo diário.

De maneira empírica, podem ser incluídos petiscos contribuindo com até 10% da NEPP diária. Assim, se 10% das calorias diárias forem provenientes de determinado petisco, serão fornecidos os 90% restantes de kcal/dia em alimento coadjuvante indicado para perda de peso (Tabela 3). A quantidade em gramas de petiscos por dia deve ser calculada da mesma maneira que a quantidade do alimento principal: deve-se saber quanto de energia será destinada a petiscos e dividir pela energia metabolizável do petisco escolhido. A escolha de petiscos deve ser estratégica, optando-se normalmente por alimentos pouco calóricos e que resultem em alto consumo, por exemplo: legumes, como chuchu, abobrinha e pepino, ou itens comerciais sabidamente de baixa caloria, como biscoitos hipocalóricos ou alimentos úmidos.

Tabela 3 Exemplo de estimativa de consumo de petiscos em um cão obeso de 20 kg de peso corporal e meta de peso de 16 kg, considerando a equação de 70 kcal x kg meta de peso^{0,75} como a necessidade energética para perda de peso (NEPP)

NEPP total (kcal/dia)	% de kcal em petisco	kcal diária de petisco (kcal/dia)	kcal diária em alimento coadjuvante (kcal/dia)
560	5	28	532
	10	56	504

Fonte: elaborada pelos autores.

Outro fator que deve ser levado em consideração é que a restrição calórica mais intensa pode levar à deficiência de nutrientes caso o alimento selecionado não seja adequado. É preciso conferir se o alimento escolhido está adequado para aquele determinado paciente, garantindo assim a perda de peso saudável, evitando deficiências nutricionais e a perda de massa muscular.

Quanto menos kcal/kg^{0,75} o animal precisar receber para que haja adequado emagrecimento, maior o risco de a restrição de alimento resultar em baixa ingestão de nutrientes. Apesar de as estimativas iniciais serem de 70 kcal/kg^{0,75} (considerando o peso ideal), estudos mostram que alguns animais precisam de menor ingestão calórica para emagrecimento. Vale destacar que, nessas situações, o acréscimo de petiscos no programa de perda de peso deve ser realizado de maneira ainda mais cautelosa, visto que a substituição dos 10% de kcal do alimento principal por petiscos pode fazer com que a ingestão nutricional seja ainda mais reduzida e, consequentemente, o risco de deficiências aumente.

O alimento escolhido deve ser preferencialmente um comercial coadjuvante (Capítulo 19), podendo também ser um caseiro formulado adequadamente para isso. É importante salientar que nem todos os alimentos coadjuvantes têm a mesma composição, portanto, alimentos diferentes podem ser indicados para situações diferentes.

Uma modalidade de alimentação que vem ganhando notoriedade é a chamada *mix feeding*, que é a mescla de diferentes tipos de alimentos. Nesse contexto, um clássico é o fornecimento de alimentos coadjuvantes seco e úmido para perda de peso. Nesse caso, por exemplo, pode ser prescrito 20% da NEPP como alimento úmido e 80% como alimento seco. Isso faz com que o responsável pela alimentação do animal sinta que não está limitando tanto as refeições, o paciente ingere maior volume de alimento do que se estivesse comendo apenas alimento seco, reduz a necessidade de petiscos e mantém adequada ingestão nutricional.

ACOMPANHAMENTO DO PROGRAMA DE PERDA DE PESO

O acompanhamento do programa de perda de peso deve ser idealmente quinzenal, mas pode variar dependendo da disponibilidade do cliente. Cada retorno deve incluir pesagem, avaliação de ECC e de EMM, anamnese nutricional e avaliação clínica completa do paciente como um todo. Uma maneira de manter a motivação do tutor é fotografar o paciente em diversos ângulos (vista dorsal, laterais, cranial e caudal) a fim de acompanhar de maneira visual os resultados do programa de perda de peso.

Além disso, o principal parâmetro para definir se o emagrecimento está adequado é a taxa de perda de peso semanal (TPPS), que é calculada de acordo com a seguinte equação:

$$\text{TPPS (em \%)} = \frac{\dfrac{\text{peso perdido desde último retorno (em kg)}}{\text{peso no último retorno (em kg)}} \times 100}{\text{número de semanas desde último retorno}}$$

Como exemplo, se um cão apresentou 20 kg no atendimento anterior e nesse retorno se encontra com 18 kg após 42 dias (perda de 2 kg em 6 semanas), sua TPPS foi de 1,67%. Para cães, a TPPS ideal é de 1 a 2%. Apesar de haver essa definição de TPPS ideal – baseada em estudos em que o programa de emagrecimento foi conduzido em ambientes laboratoriais em que tudo é controlado, sem envolvimento de tutores – nos estudos clínicos (conduzidos com animais de tutores comuns) as TPPS médias são geralmente próximas a 0,8%, ou seja, a baixa TPPS não pode ser encarada como fracasso no tratamento.

Para TPPS abaixo ou acima do esperado, é preciso avaliar o contexto e, se necessário, diminuir ou aumentar a quantidade de calorias fornecidas por dia, respectivamente, ou ajustar a quantidade de atividade física. Nos casos em que os animais estejam emagrecendo mais rapidamente do que ideal, ou seja, TPPS maiores que 2%, recomenda-se aumentos de 5 a 10% na ingestão calórica diária. Nos casos de emagrecimento lento, deve-se reduzir a ingestão calórica e intensificar atividade física, respeitando os limites de diminuição da ingestão de nutrientes e a capacidade de o cão ter mais atividade física incluída em seu tratamento. Aventar a troca dos alimentos por outros ainda mais hipocalóricos ou mais concentrados em nutrientes pode ser útil para permitir que os animais recebam menos calorias diárias sem reduzir a ingestão nutricional ou que fiquem ainda menos saciados.

Durante o acompanhamento, deve-se avaliar também o EMM. Se ocorrer perda de massa magra, é preciso avaliar se existe alguma comorbidade que intensifica o catabolismo muscular – por exemplo, diabetes *mellitus*, doenças caquetizantes ou hiperadrenocorticismo – ou se ocorreu emagrecimento muito rápido de peso por subestimar a NEPP.

Durante o programa de perda de peso, diversos problemas ou questionamentos podem ocorrer e prejudicar o emagrecimento. É importante saber como contorná-los ou direcioná-los para que o tutor se mantenha motivado e que o processo seja o mais tranquilo possível para o cão e para seu tutor (Tabela 4).

Tabela 4 Problemas que podem prejudicar o processo de perda de peso e possíveis soluções

Problemas/ questionamentos	Possíveis soluções
Fatores relacionados ao cão	
Apresenta fome ou comportamento de mendicância	▪ Explicar que necessidades nutricionais e calóricas estão sendo atendidas e que esses comportamentos não são consequência de necessidade nutricional ▪ Oferecer uma atividade como substituto (brincadeira, passeio etc.) ▪ Dividir a porção diária em mais refeições ▪ Utilizar enriquecimento ambiental ▪ Utilizar comedouros de ingestão lenta, comedouros em bolas ou *puzzles* ▪ Não deixe o animal junto no momento das refeições da família
Atividade física insuficiente	▪ Explorar outras maneiras de atividade (*day care*, *pet sitter*, passeadores etc.) ▪ Encaminhar paciente para fisiatra
Outros animais na mesma casa	▪ Incentivar que cada um coma separadamente ▪ Se possível, trocar alimento dos outros animais para que também seja hipocalórico ▪ Prescrever a quantidade de alimento dos outros animais da casa e recomendar o manejo nutricional
Cão não aceitou o novo alimento	▪ Prescrever alimentos diferentes ou com diferentes texturas ▪ Direcionar as kcal destinadas a petiscos para palatabilizantes, como alimentos úmidos ou fontes proteicas magras, como peito de frango desfiado ▪ Introdução gradual do novo alimento (p. ex., ao longo de uma semana) ▪ Evitar oferecer alternativas caso o cão "pule" uma refeição
Perda de peso estabilizou	▪ Informar ao tutor que adaptações metabólicas podem resultar em diminuição da perda de peso ▪ Reavaliar o gasto energético com exercícios e fazer ajustes, se necessário ▪ Reavaliar e reajustar o consumo calórico
Fatores relacionados ao tutor	
Frustração e desmotivação	▪ Identificar as frustrações específicas ▪ Oferecer reavaliações mais frequentes ▪ Ser empático, sem julgar ▪ Reconhecer a dificuldade em perder peso
Tutor resistente ao novo alimento	▪ Discutir preferências do tipo de alimento e buscar alternativas que sejam mais alinhadas com o tutor ▪ Informar o tutor sobre mitos relacionados à alimentação
Culpa do tutor	▪ Explicar que o comportamento de buscar alimento também é uma maneira de receber atenção ▪ Intensificar as informações sobre os benefícios da perda de peso ▪ Informar que cães estabelecem um vínculo mais intenso com quem caminha com eles do que com quem os alimenta
Membros da casa que não aderem ao tratamento	▪ Sugerir métodos de medir previamente toda a quantidade de alimento principal e os petiscos do dia ▪ Tentar identificar motivos específicos para a não adesão ▪ Tentar conversar com outros membros da família durante os atendimentos

Fonte: adaptada de Brooks et al., 2014.

MANUTENÇÃO DO PESO APÓS ATINGIR A META

Ao atingir peso e ECC ideais (ou propostos para aquele paciente), é necessário manter o acompanhamento para evitar o reganho de peso. Caso os hábitos alimentares e de atividade física não sejam mantidos, os cães podem iniciar novo ganho de peso.

Para que a manutenção do peso entendido como adequado ocorra, deve-se definir a ingestão energética com a qual o cão não ganha nem perde peso. Se o cão ainda estiver emagrecendo quando atingir o peso e o ECC ideais, sugere-se aumentar o consumo de calorias diário em 5 ou 10% e reavaliar a cada 15 ou 30 dias, realizando quantos ajustes forem necessários até que o animal estabilize o peso. Esse processo de estabilização pode demorar de semanas a meses, então é importante alinhar com o tutor do animal as expectativas. Da mesma forma, se houver ganho de peso, as reduções proporcionais na ingestão devem ser feitas.

Essa etapa de ajuste alimentar é realizada em vez de simplesmente se calcular a ingestão calórica com base nas fórmulas de NEM para animais saudáveis, pois, ao alcançarem o peso ideal, muitos cães apresentam necessidades energéticas de manutenção mais baixas do que cães que nunca foram obesos. Alguns, inclusive, podem manter o peso com a mesma necessidade energética do final do programa de perda de peso, caso tenham estabilizado o peso dessa maneira. No estudo de German et al. (2011) e em estudo mais recente conduzido pelos autores deste capítulo, foi coincidente a observação de necessidade energética de manutenção média de aproximadamente 68 $kcal/kg^{0,75}$ em cães após atingirem o peso ideal, o que é semelhante à recomendação da NEPP inicial.

Dessa forma, o alimento ideal para a fase de manutenção de peso depende da necessidade energética de manutenção e do apetite do cão. Os animais que necessitam de baixa ingestão calórica precisarão de alimentos mais concentrados em nutrientes como os coadjuvantes para emagrecimento ou, ao menos, alimentos *light*. Além disso, muitos pacientes não conseguem se adaptar com retorno a alimentos de manutenção, pois o volume ingerido é menor, uma vez que a energia metabolizável desses alimentos é maior. Assim, no período de manutenção pós-perda de peso, pode ser necessário ainda o uso do alimento coadjuvante para obesidade, sem que isso implique problemas para o animal, uma vez que seja verificado que o consumo de nutrientes está adequado.

CONSIDERAÇÕES FINAIS

O passo a passo para instituir um programa de perda de peso em cães pode parecer simples, mas apresenta diversas dificuldades que devem ser identificadas no decorrer do processo, sendo necessário adaptá-lo para as características individuais de cada paciente.

O segredo do sucesso na perda de peso em cães é realizar acompanhamentos e retornos constantes para identificar e antecipar questionamentos e problemas, propondo soluções e intervindo o mais rápido possível para que o tutor se mantenha motivado (Capítulo 25) e que o cão consiga atingir peso e ECC ideais, evitando o reganho de peso.

Assim, a obesidade é uma doença que mesmo após instituído o tratamento adequado e atingido o peso ideal, o paciente deve continuar em acompanhamento, sendo a alta algo pouco provável. O acompanhamento dos animais deve continuar, pois, ao longo da vida, outras situações surgem, inclusive o envelhecimento, que nos cães resulta em diminuição da NEM, fazendo necessários ajustes na alimentação, de modo que não haja novo ganho de peso e que os animais continuem saudáveis e com qualidade de vida.

BIBLIOGRAFIA

1. Brooks D, Churchill J, Fein K, Linder D, Michel KE, Tudor K, et al. 2014 AAHA weight management guidelines for dogs and cats. J Am Anim Hosp Assoc. 2014;50(1):1-11.
2. Brunetto MA, Sá FC, Nogueira SP, Gomes MOS, Pinarel AG, Jeremias JT, et al. The intravenous glucose tolerance and postprandial glucose tests may present different responses in the evaluation of obese dogs. Br J Nutr. 2011;106(S1):S194-7.
3. German AJ, Holden SL, Bissot T, Hackett RM, Biourge V. Dietary energy restriction and successful weight loss in obese client-owned dogs. J Vet Int Med. 2007;21(6):1174-80.
4. German AJ, Holden SL, Mather NJ, Morris PJ, Biourge V. Low-maintenance energy requirements of obese dogs after weight loss. Br J Nutr. 2011;106, S93–S96.
5. German AJ, Holden SL, Serisier S, Queau Y, Biourge V. Assessing the adequacy of essential nutrient intake in obese dogs undergoing energy restriction for weight loss: a cohort study. BMC Vet Res. 2015;11(1).
6. Laflamme DP. Development and validation of a body condition score system for dogs. Canine Pract. 1997;22(4):10-5.
7. Michel KE, Anderson WM, Cupp CJ, Laflamme DP. Correlation of a feline muscle mass score with body composition determined by dual-energy X-ray absorptiometry. Br J Nutr. 2011;106:S57-9.
8. Olivindo RFG, Zafalon RVA, Teixeira FA, Vendramini THA, Pedrinelli V, Brunetto MA. Evaluation of the nutrients supplied by veterinary diets commercialized in Brazil for obese dogs undergoing a weight loss program. J Anim Physiol Anim Nutr. 2022;106(2):355-67.

Capítulo **19**

Alimentos coadjuvantes para cães

Cristiana Ferreira Fonseca Pontieri

INTRODUÇÃO

O tratamento da obesidade em cães tem como pilar a alimentação adequada do paciente, visando a promover o balanço energético negativo. A escolha do alimento não deve ser generalista e precisa considerar as necessidades específicas de cada animal, custo, disponibilidade regional e do responsável. Tratar cada caso como único é o primeiro passo para um tratamento eficaz.

OS DIFERENTES ALIMENTOS COADJUVANTES

Os alimentos coadjuvantes para o tratamento da obesidade podem ser industrializados extrusados secos, industrializados úmidos e do tipo caseiro, que são aqueles feitos com ingredientes da alimentação humana, em cozinhas industriais ou não. Cada um deles apresenta vantagens e desvantagens, mas todos podem ser usados, desde que sejam previamente avaliados quanto à conformidade nutricional pelo médico-veterinário responsável pelo caso.

Entre as opções disponíveis, o seco extrusado é o mais comumente utilizado, por ter ampla disponibilidade, menor custo e praticidade quanto à armazenagem e ao uso. Existem diferentes marcas, tamanhos de grão e quantidade de ração por embalagem, podendo ser prescrito, com poucas exceções, para todos os pacientes.

As opções de alimentos industrializados úmidos para a obesidade ainda são restritas. Embora o volume total diário desse tipo de alimento possa ser uma das principais vantagens, pois transmite certo conforto ao tutor, algumas vezes pode ser também um grande limitante, especialmente para cães de portes médio e grande, para os quais o volume diário a ser fornecido pode ser excessivo. Além disso, o custo do tratamento com esse tipo de alimento é o mais alto entre as opções disponíveis, chegando a ser 8 vezes maior em relação ao seco extrusado. Essas características fazem o alimento úmido ser preferencialmente indicado para cães de porte miniatura e pequeno, cães de apetite caprichoso ou como complemento ao alimento seco.

Os alimentos do tipo caseiro, feitos em cozinhas industriais ou não, são positivamente associados à palatabilidade e podem também trazer conforto ao tutor em relação ao volume fornecido. Em contrapartida, os preparados em casa são os que usualmente resultam em maior preocupação aos médicos-veterinários nutrólogos ou zootecnistas nutricionistas. Embora a receita original prescrita possa ser completa e balanceada, a maioria dos tutores acaba por alterá-la, seja nos ingredientes e suplementos recomendados ou na proporção entre eles, deixando esses pacientes em risco de deficiências nutricionais. A seleção e o consumo pelo animal apenas dos ingredientes mais palatáveis e não consumo da dieta total são riscos característicos desse tipo de alimento. Assim, o uso de alimentos caseiros não deve ser a opção principal, e o acompanhamento desses cães deve considerar maiores riscos nutricionais, em especial em tratamentos longos. É aconselhável deixar essa prática apenas quando estritamente necessário, por exemplo, por exigência irredutível do responsável e presença de outras comorbidades que não possam ser atendidas pelos alimentos comerciais.

Para cães de apetite caprichoso, uma estratégia pode ser a alimentação mista. Nessa modalidade, o médico-veterinário formula uma combinação utilizando o alimento industrializado como componente principal e calcula a inclusão de alimento úmido ou ingredientes altamente palatáveis como complemento.

ENERGIA E NUTRIENTES

A demanda calórica necessária para o tratamento do sobrepeso e da obesidade pode ser consideravelmente diferente entre os diversos pacientes. Essa variação pode ser decorrente de idade, sexo, *status* reprodutivo, tipo de pelagem, raça, atividade física, estilo de vida e presença ou ausência de comorbidades, mas o fator mais impactante no Brasil parece ser fêmea castrada e cão sem raça definida. Conhecer a demanda energética necessária do paciente para o processo de emagrecimento é fundamental para escolher o alimento, pois as necessidades nutricionais devem ser satisfeitas antes da necessidade energética ser atingida.

As necessidades nutricionais gerais de cães estão divulgadas em tabelas de referência, como as publicadas pelo National Research Council (NRC) e pela European Pet Food Industry (Fediaf). Entre as tabelas publicadas, as mais conhecidas e utilizadas expressam a concentração dietética de nutrientes de duas formas: concentração por kg de alimento na matéria seca (MS) e concentração de nutriente por 1.000 kcal de energia metabolizável (EM). Para construí-las, os seguintes parâmetros foram presumidos: a dieta ter 4.000 kcal EM/kg; e um cão adulto magro de 15 kg com necessidade energética de manutenção de 131 kcal/kg^{0,75} (1.000 kcal EM/dia, pelo NRC) ou 110 kcal/kg^{0,75} (838 kcal EM/dia, pela Fediaf) foi usado como referência. Além dessas, há ainda as tabelas que, baseadas nas mesmas pressuposições descritas, podem expressar a quantidade de nutriente pelo peso metabólico (PM), ou seja, por kg^{0,75}. Enquanto a formulação de alimentos baseada em nutriente/kg MS e nutriente/1.000 kcal EM pode ser mais prática para o formulador e apropriada para os alimentos destinados a populações, a formulação por quilograma de peso metabólico pode ser mais adequada para formulações individuais, pois a concentração de nutrientes necessários no alimento varia com a necessidade energética do indivíduo, e esse é um ponto bastante crítico nos animais em tratamento de obesidade.

Há pouca informação a respeito da variação da necessidade de nutrientes em relação ao peso corporal ou peso metabólico. Uma vez que a necessidade energética do cão varia em função do peso elevado ao exponencial 0,75, os nutrientes que também variam em função do peso metabólico permanecem constantes e são mais bem expressos em relação a EM. Alguns minerais, no entanto, podem variar mais diretamente em relação ao peso corporal, mas existem poucas informações a esse respeito.

O tecido adiposo é considerado um tecido metabolicamente ativo, mas não há consenso até o momento se a necessidade nutricional por kg^{0,75} a ser considerada em cães obesos deva ser do peso alvo ou do peso atual, uma vez que as necessidades nutricionais foram determinadas para cães em condição corporal adequada. Possivelmente haverá respostas distintas para os diferentes nutrientes, mas é prudente, sempre que possível, até que mais pesquisas sejam feitas, considerar o maior valor, ou seja, a necessidade no peso atual para maior parte dos nutrientes.

Para determinar a densidade nutricional necessária em 1.000 kcal EM, em situações de menores ingestões energéticas do que aquelas consideradas originalmente pelo NRC e pela Fediaf, como ocorre com cães em emagrecimento, pode-se usar a seguinte equação:

$$\text{Nutriente por 1.000 kcal} = \frac{\text{necessidade nutricional/dia(unidade/kg}^{0,75}) \times 1.000}{\text{necessidade energética diária (kcal/kg}^{0,75})}$$

Baseando-se nessa equação, foram obtidos os valores encontrados na Tabela 1.

Tabela 1 Densidade nutricional necessária (nutriente/1.000 kcal EM) para atender cães adultos em baixa ingestão energética

			Necessidade energética (kcal/kg^{0,75})/dia			
			50	**60**	**70**	**80**
Nutriente	**Unidade**	**Unidade/kg^{0,75}***	**Nutriente/1.000 kcal**			
Proteína	g	4,95	99,00	82,50	70,71	61,88
Arginina	g	0,14	2,80	2,33	2,00	1,75
Histidina	g	0,06	1,20	1,00	0,86	0,75
Isoleucina	g	0,13	2,60	2,17	1,86	1,63
Leucina	g	0,23	4,60	3,83	3,29	2,88
Lisina	g	0,12	2,40	2,00	1,71	1,50
Metionina	g	0,11	2,20	1,83	1,57	1,38
Metionina + cistina	g	0,21	4,20	3,50	3,00	2,63
Fenilalanina	g	0,15	3,00	2,50	2,14	1,88
Fenilalanina + tirosina	g	0,24	4,80	4,00	3,43	3,00
Treonina	g	0,14	2,80	2,33	2,00	1,75
Triptofano	g	0,05	1,00	0,83	0,71	0,63
Valina	g	0,16	3,20	2,67	2,29	2,00
Gordura	g	1,51	30,20	25,17	21,57	18,88
Ácido linoleico (ômega-6)	g	0,36	7,20	6,00	5,14	4,50
Cálcio	g	0,14	2,80	2,33	2,00	1,75
Fósforo	g	0,11	2,20	1,83	1,57	1,38
Potássio	g	0,14	2,80	2,33	2,00	1,75
Sódio	g	0,03	0,60	0,50	0,43	0,38
Cloro	g	0,04	0,80	0,67	0,57	0,50
Magnésio	mg	0,02	0,40	0,33	0,29	0,25

(continua)

Tabela 1 Densidade nutricional necessária (nutriente/1.000 kcal EM) para atender cães adultos em baixa ingestão energética (*continuação*)

			Necessidade energética (kcal/kg^{0,75})/dia			
			50	60	70	80
Nutriente	**Unidade**	**Unidade/kg^{0,75}***	**Nutriente/1.000 kcal**			
Ferro	mg	1,00	20,00	16,67	14,29	12,50
Cobre	mg	0,20	4,00	3,33	2,86	2,50
Manganês	mg	0,16	3,20	2,67	2,29	2,00
Zinco	mg	2,00	40,00	33,33	28,57	25,00
Iodo	mg	0,03	0,60	0,50	0,43	0,38
Selênio (alimentos secos)	mg	5,20	104,00	86,67	74,29	65,00
Vitamina A	UI	167,00	3.340,00	2.783,33	2.385,71	2.087,50
Vitamina E	UI	1,00	20,00	16,67	14,29	12,50
Vitamina D3	UI	15,20	304,00	253,33	217,14	190,00
Tiamina (B1)	mg	0,06	1,20	1,00	0,86	0,75
Riboflavina (B2)	mg	0,17	3,40	2,83	2,43	2,13
Ácido pantotênico	mg	0,39	7,80	6,50	5,57	4,88
Niacina (B3)	mg	0,45	9,00	7,50	6,43	5,63
Piridoxina (B6)	mg	0,04	0,80	0,67	0,57	0,50
Ácido fólico	mg	7,10	142,00	118,33	101,43	88,75
Colina	mg	45,00	900,00	750,00	642,86	562,50

Fonte: adaptada de Fediaf, 2021.

Para comparação entre os diversos tipos de alimentos, é mais apropriado usar o teor nutricional/1.000 kcal EM, pois é uma forma mais padronizada de fazer esse tipo de comparação.

PERFIL NUTRICIONAL

Energia

A utilização de alimento com menor densidade calórica e maior densidade nutricional deve ser a preferência de escolha no tratamento de cães com sobrepeso e obesidade em detrimento dos alimentos convencionais de manutenção. Essa

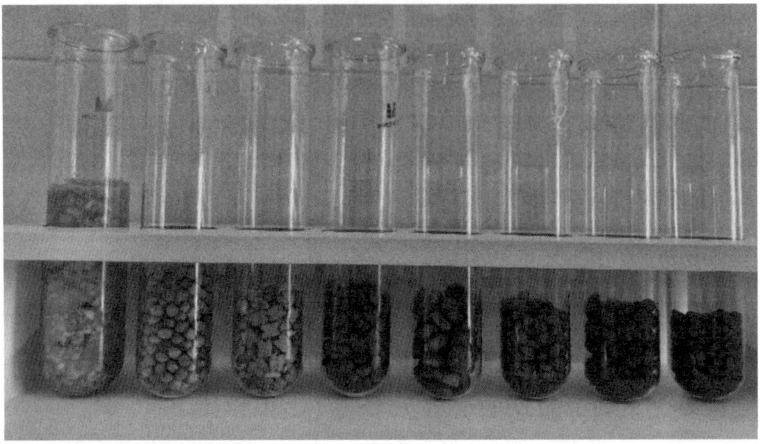

Figura 1 Porções de 200 kcal de energia metabolizável de alimentos completos para cães com diferentes densidades energéticas. (Ver o "Miniatlas colorido" no final do livro.)
Fonte: acervo da autora.

prática possibilita a ingestão adequada de nutrientes essenciais, contribuindo para saúde e bem-estar do animal.

Outra razão para o uso de alimentos hipocalóricos é a relação inversa entre densidade energética e volume de alimento a ser consumido (Figura 1). Embora a relação entre volume consumido e saciedade ainda não tenha sido estabelecida em cães, possivelmente pelo estômago grande da espécie que é capaz de receber um grande volume de alimento, o fornecimento de um alimento hipocalórico, portanto mais volumoso, pode trazer mais conforto aos tutores do animal, auxiliando no engajamento ao tratamento. Além disso, o maior volume permite diferentes manejos alimentares, como dividir a quantidade total em mais porções ou utilizar parte do volume diário em brinquedos de liberação lenta.

Proteína

Entre os nutrientes que merecem atenção em alimentos coadjuvantes com finalidade de tratar a obesidade, está a proteína. Enquanto não está estabelecido para cães que uma dieta com maior aporte proteico promova um processo de emagrecimento mais rápido, como parece ocorrer em gatos, o objetivo de fornecer dieta rica em proteína é garantir aporte adequado, que supra as exigências diárias e que minimize ou impeça a perda de massa magra. A manutenção da massa magra durante o processo de emagrecimento é bastante importante, não apenas para manutenção das funções durante toda a vida, mas também para manter maior necessidade calórica diária pós-tratamento, durante o período de manutenção do peso.

Estudos que avaliaram a composição corporal de cães antes e após o emagrecimento e encontraram manutenção da massa magra concomitante à perda de massa gorda permitem preconizar como adequados os valores de pelo menos 100 g de proteína bruta (PB)/1.000 kcal EM. Contudo o aporte proteico vai muito além da proteína bruta total. É preciso ficar atento para que todos os aminoácidos essenciais do alimento sejam fornecidos ao animal em quantidade correta e em equilíbrio entre, bem como numa razão adequada entre aminoácidos essenciais:totais. Enquanto não são determinados os melhores perfis aminoacídicos para perda de peso, pode-se utilizar como referência os valores presentes em tabelas preconizados para cães adultos em manutenção.

As fontes de proteína de eleição para esse tipo de alimento devem ser as de maior valor nutricional, com melhor perfil de aminoácidos e boa digestibilidade. Para os alimentos industrializados secos extrusados, fontes de proteína de origem animal como farinha de vísceras de frango com baixo teor mineral e ovo podem ser utilizadas sozinhas ou em conjunto com fontes vegetais, como o farelo de glúten de milho 60 ou a proteína concentrada e isolada de soja. O uso concomitante de fontes de origem animal e vegetal de boa qualidade fornecem um perfil complementar de aminoácidos, com bom balanço final, auxiliando na redução ou no controle da matéria mineral total, podendo, ainda, contribuir na redução do impacto ambiental do produto. Excepcionalmente para esse tipo de alimento, o farelo de soja deve ser evitado, a fim de não se introduzir fatores antinutricionais indesejados e fibras que gerem desconforto intestinal e flatulência.

Nos alimentos industrializados úmidos, as opções incluem carnes magras, vísceras vermelhas em geral, farinha de vísceras de frango e proteínas concentradas ou isoladas. O uso de carne mecanicamente separada (CMS) de frango deve ser limitado ou evitado, pois comumente o teor de gordura nesse tipo de ingrediente é igual ou superior ao teor proteico, contribuindo, portanto, com calorias indesejadas.

Para os alimentos formulados do tipo caseiro, deve-se privilegiar cortes de carnes magras, como peito de frango sem pele e filés de peixe merluza, cação e tilápia. Leguminosas como grãos de soja, lentilha, grão de bico e ervilha devem ser utilizadas com cautela nesse tipo de alimento e não devem ser fonte principal ou única de proteína.

Fibra

Não há recomendação mínima de fibra para cães, mas ingredientes fibrosos são largamente utilizados em alimentos comerciais para tratamento de cães com sobrepeso e obesidade. Os ingredientes fibrosos quase não aportam calorias, auxiliando na redução calórica total do alimento e podendo contribuir para a saciedade do animal.

O teor de fibra do alimento deve ser pensado e analisado como fibra dietética total ou fibra dietética solúvel e insolúvel. O teor de "fibra bruta" ainda consta nos rótulos dos alimentos comerciais para cães por exigência legal, mas informa pouco sobre o teor real de fibras no produto. Muitas vezes, a análise de fibra bruta é usada para determinação de fibras no alimento por ser mais simples e menos dispendiosa, contudo, ela subestima o valor real, pois o resultado corresponde apenas a uma fração da fibra insolúvel presente.

As fibras do tipo insolúvel são as mais recomendadas para cães em restrição calórica. Por serem pouco fermentáveis, podem ser utilizadas em grandes proporções no alimento, retêm pouca água e reduzem o tempo de trânsito intestinal. Associadas a esse tipo de fibra, o alimento deve conter também fibras funcionais de fermentação moderada e/ou algum tipo de ingrediente com característica prebiótica, para modular positivamente a microbiota e estimular a produção de ácidos graxos de cadeia curta benéficos à saúde intestinal.

Recomenda-se que o teor de fibra dietética em alimentos para cães nesse tipo de tratamento fique entre 50 e 100 g/1.000 kcal EM, podendo ser maior. Maiores inclusões de fibras devem ser feitas com cautela, pois podem reduzir a digestibilidade e a biodisponibilidade de nutrientes, reduzir demasiadamente o tempo de trânsito e o escore fecal, dificultar os processos industriais, bem como reduzir a palatabilidade do alimento.

Entre os ingredientes fibrosos mais indicados como diluidores calóricos, destacam-se: celulose, fibra de cana-de-açúcar, casca de soja, ervilha e aveia e até mesmo o farelo de glúten de milho 21. Farelo de trigo e farelo de aveia também podem ser utilizados, mas têm maior fração de carboidratos digestíveis que os demais. Entre os exemplos de fontes complementares estão a polpa de beterraba branca desidratada, o farelo de arroz desengordurado, os fruto-oligossacarídeos (FOS) e o galacto-oligossacarídeos (GOS).

Gorduras

As gorduras, apesar de contribuírem com o dobro de calorias das proteínas e carboidratos, devem estar presentes nos alimentos coadjuvantes, pois, além de conferirem sabor, são fontes de ácidos graxos essenciais e fundamentais para absorção de vitaminas lipossolúveis. É esperado que, em alimentos coadjuvantes para tratamento da obesidade, a gordura por si só esteja abaixo ou limítrofe da recomendação de gordura total mínima descrita, por exemplo, nas tabelas do NRC e da Fediaf. Isso ocorre pela necessidade de manter as calorias do alimento reduzidas. Assim, a atenção do profissional formulador deve ser voltada ao atendimento das exigências mínimas de ácidos graxos essenciais, o que no caso de cão adulto se traduz apenas em ácido linoleico, da família ômega-6. As fontes de gorduras mais indicadas, portanto, devem ser ricas nesse ácido graxo, a exemplo dos óleos vegetais de soja, girassol, milho e, ainda, da gordura de frango.

Deve-se ter cautela nos casos de cães que permanecem em tratamento por longos períodos, pois a deficiência de gordura e ácido linoleico pode se manifestar com queda na qualidade da pelagem. Nesse caso, a correção da dieta deve ser instituída.

Outros nutrientes

Não há evidências de que aportes especiais de vitaminas e minerais sejam necessários em cães em tratamento da obesidade. Desse modo, pode-se utilizar as tabelas de referência para cães adultos em manutenção, desde que todos os nutrientes estejam garantidos mesmo na baixa ingestão calórica.

A suplementação de nutrientes e ingredientes com características antioxidantes e/ou anti-inflamatórias pode trazer benefícios aos pacientes. Essa suplementação pode atuar tanto contra a própria característica inflamatória da obesidade como auxiliar no controle de comorbidades comuns, como é o caso das doenças articulares. Doses elevadas de vitaminas E e C, betacaroteno, zinco, entre outros, enquadram-se nessa categoria, assim como a cúrcuma (curcumina), o betaglucano e a carnitina. Os óleos de peixe e algas, ricos em ômega-3 EPA e DHA também têm esse perfil, mas por aportarem calorias, devem ser utilizados com parcimônia.

AVALIAÇÃO DA CONFORMIDADE NUTRICIONAL

Especialmente em cães em tratamento da obesidade, nos quais a ingestão calórica necessária para o sucesso do tratamento pode variar consideravelmente entre indivíduos, verificar a conformidade nutricional do alimento escolhido é de suma importância, a fim de evitar deficiências nutricionais que possam impactar na saúde e no bem-estar do animal.

As informações contidas nos rótulos de alimentos comerciais no Brasil, por questões legais, estão dispostas como concentração de nutriente por quilograma de alimento na matéria natural. Assim, são necessários alguns cuidados para que alimentos comerciais sejam avaliados corretamente quanto à conformidade nutricional. A Tabela 2 apresenta os passos que devem ser seguidos para a avaliação de todos os tipos de alimentos coadjuvantes para o emagrecimento de cães.

Tabela 2 Avaliação da conformidade nutricional de alimentos durante o tratamento da obesidade em cães

Passo 1	Verificar ou determinar a energia metabolizável do alimento escolhido. (kcal/kg matéria natural)
Passo 2	Tabular o teor nutricional do alimento escolhido com todos ou o máximo possível de nutrientes essenciais (nutrientes/kg matéria natural)
Passo 3	Determinar a ingestão calórica do paciente para emagrecimento
Passo 4	Determinar a ingestão diária do alimento
Passo 5	Calcular a ingestão diária total dos nutrientes
Passo 6	Calcular a ingestão de nutrientes por $kg^{0,75}$ no peso atual
Passo 7	Calcular a ingestão de nutrientes por $kg^{0,75}$ no peso alvo
Passo 8	Comparar a necessidade nutricional do paciente (nutriente/$kg^{0,75}$) com a ingestão prevista do alimento escolhido
Passo 9	Suplementar os nutrientes marginais ou deficitários, com especial atenção aos que não foram atendidos no peso alvo
Passo 10	Repetir a avaliação sempre que houver redução de ingestão calórica ou troca de alimento

A recomendação de petiscos durante o tratamento deve ser feita com cautela. Dependendo da restrição energética imposta ao animal, e do alimento principal escolhido, trocar parte das calorias de um alimento completo e balanceado por um petisco pode levar a deficiências, e até mesmo a substituição empírica de 10% da ingestão calórica como petisco pode não ser segura. Assim, os nutrientes fornecidos por petiscos também devem ser levados em consideração na avaliação nutricional total, e calcular a quantidade máxima do alimento principal que pode ser suprimida é essencial.

A restrição calórica severa aumenta o risco de deficiências nutricionais, de modo que animais que necessitam perder grande quantidade de peso devem fazê-lo em etapas. É importante saber que os alimentos comerciais são formulados para atender uma população e, dependendo da restrição energética imposta ao cão e de características individuais do paciente, pode haver necessidade de suplementação. Por isso, a nutrição individualizada não deve ser negligenciada.

INGESTÃO DE NUTRIENTES E CALORIAS APÓS A PERDA DE PESO

O tratamento da obesidade pode ser difícil para alguns tutores, quase 40% deles não completam ou desistem do plano inicial estabelecido. Para aqueles que atingem o peso alvo, ou mesmo que a perda de peso tenha sido apenas parcial em relação ao estabelecido originalmente, a etapa de manutenção é tão importante quanto a etapa de perda de peso. O médico-veterinário deve fazer o acompanhamento nas semanas subsequentes, e as orientações nutricionais, juntamente com o controle do peso, devem ser mantidas.

Cães alimentados em regime *ad libitum*, mesmo com alimento hipocalórico no período posterior à perda de peso, têm grande risco de recuperar o peso perdido, sendo o efeito mais pronunciado quanto maiores as restrições energéticas impostas durante o período de emagrecimento, com rápida perda de peso.

Nas primeiras semanas após o emagrecimento, o perfil nutricional do alimento deve ser igual ou bastante similar ao utilizado para a perda de peso. Isso porque a necessidade calórica de manutenção nesse período é estimada em ser apenas 10% maior do que a energia consumida no final do tratamento. Isso pode explicar o número considerável de animais que voltam a engordar. A necessidade energética de manutenção após perda de peso está positivamente correlacionada com a ingestão calórica durante o período de emagrecimento, mas negativamente correlacionada com a perda de massa magra, ou seja, quanto maior a perda de massa magra, menor a necessidade calórica de manutenção após o emagrecimento.

O acompanhamento durante 26 semanas após o emagrecimento pode ser importante para a estabilização metabólica e para determinar a necessidade energética real de manutenção do paciente.

BIBLIOGRAFIA

1. Blanchard G, Nguyen P, Gayet C, Leriche I, Siliart B, Paragon BM. Rapid weight loss with a high-protein low-energy diet allows the recovery of ideal body composition and insulin sensitivity in obese dogs. J Nutr. 2004;134(8):2148S-50S.
2. Diez M, Nguyen P, Jeusette I, Devois C, Istasse L, Biourge V. Weight loss in obese dogs: Evaluation of a high-protein, low-carbohydrate diet. J Nutr. 2002;132(6):1685S-7S.
3. Fediaf. Nutritional Guidelines for Complete and Complementary Pet Food for Cats and Dogs. European Pet Food Industry Federation; 2021.
4. Flanagan J, Bissot T, Hours MA, Moreno B, Feugier A, German AJ. Success of a weight loss plan for overweight dogs: The results of an international weight loss study. PloS One. 2017;12(9):e0184199.
5. German AJ, Holden SL, Bissot T, Morris PJ, Biourge V. A high protein high fibre diet improves weight loss in obese dogs. Vet J. 2010;183(3):294-7.
6. German AJ, Holden SL, Mather NJ, Morris PJ, Biourge V. Low-maintenance energy requirements of obese dogs after weight loss. Br J Nutr. 2011;106(S1):S93-6.
7. Halfen DP, Oba PM, Duarte CN, Santos JP, Vendramini TH, Sucupira MC, Carciofi AC, Brunetto M. Tutores de cães consideram a dieta caseira como adequada, mas alteram as fórmulas prescritas. Pesq Vet Bras. 2017;37:1453-9.
8. Jeremias JT, Vendramini TH, Rodrigues R, Perini MP, Pedrinelli V, Teixeira FA, et al. Markers of inflammation and insulin resistance in dogs before and after weight loss versus lean healthy dogs. Pesq Vet Bras. 2020;40:300-5.
9. Laflamme DP, Kuhlman G. The effect of weight loss regimen on subsequent weight maintenance in dogs. Nutr Res. 1995;15(7):1019-28.
10. NRC. Nutrient Requirements of Dogs and Cats. National Academy Press; 2006.
11. Vasconcellos RS, Borges NC, Goncalves KN, Canola JC, de Paula FJ, Malheiros EB, et al. Protein intake during weight loss influences the energy required for weight loss and maintenance in cats. J Nutr. 2009;139(5):855-60.
12. Vendramini TH, Gomes Olivindo RF, Zafalon RV, Rentas MF, Zanini LD, Amaral AR, et al. Profile qualitative variables on the dynamics of weight loss programs in dogs. PloS One. 2022;17(1):e0261946.
13. Vendramini TH, Pedrinelli V, Macedo HT, Zafalon RV, Risolia LW, Rentas MF, et al. Homemade versus extruded and wet commercial diets for dogs: Cost comparison. PloS One. 2020;15(7):e0236672.
14. Vendramini THA, Expressão gênica da resposta imunoinflamatória e status imunológico de cães obesos e emagrecidos. 2019. (Tese de doutorado.) Universidade de São Paulo, Faculdade de Medicina Veterinária e Zootecnia, Departamento de Produção e Nutrição Animal, Pirassunga – SP. 2019, 103p.

Capítulo **20**

Passo a passo para a perda de peso de gatos

Mariana Fragoso Rentas
Érico de Mello Ribeiro

O método mais indicado para promover a perda de peso saudável em gatos, assim como em cães (Capítulo 18) é a instituição de programa de perda de peso. Esse baseia-se na promoção de balanço energético negativo, fazendo o gasto calórico do paciente ser maior que o consumo ao longo do dia. Para o sucesso do programa de perda de peso é necessário atentar-se a diferentes pontos, os quais serão discorridos ao longo deste capítulo:

1. Avaliação nutricional inicial do paciente.
2. Determinação do peso e dos escores de condição corporal (ECC) e de massa muscular (EMM).
3. Estimativa do peso ideal do gato.
4. Estimativa da necessidade energética para perda de peso (NEPP).
5. Escolha dos alimentos a serem fornecidos (alimento adequado para o programa de perda de peso e petiscos, se necessários).
6. Transição dietética.
7. Acompanhamento do programa de perda de peso.
8. Manutenção do peso após atingir o peso meta.

AVALIAÇÃO NUTRICIONAL INICIAL DO PACIENTE

O sobrepeso e a obesidade são diagnosticados, na maioria das vezes, pelo médico-veterinário, pois, de modo geral, os tutores possuem dificuldade de observar o excesso de gordura corporal em seus animais e, por esse motivo, raramente levam seus gatos para consulta para tratamento, em especial, dessa afecção. Portanto, a avaliação nutricional, composta de anamnese nutricional e exame físico, incluindo ECC e EMM, é essencial e deve ser parte de todas as consultas, principalmente nos felinos.

Caso a avaliação nutricional do paciente identifique a condição de sobrepeso ou obesidade, fatores que comprometem a saúde, a anamnese nutricional deve ser mais aprofundada. Conforme descrito no Capítulo 3, torna-se crítica a coleta de dados sobre o ambiente em que o paciente está inserido, o histórico alimentar completo investigando manejo ou alimentação inadequada, entre outras perguntas já descritas anteriormente. A identificação desses fatores de risco e das possíveis causas da obesidade é fundamental para que sejam corrigidos com o objetivo de aumentar o sucesso no processo de perda de peso e reduzir a chance de falhas na manutenção do peso após o fim do tratamento.

DETERMINAÇÃO DO PESO E ESCORES DE CONDIÇÃO CORPORAL E DE MASSA MUSCULAR

O exame físico nutricional, incluindo ECC e EMM, é crítico dentro da avaliação nutricional, além da determinação do peso corporal atual do paciente em balança calibrada. É importante ressaltar que, no caso de gatos, deve-se ter balança própria, de preferência que pese em gramas (balança pediátrica de recém-nascido). Por se tratar de um paciente pequeno, a padronização na pesagem é essencial para minimizar erros decorrentes de pesagens em diferentes balanças ou horários, que podem sofrer variações por jejum ou até defecação/micção.

A forma prática na rotina clínica para a realização do exame físico nutricional está descrita com mais detalhes no Capítulo 15. Com base na composição corporal, consegue-se estipular o peso meta inicial do animal. Diferentemente do que ocorre com cães, o peso meta inicial no gato é utilizado para nortear o tutor durante o programa de perda de peso e, em geral, não se utiliza o peso meta nas equações para perda de peso.

O momento de avaliação do ECC também pode ser utilizado para orientação do tutor, por meio da revisão da escala e demonstração das características apresentadas ou não pelo gato que justificam determinado ECC. Além disso, a determinação do EMM é importante para o acompanhamento do paciente, pois estabelece um parâmetro inicial de condição muscular que poderá ser monitorado, em conjunto com a avaliação periódica do ECC. Isso permite avaliar a perda de gordura e se está ocorrendo manutenção da massa magra durante o emagrecimento do paciente.

ESTIMATIVA DO PESO IDEAL DO GATO

A estimativa do peso ideal inicial do paciente felino motiva o tutor a aderir o programa de perda de peso com mais afinco, uma vez que ao chegar ao peso meta o paciente terá perdido grande quantidade de gordura corporal. Em média, cada ponto acima do ideal na escala de ECC de 9 pontos corresponde a 10% de sobrepeso, com variação de 8 a 12% (Capítulo 16).

Assim, como exemplo, ao considerar um gato de 8 kg de peso corporal e ECC 9/9, ele estaria cerca de 40% acima do peso ideal, ou seja, seu peso ideal seria próximo de 4,8 kg. Uma equação prática para facilitar os cálculos é:

$$PM = PC - (\%\text{sobrepeso} \times PC)$$

Em que:
PM: peso meta
PC: peso corporal atual

Vale ressaltar que o peso ideal real não necessariamente será o peso meta estabelecido para o paciente na primeira consulta. Isso ocorre principalmente em pacientes com ECC 9/9, pois quando a porcentagem de peso está mais do que 40% acima do ideal, a estimativa do peso ideal fica menos precisa, podendo superestimar o peso meta. Uma alternativa para melhorar a estimativa do peso meta em gatos obesos (ECC $\geq$ 8/9) é pelo cálculo utilizando medidas morfométricas. Por meio de seis medidas corporais, que incluem circunferências da cabeça, do tórax e do membro anterior e comprimentos corporal e de membros anterior e posterior, é possível refinar a estimativa. Apesar de permitir maior precisão, fatores como tempo, posicionamento adequado e comportamento do paciente limitam a aplicabilidade das medidas morfométricas na prática clínica, e a forma prática de calcular é por meio de equações matemáticas (Capítulo 16) que podem estar disponíveis em portal veterinário de empresas de alimentos.

A ocorrência de doenças concomitantes como câncer, cardiopatias ou doença renal crônica, causa a perda crônica de massa magra e de peso corporal. Nessas condições, não necessariamente o objetivo é que o gato alcance o peso ideal (ECC 5/9), já que a perda de peso nessas condições, principalmente de massa magra, pode ser fator de pior prognóstico. Nesses casos, a perda de peso é indicada quando seu benefício na qualidade de vida for superior ao risco de progressão da doença concomitante. Nos felinos, vale destacar o fato de que a obesidade predispõe à ocorrência de diabetes *mellitus*, logo a perda de peso nesses pacientes pode ser iniciada também como forma de prevenir a ocorrência dessa doença.

ESTIMATIVA DA NECESSIDADE ENERGÉTICA PARA PERDA DE PESO (NEPP)

A determinação da necessidade energética para perda de peso (NEPP) em gatos é um dos pilares para o sucesso do tratamento. Porém, a escolha do alimento ideal, o estímulo à atividade física, a individualização e o acompanhamento frequente são igualmente importantes. Ao longo do programa de perda de peso, a ingestão calórica é ajustada, e, consequentemente, melhores resultados são atingidos.

Diferente do cão, o gato é um carnívoro estrito e apresenta um catabolismo constante, necessitando ingerir altas quantidades diárias de aminoácidos para a síntese de glicose. Durante o programa de perda de peso, a restrição energética pode levar à restrição proteica grave, o que poderia induzir maior mobilização lipídica do tecido adiposo para o fígado como fonte de energia. Gatos possuem limitada capacidade hepática de metabolização e transporte de gordura, o que poderia aumentar o risco de desenvolvimento de lipidose hepática. Esse risco é reduzido ao seu utilizar alimento coadjuvante para perda de peso por possuir aumentada quantidade de proteína.

Poucos estudos avaliaram programas de perda de peso em gatos domiciliados. Os resultados indicam que o nível necessário de restrição energética é maior que o relatado para gatos de biotério. A quantidade de energia fornecida para gatos em programa de perda de peso pode variar, e os estudos mais recentes apontam para 35 a 40 kcal/kg de peso meta estipulado/dia. A American Animal Hospital Association (AAHA) recomenda o fornecimento de 80% da necessidade energética de repouso, o que resultaria em 37,5 ou 39,5 kcal/kg PC/dia para um gato de 4 ou 5 kg de peso corporal total, respectivamente. Porém, para deixar a rotina mais prática, pode-se estimar a necessidade energética para perda de peso (NEPP) para gatos com base na seguinte equação:

$$\text{NEPP (em kcal/dia)} = 85 \times \text{Peso corporal (em kg)}^{0,4}$$

É importante ressaltar que os valores de NEPP devem ser ajustados ao longo do programa de perda de peso.

O cálculo da NEPP é necessário para promover o balanço energético negativo, o qual é essencial para o emagrecimento. O balanço energético é o equilíbrio entre o que se consome e o que se gasta de energia. Dessa forma, o animal deve gastar mais energia que consumir, portanto a diminuição do consumo de energia, associado ao aumento da atividade física, garante o balanço energético negativo, no qual ocorre mobilização dos tecidos de reserva corporal (glicogênio, musculatura e, principalmente, tecido adiposo) para manter a homeostase e ocorrer a perda de peso.

Como citado anteriormente, a atividade física é essencial para o aumento do gasto energético e deve ser estimulada independentemente do ECC do paciente. Algumas exceções incluem gatos com doenças osteoarticulares crônicas ou cardiopatias, nos quais a atividade física deve ser realizada com cautela e de acordo com a tolerância do paciente. Além de estimular o gasto calórico, o aumento da atividade também auxilia na manutenção da massa magra. O ideal é que cada paciente tenha um plano de atividade física individualizado (Capítulo 24).

ESCOLHA DOS ALIMENTOS A SEREM FORNECIDOS (INCLUINDO PETISCOS)

A escolha do alimento deve ser feita de acordo com a restrição energética de cada paciente e as preferências do gato e do cliente, quando possível. Pode-se elaborar uma lista com algumas opções para que o cliente escolha, desde que elas se adequem às necessidades do paciente. O alimento próprio para programa de perda de peso é imprescindível para que o animal passe pelo emagrecimento de forma mais segura e saudável. No Capítulo 21 estão descritas as características ideais para um alimento coadjuvante para perda de peso, de modo que possa haver adequada restrição energética sem redução na ingestão de nutrientes essenciais, além de características que podem facilitar o emagrecimento, a saciedade e a manutenção da massa magra.

Calcula-se a quantidade diária de alimento a ser consumida, dividindo-se a NEPP pela energia metabolizável do alimento escolhido:

$$\text{Quantidade diária de alimento (g/dia)} = \frac{\text{NEPP (em kcal/dia)}}{\text{Energia metabolizável do alimento (em kcal/g)}}$$

A prescrição com a lista de alimentos deve ter as quantidades a serem ofertadas de cada alimento de maneira clara e com a recomendação de que sejam pesadas em balança. O uso de xícaras ou outros medidores é inespecífico e pode superestimar ou subestimar o consumo diário, impedindo a ingestão adequada da NEPP e afetando diretamente o sucesso do programa. A orientação para a utilização da balança, apesar de parecer simples, também deve ser feita para minimizar possíveis erros.

De maneira empírica, podem ser incluídos petiscos contribuindo com até 10% da NEPP diária. Assim, se 10% das calorias diárias são provenientes de um petisco, os 90% restantes das calorias serão fornecidos pelo alimento coadjuvante indicado para a perda de peso (Tabela 1). A quantidade em gramas de petiscos por dia deve ser calculada da mesma maneira que a quantidade do alimento principal: deve-se usar quanto da energia virá de petiscos e dividir pela energia metabolizável do petisco escolhido. A escolha de petiscos deve ser estratégica, optando-se por alimentos pouco calóricos para que otimizem o consumo. Gatos tendem a ser neofóbicos e não costumam aceitar alimentos novos em sua dieta. Como alternativa, pode-se ofertar alimento úmido (completo ou não). Se o alimento úmido for completo e recomendado para a perda de peso, a porcentagem da NEPP pode extrapolar os 10% destinados para petiscos, ajustando-se proporcionalmente à quantidade de alimento coadjuvante seco. No caso de alimentos úmidos específicos (não indicados para consumo exclusivo), a porcentagem de calorias em relação à NEPP deve ser no máximo de 10%.

Tabela 1 Exemplo de estimativa de consumo de petiscos para um gato obeso de 8 kg de peso corporal e 4,8 kg de peso meta, considerando a equação de 85 kcal x kg peso corporal^{0,4} como a necessidade energética para perda de peso (NEPP)

Peso do gato	NEPP total (kcal/dia)	Calorias provenientes do petisco (%)	Contribuição calórica do petisco (kcal/dia)	Contribuição calórica do alimento coadjuvante (kcal/dia)
4 kg	195	5	9,7	185
		10	19	175

Outro fator que deve ser considerado é que a restrição calórica mais intensa pode levar à deficiência de nutrientes, ainda que o alimento selecionado seja adequado para a perda de peso. É preciso conferir se o alimento escolhido e a quantidade estão adequados para o paciente, contribuindo para perda de peso saudável, evitando deficiências nutricionais e perda de massa muscular. Quanto menos calorias/peso corporal o gato precisar receber para que haja adequado emagrecimento, maior a chance de a restrição de alimento resultar em baixa ingestão de nutrientes. Apesar das estimativas iniciais serem de 85 kcal/kg^{0,4}, alguns gatos precisam de menos calorias para emagrecer. Vale destacar que, nessas situações, o acréscimo de petiscos no programa de perda de peso deve ser realizado de maneira ainda mais cautelosa, visto que a substituição dos 10% da NEPP do alimento principal por petiscos pode fazer a ingestão de nutrientes essenciais ser ainda mais reduzida, aumentando o risco de deficiências nutricionais ou de uma ingestão abaixo do ideal.

O alimento escolhido deve ser preferencialmente um alimento comercial coadjuvante (Capítulo 21), podendo também ser um alimento caseiro formulado adequadamente para isso. Vale reforçar que os diferentes alimentos coadjuvantes possuem diferentes composições, o que permite a prescrição em diferentes situações. Diferenças em ingredientes, perfil nutricional ou tipo de fibra podem definir uma melhor, ou pior, opção caso o paciente apresente outras comorbidades. Apesar das poucas opções no Brasil, é possível realizar o programa de perda de peso apenas com alimentos úmidos.

TRANSIÇÃO PARA O ALIMENTO COADJUVANTE

Os gatos, de maneira geral, tendem a não se adaptar tão facilmente a mudanças, e isso inclui a troca de alimento. Os alimentos coadjuvantes para perda de peso no mercado brasileiro possuem características como alta fibra e baixa gordura, o que pode causar maior dificuldade na transição do alimento. Por esse motivo, algumas estratégias podem ser utilizadas, como um maior período de transição e a utilização de *mix feeding*, que consiste na mescla de diferentes tipos de alimentos. É extremamente importante esclarecer e comunicar para o tutor esses possíveis desafios para não interferir na adesão e no sucesso do programa de perda de peso.

O ideal é que a transição para o alimento coadjuvante seja feita de forma gradativa ao longo de duas semanas. No entanto, para gatos mais exigentes, essa transição pode levar cerca de quatro semanas. A orientação para o manejo e a transição alimentar deve considerar a avaliação nutricional, incluindo o histórico alimentar, o método de alimentação e a presença de outros animais no ambiente. A presença de outras doenças pode interferir na aceitação do alimento por náusea ou vômito, e a história clínica também deve ser considerada.

Um exemplo tradicional de *mix feeding* é a combinação de alimentos coadjuvantes seco e úmido para a perda de peso. A utilização de alimentos úmidos pode aumentar a palatabilidade e o volume fornecido. Isso permite o responsável pela alimentação do paciente sentir-se menos culpado por não limitar tanto as refeições, já que o paciente ingere maior volume de alimento que se estivesse comendo apenas alimento seco, reduz a necessidade de petiscos e mantém a adequada ingestão de nutrientes. O alimento úmido pode ser importante para o manejo hídrico do gato, aumentando a ingestão de água principalmente quando é o principal alimento desse paciente.

ACOMPANHAMENTO DO PROGRAMA DE PERDA DE PESO

O acompanhamento do programa de perda de peso deve ser idealmente quinzenal, mas pode variar dependendo da disponibilidade do cliente. Cada retorno deve incluir pesagem, avaliação de ECC e de EMM, anamnese nutricional e avaliação clínica completa do paciente como um todo. Uma maneira de manter a motivação do cliente é fotografar o paciente em diversos ângulos (vistas dorsal, laterais, cranial e caudal) a fim de acompanhar de maneira visual os resultados do programa de perda de peso. Medidas morfométricas práticas como circunferência abdominal, não necessariamente relacionadas com a equação de composição corporal, também podem ser parâmetros objetivos.

O principal parâmetro para definir se o emagrecimento está adequado é a taxa de perda de peso semanal (TPPS), que é calculada pela seguinte equação:

$$\text{TPPS (em \%)} = \frac{\dfrac{\text{Qtd.peso perdida desde último retorno (em kg)}}{\text{Peso no último retorno (em kg)}} \times 100}{\text{Número de semanas desde último retorno}}$$

Por exemplo, se um gato pesou 8 kg no atendimento anterior e no retorno após 15 dias encontra-se com 7,92 kg (perda de 80 g em 2 semanas), a sua TPPS foi de 0,5%. Geralmente, a perda de peso em gatos deve ter como objetivo uma taxa de 0,5 a 1% do peso corporal inicial por semana, resultando em uma duração prevista para atingir o peso corporal total de 24 a 60 semanas em um gato que precisa perder 3 kg de peso corporal, por exemplo. A perda de peso lenta tende a preservar a massa corporal magra e diminuir o efeito rebote que leva ao ganho de peso ao final do programa. A taxa de perda de peso semanal ideal para gatos é menor que a de cães por causa do maior risco de que uma rápida mobilização de gordura possa resultar em lipidose hepática.

Para TPPS abaixo ou acima do esperado, é necessário avaliar o contexto e, se necessário, diminuir ou aumentar a quantidade de energia fornecida por dia, respectivamente, ou considerar o aumento de atividade física. Nos casos em que os animais estejam emagrecendo mais rápido que ideal, ou seja, com TPPS maiores que 1%, recomenda-se aumento de 5 a 10% na ingestão calórica diária. Nos casos de emagrecimento lento, deve-se reduzir a ingestão calórica e intensificar a atividade física, respeitando, respectivamente, os limites de diminuição da ingestão de nutrientes e a capacidade do gato de ser mais ativo. A troca dos alimentos por outros menos calóricos, ou mais concentrados em nutrientes, pode permitir que os pacientes ingiram menos calorias diárias sem reduzir a ingestão de nutrientes essenciais ou que fiquem ainda menos saciados. No caso dos gatos com baixo consumo total diário, pode-se aumentar a quantidade de alimento úmido, desde que seja coadjuvante para a perda de peso, melhorando a saciedade e deixando o tutor mais confortável com a quantidade de alimento ofertada.

Durante o acompanhamento, deve-se avaliar também o EMM. Se ocorrer perda de massa magra, é preciso avaliar se existe alguma comorbidade que intensifique o catabolismo muscular (por exemplo, diabetes *mellitus*), e as doenças crônicas que ocasionam perda de massa muscular, ou se ocorreu emagrecimento muito rápido de peso por subestimar a NEPP.

Diversos problemas ou questionamentos podem ocorrer e prejudicar o programa de perda de peso. É importante saber como contorná-los ou direcioná-los para que o tutor se mantenha motivado e que o processo seja o mais tranquilo possível para o gato e para o cliente. Entre os principais problemas relacionados à perda de peso em gatos, destacam-se baixa saciedade, atividade física insuficiente, vocalização noturna, não aceitação do novo alimento, domicílios com mais de um animal e estabilização da perda de peso.

Para contornar esses problemas, é preciso abordá-los durante a consulta e explicar detalhadamente ao tutor como solucioná-los. Por exemplo, em domicílios com mais de um gato deve-se procurar separar os animais no momento das refeições, utilizar comedouros que identifiquem o animal (com o uso de coleira ou microchip, por exemplo), ou colocar o alimento dos animais que não estão em tratamento fora do alcance do gato obeso. No caso de vocalização noturna, o manejo das refeições pode ser ajustado utilizando-se refeições mais tardias ou comedouros automáticos que podem dispensar uma refeição durante a noite. Enriquecimento ambiental e utilização de diferentes brinquedos e dispositivos para fornecer o alimento também contribuem para um maior gasto energético.

MANUTENÇÃO DO PESO APÓS ATINGIR O PESO META

O programa de perda de peso não termina quando o paciente atinge o peso e o ECC ideais ou propostos para ele. Após essa etapa, é essencial manter o acompanhamento para promover a manutenção e evitar a recuperação do peso perdido. Muitos gatos recuperam o peso perdido se os hábitos instituídos não forem continuados. Por isso, os hábitos alimentares e de atividade física devem ser mantidos.

Para ocorrer a manutenção do peso entendido como adequado, deve-se definir a ingestão energética com a qual o gato não ganhe nem perca peso (manutenção). Se o gato ainda estiver emagrecendo quando atingir o peso e o ECC ideais, sugere-se aumentar o consumo de calorias diário em 5 ou 10% e reavaliar a cada 7 a 15 dias (no máximo), realizando quantos ajustes forem necessários até que o paciente estabilize o peso. Esse processo pode demorar semanas a meses, sendo importante alinhar com o cliente as expectativas. Da mesma forma, se houver ganho de peso, reduções proporcionais na ingestão calórica devem ser feitas. Não é recomendada a utilização do cálculo da NEM imediatamente após o paciente atingir o peso ideal. Muitos animais que passam por restrição calórica para emagrecimento apresentam menor NEM e, portanto, exigem menos calorias que o esperado após o peso ideal ter sido alcançado.

A seleção de dieta para a manutenção do peso corporal é baseada nas características e necessidades metabólicas do paciente, além das preferências do cliente. Como muitos gatos necessitam menor NEM, o alimento ideal para a manutenção do peso do paciente pode ser o mesmo coadjuvante utilizado para a perda de peso. Torna-se essencial monitorar mais intensamente o peso do gato sempre que houver troca de alimento em razão de possíveis diferenças no cálculo ou estimativa da EM entre diferentes alimentos, principalmente de diferentes empresas.

Portanto, o alimento escolhido para a manutenção de peso dependerá da NEM e do apetite do paciente. Gatos que precisam de menos calorias necessitam de alimentos mais concentrados em nutrientes, como os coadjuvantes para emagrecimento ou alimentos reduzidos em gordura e com maior inclusão de fibra (*light*). Muitos pacientes não conseguem se adaptam novamente a alimentos de manutenção pelo menor volume ingerido, já que a energia metabolizável desses alimentos tende a ser mais elevada. Vale reforçar que o uso do alimento coadjuvante para obesidade não é prejudicial para o paciente em manutenção do peso, desde que o consumo de nutrientes esteja adequado no caso de o paciente apresentar comorbidades. A utilização do *mixed feeding* com fornecimento de parte da NEM por meio de alimentos úmidos é uma alternativa interessante para aumentar o volume total de alimento e promover saciedade sem o alimento coadjuvante.

Vale destacar que tanto na fase de emagrecimento quanto na fase de manutenção, é comum o uso de alimentos que não sejam coadjuvantes para a perda de peso, principalmente alimentos úmidos. Como esses alimentos são mais diluídos e volumosos pelo conteúdo de água, tem-se a impressão de que a ingestão está adequada e que o gato está mais saciado, porém, a ingestão nutricional é inferior ao que o paciente precisaria.

Ao longo da vida muitos pacientes desenvolvem afecções que exigem um alimento coadjuvante com maior densidade energética (por exemplo, doença renal crônica ou doença intestinal inflamatória). Nesses casos, pode-se obter mais informações sobre a menor ingestão recomendada com o fabricante do alimento ou encaminhar o paciente para acompanhamento com médico-veterinário qualificado para atendimento nutricional.

CONSIDERAÇÕES FINAIS

Estabelecer um programa de perda de peso em gatos é complexo e, ao longo do processo, algumas dificuldades requerem adaptação contínua às individualidades de cada paciente e tutor. O sucesso na perda de peso está intrinsecamente ligado à boa comunicação e a acompanhamentos e retornos constantes, permitindo a resolução de questões e problemas e a oferta de soluções rápidas para manter a motivação do tutor e garantir que o gato alcance e mantenha seu peso ideal, evitando o abandono do programa ou o reganho de peso.

É crucial reconhecer que a obesidade é uma condição crônica que exige acompanhamento contínuo, mesmo após o paciente atingir o peso ideal. A alta do programa de perda de peso é improvável, pois ao longo da vida do gato naturalmente surgem novos desafios, como o envelhecimento e outras afecções que podem resultar em mudanças nas necessidades energéticas e nutricionais do paciente. Portanto, ajustes na dieta são frequentemente necessários para garantir que o gato desfrute da melhor qualidade de vida possível.

BIBLIOGRAFIA

1. Bissot T, Servet E, Vidal S, et al Novel dietary strategies can improve the outcome of weight loss programmes in obese client-owned cats. J Feline Med Surg. 2010;12:104-12.
2. Brooks D, Churchill J, Fein K, et al. 2014 AAHA weight management guidelines for dogs and cats. J Am Anim Hosp Assoc. 2014;50:1-11.
3. Coe Jason B, et al. Dog owner's accuracy measuring different volumes of dry dog food using three different measuring devices. Vet Rec. 2019;185(19):599.
4. Freeman L, Becvarova I, Cave N, et al. WSAVA Nutritional Assessment Guidelines. J Feline Med Surg. 2011;13(7):516-25.
5. German AJ, Holden S, Bissot T, Morris PJ, Biourge V. Changes in body composition during weight loss in obese client-owned cats: loss of lean tissue mass correlates with overall percentage of weight lost. J Feline Med Surg. 2008;10(5):452-9.
6. Grant CE, Shoveller AK, Blois S, et al. Dietary intake of amino acids and vitamins compared to NRC requirements in obese cats undergoing energy restriction for weight loss. BMC Vet Res. 2020;16:426.
7. Hoelmkjaer, Kirsten M, Bjornvad CR. Management of obesity in cats. Vet Med. 2014;5:97-107.
8. O'Connell, Erin M., et al. Factors associated with overweight cats successfully completing a diet-based weight loss programme: an observational study. BMC Vet Res. 2018;14:1-9.
9. Teixeira FA, et al. Brazilian owners perception of the body condition score of dogs and cats. BMC Vet Res. 2020;16:1-9.
10. Witzel AL, et al. Use of a morphometric method and body fat index system for estimation of body composition in overweight and obese cats. J Am Vet Med Assoc. 2014;244(11):1285-90.

Capítulo **21**

Formulação de alimentos para gatos obesos

Ricardo Souza Vasconcellos
Josiane Aparecida Volpato
Ingrid Caroline da Silva
Lucas dos Santos Castro

INTRODUÇÃO

Alimentos para cães e gatos são classificados quanto ao seu teor de umidade em secos, semiúmidos e úmidos. Alimentos secos geralmente são extrusados, com uma pequena parcela do mercado assados e liofilizados. Os semiúmidos têm sido pouco frequentes no mercado de *pet food*, especialmente para animais obesos, uma vez que a preservação desses alimentos requer elevadas inclusões de aditivos umectantes, os quais dificultam o balanceamento das dietas por ocupar importante espaço nas formulações e ainda podem prejudicar a saúde dos animais. Por sua vez, os alimentos úmidos (dietas caseiras e alimentos industrializados) têm aumentado o volume produzido, especialmente pelos benefícios no controle de peso, pelo fato de promoverem maior volume ingerido, o que auxilia na saciedade e ainda podem ser formulados com altas inclusões de proteína, superiores às alcançadas em formulações de alimentos secos. Para gatos, esses alimentos possuem benefício adicional na diluição da urina, prevenindo a formação de urólitos e outros problemas urinários nessa espécie.

Neste capítulo serão abordadas as formulações de alimentos destinados à perda de peso em cães e gatos. Estes possuem particularidades nas formulações, visando promover perda de peso saudável, pela oferta de todos os nutrientes em quantidade adequada, mesmo submetidos à restrição energética. Esses alimentos devem ser completos do ponto de vista nutricional, sendo necessário atingir todas as necessidades nutricionais dos animais durante a perda de peso. Para isso devem ser feitas extrapolações nas concentrações de nutrientes recomendadas, pois as tabelas de recomendações nutricionais para cães e gatos

(Fediaf, 2021; AAFCO, 2023) consideram a ingestão calórica de animais em manutenção do peso. Cães e gatos em regime de perda de peso frequentemente precisam de cerca de 60% das necessidades energéticas durante os regimes de perda de peso. Nesses casos, as concentrações de nutrientes essenciais devem ser proporcionalmente aumentadas, para garantir a sua ingestão adequada, mesmo em restrição de ingestão de energia.

Por essa razão, formular alimentos para a perda de peso de pacientes obesos é um desafio para os nutricionistas, por algumas razões:

1. A elevada inclusão de fibras interfere na palatabilidade e ocupa espaço nas formulações que poderia ser ocupado pelos nutrientes essenciais (aminoácidos, ácidos graxos, minerais e vitaminas).
2. Os nutrientes essenciais devem ser incluídos em altas concentrações nos alimentos, uma vez que a ingestão calórica dos animais pode ser inferior a 50% das necessidades de manutenção, durante regimes severos para a perda de peso.
3. Especialmente nas dietas caseiras, existe grande dificuldade em incluir elevadas concentrações de fibra nas formulações, já que os gatos não aceitam bem os alimentos folhosos em sua dieta.

Apesar de desafiadora a formulação, os resultados alcançados na perda de peso com alimentos hipocalóricos são capazes de atingir os objetivos dos regimes de maneira muito superior à perda de peso alcançada apenas com restrição quantitativa de alimento para animais adultos em manutenção do peso, tanto na fase de perda quanto na fase de manutenção do peso. Os principais objetivos a serem alcançados com essas formulações são manter a massa magra corporal, minimizar a sensação de fome e melhorar o metabolismo glicêmico e lipídico.

Neste capítulo serão abordados os princípios de formulação de alimentos para perda de peso em felinos, fazendo paralelo com as informações já disponíveis para cães e que foram abordadas de maneira exclusiva no Capítulo 19.

PRINCÍPIOS BÁSICOS DE FORMULAÇÃO

Na nutrição animal, o principal objetivo das formulações é prover uma nutrição balanceada para atender às necessidades fisiológicas nas diferentes fases da vida. São 37 nutrientes essenciais para gatos, além de mais alguns nutrientes funcionais que devem estar presentes nas formulações, visando prevenir doenças e promover a saúde dos animais. Para atender a essas demandas com a maior exatidão possível, recorre-se à utilização de *softwares* de formulação. Atualmente são muitos os programas de computador capazes de formular alimentos para cães e gatos, desde programas mais simples até programas complexos, capazes de realizar uma maior quantidade de cálculos simultâneos em busca da melhor solução para atender às exigências da formulação pretendida. Existem programas com maior quantidade de recursos para profissionais especialistas em nutrição, até programas com uma interface mais amigável para que clínicos veterinários possam desenvolver suas próprias formulações. Além disso, muitos programas foram desenvolvidos para atender a um nicho crescente no mercado *pet food*, que são as formulações de dietas caseiras. Na Tabela 1 são mostrados alguns desses programas e suas empresas fabricantes, mas são inúmeros *softwares* disponíveis, e a escolha depende das preferências de uso do profissional, funcionalidades pretendidas e objetivos das formulações, se produzidas em larga escala ou individualmente para pacientes.

Tabela 1 Alguns programas de formulação disponíveis atualmente, com funcionalidades para a formulação de *pet food*

Programa	Empresa	Website
DietLab	NutricareVet	www.dietlab.com.br
SuperCrac Pet 1.3	TD Software	www.agropecuaria.inf.br
Optimal Formula	Optimal Tecnologias	www.optimal.com.br
OptiMix	Optimix Solution	www.optimixsolution.com
Ara Integra-Mix	Format Solutions	www.formatsolutions.com
Best Mix	Best Mix Software	www.adifo.com
Concept 5	CFC Tech Services, Inc.	www.cfctech.com
AFOS	Animal Feed Formulation Software	www.animalfeedsoftware.com
NutroVET	NutroVET	www.nutrovet.com.br
Funcional Pet	Funcional Pet	www.funcionalpet.com.br

Esses programas conseguem atender simultaneamente às exigências definidas pelo formulador e ao mesmo tempo otimizar o custo de formulação, auxiliar no planejamento de aquisição de ingredientes, controle de qualidade, entre outros.

As formulações devem ser desenvolvidas por profissionais nutricionistas ou nutrólogos, uma vez que desenvolver um alimento requer conhecimento de necessidades nutricionais, limite de inclusão de nutrientes e ingredientes, efeitos fisiológicos de cada nutriente, possíveis efeitos adversos para a espécie de alguns ingredientes e aditivos, além do conhecimento sobre a segurança do alimento e suas boas práticas de fabricação. Muitas receitas prontas de alimentos podem ser encontradas na internet, especialmente as dietas caseiras; no entanto, antes de utilizar é necessário validar se o atendimento nutricional é pleno, uma vez que inúmeras formulações recomendadas na internet apresentam desbalanços nutricionais, especialmente de vitaminas e minerais. As formulações podem ser feitas para atender às necessidades médias de uma população de animais (formulações industriais) ou às necessidades de um único indivíduo (formulações para indivíduos, por meio de atendimento individualizado).

Em geral, os programas de formulação utilizam como objetivo o custo mínimo, pelo qual o nutricionista insere no *software* as combinações e as restrições nutricionais e, dentro dessas exigências, o *software* trabalha para viabilizar a fórmula de mínimo custo. No entanto, mais recentemente têm sido desenvolvidos programas que atendem a múltiplos objetivos e, dessa forma, é possível formular um alimento que apresente uma solução viável cruzando as informações de preço, parâmetros de saúde, impactos ambientais e outros pontos considerados importantes para a espécie.

Alguns requisitos são fundamentais para se obter uma formulação confiável, sendo eles:

1. Conhecer as exigências/recomendações nutricionais para a espécie em questão.
2. Possuir um banco de dados de composição de ingredientes atualizado e com informações exatas e completas.
3. Conhecer as limitações de ingredientes e nutrientes, que se excedidos possam afetar negativamente a saúde do animal.
4. Conhecer o processamento do alimento para que a composição atenda a requisitos de produção, padrões de apresentação, aspectos sensoriais e sua vida de prateleira.
5. Ter conhecimento científico sobre alimentos funcionais e nutracêuticos que possam melhorar a qualidade do alimento.

Sobre as recomendações nutricionais, atualmente a fonte mais acessível e atualizada está disponível na página da Federação da Indústria Pet food da Europa (Fediaf, 2021), em seu Guia Nutricional. Nessa fonte de informações, as recomendações mínimas nutricionais são expressas de três formas (Tabela 2), que são em base seca, em base calórica e a ingestão adequada por quilograma de peso metabólico (fator 0,67 para gatos). Embora a primeira seja a mais prática, pois os dados são expressos de maneira similar às presentes nos rótulos dos alimentos e mais fáceis de converter a partir dos resultados obtidos pelos programas de formulação, essa forma de análise de adequação nutricional não é a melhor, pois alimentos hipocalóricos apresentam em torno de 3.000 a 3.500 kcal de energia metabolizável (EM) por quilograma (kcal/kg), enquanto os dados presentes nessa forma de apresentação consideram um alimento de 4.000 kcal/kg de EM. Desse modo, uma comparação direta não é válida na checagem da fórmula, sem a conversão para a mesma base calórica prévia. Por essa razão, há a recomendação nutricional em base calórica, que considera a concentração mínima de nutriente por 1.000 kcal. Logo, alimentos com densidades calóricas distintas podem ser comparados, pois os nutrientes são expressos já considerando a EM.

Contudo, ainda assim, nos casos de animais submetidos a perda de peso, essa segunda forma de verificação da adequação nutricional pode não ser suficiente, pois as recomendações nutricionais disponíveis em base seca e calórica consideram as ingestões calóricas de animais em manutenção do peso, sendo adotado o fator 75 $kcal/kg^{0,67}$ para gatos. Gatos, em regime para perda de peso, ingerem entre 40 e 68 $kcal/kg^{0,67}$ por dia. Essa ingestão energética abaixo das recomendações faz que a ingestão de nutrientes consequentemente seja reduzida, podendo atingir níveis críticos para alguns. Dessa maneira, a verificação de formulações quanto ao atendimento das necessidades nutricionais dos animais nesses casos de balanço calórico negativo se faz importante, e por essa razão as recomendações nutricionais também são expressas em quantidade de nutriente ingerida por unidade de peso metabólico (Tabela 2).

Após a busca das necessidades nutricionais dos animais para se estabelecer as concentrações mínimas de nutrientes necessários na formulação, o segundo passo importante é possuir uma base de dados de composição de alimentos, que seja atualizada para os ingredientes em uso, exata na composição nutricional dos ingredientes e que possua o maior número de nutrientes preenchidos para cada ingrediente. Isso garante que, ao se formular o alimento, os valores preditos na formulação serão alcançados na prática e atenderão às necessidades nutricionais dos animais. Apesar de parecer óbvia essa informação, é muito comum que uma base de dados de ingredientes seja alimentada incorretamente ou de maneira incompleta, levando a erros de estimativas.

Tabela 2 Recomendações nutricionais mínimas para gatos, em base seca e calórica e ingestão adequada

		Base seca (nutr./kg de alimento)	Base calórica (nutr./1.000 kcal)	Ingestão mínima adequada (nutr./kg de peso metabólico (kg^{0,67})
Proteína bruta	g	333,00	83,3	6,25
Arginina	g	13,00	3,30	0,25
Histidina	g	3,50	0,87	0,08
Isoleucina	g	5,70	1,44	0,12
Leucina	g	13,60	3,40	0,29
Lisina	g	4,50	1,13	0,09
Metionina	g	2,30	0,57	0,04
Metionina + cistina	g	4,50	1,13	0,09
Fenilalanina	g	5,30	1,33	0,12
Fenilalanina + tirosina	g	20,40	5,11	0,44
Treonina	g	6,90	1,73	0,15
Triptofano	g	1,70	0,44	0,03
Valina	g	6,80	1,70	0,15
Taurina (alimentos úmidos)	g	2,70	0,67	0,05
Taurina (alimentos secos)	g	1,30	0,33	0,03
Extrato etéreo	g	90,00	22,50	2,25
Ácido linoleico	g	6,70	1,67	0,13
Ácido araquidônico	mg	80,00	20,00	1,50
Minerais				
Cálcio	g	5,3	1,33	0,10
Fósforo	g	3,5	0,85	0,06
Potássio	g	8	2,00	0,15
Cloro	g	1,5	0,39	0,03
Sódio	g	1	0,25	0,02
Magnésio	g	0,5	0,13	0,01
Cobre	mg	6,7	1,67	0,13
Iodo	mg	1,7	0,43	0,03
Ferro	mg	107	26,70	2,00
Manganês	mg	6,7	1,67	0,13
Selênio (alimento úmido)	mg	0,35	0,087	0,0066
Selênio (alimento seco)	mg	0,28	0,070	0,0053
Zinco	mg	100	25,00	1,88

(continua)

Tabela 2 Recomendações nutricionais mínimas para gatos, em base seca e calórica e ingestão adequada (*continuação*)

		Base seca (nutr./kg de alimento)	Base calórica (nutr./1.000 kcal)	Ingestão mínima adequada (nutr./kg de peso metabólico (kg^{0,67})
Vitaminas				
Vitamina A	UI	4.440	1.110,00	83,25
Vitamina D	UI	333	83,30	6,25
Vitamina E	UI	50,7	12,70	0,95
Tiamina	mg	5,9	1,47	0,11
Riboflavina	mg	4,2	1,05	0,08
Ácido pantotênico	mg	7,7	1,92	0,14
Piridoxina	mg	3,3	0,83	0,06
Cianocobalamina	mg	0,024	0,058	0,00044
Niacina	mg	42,1	10,50	0,79
Ácido fólico	mg	1,01	2,53	0,019
Biotina	ug	8	2,00	1,5
Colina	mg	3.200	800,00	60,00
Vitamina K	mg	–	–	–

Fonte: Fediaf, 2021.

Para entender melhor a relevância da alimentação da base de dados, a seguir é dado um exemplo de erro de alimentação dessa base em um *software*. Programas de formulação são *softwares* matemáticos que trabalham dentro da base de dados que é alimentada pelo formulador. O resultado de uma formulação, para determinado nutriente, é a soma dos produtos da inclusão do ingrediente pela concentração do nutriente em sua composição. Para exemplificar o quanto é importante manter uma base de dados correta no *software* de formulação, na Tabela 3, criamos três cenários possíveis de uma formulação, na qual no primeiro o formulador se esqueceu de incluir a concentração de cálcio em um dos ingredientes, no segundo ele colocou a concentração de cálcio correta de todos os ingredientes corretamente e no terceiro ele alimentou com valores acima dos reais, por ter recebido a informação incorreta, seja por análises laboratoriais incorretas ou fonte de informação erradas. Como resultado das falhas de alimentação na base de dados, nos cenários 1 e 3, vejam que o formulador esperava mínimo de 1% de cálcio na fórmula, mas os valores obtidos foram de 0,046 e 1,696%, levando o profissional a corrigir esses valores no cenário 1, possivelmente pela inclusão de fontes de cálcio, quando essa ação não seria necessária, pois o alimento estava com 1,096% de cálcio na realidade. Ou seja, nesse caso haverá uma falha na formulação, de modo que os valores preditos pela formulação e os reais analisados estarão muito distantes. No cenário 3 haverá falha semelhante, porém o valor predito será 1,696% e o real de 1,096%, ou seja, valores muito distantes. Por essa razão, a manutenção de bases de dados alimentadas corretamente é importante para se obter alimentos que atendam plenamente às necessidades nutricionais dos animais.

Tabela 3 Simulação de resultados da concentração de cálcio em uma formulação, considerando possíveis erros em uma base de dados

		Cálcio			Resultado		
	Inclusão	**Cenário 1**	**Cenário 2**	**Cenário 3**	**Cenário 1**	**Cenário 2**	**Cenário 3**
Quirera de arroz	65,00	0,070	0,070	0,070	0,046	0,046	0,046
Farinha de vísceras de aves	30,00	0,000	3,500	5,500		1,050	1,650
Gordura de aves	5,00	0,000	0,000	0,000			
Resultado da formulação	100,00				0,046	1,096	1,696
Resultado esperado					1,000	1,000	1,000
Resultado real					1,096	1,096	1,096

Cenário 1 – base de dados na qual o formulador não cadastrou o teor de cálcio da farinha de vísceras de aves; Cenário 2 – base de dados correta, com níveis de cálcio dos ingredientes cadastrado corretamente; Cenário 3 – base de dados com nível de cálcio da farinha de vísceras de aves superestimado.

Uma vez conhecidas e alimentadas corretamente as necessidades nutricionais dos animais e a base de dados seja adequada para uma boa formulação, os pontos citados anteriormente de 3 a 5 exigem experiências prévias de formuladores sobre limites de ingredientes e nutrientes, processamento dos alimentos e funcionalidades de nutracêuticos e alimentos funcionais, para otimizar os resultados na saúde dos animais.

CUIDADOS A SEREM TOMADOS NAS FORMULAÇÕES PARA GATOS OBESOS

O princípio da perda de peso em animais obesos é a restrição calórica, mas essa restrição não deve ser acompanhada da restrição na ingestão abaixo dos mínimos recomendados para proteínas e aminoácidos, ácidos graxos, minerais e vitaminas, o que poderia causar problemas como perda de massa magra corporal, prejuízos ao sistema imune, desnutrição subclínica, problemas na qualidade de pele e pelos e queda acentuada no metabolismo basal, predispondo ao novo ganho de peso após o término do regime (efeito rebote). A restrição energética deve ser feita com alimentos que tenham perfil adequado de nutrientes essenciais, além da presença de nutrientes funcionais, sendo os principais as fontes de fibras, visando promover saciedade, melhorar a microbiota e reduzir a densidade calórica do alimento. É desejável que um alimento para perda de peso em gatos contenha valores menores que 350 kcal/100 g de matéria seca.

Sobre os nutrientes, diferentemente de alimentos formulados para animais em manutenção do peso, os alimentos para animais obesos são fornecidos para atender a cerca de 60% das necessidades energéticas de manutenção. Desse modo, para todos os nutrientes, após a formulação, deve ser calculada a ingestão de cada nutriente, considerando o peso metabólico do animal, para assegurar que não haverá qualquer restrição de nutriente abaixo dos mínimos recomendados para a espécie. German et al. (2015) e Gaylord et al. (2014) verificaram que alimentos destinados à perda de peso para cães, quando ingeridos sob restrição energética, proporcionavam ingestões abaixo das recomendadas para alguns aminoácidos, vitaminas e minerais. Dessa maneira, garantir que as quantidades de um determinado nutriente estão adequadas, somente pela comparação entre as recomendações do Fediaf (2021) em base seca e base calórica, não é suficiente, pois esses níveis foram definidos para cães com ingestão calórica mínima de 95 kcal/kg^{0,75} e gatos com ingestão calórica mínima de 75 kcal/kg^{0,67}. Nos estudos de obesidade, a ingestão calórica dos animais fica entre 60 e 79 kcal/kg^{0,75} no caso dos cães e 40 e 68 kcal/kg^{0,67} no caso dos gatos, o que sugere que a densidade nutricional dos alimentos deve ser superior à recomendada para animais em manutenção.

Para fazer essa correção e favorecer a ingestão nutricional adequada, o formulador de alimentos hipocalóricos para a perda de peso deve corrigir os níveis mínimos na formulação, com base na ingestão calórica pretendida pelos animais com o alimento em questão. A seguir está um exemplo dessa correção para os teores de metionina em um alimento hipocalórico.

Para isso, vamos considerar um alimento a ser desenvolvido por uma empresa, para gatos obesos, destinado à perda de peso. Se o formulador for seguir as recomendações do Fediaf (2021), um alimento para gatos em manutenção deverá ter 0,57 g de metionina por 1.000 kcal de EM, considerando uma ingestão energética de 75 kcal/kg^{0,67}. Porém, se a ingestão for próxima a 55 kcal/kg^{0,75}, o que é frequente nos regimes de perda de peso, as quantidades mínimas de metionina terão de ser corrigidas proporcionalmente, como no cálculo a seguir:

$$Nutr._1 * IC_1 = Nutr._2 * IC_2 \quad \text{(equação 1)}$$

Em que: $Nutr._1$ é a concentração de nutriente na ingestão calórica recomendada, de 75 kcal/kg^{0,67} (IC_1); $Nutr._2$ é a concentração de nutriente na ingestão calórica para a perda de peso, de 55 kcal/kg^{0,67} (IC_2).

Dessa forma, quando adaptadas às concentrações, a ingestão considerando o peso metabólico estará cumprindo as recomendações. Na Tabela 4 são feitas adaptações nas recomendações mínimas de nutrientes em base calórica, considerando diferentes níveis de restrição calórica para gatos em perda de peso.

Tabela 4 Recomendações nutricionais mínimas para gatos, em base calórica (nutriente/1.000 kcal de EM), considerando o nível de restrição energética empregada na perda de peso

	Unidade	Gatos (unidades/1.000 kcal)			
		75	65	55	45
		kcal/kg^{0,67}			
Proteína bruta	g	83,25	96,06	113,52	138,75
Arginina	g	3,25	3,75	4,43	5,42
Histidina	g	1,38	1,59	1,88	2,29
Isoleucina	g	1,43	1,64	1,94	2,38
Leucina	g	3,40	3,92	4,64	5,67
Lisina	g	1,13	1,30	1,53	1,88
Metionina	g	0,58	0,66	0,78	0,96
Metionina+cistina	g	1,13	1,30	1,53	1,88
Fenilalanina	g	1,33	1,53	1,81	2,21
Fenilalanina+tirosina	g	5,10	5,88	6,95	8,50
Treonina	g	1,73	1,99	2,35	2,88
Triptofano	g	0,43	0,49	0,58	0,71
Valina	g	1,70	1,96	2,32	2,83
Taurina	g	0,33	0,38	0,44	0,54
Extrato etéreo	g	22,50	25,96	30,68	37,50
Ácido linoleico	g	3,30	3,81	4,50	5,50

(continua)

Tabela 4 Recomendações nutricionais mínimas para gatos, em base calórica (nutriente/1.000 kcal de EM), considerando o nível de restrição energética empregada na perda de peso (*continuação*)

	Unidade	Gatos (unidades/1.000 kcal)			
		75	65	55	45
		kcal/kg^{0,67}			
Ácido araquidônico	mg	20,00	23,08	27,27	33,33
Minerais					
Cálcio	g	1,33	1,53	1,81	2,21
Fósforo	g	0,88	1,01	1,19	1,46
Potássio	g	2,00	2,31	2,73	3,33
Cloro	g	0,38	0,43	0,51	0,63
Sódio	g	0,25	0,29	0,34	0,42
Magnésio	g	0,13	0,14	0,17	0,21
Cobre	mg	1,68	1,93	2,28	2,79
Iodo	mg	0,43	0,49	0,58	0,71
Ferro	mg	26,75	30,87	36,48	44,58
Manganês	mg	1,68	1,93	2,28	2,79
Selênio	mg	0,07	0,08	0,10	0,12
Zinco	mg	25,00	28,85	34,09	41,67
Vitaminas					
Vitamina A	UI	1.110,00	1.280,77	1.513,64	1850,00
Vitamina D	UI	83,25	96,06	113,52	138,75
Vitamina E	UI	12,68	14,63	17,28	21,13
Tiamina	mg	1,48	1,70	2,01	2,46
Riboflavina	mg	1,05	1,21	1,43	1,75
Ácido pantotênico	mg	1,93	2,22	2,63	3,21
Piridoxina	mg	0,83	0,95	1,13	1,38
Cianocobalamina	mg	–	–	–	–
Niacina	mg	10,53	12,14	14,35	17,54
Ácido fólico	mg	0,25	0,29	0,34	0,42
Biotina	ug	2,00	2,31	2,73	3,33
Colina	mg	800,00	923,08	1.090,91	1.333,33

Fonte: Fediaf, 2021.

Um outro cuidado importante, além das correções nutricionais pela ingestão calórica do animal, é a correção nutricional pelo teor de umidade. Isso se aplica principalmente aos alimentos úmidos, os quais possuem entre 60 e 82%

de umidade; e por essa razão, ao se formular esses alimentos, na verificação da fórmula, é importante ter especial atenção, para evitar excessos de nutrientes quando corrigidos para a matéria seca, especialmente minerais e vitaminas, em razão das inclusões errôneas de sais, aditivos conservantes ou funcionais e premix na formulação. Isso pode ocorrer, pois as fichas técnicas desses produtos, quando utilizados também na fabricação de alimentos secos, trazem sugestões de inclusão para dietas de baixa umidade e, por sua vez, quando incluídas na mesma concentração em alimentos úmidos, essas concentrações em base seca podem passar de 10 vezes a concentração recomendada, representando assim um risco para o animal.

A seguir serão considerados os nutrientes e seus níveis recomendados em dietas para animais obesos, bem como suas fontes nutricionais em alimentos secos, úmidos industrializados e caseiros. Porém, como cuidados referentes aos nutrientes, ressaltam-se as dificuldades em se atingir elevados níveis de fibra em alimentos caseiros, dados o alto teor de umidade desses alimentos e a restrição de espaço nas formulações para se incluir fontes de fibra. Um outro aspecto que limita a inclusão de fibra nesses alimentos é encontrar fontes ricas em fibra que ao mesmo tempo sejam bem aceitas pelos gatos. Nas dietas caseiras, dê especial atenção ao ingrediente usado na formulação, pois esses alimentos permitem ao animal segregar aqueles ingredientes menos palatáveis, principalmente em relação aos suplementos vitamínicos-minerais necessários. Isso é ainda mais relevante no caso dos felinos que são ainda mais seletivos, especialmente se não foram acostumados desde filhotes a consumirem diferentes tipos e texturas de alimentos.

OS NUTRIENTES E SUAS FONTES EM DIETAS PARA GATOS OBESOS

Proteína e aminoácidos

De acordo com os dados da Tabela 3, se considerarmos uma restrição de 60% em relação às recomendações de manutenção (e 75 kcal/kg^{0,67}), dietas para gatos devem conter no mínimo 139 g de PB/1.000 kcal. Isso sugere, na prática, formulações com no mínimo 45% de PB para gatos, na matéria seca. Em estudo conduzido pelo autor deste capítulo, ficou claro que dietas ricas em proteína favorecem a perda de gordura corporal sem a concomitante perda de massa magra nos felinos. Outro efeito importante de dietas com elevado teor proteico foi o seu efeito a longo prazo, que favoreceu a manutenção do metabolismo e a maior ingestão energética na fase de manutenção dos gatos. Isso significa, para os tutores, maior facilidade em manter o peso do animal durante essa fase e evitar o efeito rebote, pois os animais podem ingerir quantidade maior de alimento sem ganhar peso. As proteínas em maior concentração nos alimentos também estimulam de maneira eficiente a palatabilidade e provavelmente a saciedade, devido ao seu efeito nos mecanismos de esvaziamento gástrico. Os formuladores de alimentos devem considerar, nas formulações, o teor de todos os aminoácidos essenciais, com especial atenção a fenilalanina e triptofano para gatos, que são os principais aminoácidos limitantes. Uma parcela considerável dos alimentos hipocalóricos disponíveis atualmente no mercado nacional possui aminoácidos industrializados suplementados em sua composição, visando melhorar a qualidade proteica das dietas.

Para felinos, também é válido relembrar que a taurina é um aminoácido essencial, diferentemente do que ocorre com cães. Em geral, esse aminoácido é acrescentado sob a forma de suplementação, principalmente nos casos de alimentação caseira, em que os bancos de dados não são precisos quanto a sua quantidade nos ingredientes.

A qualidade proteica é tão importante quanto a sua quantidade. Devem ser observados na seleção dos ingredientes o perfil de aminoácidos das fontes proteicas, sua digestibilidade e o valor biológico. No caso de fontes proteicas usadas em dietas caseiras, esses aspectos são menos críticos, pois ingredientes cárneos de alta qualidade (cortes cárneos *food grade*) são empregados nessas formulações. Por sua vez, alimentos secos extrusados e úmidos industrializados utilizam maior quantidade de coprodutos de frigoríficos (*feed grade*), os quais são menos digeridos, e o escore de aminoácidos é menor, sendo necessária uma atenção especial no balanceamento desses alimentos.

A checagem do perfil de aminoácidos e da qualidade proteica é avaliada por meio da determinação do escore de aminoácidos (AAS), escore de aminoácidos corrigido pela digestibilidade proteica (PDCAAS) e escore de aminoácidos corrigido pela digestibilidade ileal de aminoácidos (DIAAS). Esses métodos são adaptados de métodos recomendados pela FAO para a nutrição humana, sendo úteis também para animais de companhia, embora não sejam métodos validados para a espécie.

Fibra alimentar

Considerando que o aproveitamento da fibra e a contribuição energética desses elementos para os animais são muito baixos, a principal função da fibra em dietas para emagrecimento é a diluição energética da ração, ou seja, sua inclusão favorece a ingestão de maior volume pelo animal, sem, concomitantemente, elevar a ingestão energética. Outras funções importantes são suas propriedades estimulantes de saciedade e satisfação e reguladoras do trânsito intestinal. Ainda não é consenso sobre os efeitos sacietogênicos das fibras, mas em princípio as fibras solúveis são mais eficientes nesse sentido. Dentre elas, a fibra de *psyllium* é efetiva, pois pode ser incluída em elevadas concentrações sem possuir efeitos colaterais, uma vez que sua fermentabilidade é baixa. Em gatos, as fibras insolúveis são efetivas no controle da ingestão alimentar, uma vez que a capacidade gástrica nessa espécie é menor e dietas com 20 a 30% de restrição na densidade energética são capazes de limitar o consumo dos animais.

São recomendados, em alimentos para a perda de peso, níveis de fibra bruta superiores a 10%, o que corresponde a mais de 20% (20-35%) de fibra dietética total (FDT). O maior desafio é atingir esses níveis em dietas caseiras, o que geralmente não é alcançado devido ao baixo teor de fibra nos ingredientes empregados. Alternativas para esses casos são a inclusão de cereais matinais a base de farelos vegetais, os quais apresentam mais de 30% de fibra em sua composição, mas podem ser pouco aceitos por alguns animais. Independentemente do teor de fibra, a perda de peso ocorre mediante a restrição calórica empregada, mesmo que em dietas com baixa fibra, mas os efeitos benéficos desse nutriente sobre a motilidade gastrointestinal, a saciedade, a microbiota e a qualidade fecal podem ficar limitados.

Gordura e ácidos graxos essenciais

Gatos obesos apresentam alterações significativas nos marcadores inflamatórios, e a perda de peso reverte essas modificações. No entanto, a perda de peso é lenta e o chamado efeito "sanfona" é muito comum após o término do regime, fazendo os nutrientes que modulam a resposta inflamatória poderem ser úteis.

Para gatos adultos são considerados essenciais o ácido linoleico (18:2, n-6) e o ácido araquidônico (20:4, n-6). Entretanto, essas recomendações levam em consideração apenas o atendimento mínimo nutricional, sem considerar a modulação na resposta inflamatória. Para atuar na imunomodulação, os ácidos graxos ômega-3 têm mostrado resultados benéficos, embora ainda sejam presentes na literatura resultados controversos com seu uso. Em seres humanos, a utilização desses ácidos graxos demonstrou melhora na expressão de genes antiobesidade como POMC, CART, HCRT e MCH e responsáveis pela imunomodulação (IL-10).

Amido

Apesar de a fonte de amido ser implicada na melhoria da resposta glicêmica em animais obesos, especialmente as fontes de assimilação lenta de glicose como ervilha e sorgo, e estas já terem sido testados em cães diabéticos com efeitos benéficos de modulação do metabolismo glicêmico e lipídico, para gatos saudáveis esse efeito é praticamente nulo, apesar de não ter sido avaliado em animais obesos ou diabéticos.

Em relação ao amido na dieta dos gatos obesos, deve-se considerar o fato de que se o alimento também for indicado para o controle glicêmico dos diabéticos (situação comum entre os felinos obesos, ver Capítulo 6), recomenda-se que a formulação seja restrita nesse nutriente, na tentativa de aumentar a chance de remissão do diabetes *mellitus*.

Minerais e vitaminas

Considerando que a ingestão de alimento durante o regime de perda de peso é inferior à ingestão para a manutenção (aproximadamente 40 a 60% mais baixa), as concentrações de todos os minerais e as vitaminas devem ser proporcionalmente elevadas para atender às exigências nutricionais. A colina é uma vitamina já utilizada em altas concentrações nas dietas de cães e gatos. Mais recentemente, tem sido demonstrado que níveis entre 6 e 8 vezes as recomendações do NRC (2006) favorecem o maior gasto energético em gatos.

Nutrientes funcionais

São muitos os nutracêuticos utilizados em dietas para animais obesos, seja para perda ou manutenção de peso. Mais recentemente, o microbioma tem demonstrado relevante importância na regulação do peso corporal, na saciedade e no estado inflamatório intestinal; por essa razão, aditivos prebióticos, probióticos e simbióticos têm demonstrado relevância no processo de perda de peso em animais obesos (Lee et al., 2022; Ferreira et al., 2022; Respondek et al., 2008).

Diferentemente do número de alimentos disponíveis no mercado, para animais saudáveis, os alimentos coadjuvantes para gatos são produzidos por um número restrito de empresas. Dessa forma, não são muitos os alimentos hipocalóricos disponíveis, destinados a perda de peso ou manutenção do peso após o término do regime. Um levantamento dos principais ingredientes utilizados na formulação de alimentos industrializados secos e úmidos na forma de patê é mostrado na Tabela 5, considerando as fontes de proteína, amido, lipídeos e os nutracêuticos empregados.

Na Tabela 5 não estão mostradas as fontes usadas em dietas caseiras, pois são muito mais amplas as possibilidades, haja vista que são todos ingredientes *food grade* (grau alimentício humano), sendo dessa forma possível empregar qualquer tipo de carne e fontes proteicas vegetais, fonte de amido e óleos normalmente usados na nutrição humana. As maiores dificuldades nessas formulações, como citado anteriormente, são que o gato aceite a alimentação caseira sem selecionar apenas as fontes cárneas e atender à elevada demanda de fibra nas formulações, uma vez que as fontes de fibra usadas na nutrição humana apresentam menor concentração de fibra quando comparadas às fontes concentradas disponíveis para a formulação de alimentos industrializados. Porém, independentemente de a concentração de fibras não ficar muito elevada nas dietas caseiras, o elevado teor de umidade proporciona maior volume de alimento ingerido pelos animais, favorecendo também os estímulos de saciedade. E quanto aos efeitos das fibras sobre a microbiota, prebióticos, probióticos e simbióticos podem ser usados nesse sentido.

PASSO A PASSO NA CONFERÊNCIA DOS RESULTADOS DE UMA FORMULAÇÃO

Formulado um alimento hipocalórico para gatos obesos, alguns passos são fundamentais na checagem da adequação da fórmula:

Conferência dos níveis nutricionais em relação aos valores desejados: para essa conferência, os valores podem ser verificados nas unidades descritas na Tabela 2. Para a verificação da quantidade de nutrientes por 100 g de matéria seca ou natural, em geral essa unidade é usada para se garantir a adequação quanto aos valores de rótulo, quando se formula um alimento com a intenção comercial. No entanto, conforme explicado anteriormente, ela não assegura que a ingestão de nutrientes atenderá às necessidades mínimas nutricionais dos animais. Da mesma forma, a conversão dos resultados da formulação para

Tabela 5 Ingredientes utilizados em formulações de alimentos industrializados secos e úmidos para cães e gatos, destinados a perda de peso

Secos				
Proteína	**Amido**	**Fibra**	**Gordura**	**Nutracêuticos**
Farinha de vísceras de frango	Farinha de mandioca	Lignocelulose	Gordura de aves	l-carnitina
Glúten de trigo	Milho	Casca de soja	Óleo de soja	Sulfato de condroitina
Glúten de milho	Quirera de arroz	Casca de ervilha	Óleo de peixe	Sulfato de glicosamina
Proteína isolada de suínos	Cevada	Polpa de beterraba	Óleo de linhaça	Extrato de marigold
Plasma suíno em pó	Sorgo	Casca de *psyllium*	Sebo bovino	Fruto-oligossacarídeos
Ovo em pó	Aveia sem casca	Fibra de cana-de-açúcar		Betaglucano
Levedura de cerveja		Fibra de goiaba		MOS
Farelo de soja				Inulina
Farinha de carne e ossos				Probiótico
Carne de frango				
Fígado de frango				
Carne mecanicamente separada				
Úmidos				
Proteína	**Amido**	**Fibra**	**Gordura**	**Nutracêuticos**
Miúdos de frango	Farinha de arroz	Celulose	Óleo de peixe	Sulfato de glicosamina
Miúdos de suínos	Amido de milho	Goma guar		Sulfato de condroitina
Fígado suíno		Goma alfarroba		L-carnitina
Ovo em pó		Goma xantana		Fruto-oligossacarídeos
Plasma suíno		Fibra de cana		Inulina
Carne mecanicamente separada				Extrato de iúca

1.000 kcal de alimento não garantirá a adequação da ingestão de nutrientes, pois essa recomendação baseia-se em ingestões para a manutenção do peso em gatos. Assim, é imprescindível conferir a formulação de alimentos destinados à perda de peso com base na ingestão de nutriente por quilograma de peso metabólico. Para fazer essa conversão, com base nos dados formulados, utilizam-se os seguintes procedimentos de cálculo, conforme o exemplo a seguir.

Considere um alimento hipocalórico, com 2.900 kcal/kg, na matéria natural, com 38% (380 g/kg) de proteína bruta, que será fornecido a um gato de 5 kg, obeso, para a perda de peso. O peso metabólico desse animal é 2,94 kg. Supondo que sua necessidade para a perda de peso seja de 55 kcal/kg^{0,67} (NEPP = 55*2,94 ou 161,7 kcal/dia), nessa quantidade ingerida deverá ser garantida a ingestão de 6,25 g PB/kg^{0,67}, conforme recomendações da Tabela 2. Assim, a ingestão de PB mínima deve ser de 18,37 g/dia (6,25*2,94), sendo necessário que o alimento fornecido tenha pelo menos 18,37 g de PB em 161,7 kcal que o gato irá receber diariamente. Convertendo esse valor para 1.000 kcal, temos que a quantidade de PB nesse alimento deverá ser de, no mínimo, 113,6 g/1.000 kcal de alimento. Esse valor pode ser encontrado na Tabela 4, em que já foram previamente calculados. Dessa forma, basta conferir se os 380 g PB/kg desse alimento estão atendendo às necessidades desse animal. Assim, calcula-se sua ingestão (em g/dia) e multiplica-se pelo percentual de PB, de modo que será possível saber quantos gramas de PB serão ingeridos durante o regime e assim confirmar se essa quantidade é ou não adequada. Esse gato receberá 55,76 g/dia desse alimento, de acordo com as necessidades calóricas para a perda de peso (NEPP) e EM do alimento. Nessa quantidade, o alimento fornecerá 21,19 g PB/dia para esse gato, o que estará acima dos 18,37 g calculados para ele. Convertendo para base calórica, esse alimento terá 130,95 g PB/1.000 kcal, o que se encontra acima dos 113,6 g PB/1.000 kcal calculados inicialmente, sendo considerado, portanto, adequado.

Fazer esses cálculos manualmente é um tanto demorado e isso deve ser feito para todos os demais nutrientes essenciais (aminoácidos, ácidos graxos, minerais e vitaminas). Planilhas de computador ou mesmo *softwares* de formulação podem calcular essas informações para uma conferência adequada pelo nutricionista.

Conferência do pH urinário proporcionado pela dieta: todo alimento formulado para gatos deve ter a conferência do pH urinário proporcionado, com base nas concentrações de macroelementos (sódio, cloro, potássio, enxofre, cálcio, fósforo e magnésio) da dieta, visando proporcionar um pH urinário recomendado, entre 6,2 e 6,8, evitando dessa forma problemas no trato urinário, especialmente formação de urólitos. Esses procedimentos de cálculo podem ser obtidos a partir do Guia Nutricional da Associação Brasileira da Indústria de Produtos para Animais de Estimação (Abinpet, 2021).

Com esses dois procedimentos de conferência citados anteriormente, evita-se inadequação nutricional (deficiência ou excessos de nutrientes), assim como problemas no equilíbrio ácido-básico dos animais, o que comprometerá o pH urinário. Além disso, no caso de produção de alimentos para a comercialização, as análises laboratoriais para conferência dos valores preditos pela formulação *versus* analisados são fundamentais na confirmação da adequação da base de dados. Outras análises, como as de contaminantes químicos e microbiológicos, também são necessárias em alimentos comerciais, de modo a garantir a qualidade e a segurança de uso. Para isso, as empresas implementam os sistemas de qualidade, com foco na garantia da segurança do alimento e no atendimento da legislação. Alimentos com vida de prateleira prolongada devem ser submetidos a rigorosa implementação de barreiras à deterioração, seja pela embalagem usada, método de conservação ou uso de aditivos, visando garantir a adequação nutricional no momento do consumo pelos animais.

Quando se trata de formulações direcionadas a um paciente (formulações individualizadas), geralmente não são analisados os nutrientes e contaminantes, em função do elevado custo dessas análises. Nesses casos, é imprescindível que o nutricionista/nutrólogo tenha uma base de dados de ingredientes na formulação, extremamente confiável, pois erros nessa base de dados irão se refletir nos teores reais de nutrientes presentes no alimento.

CONSIDERAÇÕES FINAIS

Alimentos para a perda de peso em gatos são fundamentais no sucesso do tratamento da obesidade na espécie, pois contribuem com a perda de peso mais rápida, sem comprometer a saúde dos animais durante o regime. O principal aspecto a ser observado nas formulações desses alimentos é garantir que a ingestão de nutrientes atenda aos mínimos recomendados para a espécie, já que a restrição energética não pode ser acompanhada de restrição na ingestão de nutrientes essenciais; para isso, existem tabelas nutricionais de referência que favorecem o trabalho do nutricionista. Ainda que existam recomendações específicas de nutrientes essenciais e nutracêuticos para a formulação de dietas para gatos obesos, os princípios de formulação são os mesmos que devem ser seguidos na formulação de qualquer alimento para essa espécie.

BIBLIOGRAFIA

1. ABINPET. Guia nutricional de cães e gatos. In: Manual Pet food Brasil. São Paulo: Abinpet, 2021. 568p.
2. Center S. Obesity prevention. PetFood Industry, Illinois. 2003;45(1):12-7.
3. Cline MG, Burns KM, Coe JB, Downing R, Durzi T, Murphy M, Parker V. AAHA Nutrition and Weight Management Guidelines for Dogs and Cats, J Am Anim Hosp Assoc. 2021;57:153-74.
4. De-Oliveira LD, Carciofi AC, Oliveira MCC, Vasconcellos RS, Bazolli RS, Pereira GT, et al. Effects of six carbohydrate sources on diet digestibility and postprandial glucose and insulin responses in cats. Journal of Animal Science. 2008;86:2237-46.
5. FEDIAF. Nutritional Guidelines for complete and complementary Pet food for dogs and cats. Bruxelles, Belgica; 2021. 98p.
6. German AJ, Holden S, Bissot T, Morris PJ, Biourge V. Changes in body composition during weight loss in obese clientowned cats: loss of lean tissue mass correlates with overall percentage of weight lost. J Feline Med Surg. 2008;10:452-9.
7. Laflamme D, Hannah SS. Increased dietary protein promotes fat loss and reduces loss of lean body mass during weight loss in cats. Int J App Res Vet Med. 2005;3(2):62-8.
8. Lee HJ, et al. Effects of symbiotic preparation containing Lactobacillus gasseri BNR17 on body fat in obese dogs: a pilot study. Animals. 2022;12(642)2-12.
9. Martins TD, Ramos RC, Possidonio G, et al. Feline obesity causes hematological and biochemical changes and oxidative stress: a pilot study. Vet Res Commun. 2023; 47:167-77.
10. Nguyen P, et al. Weight loss does not influence energy expenditure or leucine metabolism in obese cats. J Nutr. 2002;132:1649S-51S.
11. NRC – Nutrient Requirements of Dogs and Cats. National Research Council. Washington, D.C.: The National Academy Press; 2006. p.398.
12. Park HJ, Park JS, Hayek MG, Reinhart GA, Chew BP. Dietary fish oil and flaxseed oil suppress inflammation and immunity in cats. Vet Immunol Immunopathol. 2011; 141(3-4):301-6.
13. Prola L, Dobenecker B, Kienzle E. Interaction between dietary cellulose content and food intake in cats. J Nutr. 2006;136:1988S-90S.
14. Rankovic A, Godfrey H, Grant CE, Shoveller AK, Bakovic M, Kirby G, et al. Serum metabolomic analysis of the dose-response effect of dietary choline in overweight male cats fed at maintenance energy requirements. PLoS ONE. 2023;18(1):e0280734.
15. Respondek F, Swanson KS, Belsito KR, Vester BM, Wagner A, Istasse L, Diez M. Short-chain fructooligosaccharides influence insulin sensitivity and gene expression of fat tissue in obese dogs. J. Nutr. 2008;138:1712-8.
16. Sierawska O, Niedźwiedzka-Rystwej P. Adipokines as potential biomarkers for type 2 diabetes mellitus in cats. Front Immunol. 2022;13:950049.
17. Silva CF, Vendramini THA, Amaral AR, Rentas MF, Ernandes MC, Silva FL, et al. Metabolic variables of obese dogs with insulin resistance supplemented with yeast beta-glucan. BMC Vet Res. 2022;18(14):1-10.
18. Vasconcellos RS, Borges NC, Gonçalves KNV, Canola JC, Paula FJA, Malheiros EB, et al. Protein intake during weight loss influences the energy required for weight loss and maintenance in cats. J Nutr. 2009;139:855-60.

Capítulo **22**

Saciedade antes, durante e após a perda de peso

Bruna Agy Loureiro
Renan Nicácio da Silva

INTRODUÇÃO

A saciedade é um dos pontos importantes durante o processo de emagrecimento, bem como na fase de manutenção pós-perda de peso, pois denota bem-estar durante o processo e aumenta a adesão dos tutores ao tratamento. A regulação do apetite e a sensação de saciedade são atingidos por meio de diversos mecanismos de controle centrais e periféricos. Falhas no controle da saciedade podem levar a maior consumo de alimentos, levando a um quadro de obesidade. No entanto, durante o programa de perda de peso, estratégias para aumentar a saciedade são fundamentais para melhorar o resultado do tratamento do sobrepeso e da obesidade.

CONTROLE NEUROENDÓCRINO DO APETITE

Para manutenção do peso saudável e homeostase energética (equilíbrio entre ingestão e gasto de energia), o organismo desempenha um rígido e complexo controle fisiológico na saciedade, por meio de múltiplas interações entre os sistemas nervoso central, endócrino e digestório. Esse controle é influenciado por diferentes fatores comportamentais, nutricionais e endócrinos. De modo geral, as múltiplas interações entre esses órgãos mantêm um peso corporal adequado por meio de um ciclo de ingestão alimentar adequado, pela determinação do início e do fim das refeições, do intervalo entre as refeições e pelo controle dos estoques de energia do corpo.

Anatomicamente, a regulação da ingestão de alimentos pode ser dividida em regulação central e periférica. A regulação central do apetite ocorre no hipotálamo, que recebe sinais hormonais de órgãos periféricos como estômago e intestino e, a partir disso, estimula ou inibe o apetite. O hipotálamo é dividido em diferentes núcleos envolvidos no controle da saciedade, com diferentes funções, sendo o núcleo arqueado o principal, além dos núcleos dorsomedial, ventromedial, paraventricular e a área hipotalâmica lateral. Os componentes e suas funções em cada núcleo do hipotálamo estão resumidos na Tabela 1.

Tabela 1 Controle central do apetite: componentes e funções

Área hipotalâmica	Componentes	Funções
Núcleo arqueado	Neurônios anorexígenos	Expressam pró-opiomelanocortina e transcrição regulada por cocaína e anfetamina
	Neurônios orexígenos	Expressam o peptídeo AgRP e o neuropeptídeo Y (NPY)
Núcleo paraventricular	Hormônio liberador de tireotrofina (TRH), hormônio liberador de corticotropina e ocitocina	Podem diminuir a ingestão alimentar e/ou a taxa metabólica
Núcleo ventromedial	Neurônios glucorresponsivos e fator neurotrófico derivado do cérebro	Diminuem a ingestão alimentar
Núcleo dorsomedial	Terminais de neuropeptídeos Y e ÿ-MSH provenientes do núcleo arqueado	Projetam as fibras contendo TRH para o sistema periférico
Área lateral	Neuropeptídeo orexina A e B	Podem atuam estimulando a ingestão de alimentos

Um importante mecanismo de controle da saciedade é a via melanocortina. O principal componente dessa via é o hormônio pró-opiomelanocortina (POMC), que, ao passar por processos de tradução, gera uma série de peptídeos menores e biologicamente ativos. Os peptídeos de melanocortina, ao se ligar com seus respectivos receptores MC1R a MC5R, promovem a homeostase energética. A disfunção do receptor MC4R é a causa genética mais comum de obesidade.

O controle periférico sobre a ingestão de alimentos envolve o trato gastrointestinal (estômago, intestino delgado proximal, distal e cólon) regulando a saciedade em um curto prazo por meio da expressão de genes, secreção de hormônios e peptídeos, determinando o início e o término de cada refeição, por exemplo, além do tecido adiposo, por meio da ação de hormônios que atuam no controle da saciedade no longo prazo. A transmissão dos sinais aferentes do sistema periférico para o hipotálamo ocorre no complexo vagal dorsal, localizado no tronco encefálico. Os componentes do tecido periférico envolvido na regulação do apetite e suas principais ações estão resumidos na Tabela 2.

Tabela 2 Controle periférico do apetite: componentes e funções

Órgão	Componentes	Função
Estômago	Peptídeo grelina	Estimula comportamento alimentar, homeostase energética e secreção do ácido gástrico
Intestino	Peptídeo YY	Inibidor do apetite. Afeta a motilidade intestinal centralmente
	Peptídeo-1 semelhante ao glucagon	Atua no pâncreas promovendo a liberação de insulina e inibindo a ingestão de alimentos
	Peptídeo pancreático e oxintomodulina	Diminuem a ingestão de alimentos e a regulação homeostática do peso corporal
Tecido adiposo	Hormônio leptina	Regula a ingestão de energia e o gasto de energia e atua no hipotálamo para reduzir a produção de neuropeptídeo Y, com o objetivo de reduzir a ingestão de alimentos

Os sinais do trato gastrointestinal são emitidos principalmente pelos nervos vago e espinhal até o trato solitário no sistema nervoso central. Por outro lado, os sinais de longa duração ou de adiposidade são emitidos pelo tecido adiposo ao núcleo arqueado por meio de conexões entre fibras aferentes vagais, núcleo arqueado e do trato solitário ou, ainda, por meio da barreira hematoencefálica. Além dos fatores citados, fatores comportamentais também afetam o nível de saciedade dos animais. Em várias espécies, o ciclo circadiano está intimamente correlacionado com o comportamento de ingestão de alimentos. Por exemplo, ratos consomem até 90% da ingestão total de alimentos durante o período noturno em razão do aumento da liberação de sinais orexígenos nesse período e de sinais anorexígenos durante o dia. Diferentemente, em primatas, não foi evidenciada correlação entre a ingestão alimentar e o ciclo circadiano, mas, sim, a fatores comportamentais individuais e/ou sociais. Nos carnívoros, outros fatores ecológicos parecem ter maior impacto no comportamento alimentar, como disponibilidade e vulnerabilidade das presas.

DISTÚRBIOS NO CONTROLE NEUROENDÓCRINO DO APETITE

Falhas na regulação do apetite por controle central, periférico e comportamental são um importante fator para o desenvolvimento da obesidade.

Perturbações na sinalização de neurônios orexígenos podem afetar a saciedade e promover aumento da ingestão alimentar. Menor disponibilidade de sinais orexígenos na etapa de transdução pode culminar em modificações nos receptores pós-sinápticos, levando o organismo à hiperfagia e, consequentemente, ao aumento do peso corporal. Tal efeito também é observado quando ocorre coliberação dos sinais orexígenos, ou vias de sinalização orexígenas e anorexígenas liberadas conjuntamente. O núcleo ventromedial é interligado com outras partes do hipotálamo, por isso, danos nesse segmento do hipotálamo podem causar hiperfagia de forma aguda e aumento anormal no peso corporal, que pode persistir por tempo prolongado.

Alterações hipotalâmicas de etiologia infecciosa ou neoplásica podem culminar em excesso de peso, de acordo com estudos realizados em diferentes espécies como macacos, ratos, cães e gatos. Uma característica peculiar desse tipo de obesidade é a rapidez com que o animal ganha peso. As lesões nos diferentes segmentos do hipotálamo podem resultar em obesidade por causa da interrupção de axônios de células lesionadas, causando desequilíbrio energético ou, ainda, em razão de distúrbios primários no metabolismo da gordura como consequência de uma desaceleração da oxidação lipídica ou aumento da gordura corporal.

Mutações genéticas também podem causar alterações no controle da saciedade e desequilíbrio na homeostase energética. A deleção do gene *POMC* foi identificada em cães da raça Labrador Retriever. Como consequência, a produção de peptídeos neuroativos β-MSH e β-endorfina é suspensa, causando aumento do peso corporal, adiposidade e maior motivação por alimentos. Entre os indivíduos da mesma raça, os cães de assistência são acometidos com maior frequência. A deficiência de POMC foi associada a hiperfagia e obesidade em estudos com humanos e camundongos.

SACIEDADE NO TRATAMENTO DA OBESIDADE

Emagrecer um indivíduo obeso e mantê-lo em um peso saudável é um desafio que pode ser explicado fisiologicamente. A fácil recuperação de peso em obesos pode ocorrer em decorrência da ativação do neuropeptídeo Y, que causa diminuição nos níveis circulantes de leptina e, ao mesmo tempo, redução do gasto energético e hiperfagia.

A recuperação do peso perdido durante o período de emagrecimento, fenômeno conhecido como efeito rebote, ocorre em cerca de 50% de cães e gatos submetidos ao manejo de perda de peso. Em cães, tal efeito ocorre com maior frequência quando os animais recebem dieta usual de manutenção de peso após atingir o peso alvo, em vez de permanecer com a dieta hipocalórica utilizada durante o programa de emagrecimento. Em função disso, os animais precisam continuar em monitoramento com o profissional, mesmo após atingir o peso ideal, visto que a seleção do alimento adequado nessa fase é tão importante quanto no processo de perda de peso. Nos felinos, o efeito rebote está atrelado principalmente à idade. Gatos com menos de 9 anos são mais propensos ao reganho de peso. O motivo pelo qual isso acontece ainda é desconhecido, porém acredita-se que animais de idade avançada podem ser predispostos a perda de peso por conta da presença de doenças crônicas concomitantes. Por isso, ao contrário do recomendado para cães, gatos que tenham passado por manejo dietético para perda de peso não precisam permanecer com a dieta restritiva. No entanto, precisam de monitoramento contínuo do peso corporal, do escore de condição corporal (ECC) e de ajustes na ingestão de calorias diárias, sempre que necessário, estabelecendo um manejo dietético adequado ao estágio de vida e à doença concomitante.

ESTRATÉGIAS NUTRICIONAIS PARA PROMOVER SACIEDADE

A fome e a ingestão rápida dos alimentos são dois fatores que frequentemente desencorajam e fazem os tutores de animais obesos desistirem do programa de emagrecimento. Levando em consideração que a restrição de calorias é um ponto fundamental no tratamento da obesidade em animais de companhia, estratégias nutricionais devem ser traçadas para limitar o consumo alimentar, promover saciedade e, ao mesmo tempo, otimizar a adesão dos tutores durante o período de emagrecimento. A utilização de agentes diluidores de calorias, como inclusão de ar, maior teor de proteína, umidade e fibras podem promover saciedade por meio de diferentes efeitos fisiológicos e nutricionais para os animais de companhia.

Um estudo clínico realizado com cães da raça Beagle avaliou o impacto de uma dieta menos densa, por meio da adição de ar, e verificou que o alimento com densidade de 125 g/L (em comparação à dieta controle de 290 g/L) proporcionou efeito de saciedade nos animais e aumentou a duração das refeições. Acredita-se que tal efeito esteja atrelado à menor liberação de hormônios orexígenos, como grelina, talvez pela distensão gástrica e tempo de ingestão de alimento causada pelo alimento menos denso.

Entre os macronutrientes que compõem os alimentos, a proteína pode promover a saciedade por sua possível menor secreção de grelina, além de promover aumento do gasto energético, em decorrência do custo de energia para síntese proteica e gliconeogênese. O mais interessante é considerar o conteúdo nutricional dos alimentos para perda de peso na base calórica, ou seja, no quanto de nutriente há em determinada quantidade de energia, inclusive para considerar o menor consumo energético dos animais obesos (ver Capítulos 19 e 21). Assim, os alimentos nessas fases devem ter alto teor de proteína. Para gatos em processo de restrição calórica, os alimentos devem conter cerca de 113,8 g PB/1.000 kcal ou cerca de 45,5% na MS, e para cães em restrição calórica, cerca de 83,5 g PB/1.000 kcal ou cerca de 33,5% PB na MS.

De modo geral, as fibras dietéticas auxiliam a perda de peso por promover diluição calórica e por interferir na digestão de macronutrientes, como gorduras e carboidratos, reduzindo sua absorção. As fibras também são recomendadas por provocar distensão gástrica e aumentar o tempo de retenção do alimento no trato gastrointestinal, promovendo a sensação de saciedade, apesar de esse efeito ser ainda controverso. Além disso, vale ressaltar que as fibras podem proporcionar efeitos adicionais na saúde dos felinos, como prevenção de formação de bola de pelos no trato intestinal e menor elevação glicêmica pós-prandial, característica importante para animais obesos diabéticos.

A inclusão de fibra de cana de açúcar em 7,5% da MS na alimentação de gatos promoveu redução na ingestão voluntária e menor frequência no número de refeições em felinos. Em outro estudo experimental, a alta inclusão de fibras como celulose ocasionou maior diluição calórica e perda de peso em felinos, contudo, a palatabilidade foi um fator limitante no estudo, sendo aconselhável, nesses casos, acrescentar ingredientes que promovam maior palatabilidade. Em contrapartida, a adição de 20% de fibra de cana de açúcar em alimento extrusado para gatos saudáveis e em manutenção do peso fez com que os animais consumissem maior volume de alimento e calorias quando desafiados a comer *ad libitum* uma dieta de alta energia, em comparação a um grupo controle que recebia alimento sem inclusão de fibras. Esse resultado dá margem à interpretação de que, ao receberem dieta com alta fibra por um longo período, os animais podem desenvolver capacidade de ingerir grandes volumes de alimento e ficar suscetíveis ao efeito rebote ou, ainda, a dieta pode ter promovido saciedade, mas que não foi suficiente para interromper a ingestão de alimento altamente palatável durante o desafio.

Considerando os diferentes efeitos das fibras relacionados a suas características de solubilidade e fermentabilidade, pode-se utilizar associações de diferentes tipos de fibra nos alimentos terapêuticos para o manejo de perda de peso. Todavia a proporção e o tipo de fibras (de fermentação lenta, moderada ou rápida) utilizadas são fatores importantes que devem ser considerados no momento das associações para evitar efeitos adversos como fezes amolecidas e produção excessiva de gases. Com relação aos níveis de fibra bruta (FB) no manejo de obesidade, para cães, recomenda-se entre 12 e 25% da MS para perda de peso e entre 10 e 20% MS para prevenção de reganho de peso. Para gatos, preconiza-se entre 15 e 20% MS para manejo de emagrecimento e, para evitar o reganho de peso, entre 6 e 15% da MS.

Alimentos úmidos (enlatados ou em sachês), cujo teor de umidade é maior do que o de alimentos secos, podem auxiliar na promoção da saciedade ao dilatar o estômago e provocar ativação de mecanorreceptores capazes de inibir o apetite. Uma característica importante desses alimentos é que normalmente não afetam a digestibilidade de nutrientes. A eficiência de dietas com diferentes teores de umidade foi avaliada em um estudo com felinos, sendo constatada menor ingestão calórica e maior perda de peso em animais submetidos a dietas com teores de umidade entre 75 e 80%.

Determinar experimentalmente saciedade e fome em animais de estimação é bastante complexo, uma vez que inúmeros fatores podem estimular ou inibir a ingestão de alimentos, como estresse, tédio, competição, fatores relacionados ao ambiente ou palatabilidade do alimento. Além disso, determinar sensações nesses animais pode ser bastante subjetivo. Metodologias para avaliar o potencial de um alimento ou estratégia alimentar em promover saciedade são propostas na literatura por meio de desafios alimentares, determinação das horas até a próxima refeição voluntária, número de refeições em determinado período ou medidas indiretas, como a mensuração de hormônios ou compostos envolvidos no controle do apetite. Contudo as interpretações são limitadas, uma vez que um animal pode comer um alimento sem sentir fome, assim como interromper a alimentação apesar de estar com fome. Isso reforça a necessidade de controlar a quantidade ingerida de alimento e de energia para evitar ganho de peso ou promover emagrecimento em cães e gatos, mesmo quando são adotadas estratégias para promoção da saciedade.

DISTÚRBIOS COMPORTAMENTAIS E CONSUMO EXCESSIVO DE ALIMENTOS

Durante o processo de emagrecimento, é comum que os animais tenham alterações comportamentais, como vocalização excessiva ou exibir comportamento de "mendicância" e, com isso, recebem alimentos extras à dieta, principalmente guloseimas, dificultando o manejo de emagrecimento e reduzindo a taxa de perda de peso. Para amenizar o comportamento de implorar por comida e garantir um programa de perda de peso eficaz, é necessário adotar estratégias comportamentais junto ao responsável pelo animal durante todo o manejo de perda de peso. Eles devem ser instruídos a adotar algumas medidas específicas quando seus animais imploram por comida, como: utilizar brinquedos interativos com comida em seu interior, comedouros automáticos, ou iniciar uma rotina de brincadeiras, como jogos de busca.

Cães que recebem dietas altamente restritivas podem ter apetite voraz e consequentemente problemas comportamentais, como agressividade e coprofagia. Levando em consideração que existem múltiplas causas para tais distúrbios de comportamento, é necessário realizar uma avaliação minuciosa para descartar outros problemas médicos, como insuficiência pancreática, endoparasitoses, enteropatias crônicas, endocrinopatias ou causas medicamentosas, como administração de glicocorticoides. Além disso, animais que apresentam agressividade podem estar passando por transtorno alimentar compulsivo, podendo haver necessidade de tratamento com comportamentalista.

CONSIDERAÇÕES FINAIS

Entender os mecanismos da saciedade e suas alterações é importante para melhor entender as causas da obesidade e promover um tratamento mais efetivo da doença. Podem ocorrer desde alterações do controle periférico e central da obesidade até distúrbios comportamentais relacionados ao consumo em excesso de alimentos. Identificar e contornar esses problemas pode auxiliar na prevenção da obesidade, na melhor adesão do tutor ao tratamento e promover bem-estar durante e após o tratamento. Porém esses mecanismos são complexos e precisam de mais estudos na medicina veterinária para serem mais bem compreendidos.

BIBLIOGRAFIA

1. Abdalla M. Central and peripheral control of food intake. Endocr Regul. 2017;51(1):52-70.
2. Cline MG, Murphy M. Obesity in the dogs and cat. Boca Ration: CRC Press; 2019. 235p.
3. FEDIAF. Nutritional guidelines for complete and complementary pet food for cats and dogs. Brussels: Fédération Européenne de l'Industrie des Aliments pour Animaux Familiers; 2021. 98p.
4. German AJ. Outcomes of weight management in obese pet dogs: what can we do better? Proceedings of the Nutrition Society. 2016;75(3):398-404.
5. German AJ. Obesity prevention and weight maintenance after loss. Veterinary Clinics: Small Animal Practice. 2016;46(5):913-29.
6. Hand MS, Thatcher CD, Remillard RL, Roudebush P, Bruce J. Small Animal Clinical Nutrition. 5.ed. Topeka: Mark Morris Associates; 2010. 1.314p.
7. Kalra SP. Appetite and body weight regulation: Is it all in the brain? Neuron. 1997;19(2):227-30.
8. Kalra SP, Dube MG, Pu S, Xu B, Harvath TL, Kalra PS. Interacting appetite-regulating pathways in the hypothalamic regulation of body weight. Endocr Rev. 1999;20(1):68-100.
9. Landsberg G, Hunthausen W, Ackerman L. Behavior problems of the dog and cat. 3.ed. Toronto: Elsevier Health Sciences; 2012. 472p.
10. Loureiro BA, Sakomora NK, Vasconcellos RS, Sembenelli G, Gomes MDOS, Monti M, et al. Insoluble fibres, satiety and food intake in cats fed kibble diets. J Anim Physiol Anim Nutr. 2017;101(5):824-34.
11. Morris PJ, Calvert EL, Holmes KL, Hackett RM, Rawlings JM. Energy intake in cats as affected by alterations in diet energy density. J Nutr. 2006;136(7):2072S-4S.
12. Raffan E, Dennis RJ, O'Donovan CJ, Becker JM, Scott RA, Smith SP, et al. A deletion in the canine POMC gene is associated with weight and appetite in obesity-prone Labrador retriever dogs. Cell Metab. 2016;23(5):893-900.
13. Rogues J, Mehinagic E, Lethuillier D, Bouvret E, Hervera M, Lepoudere A. Reduction of cat voluntary feed intake in the short-term response to the sugar cane fibre supplementation. J Appl Anim Nutr. 2020;8(3):115-25.
14. Serisier S, Pizzagalli A, Leclerc L, Feugier A, Nguyen P, Biourge V, et al. Increasing volume of food by incorporating air reduces energy intake. J Nutr Sci. 2014;3(59):1-5.
15. Yeo GS. Genetics of obesity: Can an old dog teach us new tricks? Diabetologia. 2017;60(5):778-83.
16. Zielinski WJ, Circadian rhythms of small carnivores and the effect of restricted feeding on daily activity. Physiol Behav. 1986;38(5):613-20.

Capítulo **23**

Nutracêuticos que auxiliam na perda de peso

Wandréa de Souza Mendes
Chayanne Silva Ferreira

INTRODUÇÃO

Os responsáveis pelos cães e gatos estão cada vez mais dispostos a oferecer alimentos saudáveis e melhor qualidade de vida aos seus animais. A nutrição adequada e o uso de suplementações nutracêuticas já têm se mostrado constante preocupação por parte desses tutores. Os nutracêuticos têm atraído atenção tanto de tutores quanto da classe médica veterinária e se mostram boas alternativas ao combate à hiperlipidemia, resistência insulínica e outras alterações decorrentes do quadro de obesidade. No entanto, o número reduzido de estudos que comprovem sua eficácia prejudica sua utilização com segurança. Existe a necessidade de demonstração de evidências científicas que comprovem os potenciais benefícios e possíveis efeitos colaterais do seu uso. O objetivo deste capítulo é discorrer sobre os principais nutrientes utilizados no tratamento da obesidade, tanto no controle de peso quanto nas principais alterações provocadas pela doença.

DEFINIÇÃO

O termo "nutracêutico" surge da junção entre nutriente e farmacêutico (medicamento), sendo definido como um alimento ou parte dele (nutriente) que apresenta benefícios à saúde e promove a prevenção ou o tratamento de doenças, administrados em uma forma farmacêutica de doses concentradas. No Brasil, a legislação não reconhece o termo e o conceito de nutracêutico, e essa classe de produto é considerada suplemento ou aditivo, no caso dos probióticos.

NUTRACÊUTICOS DE INTERESSE PARA CÃES E GATOS OBESOS

Muitos nutrientes ou suplementos dietéticos foram propostos para efeitos de perda de peso em cães e gatos, embora a maioria não tenha sido corretamente avaliada. Uma revisão avaliou criticamente e classificou a qualidade das evidências do uso de nutracêuticos e suplementação dietética para o manejo de animais de estimação obesos e com sobrepeso, de acordo com as diretrizes para a qualidade de evidências na medicina veterinária. Somente a L-carnitina e o ômega-3 foram classificados em graus de evidência I e II, ou seja, considerados com a mais alta qualidade para aplicação no ambiente clínico.

Carnitina

A L-carnitina já foi classificada como um aminoácido, mas atualmente é reconhecida como um composto *vitamin-like*, ou seja, com uma estrutura semelhante à das vitaminas. Ela facilita a entrada dos ácidos graxos de cadeia longa (AGCL) para o interior da matriz mitocondrial, intensificando o metabolismo dos AGCL por meio da β-oxidação. Alguns estudos já foram realizados em animais de companhia e demonstraram a eficácia da L-carnitina em combinação com modificações dietéticas, visando principalmente à restrição energética, com evidência grau I para gatos e grau II para cães. Em geral, os benefícios observados em cães foram a perda de peso corporal, redução de massa gorda e preservação da massa magra. Em gatos, além da redução do peso corporal, os pesquisadores observaram um efeito protetor contra a lipidose hepática, cujo risco de ocorrência é aumentado em gatos obesos submetidos à restrição energética e rápida perda de peso. A L-carnitina estimula a metabolização dos ácidos graxos livres (AGL), prevenindo sua conversão em triglicérides e seu acúmulo nos hepatócitos, e dessa forma previne a lipidose hepática. As doses ideais por animal não são claras. Nos estudos, as doses utilizadas variaram entre 50 e 300 mg/kg de alimento (ppm) para cães e 50 a 500 ppm para gatos. Os autores não informaram o consumo de alimentos e o peso corporal, dificultando estimativas. A 5ª edição do livro *Small animal clinical nutrition* recomenda inclusão ≥ 300 ppm de L-carnitina em alimentos para cães e ≥ 500 ppm em alimentos para gatos para perda de peso e prevenção do reganho; 7 a 14 mg/kg peso corporal (PC) para a prevenção da lipidose hepática durante a perda de peso; e 250 a 500 mg L-carnitina/dia para gatos afetados pela lipidose hepática.

Ômega-3

Os ácidos graxos poli-insaturados (AGPI) ômega-3 (AGPI 3) são gorduras que apresentam longas cadeias de carbono com duplas ligações, sendo a primeira dupla ligação situada no carbono de número 3. Trata-se de um dos nutracêuticos mais estudados e com maior nível de evidências científicas na medicina veterinária. As frações biologicamente ativas e reconhecidas por suas propriedades funcionais são o ácido eicosapentaenoico (EPA, 20:5 n-3) e o ácido docosa-hexaenoico (DHA, 22:6 n-3) sintetizados por algas marinhas, especialmente aquelas que se desenvolvem sob baixas temperaturas, presentes no zooplâncton e nos peixes que se alimentam dessas algas. Na prática, os óleos de peixe são as fontes mais comumente disponíveis e seu o oferecimento, incluído em alimentos ou em cápsulas, é a forma mais comum de suplementação de EPA e DHA.

Em seres humanos e cobaias, vários mecanismos de ação já foram propostos para os AGPI 3 na obesidade, entre eles: a redução da inflamação; regulação de adipocinas e redução do apetite; alterações no metabolismo de carboidratos; aumento do gasto energético; modificação da composição corpórea, com estímulo ao anabolismo muscular e diminuição dos depósitos de tecido adiposo corporal; e modulação do metabolismo lipídico. Nem todos esses efeitos foram estudados ou confirmados em cães e gatos, o que não invalida o uso do ômega-3 como nutracêutico no contexto da obesidade e suas comorbidades para essas espécies.

Na obesidade ocorre aumento da produção de mediadores inflamatórios derivados dos adipócitos; portanto, ela é reconhecia como uma doença inflamatória crônica de baixo grau. Essa condição de inflamação sistêmica persistente está envolvida na etiologia de diversas alterações e doenças secundárias à obesidade, como inflamação sistêmica; doença articular degenerativa; alterações imunológicas, neoplasias, especialmente os tumores mamários; problemas cardiorrespiratórios; aumento do risco anestésico e complicações cirúrgicas; alterações geniturinárias; dermatopatias; alterações endócrinas como dislipidemias e diabetes em gatos; lipidose hepática felina; redução da expectativa de vida. A suplementação de EPA e DHA, e sua consequente introdução nas vias dos eicosanoides, está associada a menor atividade inflamatória no tecido adiposo e possíveis benefícios aos pacientes com sobrepeso, obesos e em processo de emagrecimento. A modulação inflamatória pode ser em parte resultado da indução da síntese de eicosanoides com baixo potencial inflamatório e resolvinas, e da atenuação da ativação do receptor *toll-like 4* (TLR 4), reconhecido como um dos principais desencadeadores da resposta inflamatória induzida pela obesidade.

A hiperlipidemia secundária à obesidade é uma alteração comum, e seu controle é importante por causa das complicações potenciais, como pancreatite, resistência insulínica, convulsões, doença hepática ou biliar, proteinúria e alterações oftálmicas. O efeito hipolipemiante do ômega-3 já está bem estabelecido em seres humanos, mas ainda foi pouco estudado na medicina veterinária. Um estudo no Brasil verificou que a associação dos ácidos graxos ômega-3 (58,8 mg EPA/kg PC + 45,5 mg DHA/kg PC) a alimentos com baixo ou moderado teor de gorduras reduziu as concentrações sanguíneas de triglicérides e colesterol, sem alterar o perfil de lipoproteínas ou provocar efeitos adversos em cães da raça Schnauzer Miniatura com hiperlipidemia primária leve ou moderada, evidenciando o benefício da suplementação com ômega-3 em altas concentrações para essa condição. Os autores discutem que os mecanismos de ação ainda não são bem compreendidos, mas se hipotetiza que o ômega-3 exerça papéis na regulação de fatores de transcrição relacionados a lipogênese; no aumento da β-oxidação; no estímulo à atividade da enzima lipoproteína lípase; na diminuição da absorção de lipídeos e glicose; na redução da absorção de colesterol e da concentração de ácidos graxos não esterificados; e no aumento da secreção de colesterol via bile. Entretanto, sabe-se que a principal forma de hiperlipidemia em cães é a secundária, principalmente às endocrinopatias. E o efeito do ômega-3 para cães com hiperlipidemia secundária à obesidade ainda não foi investigado.

Assim como em seres humanos, a obesidade é um fator de risco conhecido para o desenvolvimento de diabetes *mellitus* em gatos, e tem sido associada a resistência insulínica, hiperinsulinemia e alteração da secreção hormonal derivada do tecido adiposo. Um estudo evidenciou que uma dieta enriquecida em ômega-3 (EPA + DHA) foi capaz de prevenir o aumento dos valores de insulina abaixo da curva (AUC) em gatos obesos. Outro estudo demonstrou que as concentrações séricas de EPA se correlacionam diretamente com as das adipocinas leptina e adiponectina e inversamente com a insulina em gatos obesos. Esses achados podem resultar em parte da ativação do receptor ativado por proliferadores de peroxissoma gama (PPARγ), que melhora a sensibilidade à insulina, e indicam que o ômega-3 tem potencial para reduzir o risco de gatos obesos desenvolverem diabetes. Porém, mais estudos controlados são necessários para confirmar esse possível benefício. Não foram realizados estudos em cães obesos, e os resultados dos estudos realizados em cães saudáveis e diabéticos são contraditórios. Em um estudo realizado com cães da raça Labrador Retriever não obesos saudáveis, suplementados com óleo de peixe e submetidos a teste de tolerância à glicose, não foram observadas alterações em variáveis glicêmicas e insulinêmicas. Outro estudo, conduzido no Brasil, que avaliou as respostas metabólicas de cães diabéticos recebendo dieta com 5% de óleo de peixe (ingestão média de aproximadamente 143 mg de EPA + DHA/kg PC), resultou em efeitos positivos na colesterolemia (menores níveis médios de colesterol, oscilações durante o dia, concentração de VLDL e lipoproteínas não HDL), mas piorou a glicemia de cães diabéticos.

Interesse adicional na suplementação de AGPI-3 em animais obesos correlaciona-se a seus benefícios às articulações, frequentemente afetadas pela doença articular degenerativa (DAD) secundária à obesidade. Revisões sistemáticas destacam o ômega-3 como o nutracêutico com maior nível de evidência científica para esses casos, destacando como potenciais mecanismos de ação a modulação da inflamação e o controle prolongado da dor, em parte de origem inflamatória; efeito anticatabólico por meio da regulação negativa de enzimas que degradam os componentes da matriz cartilagínea; controle da dor neuropática por meio da modulação das células gliais e do receptor de potencial transitório vaniloide 1 (TRPV 1), envolvido na transmissão e na modulação de sinais de dor. Em uma conhecida revisão de literatura sobre o uso terapêutico de óleo de peixe em animais de companhia, o autor sugere a dose de 310 $mg/kg^{0,75}$ para cães com osteoartrite, o que corresponde a aproximadamente 1.745 mg EPA + DHA para um animal de 10 kg. Porém, o estudo clínico que originou essa dose não foi encontrado, sugerindo que ela seja empírica.

Beta-glucanos

Os β-glucanos são polissacarídeos constituídos por monômeros de glicose ligados entre si por meio de ligações β-glicosídicas. São os principais componentes estruturais da parede celular de leveduras, fungos, algumas bactérias e algas. Os cereais, como cevada e a aveia, também contêm β-glucanos como parte das células da parede celular de seu endosperma. Dependendo da fonte, existem claras diferenças na estrutura macromolecular dos β-glucanos. Os β-glucanos de leveduras e fungos consistem em monômeros de glicose com ligações β-1,3 ligados a pequenos resíduos ramificados constituídos por ligações β-1,6. Por sua vez, os β-glucanos das paredes celulares de cereais como a aveia e a cevada são formados por monômeros de glicose de ligações β-1,4 ligados de modo linear, porém alternados aos monômeros de glicose constituídos por ligações β1,3, enquanto os β-glucanos de origem bacteriana somente apresentam ligações β-1,3 lineares entre seus monômeros e a microalga *Euglena gracilis*, rica em paramilo, fonte de β-1,3 glucano.

Os efeitos dos β-glucanos na secreção de insulina e na glicemia têm sido relacionados à propriedade desse polissacarídeo de induzir alta viscosidade quando em solução e resultar em uma camada gelatinosa. Essa camada resiste aos efeitos convectivos das contrações intestinais e, assim, influenciam na redução da absorção de açúcar pelos enterócitos. Em razão dessa propriedade, os β-glucanos podem contribuir com a redução das concentrações de colesterol e da glicemia após as refeições. Um estudo avaliou a inclusão de 0,1% de β-glucanos na dieta fornecida aos cães obesos com resistência insulina, sem emagrecimento, e demonstrou que a suplementação foi capaz de reduzir a glicemia basal e as concentrações de colesterol e triglicerídeos, além de aumentar a secreção do hormônio GLP-1, que age com semelhança ao glucagon e é capaz de retardar o esvaziamento gástrico. Em gatos obesos, apesar de não encontrarem resultados no metabolismo de carboidratos e lipídios, a suplementação de 0,6% aumentou a massa muscular dos gatos magros e obesos sem alteração na gordura corporal e foi capaz de modular a microbiota e influenciar o perfil metabólico desses marcadores.

Modulação do microbioma intestinal

O microbioma intestinal compreende o material genético (DNA) presente no trato gastrointestinal (TGI), incluindo as células do hospedeiro, os microrganismos que o habitam (microbiota), além dos metabólitos produzidos por eles e as atividades que desempenham no ecossistema intestinal. É considerado um órgão ativo que influencia a saúde gastrointestinal, o metabolismo, o sistema imune, o sistema endócrino, entre outros. As bactérias representam quase a totalidade dos microrganismos da microbiota e os principais filos que a compõem no cão e no gato saudáveis são: *Firmicutes*, *Bacteroidetes*, *Proteo-*

bacteria, *Actinobacteria* e *Fusobacteria*. Em seres humanos, uma maior relação entre *Firmicutes* e *Bacteroidetes* é considerada um marcador de disbiose e obesidade. Em cães e gatos obesos observa-se redução da diversidade microbiana, e alterações na microbiota. Porém, os resultados de estudos são controversos no que diz respeito às alterações na abundância desses filos; portanto, a relação entre *Firmicutes* e *Bacteroidetes* é questionada e não é utilizada como um marcador de disbiose e obesidade.

As terapias "bióticas" (prebióticos, probióticos, simbióticos, pós-bióticos) e o transplante fecal podem representar estratégias interessantes para promover a manipulação da microbiota e favorecer a perda de peso, a adequada regulação da glicose e o metabolismo lipídico. Prebióticos são componentes alimentares não digeríveis, normalmente fibras, que estimulam a proliferação ou a atividade das bactérias desejáveis no cólon. Vários estudos foram conduzidos em cães e gatos com resultados variáveis, mas de um modo geral há evidências que suportam o uso de fruto-oligossagarídeos, mananoligossacarídeos, galacto-oligossacarídeos, inulina, β-glucanas e produtos da fermentação de leveduras. As doses não são totalmente esclarecidas, mas são normalmente altas, o que dificulta o uso em formas farmacêuticas tradicionais, como cápsulas e comprimidos.

Probióticos são microrganismos vivos, que quando administrados em doses adequadas (elevadas) são capazes de melhorar o equilíbrio da microbiota, preservar a homeostase e oferecer benefícios para o hospedeiro. Alguns estudos têm sido realizados em cães e gatos com resultados promissores tanto para a saúde intestinal quanto para a saúde sistêmica, inclusive com benefícios potenciais para pacientes afetados pelo sobrepeso e suas comorbidades. No entanto, fazem-se necessárias mais pesquisas sobre a metagenômica e metabolômica para a melhor compreensão e recomendação de uso baseada em evidências, incluindo a definição das espécies de microrganismos e das doses para cada objetivo clínico, inclusive para a obesidade.

O uso de *Lactobacillus gasseri* foi capaz de modificar o peso corporal, escore de condição corporal e reduzir a área de gordura subcutânea na região da terceira vértebra lombar. *Enterococcus faecium* IDCC 2102 (*E. faecium* IDCC 2102) e *Bifidobacterium lactis* IDCC 4301 (*B. lactis* IDCC 4301) demonstraram capacidade de atenuar os efeitos de aumento do peso corporal e o acúmulo de lipídios em caninos obesos submetidos a dieta rica em gordura e cepa hiperlipidêmica de *Caenorhabditis elegans* (*C. elegans* VS29). Esses probióticos foram capazes de promover modificações na microbiota, melhorias na tolerância à glicose e sensibilidade à insulina e redução da inflamação. Ambos os tratamentos estimularam a colonização de bactérias ácidas, levando ao quadro geral de aumento de aminoácidos e ácidos graxos de cadeia curta. No entanto, o tratamento com *Bifidobacterium lactis* IDCC 4301 aumentou os ácidos graxos de cadeia curta e média, além de ter elevado a proporção de *Firmicutes*, *Proteobacteria*, *Bacteroidetes*, *Actinobacteria* e *Fusobacteria*, resultando na síntese proporcional de ácidos graxos, ácidos orgânicos, indóis e fenóis, enquanto o tratamento com *Enterococcus faecium* IDCC 2102 aumentou a proporção de *Firmicutes*, *Bacteroides*, *Fusobacteria* e *Proteobacteria*, resultando na síntese proporcional de ácidos graxos, fenóis, ácidos orgânicos e indóis.

Cães com sobrepeso e obesos podem desenvolver disfunção metabólica, caracterizada por resposta inflamatória e envolvimento das funções hepáticas. Se uma modulação do microbioma intestinal e sua interação com o eixo intestino-fígado estiver implicada no desenvolvimento de disfunção metabólica, a exploração torna-se necessária. Um estudo investigou o impacto de um suplemento com proposta de ação hepatoprotetora, contendo extrato de *Silybum marianum*, prebióticos, probióticos, ômega-3, vitaminas e minerais, em marcadores hematológicos de função hepática e inflamação, bem como na microbiota intestinal de 10 cães adultos com excesso de peso em um período de 35 dias. Foi observada a diminuição de fosfatase alcalina (FA), glicose e bilirrubina direta, demonstrando redução da inflamação e melhoria do estado metabólico durante o período do estudo. Entretanto, a eficácia do suplemento nesse resultado clínico merece investigação mais aprofundada.

OUTROS NUTRACÊUTICOS

Outros nutracêuticos emergem no contexto da obesidade e suas comorbidades, como: cromo; ácido linoleico conjugado (CLA); fitoterápicos, como o chá-verde; astaxantina; extrato de laranja vermelha; entre outros. Porém, ainda apresentam baixo grau de evidência científica, por causa de inconsistências nas metodologias e controvérsias em resultados de estudos clínicos nas espécies canina e felina.

A possível utilização do cromo fundamenta-se no aumento da taxa de depuração de glicose no sangue, na melhoria da composição corporal e na modulação da insulina. O cromo é um microelemento que participa ativamente do metabolismo de carboidratos, principalmente coatuando com a insulina por meio do fator de tolerância à glicose (FTG). Entretanto, a ação do cromo parece não se resumir à participação coadjuvante com a insulina. Apesar de não ter sido identificada nenhuma enzima dependente de cromo, esse mineral parece inibir a enzima hepática hidroximetilglutaril-CoA-redutase, diminuindo a concentração plasmática de colesterol. Em estudo realizado com cães saudáveis, o cromo incorporado à dieta se mostrou capaz de aumentar a taxa de depuração de glicose do sangue em cerca de 10%. Entretanto, o cromo não apresentou respostas efetivas na depuração de glicose tanto em cães como em gatos obesos, mesmo quando diabéticos.

O CLA é o nome dado a um grupo de isômeros do ácido graxo ácido linoleico. A fonte natural de CLA é a isomerização microbiana do ácido linoleico da dieta, e o CLA é encontrado principalmente em carnes e laticínios. É apontado como tendo uma série de benefícios nutricionais, incluindo repartição de gordura em tecido magro e melhora na formação óssea durante o crescimento, melhora na tolerância à glicose, aumento da taxa metabólica e do gasto energético, alteração do metabolismo das lipoproteínas, aumento na oxidação de ácidos graxos, redução no tamanho das células de gordura e reduções na ingestão de alimentos e energia. Estudos compararam os efeitos da dieta com alimentos ricos em carboidratos com os de alimentos ricos em proteínas e pobres em carboidratos, com e sem CLA, na perda de peso em cães. Os animais de grupos que receberam alimentos ricos em proteínas juntamente a 0,56% de CLA perderam mais peso corporal e gordura corporal, em comparação com os resultados dos cães nos grupos de alimentos controle ou de alimentos de controle adicionados de CLA. Outro estudo foi conduzido com cães, no qual três inclusões de CLA (0, 0,25 ou 0,50%) foram feitas a um alimento úmido fornecido *ad libitum* a animais adultos obesos (gordura corporal média 38%). Nesse estudo, com duração de 90 dias, a adição de CLA aos alimentos consumidos prejudicou o ganho de peso e as alterações na composição corporal quando os cães foram autorizados a consumir quantidade excessiva de calorias.

Estudos com os chás ricos em polifenóis, como o chá-verde, demonstraram efeitos atenuantes à inflamação do fígado relacionada à obesidade. No entanto, os efeitos antiobesidade e mecanismos anti-inflamatórios não são claramente compreendidos. Um estudo avaliou a suplementação de chá-verde na dose de 80 mg/kg/dia via oral em cães obesos por 12 semanas, demonstrando aumento do índice médio de sensibilidade à insulina em 60% e redução da concentração de triglicerídeos em 10% em relação ao valor basal. Além disso, a suplementação alterou a expressão de fatores de transcrição de ácido ribonucleico mensageiro (mRNA), PPARγ, PPARα e seus genes alvos transportadores de glicose 4 (GLUT4), lipoproteína lipase (LPL) e adiponectina, em células adiposas viscerais e subcutânea, e em células musculares hepática e esquelética. PPARγ, GLUT4, LPL e adiponectina foram superiores em ambos os tecidos adiposos, enquanto a expressão de PPARα e LPL foi maior no músculo esquelético, em comparação com o valor basal.

Em outro estudo, a suplementação de astaxantina na dose de 0,3 mg/kg PC/dia durante 6 semanas em cães saudáveis e 8 semanas em cães obesos induziu a elevação da função antioxidante e da função hepática, além de reduzir valores de lipoproteínas de alta densidade (HDL) e triglicerídeos.

Por fim, um estudo demonstrou que a incorporação do extrato seco de laranja vermelha por 90 dias em dieta hipocalórica de cães obesos pode levar à perda de peso e à melhora do escore de condição corporal (ECC), além da redução de HDL, em comparação à dieta hipocalórica, com e sem a suplementação de cromo.

CONSIDERAÇÕES FINAIS

A obesidade é uma das doenças que mais afeta cães e gatos nos dias atuais, com consequências deletérias já conhecidas e outras ainda por se conhecer. A nutrição tem papel central em sua prevenção e em seu tratamento, que devem fazer parte da rotina da medicina veterinária. O uso de nutracêuticos desponta como estratégia no contexto do tratamento. Contudo, mais estudos de alto grau de evidência científica são necessários para apoiar tal uso para a perda de peso nas espécies canina e felina, tanto como suplementações quanto como inclusões nos alimentos.

BIBLIOGRAFIA

1. Balouei F, Stefanon B, Martello E, Atuahene D, Sandri M, Meineri G. Supplementation with silybum marianum extract, synbiotics, omega-3 fatty acids, vitamins, and minerals: impact on biochemical markers and fecal microbiome in overweight dogs. Animals. 2024;14(4):579.
2. Bauer JE. Therapeutic use of fish oils in companion animals. J Am Vet Med Assoc. 2011;239(11):1441-51.

3. Bierer TL, Bui LM. High protein, low carbohydrate diets and not conjugated linoleic acid promote weight loss in overweight dogs (abstr). FASEB J. 2004;18:A874.
4. Bisson PM. Nutracêutica clínica, estética, esportiva e prescrição de fitoterápicos. Barueri: Manole; 2020.
5. Brunetto MA, Teixeira FA, Bonder BSA, Duarte CN. Nutracêuticos. In: Farmacologia aplicada à medicina veterinária. Rio de Janeiro: Guanabara Koogan; 2023.
6. Cohn LA, Dodam JR, McCaw DL, Tate DJ. Effects of chromium supplementation on glucose tolerance in obese and nonobese cats. Am J Vet Res. 1999;60(11):1360-3.
7. de Albuquerque P, De Marco V, Vendramini THA, Amaral AR, Catanozi S, Santana KG, et al. Supplementation of omega-3 and dietary factors can influence the cholesterolemia and triglyceridemia in hyperlipidemic Schnauzer dogs: a preliminary report. PLoS One. 2021;16(10):e0258058.
8. Ferreira CS, Vendramini THA, Amaral AR, Rentas MF, Ernandes MC, da Silva FL, et al. Metabolic variables of obese dogs with insulin resistance supplemented with yeast β-glucan. BMC Vet Res. 2022;18:14.
9. Gross KL, Wedekind KJ, Kirk CA, Schoenherr WD, Lowry SR, Owen KQ. Dietary chromium and carnitine supplementation does not affect glucose tolerance in obese dogs during weight loss. J Vet Int Med. 2000;14(3):345.
10. Hand MS, Lewis LD. Small animal clinical nutrition. Topeka, Kan.: Mark Morris Institute; 2010.
11. Irvine AJ, Butterwick R, Watson T, Millward DJ, Morgan LM. Dietary supplementation with (n-3) polyunsaturated fatty acids does not affect insulin sensitivity in healthy Labrador Retriever dogs. J Nutr. 2002;132(6):1709S-10S.
12. Kang A, Kwak MJ, Lee DJ, Lee JJ, Kim MK, Song M, et al. Dietary supplementation with probiotics promotes weight loss by reshaping the gut microbiome and energy metabolism in obese dogs. Microbiol Spectrum. 2024;e02552-23.
13. Ma X, Brinker E, Graff EC, Cao W, Gross AL, Johnson AK, et al. Whole-genome shotgun metagenomic sequencing reveals distinct gut microbiome signatures of obese cats. Microbiol Spectrum. 2022;10(3).
14. Macedo HT, Rentas MF, Vendramini THA, et al. Weight-loss in obese dogs promotes important shifts in fecal microbiota profile to the extent of resembling microbiota of lean dogs. Anim Microbiome. 2022;4(6).
15. Mazaki-Tovi M, Abood SK, Schenck PA. Effect of omega-3 fatty acids on serum concentrations of adipokines in healthy cats. Am J Vet Res. 2011;72(9):1259-65.
16. Michel KE. Nutritional management of body weight. In: Fascetti AJ, Delaney SJ, Larsen JA, Villaverde C (ed.). Applied veterinary clinical nutrition. Chichester (United Kingdom): Wiley Blackwell; 2012. p.109-24.
17. Milla E, Kerpper II. Effectiveness of standardized red orange extract (Citrus sinensis) for weight reduction in canine obesity. Ger J Vet Res. 2023;3(2):35-40.
18. Murai T, Kawasumi K, Tominaga K, Okada Y, Kobayashi M, Arai T. Effects of astaxanthin supplementation in healthy and obese dogs. Vet Med Res Rep. 2019;29-35.
19. Oba PM, Kelly J, Kostiuk D, Swanson KS. Effects of weight loss and feeding specially formulated diets on the body composition, blood metabolite profiles, voluntary physical activity, and fecal metabolites and microbiota of obese dogs. J Anim Sci. 2023; 2023:101:skad073.
20. Opetz DL, Oba PM, Kostiuk D, Kelly J, Swanson KS. Effects of weight loss and feeding specially formulated diets on the body composition, blood metabolite profiles, voluntary physical activity, and fecal metabolites and microbiota of overweight cats. J Anim Sci. 2023;101:skad332.

21. Phillips FC, Jensen GS, Showman L, Tonda R, Horst G, Levine R. Particulate and solubilized β-glucan and non-β-glucan fractions of Euglena gracilis induce pro- and anti-inflammatory innate immune cell responses and exhibit antioxidant properties. J Inflamm Res. 2019;12:49-64.
22. Rahman SU, Huang Y, Zhu L, Chu X, Junejo SA, Zhang Y, Khan IM, Li Y, Feng S, Wu J, et al. Tea polyphenols attenuate liver inflammation by modulating obesity-related genes and down-regulating COX-2 and iNOS expression in high fat-fed dogs. BMC Vet Res. 2020;16(1):1-12.
23. Roudebush P, Schoenherr WD, Delaney SJ. An evidence-based review of the use of nutraceuticals and dietary supplementation for the management of obese and overweight pets. J Am Vet Med Assoc. 2008;232(11):1646-55.
24. Schoenherr W, Jewell DE. Effect of conjugated linoleic acid on body composition of mature obese beagles (abstr). Faseb J. 1999;13:A262.
25. Serisier S, Leray V, Poudroux W, Magot T, Ouguerram K, Nguyen P. Effects of green tea on insulin sensitivity, lipid profile and expression of PPARα and PPARγ and their target genes in obese dogs. Br J Nutr. 2008;99(6):1208-16.
26. Teixeira FA. Respostas metabólicas de cães diabéticos alimentados com dietas contendo diferentes concentrações de ômega-3. [Tese de doutorado em Ciências]. São Paulo: Faculdade de Medicina Veterinária e Zootecnia; 2020.
27. Wilkins C, Long RC, Waldron M, Ferguson DC, Hoenig M. Assessment of the influence of fatty acids on indices of insulin sensitivity and myocellular lipid content by use of magnetic resonance spectroscopy in cats. Am J Vet Res. 2004;65(8):1090-9.

Capítulo **24**

Exercícios físicos na obesidade

Daniela Loureiro Henrique
Renata Nogueira Garcia Mosse
Vivian Pedrinelli

INTRODUÇÃO

Atividade física é definida como qualquer movimento feito pela musculatura que resulte em gasto energético. Exercícios físicos, por sua vez, são atividades sistematizadas com sequência de movimentos com o objetivo de alcançar condicionamento físico. Neste capítulo, esses dois conceitos serão considerados sinônimos, uma vez que o objetivo principal será a perda de peso e ela pode ser alcançada quando há maior gasto energético e com a melhora do condicionamento físico do animal.

Atividade física e gordura corporal são inversamente proporcionais: quanto menos exercício físico o animal fizer, maior a probabilidade de ganho de peso. O risco de desenvolvimento da obesidade diminui à medida que se aumenta a prática de exercícios físicos em cães e gatos, já que a atividade física aumenta a demanda energética e auxilia na manutenção e/ou no ganho de massa magra.

EFEITO DO EXERCÍCIO NO METABOLISMO ENERGÉTICO

Para a realização do exercício, é preciso que ocorra uma transferência de energia química para a resposta mecânica ou física. A energia química utilizada para contração muscular é armazenada como adenosina trifosfato (ATP), que também é utilizada para relaxamento muscular e manutenção de gradientes iônicos. Estima-se que cerca de um terço da energia basal seja gasta com a manutenção de gradientes eletrolíticos em membranas celulares, incluindo musculatura. Apesar de necessária para a contração muscular, a ATP está presente em baixa concentração no músculo, por isso, durante a atividade física, precisa ser mobilizada de outras fontes aeróbias (p. ex., oxidação de glicose, ácidos graxos e aminoácidos) ou anaeróbias (p. ex., glicólise). O que determina qual dessas fontes será usada e em quais proporções são a duração e a intensidade da atividade física, além do condicionamento físico e da condição nutricional do paciente.

A glicose é um substrato que pode ser utilizado para repor a ATP muscular, sendo sua principal fonte o glicogênio muscular e hepático. Como os estoques de glicogênio são pequenos, não é possível sustentar a necessidade energética apenas com as fontes disponíveis de glicose em exercícios prolongados (acima de 6 a 8 minutos). Assim, a utilização de depósitos de gordura é a fonte de energia utilizada em exercícios de maior duração. Atividades de alta intensidade e curta duração, como arrancadas, dependem mais de fontes de energia anaeróbias, enquanto exercícios de resistência e menor duração dependem mais da oxidação de glicose e de ácidos graxos.

Uma das consequências da atividade física regular é o aumento do metabolismo como um todo. Diversos sistemas do organismo aumentam sua atividade em razão das mudanças necessárias para mobilizar nutrientes e energia para a atividade física, assim como aumento da necessidade de excreção de metabólitos gerados pelo exercício, como o lactato.

DEFINIÇÃO DO PROTOCOLO DE EXERCÍCIOS

Com objetivo de auxiliar a perda de peso, o protocolo de exercícios deve ser bem planejado, para que seja realizado com sucesso. A gama de possibilidade de exercícios em relação à quantidade e à qualidade dos exercícios é muito vasta, variando desde caminhadas leves e brincadeiras com bolinha até natação e hidroesteira. Na escolha das atividades aeróbicas ou de treinamento de força muscular, vários aspectos devem ser considerados, especialmente os objetivos a serem atingidos.

A definição da atividade física deve considerar alguns aspectos intrínsecos – como características físicas e raciais, idade, sexo e limitações do paciente – e aspectos extrínsecos – como local onde os exercícios serão realizados, condições climáticas e adesão do tutor ao tratamento.

A adesão do responsável pelo animal ao protocolo de exercício é fundamental para a perda de peso, seja pelo estímulo ao animal a se exercitar ou pela contratação de profissionais capacitados para tal função. Além disso, a World Small Animal Veterinary Association (WSAVA) One Health Committee (US) e o Centers for Disease Control and Prevention alertam que há uma relação positiva entre a obesidade das pessoas com a obesidade de seu animal de estimação. Nesse caso, a recomendação de exercícios como parte do programa de redução de peso de cães e gatos pode auxiliar as pessoas a cuidarem da própria saúde, quando o tutor se exercitar juntamente com o animal. O desenvolvimento de um protocolo envolvendo o binômio humano-animal pode ser benéfico para ambos.

Outro ponto importante é o *check-up* completo do paciente, incluindo avaliação cardiológica e ortopédica, para que a preparação do protocolo de exercícios físicos seja a mais segura possível para o animal. Ao instaurar o programa de atividades físicas, o médico-veterinário deve estar atento ao período de adaptação do paciente ao exercício. Independentemente do tipo de atividade, é fundamental lembrar que sempre há riscos e que lesões físicas, musculares e/ou articulares podem aparecer. A intensidade dos exercícios deve ocorrer de maneira gradual, respeitando o limite de cada animal.

ATIVIDADES FÍSICAS

Como dito anteriormente, há uma extensa variedade de exercícios que podem ser realizados por cães e gatos. Eles vão de caminhadas até natação, passando por atividades em ambientes enriquecidos e treinamento em hidroesteira. O tipo de atividade a ser realizada, tempo e intensidade devem estar de acordo com a aceitação do animal e sua condição física.

Há estudos que compararam animais estimulados *versus* aqueles totalmente sedentários que comprovam que mesmo atividades físicas consideradas de menor intensidade são capazes de contribuir com a perda de peso. Em humanos, existem programas conhecidos como atividades de vida diária (AVD), nos quais com a realização de tarefas do dia a dia, na forma de circuitos com repetições e duração pré-definidas, as pessoas apresentaram redução na pressão arterial sistólica (PAS) e no índice de massa corpórea (IMC).

Outro estudo com ratos Wistar demonstrou que uma sessão ao dia de atividade física espontânea com duração de 45 minutos aumentava a sensibilidade à insulina, o que também ajudaria na diminuição do risco de ganho de peso.

Um estudo norte-americano observou que gatos castrados de vida livre ou que viviam em ambientes com acesso externo controlado (como quintais) tinham menor propensão à obesidade quando comparados com animais que viviam em ambientes predominantemente fechados. Isso pode ser explicado pelo fato de que locais abertos são mais estimulantes mentalmente, diminuindo a ansiedade dos gatos, evitando a superalimentação por tédio e permitindo mais atividades.

É fundamental que tutores de gatos, principalmente dos castrados, sejam orientados pelo médico-veterinário a montar circuitos *indoor* (Figura 1) visando ao enriquecimento ambiental com objetivo de tornar esses animais mais ativos e, com isso, incrementar a perda de peso.

Estudos indicam que animais castrados são mais predispostos à obesidade quando comparados com animais que não passaram pelo procedimento cirúrgico; e quando são relacionados animais esterilizados ativos (ou seja, praticantes de exercícios) com aqueles que não são exercitados, o primeiro grupo apresenta menor ganho de peso. Dessa forma, com o objetivo de manter o peso saudável, é fundamental que o médico-veterinário recomende um protocolo de atividades físicas logo após o procedimento cirúrgico.

Outro fator importante no ganho de peso é o envelhecimento. Em estudos anteriores, ficou demonstrada a redução no metabolismo de cães idosos mesmo que eles não tenham nenhuma comorbidade associada. Essa diminuição do metabolismo basal propicia decréscimo da mobilidade e das atividades, intensificando o risco de obesidade.

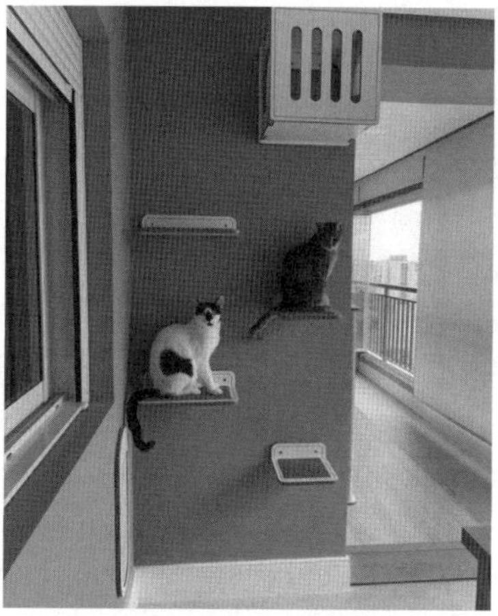

Figura 1 Exemplo de circuito *indoor* para estímulo de atividades físicas para gatos. (Ver o "Miniatlas colorido" no final do livro.)

Especialistas da área afirmam que a participação em um programa de exercício regular é uma modalidade de intervenção efetiva para reduzir e/ou prevenir alguns dos declínios associados com o envelhecimento, e o treinamento aeróbico é efetivo para manter e melhorar as funções cardiovasculares e, consequentemente, o desempenho físico, assim como tem papel fundamental na prevenção e no tratamento de diversas doenças crônico-degenerativas, contribuindo para o aumento da expectativa de vida. Dessa forma, extrapolando o que recomenda o Colégio Americano de Medicina Esportiva, a adoção de exercícios físicos para animais idosos com objetivo de minimizar ganho de peso ou tratar a obesidade é fundamental para incrementar a expectativa de vida desses pacientes. As evidências disponíveis e amplamente analisadas indicam claramente que tanto o treinamento aeróbico quanto o treinamento de força no idoso têm efeitos benéficos. Os autores dessas pesquisas sintetizam que os dois tipos de treinamento melhoram a densidade mineral óssea, a homeostase da glicose e o risco de queda; porém, se o objetivo for melhorar o condicionamento cardiovascular, diminuir a hipertensão arterial, melhorar o perfil de lipoproteínas plasmáticas ou amenizar a hipertrofia do ventrículo esquerdo, o treinamento aeróbico parece ser o método mais eficaz. Por sua vez, se o objetivo for aumentar a massa e a força muscular, o treinamento de resistência é a melhor opção.

Nesse caso, é recomendada a prescrição de atividades de baixo impacto articular (Tabela 1), como caminhar, subir escadas e hidroterapia, pois é sabido que muitos deles apresentam doenças articulares degenerativas. A caminhada é uma atividade física muito recomendada para os indivíduos idosos e resulta em importantes efeitos benéficos para a saúde, pois é um exercício de baixo impacto articular, que pode ser realizado em diferentes intensidades e em qualquer local. Além disso, é uma atividade física que, quando realizada em parques ou ruas, aumenta o contato social do cão e pode estimular também o tutor a sair do sedentarismo.

Comorbidades como doença articular degenerativa (DAD) e doenças endócrinas também colaboram com a obesidade em cães e gatos. Na DAD, o ganho de peso se deve à redução da mobilidade e da atividade física do paciente, especialmente por conta da dor. Os pacientes com osteoartrose têm importante diminuição da força muscular, que acarreta limitação em sua função, interferindo nas atividades da vida diária. Nesse caso, a recomendação inicial é a realização de exercícios terapêuticos de baixo impacto articular, como caminhada e exercícios isométricos, além de hidroterapia.

Tabela 1 Comparativo entre as atividades considerando seus benefícios e os riscos de lesão articular

Atividade	Benefícios	Riscos
Caminhar	Fortalecimento muscular	Baixo
Jogar bolinha	Alto gasto energético	Alto
Levantar peso*	Fortalecimento muscular	Moderado a alto
Corrida	Alto gasto energético	Moderado a alto
Hidroesteira	Melhora do sistema cardiorrespiratório	Baixo
Natação	Alto gasto energético	Baixo

* Na medicina veterinária, pode ser realizado com a colocação de bandagens elásticas e/ou anilhas personalizadas.

Vários autores referem-se à diminuição da força em todos os grupos musculares que envolvem a articulação osteoartrítica como tendo grande importância, pois causa progressiva perda de função, podendo levar o paciente à incapacidade grave. Isso ocorre, principalmente, se as articulações acometidas forem as que suportam o peso do corpo, podendo resultar em maior progressão da doença. Um estudo verificou que pacientes com osteoartrose de joelho graus II e III tinham força, *endurance* e velocidade de contração muscular de 30 a 50% menores quando comparados com indivíduos saudáveis dentro da mesma faixa etária. Eles também apresentavam diminuição da capacidade aeróbica, proveniente da falta de atividade física decorrente da dor e da dificuldade de realizar as AVD, além de maior suscetibilidade à fadiga muscular.

Desse modo, vários estudos fazem referência favorável aos exercícios, acreditando que estes promovem manutenção e melhora de força muscular, mobilidade articular, *endurance*, funcionalidade, além de aumentarem a densidade óssea e diminuírem a dor. Os exercícios de fortalecimento muscular têm sua importância, pois a fraqueza dos músculos que envolvem a articulação osteoartrítica contribui para a incapacidade do paciente. Os exercícios isométricos são recomendados inicialmente, por serem bem tolerados pelos pacientes e por diminuírem a probabilidade de provocar inflamação, principalmente se realizados em ângulos articulares que causem menos dor. Além disso, a elevação da pressão intra-articular por meio desse tipo de exercício é pequena, e a destruição do osso subcondral também é mínima em relação a outros tipos de exercícios.

Os exercícios isotônicos podem ser utilizados no segundo momento, quando a dor e a inflamação forem controladas, pois são superiores aos exercícios isométricos em relação ao ganho de força, *endurance*, capacidade aeróbica e habilidade funcional.

Cinesioterapia

Cinesioterapia é definida como o conjunto de atividades físicas com finalidade terapêutica que demandam atividade muscular do paciente, conhecida também como cinesioterapia ativa. Quando a resposta muscular do paciente é promovida por estimulação feita por meio de aparelhos específicos, massagens ou outros meios, é chamada de cinesioterapia passiva. Ainda existe a modalidade de cinesioterapia ativa-passiva, quando o paciente inicia o movimento, mas necessita de auxílio para finalizá-lo.

Caminhada

É a atividade de cinesioterapia mais simples, com excelentes resultados. A caminhada pode ser realizada em qualquer lugar e momento, sem necessidade de grandes apetrechos. Inicialmente, o paciente deve realizá-la de maneira confortável, sem que o tutor e o veterinário se preocupem com o desempenho. Conforme o paciente se adapta ao exercício, duração, distância e velocidade podem aumentar.

Em um estudo com Beagles hígidos, os autores compararam o efeito da corrida intervalada (corrida e caminhada) com a corrida contínua sobre parâmetros hematológicos, bioquímicos (colesterol, glicemia, triglicérides, creatina quinase) e frequência cardíaca. Foram 12 semanas de treinamento, com aumento gradativo das velocidades para que os animais se adaptassem. No grupo contínuo, o tempo inicial foi 30 minutos a 4,8 km/h, e o tempo na última semana foi de 84 minutos a 7,6 km/h. No grupo intervalado, na primeira semana a velocidade mínima foi 4,8 km/h, e a máxima foi de 7,2 km/h, com tempo total de 35 minutos; na última semana de treinamento, a velocidade mínima foi de 5,8 km/h, e a máxima, de 8,4 km/h, com tempo total de 36 minutos. Em ambos protocolos, foram observados decréscimo importante nas taxas de colesterol, triglicérides e glicemia e aumento nas taxas de CK (indicando maior trabalho muscular).

A velocidade na caminhada varia de acordo com o porte do animal; a recomendação é que ela seja realizada ao trote.

Exercícios isométricos e isotônicos

Exercícios isométricos são exercícios estáticos que promovem a contração muscular sem que haja alteração no comprimento total do músculo. Eles podem ser realizados quando o paciente fica em uma posição fixa por um período determinado. O deslocamento craniocaudal e laterolateral são os de realização mais simples. O médico-veterinário mantém o paciente em estação e, com toques suaves de um lado para o outro e para a frente e para trás, promove leves desequilíbrios, provocando contrações isométricas tanto da musculatura dos membros torácicos e pélvicos quanto da musculatura do *core* (abdome e musculatura lombar). Recomenda-se inicialmente que sejam realizados 30 a 50 movimentos em cada direção. É possível dificultar esse exercício, basta executá-lo em plataformas instáveis ou em degraus (Figura 2). Tremores musculares são indicativos de cansaço e fadiga.

Exercícios isotônicos são aqueles que promovem uma contração constante durante todo o movimento (contração dinâmica). Caminhada e corrida são exemplos de exercícios isotônicos.

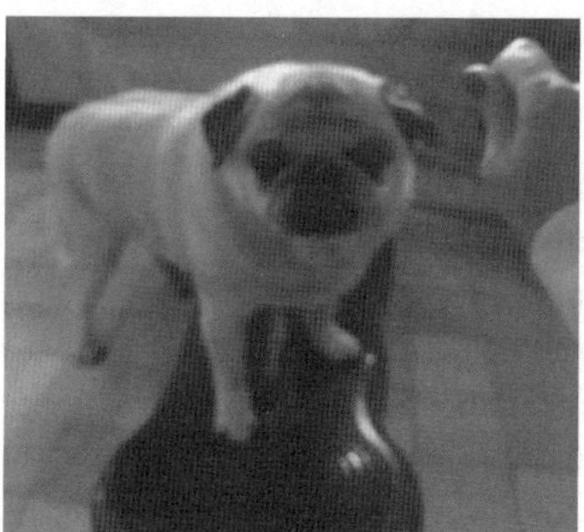

Figura 2 Pug realizando exercício isométrico em plataforma instável (*fit bone*) e com diferença de altura. (Ver o "Miniatlas colorido" no final do livro.)

Hidroterapia

Trata-se do uso da água sob diversas formas (banhos, duchas, compressas etc.) com fins terapêuticos. No caso do controle e do tratamento da obesidade de cães e gatos, as formas mais comuns são a hidroesteira e a natação.

Hidroesteira

Nesse tipo de atividade, o paciente é parcialmente imerso em um tanque, fica com os membros apoiados na esteira, sendo possível controlar o nível de água, a velocidade e o tempo de realização do exercício. A recomendação é que, inicialmente, a água esteja na altura do trocânter maior do fêmur, pois, dessa forma, o peso diminui consideravelmente, alcançando 38% do peso real, permitindo que o paciente realize o exercício de forma mais tranquila. O tratamento deve ser dividido em períodos curtos de execução e pausa, por exemplo, dois minutos de caminhada com uma pausa de 30 a 40 segundos, repetindo a sequência três vezes. A cada semana, o tempo pode ser aumentado de 10 a 15%. É importante salientar que esse protocolo pode e deve ser modificado de acordo com a resposta do paciente.

Natação

Essa atividade é usada quando há necessidade de aumentar a demanda cardiovascular e atividade muscular. É fundamental o acompanhamento do médico-veterinário ou responsável durante a atividade, além do uso de coletes, pois é sabido que alguns animais podem não conseguir nadar. Recomendam-se ciclos de 1 a 2 minutos de exercício, com 30 a 40 segundos de pausa.

Tanto a caminhada na hidroesteira quanto a natação são amplamente recomendadas para animais obesos com doenças articulares, pois são exercícios que não sobrecarregam as articulações. Elas são contraindicadas em casos de pacientes com diarreia, vômitos, presença de feridas abertas e doenças infectocontagiosas. Doenças dermatológicas não são necessariamente impeditivas, porém o médico-veterinário deve avaliar muito bem a situação.

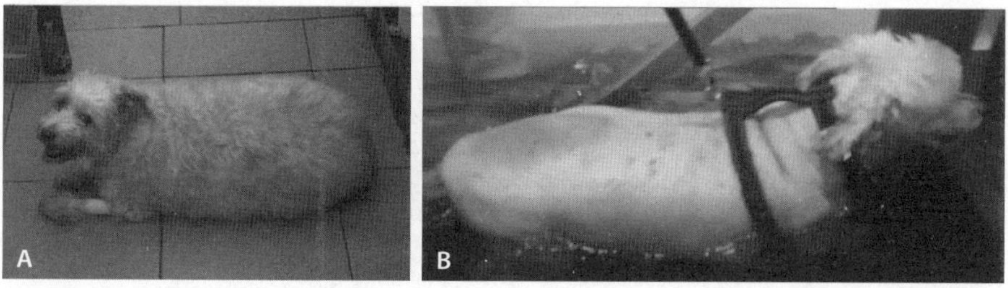

Figura 3 A: Paciente com dificuldade para deambular por conta de sobrepeso. B: Paciente após dez sessões de hidroesteira (2 meses de tratamento) e nítida diminuição do escore de condição corporal da paciente. (Ver o "Miniatlas colorido" no final do livro.)

CONSIDERAÇÕES FINAIS

Em relação ao combate à obesidade, qualquer atividade física promove benefícios para cães e gatos, entretanto, quanto mais cedo o médico-veterinário e os responsáveis se conscientizarem da importância dos exercícios físicos, melhor será a resposta ao protocolo instituído. É importante ressaltar que a atividade física não substitui o manejo alimentar adequado para a perda de peso.

BIBLIOGRAFIA

1. Blaxter K. Energy metabolism in animals and man. New York: Cambridge University Press; 1989. p.149-51.
2. Hammel EP, Kronfeld DS, Ganjam VK, Dunlap Jr. HL. Metabolic responses to exhaustive exercise in racing sled dogs fed diets containing medium, low, or zero carbohydrate. Am J Clin Nutr. 1977;30:409-18.
3. Hummel J, Vicente G. Tratado de fisioterapia e fisiatria veterinária de pequenos animais. São Paulo: Payá; 2019.
4. Kronfeld DS, Downey RL. Nutritional strategies for stamina in dogs and horses. In: Proceedings. Nutrition Society of Australia; 1981. p.21-9.
5. Kronfeld DS, Hammel EP, Ramberg CF, Dunlap Jr. HL. Hematological and metabolic responses to training in racing sled dogs fed diets containing medium, low, or zero carbohydrate. Am J Clin Nutr. 1977;30:419-30.
6. Lee, HS, Lee SH, Kim JW, Lee YS, Lee BC, Oh HJ et al. Development of novel continuous and interval exercise programs by applying the FITT-VP principle in dogs. ScientificWorldJournal. 2020;2020:3029591.
7. Nadel ER. Adaptations to aerobic training. American Scientist. 1985;73:334-43.

8. Pivarnik JM. Water and electrolyte balance during rest and exercise. In: Wolinsky I, Hickson JF. Nutrition in exercise and sport. 2.ed. Boca Raton: CRC Press; 1994. p.245-83.
9. Silva ACR, Nakama DS, Machado FSM, Monteiro-Junior RS, Paula AMB de, Rodrigues VD. Efeito agudo nos níveis sanguíneos de colesterol, lactato e glicose em camundongos na atividade física em ambiente enriquecido. Rev Ciênc Anim. 2020;30(4):20-7.
10. Suarez L, Bautista-Castaño I, Romera CP, Montoya-Alonso JA, Corbera JA. Is dog owner obesity a risk factor for canine obesity? A "one-health" study on human-animal interaction in a region with a high prevalence of obesity. Vet Sci. 2022;9:243.
11. Toll PW, Pieschl RL, Hand MS. The effect of dietary fat and carbohydrate on sprint performance in racing greyhound dogs. In: Proceedings. The Eighth International Racing Greyhound Symposium: Orlando; 1992. p.1-3.
12. Wall M, Cave NJ, Vallee E. Owner and cat-related risk factors for feline overweight or obesity. Front Vet Sci. 2019;6:266.
13. Weber JM, Brichon G, Roberts T. et al. Oxidative substrate pathways and symmorphysis II. Relative roles of circulatory and intramuscular sources. In: Proceedings. Thirty-Second Congress of IUPS. Glasgow: Escócia; 1993.
14. Williams MH. Nutritional aspects of human physical and athletic performance. 2.ed. Springfield: Charles C Thomas; 1985. p. 21-3.
15. Zenor B. How to approach weight loss in the obese canine. Vet Nurse. 2018;9(8).

Capítulo **25**

Comunicação com o tutor como forma de melhorar a assiduidade ao tratamento da obesidade

Mariana Yukari Hayasaki Porsani
Juliana Kawano Sato

INTRODUÇÃO

O sucesso no programa de perda de peso em cães envolve atitudes dos responsáveis pelos animais, as quais necessitam de maior atenção do que a simples prescrição do manejo nutricional pelo médico-veterinário. Para traçar os objetivos da perda de peso e caminhos a serem seguidos, é importante que o responsável pelo animal e o médico-veterinário estejam alinhados. No entanto, muitos profissionais têm receio dessa abordagem, pois acreditam que pode afetar a boa relação com o cliente. Muitos responsáveis pelos animais não dão abertura e não se mostram dispostos a conversar sobre o excesso de peso de seus animais. Isso pode causar dificuldade ao tratamento da obesidade, uma vez que o engajamento dos responsáveis pela alimentação é fundamental para o sucesso do programa de perda de peso.

Adaptar a comunicação a fim de atender as necessidades do tutor traz benefícios no controle de peso. A resistência dos responsáveis pela alimentação dos animais em seguir o programa de perda de peso e a baixa adesão podem ocorrer pela dificuldade na comunicação entre profissionais e clientes, que estão com perspectivas diferentes. Muitas das dificuldades ocorrem por falta de tempo durante os atendimentos, nos quais assuntos importantes, como identificação do excesso de peso, escolha de alimentos e do manejo alimentar, são passados de maneira rápida pelos médicos-veterinários, o que gera dúvidas e receios para os responsáveis. Dessa forma, têm sido sugeridas algumas ferramentas para comunicação adequada do médico-veterinário para que sejam implementados planos de controle de peso de maneira mais assertiva, a fim de apoiar melhor as pessoas na superação de obstáculos e dificuldades. Quando os médicos-veterinários alinham o tratamento aos objetivos dos clientes, a resistência ao tratamento da perda de peso pode ser reduzida. Caso contrário, uma imposição pode prejudicar o relacionamento entre os dois elos: responsável pelo animal e profissional da saúde.

Algumas interações que envolvem questões delicadas, como aspecto financeiro ou falar sobre a obesidade, podem gerar dificuldades em comunicação com tutores, sendo essas rotuladas como "difíceis", pois envolvem pontos excessivamente emocionais ou em razão da origem do comportamento não ser compreendida. Independentemente da causa da difícil interação, é importante perceber que o problema está na percepção da interação e não necessariamente relacionado a qualquer disfunção das partes envolvidas. Nas interações apresentadas como difíceis, existe uma lacuna entre o que se espera que ocorra e o que realmente ocorre. Para corrigir essas dificuldades, alguns exercícios para ajudar os médicos-veterinários auxiliam na prática de habilidade com regras de comunicação.

RECONHECIMENTO DA OBESIDADE

O primeiro passo para se dar início ao programa de perda de peso é fazer o responsável pelo animal reconhecer que o *pet* necessita emagrecer. Muitos subestimam a condição corporal de seus cães e gatos, o que dificulta o processo, pois o programa de perda de peso pode não ser realizado se não houver a percepção de necessidade. A obesidade é um diagnóstico secundário de muitas consultas veterinárias, pois raramente o excesso de peso é a queixa principal, e geralmente está associada a comorbidade como alterações articulares ou respiratórias. Isso piora o cenário dos médicos-veterinários que encontram barreiras na comunicação sobre a obesidade, o que pode ser atribuído ao medo de que essa informação possa ofender o cliente e, como consequência, levá-lo a mudar de profissional. Outra barreira que dificulta a comunicação é a condição corporal da pessoa que está com o animal no atendimento: caso o responsável esteja acima do peso, alguns profissionais evitam abordar o assunto para se esquivarem de possível ofensa. Uma sugestão é envolver a pessoa no momento do exame físico para que ela mesma determine o ECC em conjunto com o profissional e auxilie na compreensão do ECC do animal. Para isso, o uso de quadros com figuras de cada ponto do ECC pode auxiliar na classificação da condição corporal, que é o primeiro passo para entender se realmente o animal precisa emagrecer. Se o profissional precisar dizer que o *pet* está acima do peso é sugerido que utilize eufemismo nesse momento, devendo-se evitar terminologias que gerem constrangimento.

EDUCAÇÃO DO TUTOR SOBRE MALEFÍCIOS DA OBESIDADE

Os principais prejuízos aos *pets* com excesso de peso (Capítulo 20) devem ser explicados de maneira a fazer-se entender e justificar possíveis questionamentos como "e daí se meu cão estiver acima do peso?", pois em alguns casos a doença ainda não repercutiu como manifestação clínica, o que torna essa comunicação mais desafiadora. Dessa forma, uma boa estratégia, já demonstrada em estudos, é explicar que há redução na expectativa de vida dos animais com excesso de peso e, consequentemente, haverá menos tempo com seu *pet*, o que ajuda no engajamento ao programa de emagrecimento.

MANEJO ALIMENTAR E ESCOLHA DOS ALIMENTOS

O médico-veterinário tem como funções orientar sobre o manejo nutricional, discutir opções de alimentos e determinar a quantidade apropriada a ser fornecida a cada animal. Entretanto, modificações importantes em itens da prescrição nutricional, bem como na quantidade do alimento, podem ser realizadas pelas pessoas sem o conhecimento do médico-veterinário.

Em pacientes humanos há dados que demonstram que a adesão à prescrição nutricional não foi seguida por 50% dos pacientes. Essa dificuldade foi correlacionada a fatores culturais, emocionais, étnicos e socioeconômicos; e à dificuldade de compreensão sobre o tratamento. Fatores sociais e comportamentais, em conjunto com a baixa escolaridade, contribuem para a não compreensão das orientações. Além disso, o quadro clínico também interfere na adesão ao tratamento, como observado em pacientes com menos manifestações, que estão entre os que apresentam menor adesão ao tratamento.

Em estudo de Abood (2021) foi demonstrado que diferentes maneiras de perguntar podem diferir nas respostas dos tutores e com isso melhorar as informações adquiridas pelo médico-veterinário. Por exemplo, "Com o que você está alimentando seu animal?" ou "Conte-me tudo o que seu animal de estimação come desde a hora em que se levanta de manhã até ele/ela ir dormir". Pesquisadores descobriram que essa questão resultou em um maior número de alimentos e guloseimas sendo registrados do que quando os clientes eram simplesmente solicitados sobre "O que o seu animal come?".

A baixa adesão dos responsáveis por cães ao alimento prescrito pode ser motivada pelo custo dos alimentos e por razões emocionais. O alimento é visto como forma de interação e demonstração de afeto com seus animais, e a restrição alimentar pode ser encarada por muitos como geradora de sofrimento a cães e gatos.

Entre os problemas encontrados na adesão das dietas prescritas, está a quantificação do alimento, que já foi associada à imprecisão dos utensílios utilizados para quantificar o alimento. Muitas vezes o alimento é fornecido *ad libitum* ou mensurado em potes inespecíficos, com o objetivo de facilitar o manejo. Por isso, é importante encontrar alternativas e orientar a melhor forma de quantificar esses alimentos para que as pessoas em casa consigam seguir as prescrições.

Reconhecer a situação real de seu animal pode auxiliar na assiduidade às prescrições, ou seja, haverá maior probabilidade da realização correta da prescrição dietética; sendo assim, é necessário entender as percepções dos tutores em relação à obesidade, pois se ele não compreende a razão daquela conduta talvez não siga as recomendações. O entendimento dos processos e o passo a passo do programa de perda de peso devem ser apresentados e alinhados com o tutor. Explicar qual é a necessidade de utilizar um alimento coadjuvante para perda de peso, seja comercial ou caseiro, é fundamental para a adesão e o sucesso da perda de peso. O alimento coadjuvante está associado a maior custo, e o não entendimento da necessidade pode fazer esse ser substituído por outros alimentos, como um *light*; por isso, é importante que o profissional explique sobre a composição e a razão da escolha.

Durante a explicação da prescrição nutricional é importante a opinião dos responsáveis e que estes se sintam como participantes do processo. Assim, devem ser realizadas perguntas como: "O que você acha dessa quantidade?"; "Isso parece razoável?"; "Vamos agendar a reavaliação em 15 dias". As interações e a concordância levam a melhores resultados, pois caso ocorra modificação ou adição de alimentos não prescritos haverá insucesso na perda de peso.

Medidas para o controle de peso do animal consistem em restrições no consumo de alimentos, o que se torna um problema para muitos responsáveis, pois eles associam o fornecimento de alimento como forma de interação e demonstração de afeto com seus animais. É muito difícil dissolver essas e outras crenças culturais, e esse não é o objetivo da consulta, uma vez que o médico-veterinário não possui formação nem tempo para tal atitude. Uma sugestão é que haja flexibilidade para que esse comportamento do tutor não seja ignorado e que o tempo seja destinado a conversas e explicações de caráter técnico, mas em uma linguagem prática que resolva as problemáticas que o responsável pelo animal expuser durante o atendimento.

Uma situação corriqueira, que exemplifica bem esse contexto, é o fato de alguns cães serem condicionados a defecar e/ou urinar em locais preestabelecidos e receberem recompensas, o que pode dificultar que a pessoa não forneça nenhum alimento extra. Dessa forma, a flexibilidade do profissional com prescrição de substituições e alternativas de alimentos menos calóricos, como *chips* de legumes feitos em casa, é essencial.

Outra problemática seria a observação de mudanças comportamentais nos animais submetidos à restrição energética, como implorar por alimento, coprofagia e agressividade. Uma alternativa seria adicionar alimentos que forneçam maior volume (p. ex., chuchu ou abobrinha) ou alimentos comerciais úmidos como forma de contornar essas alterações.

Algumas pessoas não compreendem o conceito de calorias dos alimentos e a necessidade energética do seu animal. É importante que se apresente as proporções e as quantidades que o animal deve consumir e o quanto o alimento extra pode prejudicar a perda de peso. Por exemplo, uma banana, de aproximadamente 100 gramas, possui em torno de 100 calorias, o que não é valor alto pensando em um ser humano adulto, mas para um cão de 10 kg representa aproximadamente 20% do que necessita comer durante todo o dia. Assim, a prescrição da nova dieta e a proposta de implementação de novos hábitos no manejo alimentar dos *pets* deve respeitar as preferências dos animais e seus responsáveis, levando em consideração as preferências do animal, o ambiente familiar e o meio em que o paciente vive com a presença de idosos, crianças e contactantes.

A forma como a prescrição é escrita pode levar a percepção negativa. A palavra “dieta”, por exemplo, pode ser substituída por “plano alimentar”, em virtude de a primeira ser associada a restrição e possível geradora de sofrimento.

No momento de explicar a prescrição, deve-se utilizar linguagem simples, clara e de fácil entendimento, e nunca de maneira autoritária. Para melhor entendimento, deve-se explicar um item por vez, com sequência lógica, de modo que se facilite o entendimento. É recomendado que o profissional resuma os pontos ao final de cada explicação, para confirmar o entendimento antes de passar para a próxima consideração. Para isso, peça que essa seja repetida, o que ajuda a fixar e compreender as informações, e faz as dúvidas surgirem no momento da consulta.

BOA COMUNICAÇÃO

Muitas pessoas acreditam que uma boa comunicação consiste em saber se expressar bem e falar de maneira adequada, mas ser bom ouvinte é um pilar muito importante para a boa comunicação. Ouvir as principais queixas, aflições e dificuldades do tutor auxilia na conduta a ser tomada. A boa anamnese é fundamental para se entender aspectos da vida do paciente relacionados a doenças, manejo e expectativas do seu responsável. Deve-se prestar atenção a essas áreas problemáticas centrais e tentar transformar uma situação difícil em uma interação positiva. Estreitar o relacionamento, por meio do alinhamento da conduta nutricional com as expectativas, gera motivação e melhora a adesão ao tratamento.

Ter empatia, flexibilidade e ser um profissional atencioso são aptidões importantes do médico-veterinário e fundamentais para uma boa comunicação. Alguns princípios básicos da habilidade de comunicação são: perguntas abertas, escuta reflexiva, empatia e comunicação não verbal.

Utilize perguntas abertas que englobem o manejo alimentar empregado aos *pets*. Como dito anteriormente: "Conte-me tudo o que seu animal de estimação come desde a hora em que se levanta de manhã até ele/ela dormir" ou "Com o que você está alimentando seu animal?" ou, mais informalmente, "o que ele come pela manhã?". Isso resulta em maior número de respostas sobre os alimentos/os petiscos listados do que quando a pessoa responde à pergunta "o que ele come?".

A empatia pode ser demonstrada de algumas maneiras: tom de voz, toque, olhar, expressões faciais, posturas corporais, entre outras. Profissionais da saúde afirmam que não conseguem demonstrar empatia por falta de tempo; desse modo, é importante ficar atento para organizar o atendimento de modo que não tenham de passar informações de maneira rápida. A Tabela 1 demonstra algumas formas genéricas de se comunicar com empatia.

As pessoas podem utilizar linguagens que demonstram resistência e desconfiança em relação às recomendações nutricionais. Entretanto, isso pode ser uma simples tentativa de iniciar uma conversa para apresentar uma problemática ao programa de perda de peso ou ser uma demonstração de dificuldade de entendimento. Ao ignorá-las, os médicos-veterinários estão perdendo a oportunidade de descobrir as preocupações ou futuras intenções dos clientes e solucioná-las. É preciso explorar os sentimentos não expressos e efetivamente reconhecê-los para que o responsável pelo animal se sinta compreendido. O julgamento por parte do médico-veterinário e a culpa por parte dos donos dos *pets* podem ser barreiras para uma boa comunicação.

Algumas frases de quem pode estar resistente a mudanças podem ser "Acho que ele terá muita fome" ou "Meu cônjuge não irá seguir as prescrições" e, talvez, isso identifique quem não estará totalmente apto à mudança naquele momento. Uma sugestão seria tentar mudar a estratégia e começar o programa de perda de peso de maneira mais lenta em um primeiro momento, só reduzindo a quantidade de petiscos, trocando de alimento ou apenas controlando a ingestão

Tabela 1 Formas de transmitir empatia ao seu interlocutor

Objetivo	Sugestão de frase
Reflexão	"Parece que você está preocupado com..."
Legitimação	"Qualquer um ficaria com medo..."
Suporte	"Estamos juntos, não importa o que acontecer."
Parceria	"Acho que podemos resolver isso juntos."
Respeito	"Tenho confiança de que você fará a coisa certa."

Fonte: adaptada de Frankel, 2006.

do alimento atual, por mais que se perceba que isso não será totalmente efetivo. Insistir ou usar argumentos incisivos apontando os problemas da obesidade pode soar agressivo e não fará a pessoa mudar de ideia. Uma conduta mais flexível e encorajadora, apontando os malefícios que a condição modificada gera ao animal, pode funcionar para esse perfil de responsável.

ACOMPANHAMENTOS

As avaliações contínuas são muito importantes, pois permitem que erros de manejo sejam corrigidos, assim como novas estratégias sejam empregadas, sendo fundamental a presença do responsável pelo animal e de outros moradores da casa que tenham participação com a alimentação do *pet* no atendimento, para que haja sucesso no processo de perda de peso. É difícil que todas as pessoas que acompanham o animal entendam todas as informações e prescrições, principalmente se transmitidas por outra pessoa que não o profissional prescritor, o que pode diminuir a adesão ao tratamento.

Além das pessoas presentes, a frequência de consultas é fator determinante de sucesso, pois nelas ocorrem apoio contínuo da equipe de saúde, o que pode ajudar a manter a motivação necessária para mudanças no estilo de vida, e a conferência se o que foi prescrito está realmente sendo realizado, ou seja, um indivíduo que possui maior acompanhamento por meio de consultas frequentes apresenta maior chance de sucesso no objetivo perda de peso.

Nos acompanhamentos são definidas as taxas de perda de peso e observadas a adesão e a assiduidade ao programa de perda de peso. É importante que o profissional encoraje o cliente a expressar seus sentimentos e frustrações para ajudar na implementação de mudanças, com alternativas factíveis e que tragam resultados satisfatórios. Mesmo que o animal não tenha perdido peso ou algo não tenha saído como o esperado, manter a motivação é fundamental para que o tutor continue o programa de perda de peso. Na medicina humana, a importância de motivar os pacientes é muito associada a melhorias na saúde e perda de peso.

O profissional deve ser flexível e, se a estratégia não está tendo o resultado esperado, alternativas devem ser propostas. Se alimentos extras estão sendo fornecidos, uma ótima opção é incluí-los, de maneira calculada, na dieta a ser prescrita. A depender das queixas e do perfil dos responsáveis pela alimentação, opções de itens extras devem ser adicionadas, pois caso elas não existam, e as pessoas sintam essa necessidade, quaisquer alimentos podem ser incluídos e, como consequência, a ingestão calórica diária recomendada será ultrapassada. Se o responsável pelo animal ficar um longo período sem entrar em contato, estimule-o a fazer mesmo que por contato telefônico ou meio digital.

A maioria dos responsáveis gosta de ver fotos e imagens que demonstrem a boa evolução de seus animais de estimação, então criar pôsteres de pacientes com sua evolução e frases positivas das pessoas que conseguiram sucesso na perda de peso de seus animais pode ser motivacional. Essas imagens podem ser penduradas no consultório, por exemplo, próximas a gráficos com acompanhamento da perda de peso e mudança de escore corporal, que são ótimos incentivos para o acompanhamento em longo prazo.

Por fim, quando o animal chegar em seu objetivo, pode-se presenteá-lo com um certificado de peso ideal (Figura 1), o que deixa os tutores orgulhosos e engajados para que não ocorra o reganho de peso na fase seguinte ao tratamento: a de manutenção do peso ideal, na qual toda a abordagem de comunicação adequada deve ser mantida.

CONTRIBUIÇÃO DA PSICOLOGIA NO TRATAMENTO DA OBESIDADE

O termo *má notícia* implica direta ou indiretamente alguma alteração negativa na vida do paciente e seus familiares. Lino et al. (2011) apontam que, embora a má notícia esteja associada à transmissão de diagnósticos terminais, ela pode tratar de situações menos dramáticas, mas também traumatizantes para o familiar do *pet*. Isso inclui um diagnóstico que impõe mudanças na vida do paciente e do tutor e que pode vir em um momento não oportuno, o que pode desencadear resistência e dificuldade em aderir ao tratamento.

Alguns pontos devem ser observados para facilitar essa comunicação. Além do ambiente preparado e organizado, o médico-veterinário deve estar mentalmente preparado para uma conversa que pode ser estressante. Estar atento às

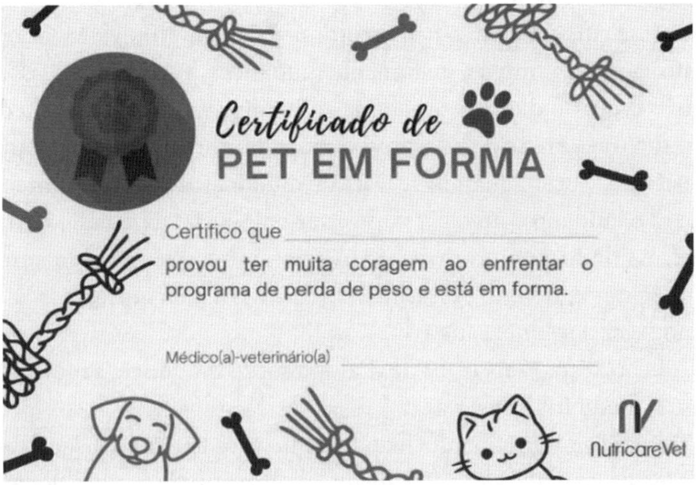
Certificado de
PET EM FORMA
Certifico que
provou ter muita coragem ao enfrentar o programa de perda de peso e está em forma.
Médico(a)-veterinário(a)
NutricareVet

Figura 1 Exemplo de certificado que pode ser entregue quando o objetivo de peso é alcançado.
Fonte: acervo das autoras.

preocupações do tutor e entender o que a pessoa está passando favorece uma relação acolhedora e convidativa.

Como foi dito anteriormente, a escuta reflexiva é um recurso importante; contudo, quando essa escuta e retorno parte inicialmente do profissional, no qual a mesma linguagem e palavras do tutor são utilizadas, o tutor passa a se sentir ouvido e cuidado, facilitando a comunicação e estabelecendo um vínculo seguro e saudável para ambos.

Existem tutores que querem ter detalhes mais profundos sobre o que está acontecendo com o *pet* e existem tutores que querem uma notícia mais superficial, apenas com dados necessários para a compreensão. Ainda que a comunicação seja superficial, o tutor deve ter clareza quanto ao que será necessário fazer.

Sentimentos ambivalentes também podem surgir no médico-veterinário, como desejo de cuidar e auxiliar o bem-estar do animal, enquanto sente frustração e raiva por não ser compreendido e validado em suas orientações. Quando existe vínculo com o tutor e não apenas com o *pet*, a pessoa tende a também reconhecer e compartilhar do cuidado e do afeto que o médico-veterinário demonstra. Assim, uma ponte de comunicação é criada e o sentimento de reciprocidade tende a ser fortalecido.

No tratamento da obesidade, a mudança terá de ser tanto para o *pet*, quanto para o tutor. Muitos tutores irão necessitar mudar sua rotina, sua mentalidade e visão a respeito do cuidado com o *pet*. E mesmo que o médico-veterinário não tenha responsabilidade em mudar as crenças do tutor, é possível facilitar a motivação para esse cuidado com o *pet*. O tutor pode sentir ambivalência e resistir ao tratamento, pois isso implica justamente mudanças. Para facilitar esse cuidado é necessário evocar o diálogo à mudança e evitar evocar a resistência do tutor.

O médico-veterinário tem as respostas e o tutor o procura justamente por essa experiência, porém quando se trata de mudança de comportamento, a motivação para o cuidado com o *pet* pode estar em seis fatores: desejo, capacidade, razões, necessidade, comprometimento e dar os passos. Os verbos indicativos são *querer*, *gostar* e *desejar*, pois estão vinculados a algo que a pessoa quer, que a princípio é ver o seu *pet* saudável.

Na Tabela 2 estão seis tipos de diálogo sobre mudança, sendo esses adaptados para a medicina veterinária.

O objetivo final da consulta e do tratamento é ter um pet saudável e que o médico-veterinário tenha sua saúde mental preservada. Se o profissional observar suas reações e desenvolver o autoconhecimento, irá se sentir mais tranquilo na relação com o tutor. Por meio da construção de comunicação empática, assertiva e propícia à mudança é possível que o profissional de saúde, o tutor e o *pet* se sintam satisfeitos no final do processo. Toda a construção necessita de tempo, investimento e compromisso; com cuidado e acolhimento essa jornada pode ser positiva para todos.

Tabela 2 Frases baseadas nos seis fatores motivacionais que podem iniciar conversa sobre mudança

Fator motivacional	Intuito	Frase que motiva a mudança
Desejo	Afirmações sobre preferência por mudança	"Eu quero...." "Eu gostaria de ..." "Eu desejo...." "Eu pretendo..."
Capacidade	Afirmações sobre a capacidade	"Eu poderia..." "Eu consigo..." "Talvez eu possa..."
Razões	Afirmações sobre se sentir obrigado a mudar	"O *pet* provavelmente se sentiria melhor se..." "Ele precisa ter mais energia para viver mais tempo ao seu lado..."
Necessidade	Afirmações sobre se sentir obrigado a mudar	"Eu devo..." "Eu farei...."
Comprometimento	Afirmações sobre a possibilidade de mudar	"Eu vou..." "Eu irei..."
Dando passos	Afirmações sobre atitudes	"Eu segui a orientação e..." "Nesta semana, eu comecei..."

Fonte: adaptada de Rollnick et al., 2008.

BIBLIOGRAFIA

1. Abood SK, Verton-Shaw S. Talking about dog and cat nutrition with clients. Vet Clin North Am Small Anim Pract. 2021;51(3):517-28.
2. Cairns-Haylor T, Fordyce P. Mapping discussion of canine obesity between veterinary surgeons and dog owners: a provisional study. Vet Rec. 2017;180(8):149.
3. Churchill J. Increase the success of weight loss programs by creating an environment for change. Compend Contin Educ Vet. 2010;32(12):E1.
4. Delgado MM. Hangry pets: Leveraging pet behavioral science to improve weight management. The Power of nutrition involves science. New perspectives. Purine Institute – Advancing Science for Pet Health. 2022.
5. Frankel RM. Communication: an essential veterinary professional attribute. J Vet Med Education. 2006;33(1).
6. Jankem N, et al. Use of health parameter trend to communicate pet health information in companion animal practice: a mixed methods analysis. Vet Record. 2022;190:e1378.
7. Lino CA, et al. Uso do Protocolo Spikes no Ensino de habilidades em Transmissão de más notícias. Rev Bras Edu Med. 2011;35(1):52-7.
8. Lynden J, Hollands T, Ogden J. Animal obesity: what insights can a one health approach offer when it comes to veterinarians "making every contact count"? Vet. Record. 2022;e1904.
9. Morrisey JK, Voiland B. Difficult interactions with veterinary clients: working in the challenge zone. Vet Clin North Am Small Anim. 2007;37(1):65-77.
10. Porsani MYH, et al. Factors associated with failure of dog's weight loss programmes. Vet Med Sci. 2020;6(3):229-305.
11. Porsani MYH, et al. What do Brazilian owners know about canine obesity and what risks does this knowledge generate? PloS One. 2020;18(21):e0238771.
12. Porsani MYH, Teixeira FA, Oliveira VV, et al. Prevalence of canine obesity in the city of São Paulo, Brazil. Sci Rep. 2020;10:14082.
13. Rollnick S, Miller WR, Butler CC. Entrevista Motivacional no cuidado da saúde: ajudando pacientes a mudar o comportamento. São Paulo: Artmed; 2008.
14. Samdal GB, Eide GE, Barth T, Williams G, Meland E. Effective behaviour change techniques for physical activity and healthy eating in overweight and obese adults: systematic review and meta-regression analyses. Int J BehavNutr Phys Act. 2017;14(1):42.
15. Shepherd M. Canine and Feline Obesity Management. Veterinary Clinics of North America – Small Animal Practice. 2021;51(3):653-67.
16. Sutherland KA, Coe JB, O'Sullivan LT. Assessing owners' readiness to change their behaviour to address their companion animal's obesity. Vet Rec. 2022;192(3):1979.
17. Sutherland KA, Coe JB, Janke N, O'Sullivan TL, Parr J.M. Pet owners' and companion animal veterinarians' perceptions of weight-related veterinarian-client communication. J Am Anim Hosp Assoc. 2022;260(13):1697-703.

Capítulo **26**

Tratamento medicamentoso

Rodrigo Fernando Gomes Olivindo

INTRODUÇÃO

A obesidade é considerada uma doença crônica de caráter inflamatório e que apresenta alta prevalência em cães e gatos; por isso, o tratamento dessa afecção, assim como o monitoramento pós-tratamento, está relacionado diretamente à melhora na qualidade de vida, na longevidade e a um melhor controle de afecções secundárias. Desse modo, o tratamento não é considerado de curta duração, sendo, portanto, necessário um tratamento contínuo ao longo da vida.

Na medicina humana já há elucidação mais clara sobre as terapias adotadas para o tratamento do sobrepeso/obesidade, em que se observa o início, atrelado diretamente com a necessidade de mudanças no estilo de vida e alterações comportamentais, como dieta e atividade física, da ascensão de maneira progressiva do uso de medicações e de procedimentos cirúrgicos mediante a ineficácia dos métodos anteriores, como observado na Figura 1. Porém, em razão da pandemia de obesidade humana ser um problema sanitário ubíquo, atual e grave, os estudos estão cada vez mais intensos e focados em determinar as melhores terapias para o tratamento dessa afecção, com o intuito de trazer resultados mais rápidos, menos invasivos – tanto quanto possível – e mais duradouros.

Neste capítulo, será apresentada uma breve explanação sobre os medicamentos relacionados à perda de peso. Entretanto, por causa das poucas pesquisas focadas nesse assunto na medicina veterinária e de delineamentos pouco robustos, não é o objetivo que esses medicamentos sejam utilizados

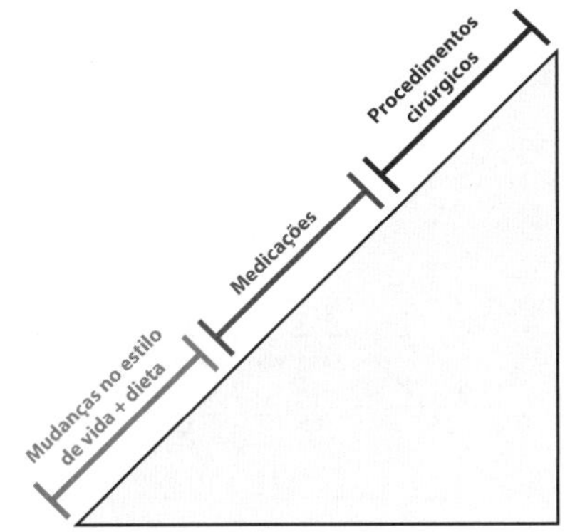

Figura 1 Escala terapêutica antiobesidade humana.
Fonte: elaborada pelo autor.

na rotina clínica, mas sim estimular que novas pesquisas na área sejam desenvolvidas.

Na medicina veterinária há uma longa jornada no tratamento farmacológico da obesidade, tendo em vista que ainda estamos no início da escala (Figura 2), pois o foco ainda é na discussão dos conceitos básicos relacionados ao excesso de tecido adiposo e na missão de conscientizar e trazer lucidez para os médicos-veterinários sobre os malefícios, as repercussões metabólicas negativas e, consequentemente, a diminuição na expectativa e na qualidade de vida dos pacientes obesos. Portanto, atrelada a essas problemáticas temos a negligência diante do diagnóstico, além do agravante de quase metade (44,7%) dos tutores não aderirem ao tratamento prescrito. Portanto, as condutas terapêuticas mais invasivas, por meio de fármacos, devem ser amplamente estudadas, ao passo que os médicos-veterinários forem moldando a maneira de encarar o sobrepeso/obesidade como uma comorbidade séria e com tratamento necessário.

PRINCÍPIOS DA FARMACOTERAPIA ANTIOBESIDADE

O pensamento acerca da utilização de tratamentos medicamentosos para pacientes obesos se torna cada vez mais presente na medicina veterinária e, assim como na medicina humana, enfrenta inúmeros questionamentos.

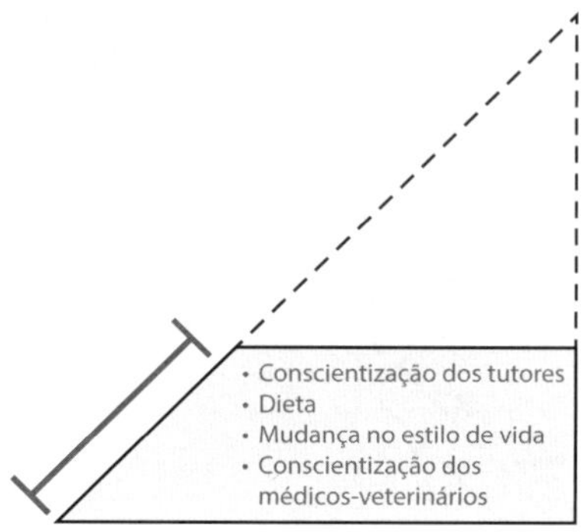

Figura 2 Escala terapêutica antiobesidade na medicina veterinária.
Fonte: elaborada pelo autor.

Uma das bases de discussão é que os cães e os gatos não têm a autonomia em determinar o que ou quanto irão comer para a manutenção do balanço energético positivo, semelhante à discussão sobre obesidade infantil. Porém, é válido ressaltar que fatores genéticos ou mesmo pacientes que adquiriram a doença ao longo do tempo sofrem com consequências endócrinas, cardíacas, respiratórias, osteoarticulares, dentre outras (Seção II deste livro), logo se faz necessário o tratamento assertivo imediato e contínuo para redução dessas alterações e melhora da condição clínica do paciente que apresente comorbidades associadas e agravadas devido ao excesso de peso. Portanto, as medicações podem ser uma solução eficaz para esses casos quando utilizadas como terapia auxiliar a dieta e mudança no estilo de vida do animal. Nesse ponto vale a ressalva interessante de que, para outras enfermidades, o uso das mudanças nutricionais é encarado como coadjuvante ao tratamento central; entretanto, na obesidade, o tratamento com fármacos passa a ser encarado como tratamento secundário.

A indicação farmacológica para seres humanos com sobrepeso e obesidade é descrita em duas condições:

1. Pacientes que apresentem falha no tratamento não farmacológico, com índice de massa corporal (IMC) ≥ 30 kg/m^2.
2. Pacientes com IMC ≥ 27 kg/m^2 associado a outros fatores de risco, como hipertensão arterial, diabetes *mellitus* tipo 2, hiperlipidemia, apneia do

sono, osteoartrose e gota. Já na medicina veterinária, apenas um trabalho indica o tratamento farmacológico para cães obesos, acima de 20% do peso ideal, sendo, portanto, compatível com um IMC acima de 30 kg/m^2 em seres humanos.

Para se optar pelas terapias medicamentosas eleitas para o tratamento da obesidade em seres humanos, estas devem se apresentar úteis, com base nos critérios a seguir:

1. Proporcionar a redução do peso corporal e levar a melhora das comorbidades associadas ao excesso de peso.
2. Os efeitos colaterais, quando presentes, devem ser toleráveis e/ou transitórios.
3. Não ter propriedades de adição.
4. Apresentar eficácia e segurança mantida a longo prazo.
5. Possuir mecanismo de ação conhecido.
6. Apresentar custo razoável.

Segundo a Food and Drug Administration (FDA) – agência norte-americana que regulamenta medicamentos nos Estados Unidos – os critérios mais utilizados para avaliação da eficácia de tratamentos antiobesidade são a perda de peso maior que 5% em relação ao placebo e que seja estatisticamente significativa, enquanto a The European Agency for the Evaluation of Medicinal Products (EMEA) sugere perda maior que 10% em relação ao placebo. Além disso, as agências recomendam análise categorial dos resultados diante da melhora das comorbidades que acompanham a obesidade.

Para a Associação Brasileira para o Estudo da Obesidade e da Síndrome Metabólica (ABESO), o sucesso no tratamento da obesidade está relacionado à perda de peso e à redução dos fatores de risco presentes no início do tratamento, em que para a intervenção terapêutica para perda de peso ser considerada eficaz é necessário que haja redução maior ou igual a 1% do peso corporal por mês, atingindo pelo menos 5% em 3 a 6 meses. Na medicina veterinária, os valores satisfatórios para um programa de perda de peso bem executado são baseados em taxa de perda de peso semanal equivalente a 0,5-1% para gatos e 1-2% para cães. Dessa forma, o estudo de fármacos antiobesidade traz novas perspectivas para o tratamento de pacientes obesos.

MECANISMOS DE AÇÃO

Há medicamentos que envolvem a redução da ingestão energética, como dietilpropiona, femproporex, mazindol e sibutramina. Nesse contexto, há medicamentos que possuem esse efeito, mas sem indicação em bula, como topiramato, associação de bupropiona e naltrexona, liraglutida, associação de topiramato e fentermina, lorcaserina, sertralina (para transtorno de compulsão alimentar periódica) e fluoxetina.

Outros fármacos atuam de maneira a desviar o metabolismo normal, como o orlistate; além de alguns que têm esse efeito, mas sem a indicação de uso como medicamento para perda de peso: dapagliflozina, canagliflozina, empagliflozina (em seres humanos diabéticos tipo 2).

Por causa da ampla variedade de medicamentos e do fato de muitos não serem aprovados como medicamentos para quadros de obesidade *per si*, optou-se por focar neste capítulo apenas nos fármacos permitidos para serem utilizados no tratamento da obesidade humana no Brasil:

- **Sibutramina**: esse medicamento enquadra-se no grupo dos fármacos simpatomiméticos. Por meio do aumento da atividade noradrenérgica no hipotálamo e na periferia, mais especificamente devido à inibição da recaptação de noradrenalina, serotonina e dopamina, há os efeitos anorexigênicos do fármaco, além de ocasionar aumento do gasto energético e saciedade. No Brasil, ela é comercializada como controle especial e sua comercialização na Europa e nos Estados Unidos foi suspensa em 2010.
- **Orlistate**: é um inibidor da lipase pancreática que age reduzindo a absorção intestinal de gordura em cerca de um terço. Assim, altera a digestão da gordura ao inibir irreversivelmente as lipases pancreáticas e gástricas. Uma vez que a lipase pancreática é a principal enzima que atua nos triglicerídeos da dieta, as gorduras da dieta não podem mais ser hidrolisadas em ácidos graxos livres absorvíveis e monogliceróis e são excretadas como triglicerídeos nas fezes.
- **Liraglutida**: é um análogo do GLP-1 (peptídeo semelhante ao glucagon 1). O GLP-1 é um hormônio endógeno produzido principalmente pelas células enteroendócrinas L no íleo e no cólon em resposta à ingestão alimentar. Após a refeição, a concentração de GLP-1 plasmáticos se eleva, estimulando a secreção de insulina, diminuindo a secreção de glucagon e

inibindo a gliconeogênese hepática. O trato gastrointestinal apresenta receptores de GLP-1, quando o fármaco atua retardando o esvaziamento gástrico e promovendo saciedade. Além disso, o GLP-1 atravessa a barreira hematoencefálica e, no hipotálamo, atua na regulação do apetite, promovendo a sensação de saciedade ao estimular os neurônios que sintetizam pró-opiomelanocortina, e, indiretamente, ao inibir a neurotransmissão nos neurônios que expressam neuropeptídeo Y (NPY) e peptídeo relacionado ao agouti (AgRP).

- **Lorcaserina**: é um agonista do receptor 2C da serotonina. Seu mecanismo de ação proposto é a ativação seletiva dos receptores 2C da serotonina nos neurônios anorexigênicos no hipotálamo, inibindo a estimulação do apetite e promovendo a saciedade.

FÁRMACOS ANTIOBESIDADE NA MEDICINA VETERINÁRIA

Medicamentos para o tratamento da obesidade em cães e gatos ainda não são utilizados e recomendados na rotina clínica, pressupondo-se que os poucos estudos presentes até o momento abordam fármacos que, apesar de ocasionarem perda de peso, apresentam efeitos colaterais e sem ensaios clínicos replicados.

Dirlotapida e mitratapida

Estes são medicamentos da classe dos inibidores da proteína de transferência de triglicerídeos microssomais (MTP). São usados para obesidade em cães, com aprovação pela FDA.

A inibição da enzima MTP reduz a capacidade dos enterócitos intestinais de processar triglicerídeos, reduzindo a síntese dos quilomícrons; consequentemente, há diminuição da absorção de gordura e aumento de gordura fecal. O acúmulo desses triglicerídeos nas células intestinais desencadeia mensagens ao sistema nervoso central para suprimir o apetite, atuando, portanto, como sinalizadores iniciais de saciedade.

O efeito nas células intestinais de redução da absorção de lipídios da dieta resulta em diminuição dos triglicerídeos, fosfolipídios e colesterol séricos pós-prandiais. Porém, a perda de peso é atribuída à redução do apetite e não à diminuição do processamento de lipídios dietéticos e não produz um efeito direto de ação central.

A biodisponibilidade oral é variável, entre 20 e 40%, sendo altamente ligados às proteínas e sua absorção é aumentada junto com alimentos. A meia-vida é variável de 1 a 11 horas.

O estudo com dirlotapida em cães apresentou perda de peso significativa de 11,8 a 14% em comparação com 3 a 3,9% para o placebo (na dose de 0,1 mg/kg), chegando até 19,3% (na dose de 0,2 mg/kg). Além disso, foi observada perda de peso pelo menos 13% maior nos cães tratados com dirlotapida (39,1 a 50,0%) contra placebo (5,3 a 5,6%). Porém, em ambos os tratamentos medicamentosos, os pacientes apresentaram (48,1%) êmese, letargia, anorexia, diarreia e leve aumento da atividade das transaminases hepáticas. Segundo o estudo supracitado, não é uma cura para a obesidade, mas representa uma nova ferramenta para o auxílio na perda de peso, em que cerca de 75% dos pacientes do estudo não haviam conseguido perder peso somente com restrição alimentar e atividade física.

Já o estudo com mitratapida em Beagles obesos observou perda média de 14,2% do peso corporal, além de perda de 41,6% da sua massa gorda corporal inicial, com diminuição de circunferência pélvica em 15,2% no final do tratamento. Nesse estudo, também se observou diminuição da sensibilidade insulínica em resposta ao teste de tolerância à glicose realizado nos pacientes tratados. No entanto, os estudos não trouxeram uma padronização do manejo dietético, e no estudo com mitratapida o amostral foi pequeno.

Análogos do GLP-1

O uso desses fármacos no tratamento de animais domésticos ainda é limitado, porém já há estudos que trazem o uso dessas medicações com foco no tratamento do diabetes canino e felino, trazendo efeitos significativos sobre a redução da glicemia e aumento da captação de glicose. Contudo, para o tratamento da obesidade de cães e gatos há poucas evidências científicas.

Em gatos, os medicamentos mais estudados foram exenatida, sitaglipidina e liraglutida. Em cães, diversos medicamentos foram testados, porém com menos estudos de repetibilidade.

Apesar de a exenatida ser o mais estudado em gatos, em que os efeitos parecem ser mais promissores, o uso desse análogo do GLP-1 no tratamento prolongado (12 semanas) para gatos obesos ainda é incomum. Este é um agonista do receptor de GLP-1 que atua aumentando a secreção de insulina, suprimindo a secreção de glucagon, retardando o esvaziamento gástrico e reduzindo a ingestão dos alimentos. Tem meia-vida plasmática curta de apenas 2,4 horas e um tempo de ação de cerca de 8 horas.

Em estudo com gatos obesos, utilizou-se a dose de 1 mcg/kg, 2 vezes/dia durante 12 semanas e não se observou alteração da concentração da insulina e da glicose plasmática ou melhora na tolerância à glicose nesses pacientes. Em relação à redução do peso dos pacientes, mesmo sem padronização dietética, a perda de peso mediana após as 12 semanas foi de 5,1% no grupo tratado contra 3,2% no grupo placebo. Além disso, a composição corporal e a concentração de adipocinas não foram afetadas pelo uso de exenatida. O estudo, porém, não trouxe uma padronização do manejo dietético.

CONSIDERAÇÕES FINAIS

Por causa das diversas dificuldades encontradas ao longo do tratamento da obesidade em cães e gatos, a necessidade de fármacos que auxiliem no emagrecimento desses animais é cada vez maior. Apesar de existirem fármacos com potencial promissor, ainda é imprescindível que haja ensaios clínicos que tragam segurança, eficácia e resultados assertivos para a medicina veterinária.

BIBLIOGRAFIA

1. ABESO. Diretrizes Brasileiras de Obesidade 2016. VI Diretrizes Brasileiras de Obesidade. 2016;1(1):7-186. Disponível em: https://abeso.org.br/wp-content/uploads/2019/12/Diretrizes-Download-Diretrizes-Brasileiras-de-Obesidade-2016.pdf. Acesso em: 22 mar. 2024.
2. Brooks D, Churchill J, Fein K, Linder D, Michel KE, Tudor K, Ward E, Witzel A. 2014 AAHA weight management guidelines for dogs and cats. J Am Anim Hosp Assoc. 2014;50(1):1-11.
3. Chakhtoura M, Haber R, Ghezzawi M, Rhayem C, Tcheroyan R, Mantzoros CS. Pharmacotherapy of obesity: an update on the available medications and drugs under investigation. eClinicalMedicine. 2023;58:101882.

4. Dobenecker B, de Bock M, Engelen M, Goossens L, Scholz A, Kienzle E. Effect of mitratapide on body composition, body measurements and glucose tolerance in obese Beagles. Vet Res Commun. 2009;33(8):839-47.
5. Gossellin J, Peachey S, Sherington J, Rowan TG, Sunderland SJ. Evaluation of dirlotapide for sustained weight loss in overweight Labrador retrievers. J Vet Pharmacol Ther. 2007;30(Suppl. 1):55-65.
6. Hoelmkjaer KM, Wewer Albrechtsen NJ, Holst JJ, Cronin AM, Nielsen DH, Mandrup--Poulsen T, Bjornvad CR. A placebo-controlled study on the effects of the Glucagon-like Peptide-1 mimetic, exenatide, on insulin secretion, body composition and adipokines in obese, client-owned cats. PLoS One. 2016;11(5):1-18.
7. Ionut V, Woolcott OO, Mkrtchyan HJ, Stefanovski D, Kabir M, Iyer MS, et al. Exenatide Treatment Alone Improves β-Cell Function in a Canine Model of Pre-Diabetes. PLoS One. 2016;11(7):e0158703.
8. Kipperman BS, German AJ. The responsibility of veterinarians to address companion animal obesity. Animals. 2018;8(9):1-9.
9. Klonoff DC. Dirlotapide, a US Food and Drug Administration-Approved. 2007;1(3):314-6.
10. Klotsman M, Adin CA, Anderson WH, Gilor C. Safety, tolerability, and proof-of-concept study of OKV-119, a novel exenatide long-term drug delivery system, in healthy cats. Front Vet Sci. 2021;8:661546.
11. Krämer AL, Riederer A, Fracassi F, Boretti FS, Sieber-Ruckstuhl NS, Lutz TA, et al. Glycemic variability in newly diagnosed diabetic cats treated with the glucagon-like peptide-1 analogue exenatide extended release. J Vet Int Med. 2020;34(6):2287-95.
12. Mancini MC, Halpern A. Tratamento farmacológico da obesidade. Arq Bras Endocrinol Metabol. 2002;46(5):497-512.
13. Merritt DA, Bessire AJ, Vaz AD, Sams JP, Lynch MP. Absorption, distribution, metabolism, and excretion of dirlotapide in the dog. J Vet Pharmacol Ther. 2007;30(Suppl 1):17-23.
14. Merritt DA, Lynch MP, King VL. Pharmacokinetics of dirlotapide in the dog. J Vet Pharmacol Ther. 2007;30(Suppl 1):24-32.
15. Model JFA, Rocha DS, Fagundes A da C, Vinagre AS. Physiological and pharmacological actions of glucagon like peptide-1 (GLP-1) in domestic animals. Vet Anim Sci. 2022;16.
16. Oda H, Mori A, Lee P, Saeki K, Ishioka K, Arai T, Sako T. Characterization of the use of liraglutide for glycemic control in healthy and Type 1 diabetes mellitus suffering dogs. Res Vet Sci. 2013;95(2):381-8.
17. Peña C, Suarez L, Bautista-Castaño I, Juste MC, Carretón E, Montoya-Alonso JA. Effects of low-fat high-fibre diet and mitratapide on body weight reduction, blood pressure and metabolic parameters in obese dogs. J Vet Med Sci. 2014;76(9):1305-8.
18. Porsani MYH, Teixeira FA, Amaral AR, Pedrinelli V, Vasques V, de Oliveira AG, et al. Factors associated with failure of dog's weight loss programmes. Vet Med Sci. 2020;6(3):299-305.
19. Porsani MYH, Teixeira FA, Oliveira VV, Pedrinelli V, Dias RA, German AJ, Brunetto MA. Prevalence of canine obesity in the city of São Paulo, Brazil. Scientific Reports. 2020;10(1):1-15.
20. Wren JA, Ramudo AA, Campbell SL, King VL, Eagleson JS, Gossellin J, et al. Efficacy and safety of dirlotapide in the management of obese dogs evaluated in two placebo-controlled, masked clinical studies in North America. J Vet Pharmacol Ther. 2007;30(Suppl. 1):81-9.

SEÇÃO **5**

Tópicos especiais

Capítulo **27**

Nutrigenômica e metabolômica: aplicações no contexto da obesidade

Liliana Bernal
Flavio Lopes da Silva

INTRODUÇÃO

Em um futuro próximo, a nutrigenômica poderá ajudar a melhorar nossa compreensão quanto ao papel que a nutrição desempenha nas interações genômicas de animais de companhia. Com o contínuo desenvolvimento das disciplinas genômicas, serão vistas importantes contribuições da nutrigenômica no manejo de doenças, como obesidade, diabetes *mellitus*, doenças articulares degenerativas, doenças cardiovasculares, câncer, distúrbios cognitivos, entre outras. Todos esses processos têm componentes inflamatórios que afetam patologicamente o metabolismo dos pacientes que sofrem com eles.

Desde a antiguidade, o tipo de dieta e a influência ambiental têm sido associados à manifestação de saúde ou doença. Essa associação tem sido amplamente documentada por meio de estudos epidemiológicos em diferentes espécies. Atualmente, o advento das tecnologias genômicas tornou possível compreender os efeitos que a dieta tem em nível molecular nos indivíduos que a consomem. Essas tecnologias conseguem monitorar a atividade de múltiplos genes simultaneamente, tanto em nível de proteínas quanto em nível de metabólitos.

Embora o campo da nutrigenômica ainda esteja em estado embrionário, ele tem potencial para lançar as bases para uma verdadeira nutrição individualizada no futuro, tanto na medicina veterinária quanto na medicina humana.

O que se começa a conhecer molecularmente, aplicando esses princípios nutricionais, por exemplo, no manejo do sobrepeso e obesidade em cães e gatos, é bastante promissor e corrobora a necessidade de aprofundar esse campo do conhecimento, para melhor compreender o complexo processo de gestão adequada de sobrepeso e obesidade em animais de estimação.

DEFINIÇÃO DE NUTRIGENÔMICA E METABOLÔMICA

Segundo o PubMed, desde o ano de 2001, a palavra "nutrigenômica" foi mencionada em mais de mil artigos. O termo "nutrigenômica" foi mencionado pela primeira vez em 2001, por Peregrin, e é definido como o efeito que os nutrientes exercem sobre a expressão de genes, proteínas e metabólitos. A metabolômica provê informações bioquímicas complementares para a genômica e a proteômica. A metabolômica é a análise do metaboloma, ou seja, o estudo do total de metabólitos (moléculas com menos de 1.500 Da) no metaboloma.

O campo da nutrigenômica concentra-se especificamente nos mecanismos pelos quais nutrientes e moléculas bioativas na dieta afetam a expressão gênica. Por fim, a nutrigenômica trata do impacto que os componentes da dieta têm no genoma; o proteoma, a soma total de todas as proteínas); e o metaboloma, a soma de todos os metabólitos (Tabela 1 e Figura 1).

Tabela 1 Descrição do vocabulário ômico

Genômica	Estudo dos genomas, incluindo o mapeamento e o sequenciamento genômico
Metabolômica	Estudo do conjunto completo de metabólitos presentes em uma célula, tecido ou organismo específico
Nutrigenética	Estudo de como a genética de um organismo afeta a resposta à dieta
Nutrigenômica	Estudo de como nutrientes ou componentes dietéticos bioativos afetam a expressão gênica do hospedeiro
Proteômica	Estudo do conjunto completo de proteínas presentes em uma célula, um tecido ou um organismo específico
Transcriptômica	Estudo do perfil de expressão gênica (mRNA; transcritos) presente em uma célula, tecido ou organismo específico
Epigenômica	Estudo que investiga as modificações epigenéticas no material genético celular

INDICAÇÕES

A metabolômica pode ser usada para identificar mecanismos moleculares desconhecidos, assim como avaliar o prognóstico e a eficácia de tratamentos.

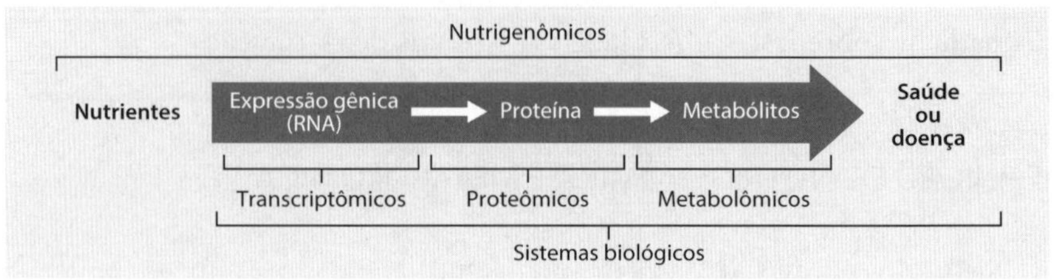

Figura 1 Esquema relacionando as diferentes esferas do vocabulário ômico, partindo do nutriente até o status fisiológico do animal. (Ver o "Miniatlas colorido" no final do livro.)
Fonte: adaptada de Al-Murrani et al., 2010.

Há diversos estudos em cães e em seres humanos para diversas doenças, os cães são bons modelos para estudos em doenças de seres humanos.

Diferentes abordagens podem ser utilizadas para entendermos a metabolômica. A primeira é a impressão metabólica (ou *metabolic fingerprinting*), uma análise mais rápida que avalia amostras e auxilia a diferenciar entre saúde e doença, por exemplo. Há também a análise metabolômica alvo (ou *target metabolomics*), uma análise quantitativa e qualitativa de um ou mais metabólitos relacionados a condições metabólicas específicas. Além disso, pode-se realizar também um perfil metabólico, que é a identificação e a quantificação de metabólitos predefinidos, que pode ser utilizado para validar candidatos a biomarcadores.

Com outras disciplinas "*ômicas*", como metabolômica, proteômica e transcriptômica, a nutrigenômica aspira a individualizar a nutrição, lembrando a farmacogenômica e a individualização do uso de medicamentos.

Reiterando, a nutrigenômica se concentra no estudo das interações genoma-dieta, incluindo como os nutrientes afetam o processo de transcrição e tradução, além de alterações proteômicas e metabolômicas subsequentes, além de diferenças na resposta a fatores dietéticos com base na composição genética individual. Assim, características personalizadas como idade, sexo, atividade física, estado fisiológico e condições especiais (gravidez e risco de doença), podem determinar o aconselhamento dietético que melhor atenda às necessidades individuais. Por esse motivo, a nutrigenômica tem um futuro promissor no tratamento do indivíduo de acordo com seu fenótipo e características genéticas, visando tanto ao tratamento quanto à prevenção de doenças. Mencionando outra referência específica sobre a aplicação da nutrigenômica em medicina veterinária, é muito encorajador saber que essa disciplina demonstrou sua utilidade prática no manejo do sobrepeso e da obesidade em animais de companhia.

Muitos aspectos ainda estão em andamento e permanecem desafios para o futuro da nutrição, mas também são necessários mais avanços nas ferramentas de interpretação de dados, para que as informações obtidas por meio de novos testes e tecnologias possam ser adequadamente transferidas aos consumidores. De fato, a nutrigenômica integrará dados genéticos com preferências fenotípicas e estilos de vida para fornecer uma nutrição mais individualizada.

A promessa da nutrigenômica é atualmente mais viável em populações animais em que a fonte nutricional pode ser mais controlada e, portanto, a adesão a uma dieta específica pode ser assegurada. Por essa razão, sua aplicação é mais uma realidade a médio prazo para os pacientes veterinários que para pacientes humanos.

É pertinente mencionar Michael Fenech, que originou o conceito de *Genome Health Nutrigenomics*, a ciência de como a deficiência ou excesso nutricional pode causar mutações no genoma em nível cromossômico. Da mesma forma, o uso seletivo de nutrientes protetores do genoma em indivíduos com variantes genéticas específicas pode resultar em maior resistência a essas doenças. Fenech acredita que é preciso começar a olhar para alimentos e dietas em termos de seu conteúdo de nutrientes que protegem o genoma de muitas toxinas ambientais.

Nessa ordem de ideias, definir a concentração ideal de micronutrientes necessária para manter as células em um estado genômico estável continua sendo um dos principais desafios para os pesquisadores em nutrigenômica. Os pesquisadores de nutrigenômica argumentam que o foco real deve estar no impacto de múltiplos desequilíbrios nutricionais (excesso e deficiência) no genoma.

Outro conceito muito importante, expresso por Paul Soloway, professor de nutrição da Cornell University, aponta que caracterizar dietas ou nutrientes específicos como prejudiciais ao genoma ou protetores do genoma com base em estudos *in vitro* ignora variações de benefícios que existem ao longo da vida, particularmente em relação ao tempo de início da doença. Portanto, é imperativo sempre incluir a corroboração *in vivo* do que é visto *in vitro* nesses testes.

APLICAÇÃO NO TECIDO ADIPOSO

Nas últimas décadas, os genomas de cães e gatos foram sequenciados. Esses dados são úteis não apenas para estudar doenças genéticas, mas também para investigar o papel de genes específicos em vias metabólicas ou funções teciduais e como eles interagem com nutrientes em diferentes condições, como envelhecimento e obesidade.

O entendimento sobre o tecido adiposo e sua capacidade de produzir hormônios que atuam em vias fisiológicas e patológicas alterou a percepção da biologia do adipócito. O acúmulo de gordura corporal está ligado a mudanças metabólicas que podem aumentar o risco de doenças e reduzir a expectativa de vida dos animais de estimação. Essas mudanças incluem a liberação de substâncias pró-inflamatórias que causam inflamação crônica de baixo grau, caracterizada por desregulação de vias de sinalização inflamatória e produção anormal de citocinas, como adipocinas, e proteínas de fase aguda circulantes. Atualmente, as adipocinas são estudadas como um elo significativo entre obesidade e distúrbios imunológicos. Apesar dos avanços na nutrigenômica canina e felina, o progresso foi limitado pela escassez de informações genômicas e ferramentas moleculares específicas para essas espécies. Consequentemente, muitas questões científicas precisaram ser investigadas para alcançar um entendimento robusto da obesidade em cães e gatos.

Foi necessário validar ensaios, desenvolver e caracterizar molecularmente sequências de mRNA ou proteínas de genes, e testar a atividade biológica desses genes/proteínas em cães e gatos. A maioria das pesquisas genômicas sobre obesidade em animais de estimação focou no tecido adiposo, mas algumas também examinaram o papel de outros tecidos ou tipos celulares. Estudos com culturas de células primárias ajudaram a entender melhor o tecido adiposo, revelando que adipócitos caninos de diferentes depósitos de gordura expressam várias adipocinas envolvidas em respostas inflamatórias. Além disso, foi observado que pré-adipócitos expressam mRNA de IL-6, MCP-1 e TNF-α, mas não de leptina e adiponectina, que são expressas apenas em adipócitos diferenciados. A expressão e a secreção desses mRNA são altamente sensíveis a mediadores inflamatórios.

Pesquisas também se concentraram em caracterizar molecularmente genes caninos e felinos relevantes. A sequência de aminoácidos da leptina canina mostrou alta identidade com outras espécies, e sua expressão foi detectada principalmente no tecido adiposo. Estudos sobre a adiponectina canina revelaram alta homologia de sequência com outras espécies, incluindo gatos e seres humanos. A sequência do gene da leptina felina também apresentou alta homologia com outras espécies, e sua expressão foi observada no tecido adiposo branco. A sequência de nucleotídeos e aminoácidos da adiponectina felina e de seus genes receptores mostrou grande semelhança com outras espécies, com presença de mRNA da adiponectina apenas no tecido adiposo.

NUTRIGENÔMICA E METABOLÔMICA NA OBESIDADE DE CÃES E GATOS

Para reverter a obesidade, recomenda-se a alteração da dieta, com foco na redução do consumo energético e no incremento da atividade física. No entanto, essas abordagens frequentemente falham devido a planos nutricionais mal planejados, aconselhados ou implementados.

Os avanços na biologia molecular, na bioinformática e na ciência da computação trouxeram novas técnicas para explorar sistemas biológicos complexos. Isso permite que cientistas compreendam de maneira mais abrangente e detalhada os organismos, além de entender como genes e proteínas específicos influenciam processos fisiológicos. Compreender as alterações moleculares em tecidos metabolicamente ativos de animais com sobrepeso pode ajudar a identificar estratégias para prevenir o ganho de peso ou promover a perda de peso, além de mitigar problemas de saúde crônicos associados à obesidade.

No contexto dos genes em si, um grupo de pesquisa analisou genes de Labradores Retrievers caninos que fossem análogos a seres humanos e ligados à obesidade. Ao analisar mais de onze mil variantes em 50 animais, o gene ADCY3 foi identificado como um possível marcador promissor para a pesquisa de obesidade canina. Em 2007, as principais diferenças no perfil de expressão gênica entre 30 cães obesos e 12 em condição corporal ideal foram investigadas. Nesse estudo, foi analisado o RNA, que encontrou diferenças em 815 genes entre os dois grupos. Dos genes identificados, 59 foram expressos em maior quantidade e 756 em menor quantidade no grupo com sobrepeso. Os genes com maior expressão em cães com sobrepeso estavam associados ao metabolismo de ácidos graxos, metabolismo de purinas e sinalização do fator de crescimento derivado de plaquetas. Os genes com menor expressão em cães com sobrepeso estavam associados ao metabolismo de nucleotídeos, metabolismo de carboidratos, sinalização de interleucinas, sinalização de receptor ativado por proliferador de peroxissoma (PPAR), sinalização de IGF-1, sinalização do receptor de insulina, metabolismo de aminoácidos, degradação de aminoácidos de cadeia ramificada e metabolismo de lipídios. Esse tipo de estudo reforça que é em nível de expressão gênica que ocorre parte das alterações em consequência ao excesso de peso.

Isso é comprovado quando se observam os estudos, como o conduzido no Brasil, o qual avaliou a expressão gênica da inflamação de cães obesos antes e após a perda de peso ao mensurar a expressão de citocinas imunoinflamatórias (resistina, leptina, adiponectina, TNF-α, IL-6, IL-8 e IL-10). O grupo obeso apresentou maior expressão gênica de resistina e IL-8 em relação aos cães após a perda de peso. Em relação à adiponectina, a expressão gênica de seu mRNA foi maior no grupo obeso, o que indica que, em nível genômico, a perda de peso modula a resposta imunoinflamatória de cães obesos.

Essas pesquisas começam inclusive a detalhar o cenário da obesidade. Um estudo de 2023 alterou a perspectiva da relação de mais leptina circulante e a concentração de gordura corporal, pois não se observou relação da obesidade com expressão de mRNA da leptina em contraste com estudo prévio que mostrou maior expressão desse mRNA no tecido adiposo visceral e subcutâneo abdominal em gatos. Uma teoria seria que o aumento linear na concentração de leptina circulante reflete o aumento da massa de gordura e não um aumento da expressão em si, pois a expressão do gene permanece constante por grama de tecido adiposo.

Já no contexto metabolômico, os poucos estudos até o momento observaram diferenças entre o metaboloma de animais acometidos por obesidade e animais em condição corporal ideal. Um estudo avaliou metabólitos presentes na saliva de 19 cães, dos quais 10 com obesidade adquirida por consumo *ad libitum* de alimento em seis meses e 9 animais em condição corporal ideal. Dos 234 metabólitos quantificados, 27 apresentaram diferenças entre o grupo-controle e o grupo de animais obesos, entre eles aminoácidos, glicerídeos, glicerofosfolipídeos e acilcarnitinas, que refletem as alterações metabólicas envolvidas com a obesidade e consequente resistência insulínica.

Outro estudo avaliou a metabolômica plasmática e fecal de seis cães da raça Beagle, considerados em sobrepeso por pelo menos 12 meses antes do período de coleta, após consumo de dois alimentos – 25,6% × 36,9% de proteína bruta na matéria seca. Os alimentos foram acrescidos de 1% de oligofrutose ou 1% de fruto-oligossacarídeos. Não foi observada diferença na metabolômica alvo entre as dietas, porém os metabólitos fenilpropanoato e D-frutose foram impactados pela suplementação de FOS, sugerindo uma modulação positiva da microbiota em cães obesos suplementados com esse prebiótico. Em cães jovens da raça Beagle com sobrepeso induzido pelo consumo de alimento rico em gordura durante 24 semanas, foram observados 243 metabólitos plasmáticos que diferiram de cães criados nas mesmas condições, porém alimentados com dieta de manutenção, incluindo ácido linoleico, teofilina e carnitina, todos envolvidos no metabolismo de ácidos graxos.

Em um estudo conduzido no Brasil, a metabolômica sérica de 10 cadelas fêmeas obesas antes e após a perda de peso foi avaliada e comparada com a de 10 cães em condição corporal ideal. Foram observadas diferenças entre cães obesos e animais em boa condição corporal, e notou-se que após a perda de peso o metaboloma sérico das cadelas previamente obesas foi semelhante àquele dos cães não obesos, sugerindo benefício da perda de peso no metabolismo de cães.

Por fim, algumas publicações foram realizadas nos últimos anos, focando nos efeitos nutrigenômicos em si, no contexto obesidade. Em cães com sobrepeso foi observado que uma dieta acrescida de ginseng preto e larvas de bicho-da-seda parece ter reduzido a trigliceridemia e a colesterolemia, bem como, por meio da análise de transcriptoma, modificado a expressão de nove genes (*NUGGC, EFR3B, RTP4, ACAN, HOXC4, IL17RB, SOX13, SLC18A2* e *SOX4*) que são conhecidos por estarem associados à obesidade.

Em outro estudo, observou-se que uma dieta com alta energia após 12 semanas de consumo aumentou a expressão de TNF-α em cães, mas os animais que ingeriram dietas com polifenóis de chá-verde tiveram redução nesse marcador, assim como na expressão de mRNA de IL-6 e IL-1β.

A aplicação da metabolômica foi feita em investigação sobre suplementação de colina a gatos obesos. Os autores conduziram o experimento com 14 gatos em sobrepeso e suplementaram em 1,7 (77 mg/kg $BW^{0,67}$), 2 (126 mg/$kg^{0,67}$), 4 (252 mg/$kg^{0,67}$), 6 (378 mg/$kg^{0,67}$) e 8 vezes (504 mg/$kg^{0,67}$) a recomendação de colina pelo National Resource Council (2006). A colina em 6 e 8 vezes a recomendação resultou em maiores concentrações de betaína, dimetilglicina, metionina, fosfatidilcolina e esfingomielina. Assim, os autores sugerem que a colina dietética suplementar pode ser benéfica para manter a saúde hepática em gatos com sobrepeso, pois pode aumentar a mobilização de gordura hepática e o *status* de doador de metil, bem como pode melhorar a massa muscular em gatos.

Ainda sobre a colina, porém em nível genético, os pesquisadores investigaram os efeitos da colina dietética e da L-carnitina na expressão gênica lipotrópica no músculo e no fígado de gatos com sobrepeso. A análise global revelou diferença na expressão de genes no fígado e no músculo, respectivamente, de gatos com sobrepeso em comparação com os magros. As vias afetadas incluíram digestão e absorção de gordura, incluindo sinalização do PPAR no fígado, e vias relacionadas à imunidade no músculo.

Especificamente quanto ao tratamento da obesidade, o conceito nutrigenômico começa a ser aplicado. Em pesquisa com alimento focado na possibilidade de alterar a expressão de genes-chave associados à promoção da obesidade em direção ao estado magro. No estudo com cães, houve perda de peso média de 1,2% semanal e de gordura corporal (3% por semana) durante o período de 4 meses, sem ganho de peso durante o período de manutenção do peso. Na análise de expressão gênica, percebeu-se diferenças em relação ao período anterior ao tratamento da obesidade. Alguns dos genes afetados desempenham papéis-chave no metabolismo de aminoácidos, glicose e gordura, como a expressão do hormônio estimulante da tireoide B (TSHB), que foi regulada negativamente nesses cães. O TSHB existe em um ciclo de *feedback* com a leptina, e o TSH aumenta a secreção de leptina do tecido adiposo. Estudos em pessoas sugeriram que a intervenção para reduzir a concentração de TSH durante a perda de peso em indivíduos obesos pode ser benéfica para aumentar a sensibilidade à insulina.

No caso do estudo com gatos, todos os animais incluídos perderam peso (média de 1% semanal) e gordura corporal (em média 1,5% semanal) durante o período de perda de peso de 4 meses, assim como não ganharam peso durante o período de manutenção do peso. Assim como nos cães, houve alteração na expressão dos genes que desempenham papéis-chave no metabolismo de aminoácidos, glicose e gordura, entre eles da proteína de transferência de fosfatidilcolina (PCTP), a qual foi reduzida nesses gatos. Estudos em camundongos que não expressam essa proteína revelaram papéis-chave para o PCTP na regulação do metabolismo de lipídios e glicose. Com base em estudos desse grupo de pesquisa, acredita-se que com o uso de alimentos que atuem de maneira nutrigenômica a perda de peso possa ser estimulada mesmo quando os proprietários dos gatos não realizam a restrição energética recomendada.

CONSIDERAÇÕES FINAIS

Os estudos relacionados à metabolômica de animais obesos são poucos e recentes, em especial aqueles em animais verdadeiramente obesos e não com obesidade induzida a curto prazo. Porém, apontam diferenças na metabolômica (seja ela sérica seja plasmática) entre animais obesos antes e em condição corporal ideal. Esses resultados sugerem que a obesidade altera o metaboloma de cães e que há benefícios da perda de peso também nesse sentido, além dos outros benefícios já conhecidos.

Pela nutrigenômica, fatores dietéticos podem atuar para modificar o genoma, uma vez que as anormalidades genéticas tenham ocorrido. A abordagem tradicional da dieta-genoma relaciona a proteção ao estilo de vida alimentar e ao genótipo. Como os estudos de intervenção humana são caros e difíceis de conduzir, estudos observacionais (que detectam associações, não relações causais) provavelmente continuarão a dominar a abordagem epidemiológica da nutrigenômica. Além disso, é muito mais fácil controlar e monitorar a ingestão alimentar de animais que de seres humanos.

Com o tempo, serão vistas importantes contribuições da nutrigenômica para a prevenção de muitas doenças modernas. A nutrigenômica ajudará a inaugurar o desenvolvimento de novos alimentos funcionais e suplementos para a saúde do genoma que podem ser misturados e combinados para que a ingestão nutricional geral seja adequadamente adaptada ao genótipo e ao *status* do genoma de um indivíduo. Entretanto, esse conhecimento é ainda inicial e deve ser avaliado com parcimônia por profissionais capacitados.

BIBLIOGRAFIA

1. Aeberli I, Andreas J, Muere SB, et al. During rapid weight loss in obese children, reductions in TSH predict improvements in insulin sensitivity independent of changes in body weight or fat. Clin Endocrinol Metab. 2010;95:5412-8.
2. Affolter M, Raymond F, Kussmann M. Omics in nutrition and health research. In: Mine Y, Miyashita K, Shahidi F (ed.). Nutrigenomics and proteomics in health and disease – food factors and gene interactions. Wiley Blackwell; 2009. p.11-29.
3. Al-Murrani S, Thatcher CD, Hand MS. Nutrigenomics and Nutrigenetics: Nutritional Genomics in Health and Disease. In: Hand MS, Thatcher CD, Remillard RL, Roudebush P, Novotny BJ. Small animal clinical nutritional. 5.ed. Topeka, Kansas: Mark Morris Institute; 2010.
4. Apper E, Privet L, Taminiau B, Le Bourgot C, Svilar L, Martin JC, et al. Relationships between gut microbiota, metabolome, body weight, and glucose homeostasis of obese dogs fed with diets differing in prebiotic and protein content. Microorganisms. 2020;8(4):513.
5. Brennan CL, Hoenig M, Ferguson DC. GLUT4 but not GLUT1 expression decreases early in the development of feline obesity. Domest Anim Endocrinol. 2004;26:291-301.
6. Chadwick R. Nutrigenomics, individualism and public health. Proc Nutr Soc. 2004;63(1):161-166.

7. Christmann U, Bečvářová I, Were SR, Meyer HP. Effectiveness of a new dietetic weight management food to achieve weight loss in client-owned obese cats. J Feline Med Surg. 2016;18(12):947-53.
8. Christians U, Klawitter J, Hornberger A, Klawitter J. How unbiased is non-targeted metabolomics and is targeted pathway screening the solution? Curr Pharm Biotechnol. 2011;12(7):1053-66.
9. de Godoy MR, Swanson KS. Companion Animals Symposium: nutrigenomics: using gene expression and molecular biology data to understand pet obesity. J Anim Sci. 2013;91(6):2949-64.
10. Eisele I, Wood IS, German AJ, et al. Adipokine gene expression in dog adipose tissue and dog white adipocytes differentiated in primary culture. Horm Metab Res. 2005;37:474-81.
11. Ellis DI, Dunn WB, Grifn JL, Allwood JW, Goodacre R. Metabolic fngerprinting as a diagnostic tool. Pharmacogenomics. 2007;8(9):1243-66.
12. Fenech M, El-Sohemy A, Cahill L, Ferguson LR, French TA, Tai ES, et al. Nutrigenetics and nutrigenomics: viewpoints on the current status and applications in nutrition research and practice. J Nutrigenet Nutrigenomics. 2011;4(2):69-89.
13. Fletcher J, Grapentine S, Rankovic A, Brisson B, Sinclair M, Shoveller AKK, et al. 190 the nutrigenomic effects of dietary choline and l-carnitine on the muscle and liver of lean and overweight cats. J Anim Sci. 2023;101(Suppl. 3):99.
14. German AJ. The growing problem of obesity in dogs and cats. J Nutr. 2006;136:1940S-46S.
15. Grant RW, Vester Boler BM, Ridge TK, et al. Adipose tissue transcriptome changes during obesity development in female dogs. Physiol Genomics. 2011;43:295-307.
16. Han J, Datla R, Chan S, Borchers CH. Mass spectrometry-based technologies for high-throughput metabolomics. Bioanalysis. 2009;1(9):1665-84.
17. Hahn K, Meyer H. The nutrigenomics story: opening avenues to help solve obesity in dogs and cats. Scientific Proceedings Hill's Global Symposium on Obesity. Barcelona. p.26-8.
18. Hoenig M, McGoldrick JB, deBeer M, et al. Activity and tissue-specific expression of lipases and tumor-necrosis factor in lean and obese cats. Domest Anim Endocrinol. 2006;30:333-44.
19. Iwase M, Kimura K, Sasaki N, et al. Canine leptin: cDNA cloning, expression and activity of recombinant protein. Res Vet Sci. 2000;68:109-14.
20. Jones MD, Rainville PD, Isaac G, Wilson ID, Smith NW, Plumb RS. Ultra high resolution SFC-MS as a high throughput platform for metabolic phenotyping: application to metabolic profiling of rat and dog bile. J Chromatogr B Analyt Technol Biomed Life Sci. 2014;966:200-7.
21. Kang HW, Wei J, Cohen DE. PC-TP/StARD2: of membranes and metabolism. Trends Endocrinol Metab. 2010;21:449-56.
22. Kaput J. Nutrigenomics – 2006 update. Clin Chem Lab Med. 2007;45(3):279-87.
23. Kealy RD, Lawler DF, Ballam JM, et al. Effects of diet restriction on life span and age-related changes in dogs. J Am Vet Med Assoc. 2002;220:1315-20.
24. Koal T, Deigner H. Challenges in mass spectrometry based targeted metabolomics. Curr Mol Med. 2010;10(2):216-26.
25. Kohlmeier M, De Caterina R, Ferguson L, Görman U, Allayee H, Prasad C, et al. Guide and position of the International Society of Nutrigenetics/Nutrigenomics on Personalized Nutrition: Part 2 – ethics, challenges and endeavors of precision nutrition. J Nutrigenet Nutrigenomics. 2016;9:28-46.
26. Koromina M, Konstantinidou V, Georgaka M, Innocenti F, Patronos GP. Nutrigenetics and nutrigenomics: ready for clinical use or still a way to go? Per Med. 2020;17(3):171-3.
27. Leray V, Serisier S, Khosniat S, et al. Adipose tissue gene expression in obese dogs after weight loss. J Anim Physiol Anim Nutr. 2008;92:390-8.
28. Lindblad-Toh K, Wade CM, Mikkelsen TS, et al. Genome sequence, comparative analysis and haplotype structure of the domestic dog. Nature. 2005;438:803-19.

29. Li Y, Rahman SU, Huang Y, Zhang Y, Ming P, Zhu L, et al. Green tea polyphenols decrease weight gain, ameliorate alteration of gut microbiota, and mitigate intestinal inflammation in canines with high-fat-diet-induced obesity. J Nutr Biochem. 2019;78(2020):108324.
30. Lindon JC, Holmes E, Nicholson JK. Pattern recognition methods and applications in biomedical magnetic resonance. Progress in Nuclear Magnetic Resonance Spectroscopy. 2001;39:1-40.
31. Lund EM, Armstrong PJ, Kirk CA, Klausner JS. Prevalence and risk factors for obesity in adult dogs from private US veterinary practices. Int J Appl Res Vet Med. 2006;4:177.
32. Mathers JC. Nutrigenomics in the modern era. Proc Nutr Soc. 2017;76(3):265-75.
33. Mead MN. Nutrigenomics – the genome-food interface. Environ Health Perspect. 2007;115(12):582-9.
34. Muñoz-Prieto A, Rubic I, Horvatic A, Rafaj RB, Cerón JJ, Tvarijonaviciute A, et al. Evaluation of changes in metabolites of saliva in canine obesity using a targeted metabolomic approach. Animals. 2021;11:2501.
35. National Research Council. Nutrient requirements of dogs and cats. National Academies Press; 2006.
36. Oliveira Michele CC, et al. Evaluation of the owner's perception in the use of homemade diets for the nutritional management of dogs. J Nutr Sci. 2014;3:e23.
37. Park M, Kim KH, Jaiswal V, et al. Effect of black ginseng and silkworm supplementation on obesity, the transcriptome, and the gut microbiome of diet-induced overweight dogs. Sci Rep. 2021;11:16334.
38. Peregrin T. The new frontier of nutrition science: nutrigenomics. J Am Diet Assoc. 2001;101(11):1306.
39. Pontius JU, Mullikin JC, Smith DR, et al. Initial sequence and comparative analysis of the cat genome. Genome Res. 2007;17:1675-89.
40. Qu W, Chen Z, Hu X, Zou T, Huang Y, Zhang Y, et al. Profound perturbation in the metabolome of a canine obesity and metabolic disorder model. Front. Endocrinol. 2022;13:849060.
41. Rahman SU, Huang Y, Zhu L, et al. Tea polyphenols attenuate liver inflammation by modulating obesity-related genes and down-regulating COX-2 and iNOS expression in high fat-fed dogs. BMC Vet Res. 2020;16:234.
42. Rankovic A, et al. Serum metabolomic analysis of the dose-response effect of dietary choline in overweight male cats fed at maintenance energy requirements. PLoS One. 2023;18.1:e0280734.
43. Respondek F, Swanson KS, Belsito KR, et al. Short-chain fructooligosaccharides influence insulin sensitivity and gene expression of fat tissue in obese dogs. J Nutr. 2008;138:1712-8.
44. Sasaki N, Shibata H, Honjoh T, et al. cDNA cloning of feline leptin and its mRNA expression in adipose tissue. J Vet Med Sci. 2001;63:1115-20.
45. Stenberg K, et al. Obesity-induced changes in gene expression in feline adipose and skeletal muscle tissue. J Anim Physiol Anim Nutr. 2023;107(5):1262-78.
46. Sypniewski M, Szydlowski M. A study of 41 canine orthologues of human genes involved in monogenic obesity reveals marker in the ADCY3 for body weight in Labrador Retrievers. Vet Sci. 2023;10:390.
47. Swanson K, de Godoy M. Nutrigenomics: taking advantage of genome science in obesity management. Scientific Proceedings Hill's Global Symposium on Obesity. Barcelona. p.16-21.
48. Swanson KS, Schook LB. Canine nutritional model: influence of age, diet, and genetics on health and well-being. Current Nutr Food Sci. 2006;2:115-26.
49. Vendramini THA, Macedo HT, Zafalon RVA, et al. Serum metabolomics analysis reveals that weight loss in obese dogs results in a similar metabolic profile to dogs in ideal body condition. Metabolomics. 2021;17:27.

50. Vendramini THA, et al. Gene expression of the immunoinflammatory and immunological status of obese dogs before and after weight loss. PLoS One. 2020;15(9):e0238638.
51. Yamka RM, Friesen KG, Gao X, et al. Identification of genes related to obesity in dogs. FASEB 2007;21:A4.
52. Yamka RM, Friesen KG, Gao X, et al. The effects of weight loss on gene expression in dogs. ACVIM Proceedings. 2008.

Capítulo **28**

Microbiota intestinal dos obesos

Stephanie de Souza Theodoro
Patrícia Eri Ishii

INTRODUÇÃO

O microbioma do trato gastrointestinal (TGI) configura-se como um ecossistema complexo composto de fungos, vírus, arqueias, bactérias e protozoários. Embora diversificado, as bactérias predominam, representando aproximadamente 98% do microbioma intestinal. A manutenção do equilíbrio nesse microbioma é crucial para o adequado funcionamento do sistema imune, bem como para a integridade estrutural e fisiológica do trato gastrointestinal. Microrganismos específicos desempenham um papel crítico na modulação, direta ou indireta, da resposta imunológica, por meio de interações com o epitélio intestinal e pela secreção de fatores imunológicos. As respostas anti-inflamatórias são mediadas por processos que incluem a produção do fator de crescimento transformador pelas células epiteliais intestinais e a produção de interleucina-10 (IL-10) pelas células mononucleares.

Quanto à composição, o termo "microbiota intestinal" refere-se à taxonomia, representando a coleção dinâmica de microrganismos no TGI. Entretanto, ao abordar a função, o material genético e as interações desses organismos com as células hospedeiras, o termo mais apropriado é "microbioma". Atualmente, o microbioma intestinal é reconhecido como um órgão metabolicamente ativo no corpo, exercendo impacto em diversas funções do organismo. Os microrganismos no sistema digestório produzem diversos metabólitos que influenciam não apenas o funcionamento desse sistema, mas também órgãos distantes, como rins, coração, pele e cérebro, além de articulações, entre outros.

A composição microbiana varia ao longo do trato gastrointestinal, de acordo com as condições luminais. O intestino delgado é predominantemente habitado por bactérias aeróbicas e anaeróbicas facultativas, enquanto o intestino grosso abriga, em particular, microrganismos anaeróbicos, por causa da redução de oxigênio ao longo do trato. Apesar da complexidade da amostragem do conteúdo proximal, a maioria dos estudos concentra-se na microbiota fecal, pois as amostras fecais são seguras e apresentam espécies bacterianas mais relevantes para a saúde intestinal em cães.

Em cães adultos saudáveis, a microbiota fecal é relativamente bem definida, destacando-se os filos *Firmicutes*, *Fusobacteria* e *Bacteroidetes*. Famílias como *Clostridiaceae*, *Erysipelotrichaceae* e *Bacteroidaceae* também desempenham papéis relevantes, influenciando a digestibilidade de macronutrientes, o escore fecal e a produção de fezes.

Estudos identificaram diferenças marcantes entre a microbiota de cães e gatos, sendo notável uma maior α-diversidade da microbiota em gatos em comparação com cães. Análises de 16S rRNA em felinos indicam a presença predominante de cinco filos, com *Firmicutes* dominando, seguido por *Proteobacteria*, *Bacteroidetes*, *Fusobacteria* e *Actinobactérias*.

Entre os papéis metabólicos que a microbiota desempenha, colaborando no suporte das funções metabólicas que o hospedeiro não consegue realizar autonomamente, estão a digestão e absorção de nutrientes, metabolização de medicamentos, conversão de nutrientes complexos em ácidos graxos de cadeia curta (AGCC), estímulo à proliferação de células epiteliais, transformação de ácidos biliares secundários, conversão de mucinas e fibras alimentares em açúcares simples, e formação de uma barreira de defesa crucial para a maturação e o desenvolvimento do sistema imune sistêmico e das mucosas. Os ácidos biliares secundários são conhecidos por suas propriedades anti-inflamatórias, bem como por seu impacto na regulação da insulina. A principal bactéria responsável pela conversão de ácidos biliares em cães e gatos é o *Peptacetobacter hiranonis* (também conhecido como *Clostridium hiranonis*). Além disso, a microbiota é responsável pela produção de vitaminas, como a K e o ácido fólico, que contribuem para o estado geral do hospedeiro.

No contexto do metabolismo energético, as bactérias podem influenciar vias metabólicas, estimulando aquelas que favorecem o armazenamento de tecido adiposo. A microbiota também desempenha papel na inflamação de baixo grau, como evidenciado na obesidade, em que os lipopolissacarídeos

(LPS) – componentes de membrana externa de bactérias Gram-negativas – são sugeridos como desencadeador da resposta imune inata.

Essas interações complexas entre microbiota, sistema imune e genética do hospedeiro têm um impacto crucial no equilíbrio entre saúde e doença. Portanto, torna-se evidente a partir desses exemplos que o termo "microbioma intestinal" não se limita à descrição dos microrganismos no trato gastrointestinal, mas refere-se a um conjunto diversificado de organismos que interagem com o resto do hospedeiro e desempenham múltiplos propósitos, além de influenciar ativamente o metabolismo do hospedeiro.

DISBIOSE NA OBESIDADE

A interação ideal da microbiota com o hospedeiro implica o equilíbrio entre sinais estimulatórios e reguladores, permitindo o desenvolvimento da imunidade sem comprometer a capacidade do hospedeiro de manter a tolerância a antígenos inócuos. A ocorrência de disbiose intestinal, caracterizada por alterações na composição e função do microbioma, contribui para o aumento de doenças inflamatórias crônicas e autoimunes, não apenas no sistema digestório, mas também em outros órgãos e sistemas, como hipertensão, doença renal crônica, alergias, diabetes mellitus, câncer e obesidade.

Embora cada doença inflamatória esteja associada a mecanismos genéticos e biológicos únicos, observa-se uma tendência de mudanças na microbiota, passando do estado "saudável" para o estado "doente". Até o momento, não é possível determinar se a disbiose é a causa ou a consequência dessas doenças; entretanto, já foi observado que há um ciclo em que a doença provoca ou agrava a disbiose, e a disbiose, por sua vez, intensifica as manifestações clínicas, independentemente de quem iniciou o problema.

Apesar da relação entre o microbioma intestinal e a obesidade ter sido observada, os mecanismos precisos pelos quais o microbioma contribui para o desenvolvimento da obesidade ainda não estão totalmente esclarecidos. No entanto, algumas propostas incluem a maior produção de AGCC, monossacarídeos e outras moléculas bioativas pelos microrganismos intestinais. Esses produtos bacterianos podem resultar em aumento na captação de energia da dieta, alterações no metabolismo lipídico, modificações na regulação do armazenamento de gordura, redução da saciedade e aumento na inflamação sistêmica de baixo grau por meio da interação com o sistema nervoso entérico, o sistema endócrino ou com o sistema imune.

Estudos indicam que a obesidade está associada a mudanças e redução da biodiversidade na microbiota intestinal. Essa condição está ligada à diminuição na diversidade bacteriana e à representação alterada de populações bacterianas e genes relacionados a diversas vias metabólicas.

Em um estudo com cães da raça Beagle, a microbiota fecal de cães em condição corporal ideal e cães que desenvolveram obesidade após seis meses de superalimentação foi avaliada. A análise revelou diferenças nas comunidades microbianas entre os grupos, com menor diversidade no grupo obeso. Houve diminuição na abundância de *Firmicutes* e *Fusobacteria*, enquanto a *Proteobacteria* teve presença maior no grupo obeso em comparação ao grupo saudável. Entretanto, um segundo estudo observou tendência para menor diversidade microbiana fecal em cães obesos, comparados a cães em escore corporal ideal.

Em gatos, a comparação entre gatos saudáveis não castrados e castrados identificou gêneros como *Bacteroides*, *Eubacterium*, *Faecalibacterium*, *Phascolarctobacterium* e *Sutterella* como discriminadores importantes. Na condição de obesidade em gatos castrados, foram identificados *Prevotella*, *Acidaminococcus* e *Phascolarctobacterium* como marcadores distintivos em relação aos gatos castrados saudáveis. Durante a restrição energética, contribuíram para a diferenciação do mesmo gato antes e depois da restrição energética os gêneros *Acidaminococcus*, *Bacillus*, *Dorea*, *Phascolarctobacterium*, *Sarcina* e *Staphylococcus*.

Em estudos com camundongos geneticamente obesos, observou-se uma proporção diferente de *Firmicutes* e *Bacteroidetes* no ceco em comparação a camundongos saudáveis. Os camundongos obesos apresentaram maior representação de *Firmicutes* e menor de *Bacteroidetes*, sendo a relação *Firmicutes*: *Bacteroidetes* maior em indivíduos obesos e diminuindo após a perda de peso.

A pesquisa sobre a obesidade destaca uma complexa rede de fatores, incluindo dieta, genes e microbiota intestinal, contribuindo para o ganho de peso e a resistência à perda de peso. O aumento rápido na prevalência da obesidade nas últimas décadas sugere a influência de combinações de fatores ambientais, em vez de uma única causa genética simples. Pesquisas recentes em modelos animais e humanos enfatizam o papel crucial da composição da microbiota intestinal na extração de energia da dieta e no risco de obesidade e doenças metabólicas.

FATORES INFLUENTES

Como é amplamente reconhecido, os AGCC desempenham funções essenciais no sistema gastrointestinal ao fornecer energia aos colonócitos. No entanto, no contexto da obesidade, há indícios de que esses AGCC também podem estar relacionados a maior disponibilização de energia dietética, ou seja, parte da energia que seria eliminada nas fezes se torna disponível ao hospedeiro. O aumento na concentração de AGCC no plasma e a redução simultânea nas fezes podem estar correlacionados com a obesidade e distúrbios metabólicos. Originados pela microbiota intestinal, esses metabólitos têm a capacidade de modular o metabolismo energético do hospedeiro, favorecendo a lipogênese hepática e o acúmulo de lipídios nos adipócitos do hospedeiro.

Em seres humanos obesos, observou-se que a microbiota intestinal tem uma aparente capacidade aumentada de extrair energia da dieta em comparação à dos indivíduos saudáveis. Em cães, um estudo revelou uma correlação entre a diminuição do gênero *Megamonas*, uma menor proporção de *Ruminococcaceae* e a redução dos ácidos acético e propiônico com a taxa de perda de peso. Esses resultados sugerem que a extração de energia por meio da fermentação colônica de carboidratos fermentáveis pode influenciar a diferença na taxa de perda de peso em cães.

A análise de composição da microbiota intestinal em cães obesos, em comparação aos cães magros, revelou maior abundância de bactérias do filo *Actinobacteria* e do gênero *Roseburia* nos cães obesos. Alguns membros do gênero *Roseburia* são reconhecidos como produtores de AGCC a partir de fibras fermentáveis, indicando que a produção desses ácidos graxos pode ser maior em cães obesos e prejudicar a taxa de perda de peso durante dietas induzidas.

Existe a hipótese de que o aumento da saciedade, crucial para adesão do tutor ao programa de perda de peso, pode ser mediado pelos AGCC. Em um estudo, diferenças foram confirmadas em bactérias produtoras de AGCC entre obesos antes e depois da perda de peso, destacando a importância desses ácidos graxos na regulação do peso.

Em resumo, uma subpopulação de cães acima do peso parece apresentar composição genética modificada que pode torná-los mais resistentes à perda de peso, possivelmente devido à maior capacidade de extrair energia da dieta por meio da produção de AGCC pela microbiota intestinal.

Além disso, outro mecanismo proposto envolve o aumento de lipopolissacarídeos (LPS), contribuindo para a inflamação de baixo grau associada à obesidade. O LPS, um componente estrutural da membrana externa de bactérias Gram-negativas, desencadeia a inflamação no hospedeiro por meio da resposta imune inata. Funcionalmente, especula-se que a maior presença de bactérias Gram-negativas, como Proteobactérias, pode estar envolvida na inflamação em cães obesos, aumentando concentrações de LPS intestinais. Em seres humanos, já foi demonstrado que o LPS pode afetar a permeabilidade intestinal, levando ao aumento de sua concentração plasmática, correlacionando-se com a inflamação crônica característica de pacientes obesos. Além disso, os LPS se ligam ao receptor *toll-like*-4, regulando positivamente a produção de citocinas e quimiocinas inflamatórias. A produção de LPS pelas Proteobactérias também tem sido associada à captação de energia, aumento do armazenamento de gordura e promoção da inflamação.

Em ratos alimentados com dietas ricas em gordura, houve aumento na concentração de LPS plasmático, caracterizando a endotoxemia metabólica. Uma hipótese alternativa sugere que os quilomícrons, formados no enterócito após a absorção de triglicerídeos da dieta, transportam o LPS das células intestinais para a circulação, contribuindo para a resposta inflamatória crônica induzida pela dieta.

As dietas com maior quantidade de gordura também alteram a composição da microbiota intestinal, reduzindo notavelmente as bactérias Gram-positivas Bifidobactérias. Quantidades elevadas de Bifidobactérias estão associadas à redução da permeabilidade intestinal, sugerindo que dietas ricas em gordura podem aumentar a absorção de LPS ao modular as bactérias intestinais. Além disso, os quilomícrons podem captar os LPS, impedindo sua ativação celular, agindo como um mecanismo de defesa local. Isso está associado ao aumento da massa gorda, acúmulo hepático de triglicerídeos, ganho de peso corporal e resistência à insulina.

Suspeita-se que a obesidade pode afetar a permeabilidade intestinal por meio da alteração da microbiota, resultando em um aumento nas bactérias produtoras de LPS e na produção global de LPS.

TRATAMENTO

Um programa de perda de peso bem-sucedido não só pode corrigir a desnutrição, reduzir a prevalência ou o risco de doenças, mas também melhorar a qualidade de vida (Capítulo 14). O êxito desse programa depende da escolha adequada da dieta (Capítulos 19 e 21) e do comprometimento do tutor (Capítulo 25) em monitorar cuidadosamente o peso, ajustando a ingestão de alimentos (Capítulos 18 e 20) e promovendo o aumento da atividade física do animal (Capítulo 24).

A dieta desempenha papel crucial na modulação não apenas da composição da microbiota fecal, mas também da função exercida por essas bactérias e da estrutura da mucosa intestinal. O microbioma intestinal responde de maneira sensível aos nutrientes, e mudanças nos táxons bacterianos podem ocorrer com alterações nos macronutrientes da dieta. Entretanto, mesmo a adição de micronutrientes pode influenciar os metabólitos derivados de bactérias e, consequentemente, a função do microbioma, destacando a necessidade de pesquisas contínuas nessa área.

Em um programa de perda de peso em cães obesos com dieta rica em fibras e proteínas observou-se aumento na abundância relativa de *Bacteroidetes* e *Fusobacteria*, enquanto *Firmicutes* diminuíram. Isso sugere que a riqueza e a uniformidade da microbiota fecal dos cães aumentaram após a perda de peso. Esses resultados são compatíveis com estudos anteriores em cães e seres humanos obesos, nos quais a menor riqueza e uniformidade da microbiota fecal foram observadas. Além disso, a relação *Bacteroidetes*: *Firmicutes*, associada à obesidade, pode ser revertida por meio de perda de peso induzida por dieta, promovendo composição mais semelhante à de indivíduos saudáveis.

Além da composição da dieta, outras variáveis a serem consideradas na associação entre microbiota intestinal e obesidade incluem a duração dos períodos de jejum, a regularidade e intensidade do exercício, além da idade. Estudos demonstraram que camundongos que jejuam por 24 horas apresentam uma proporção maior de *Bacteroidetes* em seus cecos em comparação com camundongos que não jejuam, independentemente das porcentagens equivalentes de gordura corporal. Nesse contexto, foi observado que os camundongos em jejum utilizam corpos cetônicos derivados da lipólise como fonte principal de energia, em contraste com os camundongos que não jejuam, que dependem predominantemente da glicose proveniente da glicólise, destacando assim a influência do jejum na composição da microbiota e na utilização de fontes de energia. Vale destacar que o caráter gliconeogênico constante dos cães e gatos pode influenciar essa resposta nessas espécies, carecendo estudos nessa área.

O exercício de alta resistência em modelos murinos, como a natação, mostrou diferentes impactos na aquisição de massa muscular entre camundongos livres de microrganismos e colonizados, ressaltando a complexa associação entre a microbiota intestinal e o peso. À medida que os indivíduos envelhecem, observam-se diminuição no número de espécies *Bifidobacterianas*, consideradas protetoras contra o ganho de peso, e aumento de espécies prejudiciais à saúde, como *Enterobacteria* e *Clostridia*. A proporção de *Firmicutes* para *Bacteroidetes* na microbiota intestinal humana também aumenta com a idade, o que deve ser considerado ao analisar o papel das mudanças de peso em idosos. A obesidade é uma variável biológica complexa, refletindo interações entre diversos microrganismos vivos, como bactérias, arqueias e fungos.

No contexto da modulação da microbiota intestinal, são consideradas substâncias como prebióticos e probióticos. Os prebióticos são ingredientes que quando fermentados resultam em mudanças específicas na composição e/ou atividade da microbiota gastrointestinal, conferindo benefícios à saúde do hospedeiro. Os probióticos são microrganismos vivos que, quando administrados em quantidades adequadas, proporcionam benefícios à saúde do hospedeiro enquanto ministrados.

Evidências sugerem que intervenções nutricionais com probióticos e prebióticos podem modificar positivamente a composição da microbiota intestinal, reduzindo o desenvolvimento de doenças associadas à inflamação, que é a base de muitos distúrbios metabólicos, incluindo aqueles ligados à obesidade. Em um estudo com seres humanos envolvendo pacientes submetidos à cirurgia de *bypass* gástrico em Y-de-Roux, a administração de probióticos *Lactobacillus*, durante seis meses, resultou em uma perda de peso acelerada em comparação aos pacientes não tratados após o mesmo procedimento. Esses achados destacam a influência, ainda incerta, mas inegável, das bactérias na determinação do peso corporal.

Os probióticos têm demonstrado efeitos antiobesidade ao regular o microambiente intestinal, reduzir a resistência à insulina e melhorar a saciedade. Especificamente, as espécies de *Lactobacillus* e *Bifidobacterium*, devido à sua baixa patogenicidade e à alta resistência a antibióticos, foram aplicadas em modelos animais de obesidade e levaram a reduções no peso e no acúmulo de gordura em graus variados. O *Bifidobacterium* reduziu a inflamação, a resistência à insulina, o acúmulo de gordura, as concentrações séricas de colesterol e triglicerídeos, e a mudança da permeabilidade intestinal. A administração de probióticos contendo cepas de *Lactobacillus* a animais obesos também reduziu efetivamente a massa gorda corporal, melhorou a distribuição lipídica e a homeostase da glicose sanguínea, estimulando a oxidação de ácidos graxos ou inibindo a atividade da lipoproteína lipase.

Os probióticos não apenas regulam a composição da microbiota intestinal, mas também promovem funções de barreira e imunomoduladoras. Essa capacidade dos probióticos de modular a microbiota intestinal tornou-se uma abordagem promissora no tratamento da obesidade, especialmente em casos associados a dietas ricas em gordura. Estudos em animais e ensaios clínicos confirmaram a eficácia dos probióticos, especialmente das cepas *Bifidobacterium* e *Lactobacillus*, no tratamento da obesidade, controlando a função da microbiota intestinal, o metabolismo dos ácidos biliares e a expressão genética associada à homeostase energética e à lipogênese. Ensaios clínicos também relataram perda de peso bem-sucedida e melhoria dos marcadores metabólicos em indivíduos tratados com probióticos. Além disso, estudos em modelos animais mostraram que suplementações dietéticas com fruto-oligossacarídeos e galacto-oligossacarídeos podem alterar a composição dos microrganismos intestinais, promovendo o crescimento de *Bifidobacterium* e *Lactobacillus* benéficos. Essa regulação da microbiota pode melhorar a função da barreira intestinal, reduzindo a inflamação, o perfil de peso corporal e a gordura total.

Apesar de todos esses benefícios descritos, é importante deixar claro que na medicina veterinária há poucos estudos que tenham avaliado a aplicação de pré, pró ou simbióticos no contexto de perda de peso em cães.

CONSIDERAÇÕES FINAIS

Diante da complexidade da interação entre inflamação crônica, microbiota intestinal e obesidade, diversos estudos têm investigado essa relação. Contudo, persiste controvérsia em relação às correlações entre as proporções de certos filos e o conteúdo de energia fecal/disponibilização de calorias. As discrepâncias observadas podem ser atribuídas à grande variedade nas metodologias de detecção de filos bacterianos utilizadas nos estudos.

A modulação da microbiota, especialmente em resposta a dietas ricas em gordura, parece desempenhar um papel crucial na regulação da absorção de LPS, contribuindo para a ocorrência de inflamação, resistência à insulina e ganho de peso. Compreender esses mecanismos é essencial para desenvolver intervenções terapêuticas voltadas à microbiota intestinal como potencial alvo na prevenção e no tratamento da obesidade e distúrbios metabólicos associados.

É importante reconhecer que o microbioma intestinal não é composto apenas de bactérias, mas também de uma variedade de microrganismos vivos, incluindo arqueias e fungos. Essa diversidade de interações deve ser considerada para uma compreensão abrangente dos complexos mecanismos que ligam a microbiota intestinal à obesidade. A pesquisa contínua nessa área, que está começando a ser estudada na medicina veterinária, pode fornecer *insights* valiosos para a saúde metabólica e estratégias de intervenção futuras.

BIBLIOGRAFIA

1. Cani PD, Amar J, Iglesias MA, Poggi M, Knauf C, Bastelica D, et al. Metabolic endotoxemia initiates obesity and insulin resistance. Diabetes. 2007;56:1761-72.
2. Cani PD, Osto M, Geurts L, Everard A. Involvement of gut microbiota in the development of low-grade inflammation and type 2 diabetes associated with obesity. Gut Microbes. 2012;3(4):279-88.
3. Fisher MM, Kessler AM, Kieffer DA, Trina AK, Kyoungmi K, Wei A, et al. Effects of obesity, energy restriction and neutering on the faecal microbiota of cats. Br J Nutr. 2017;118:513-24.
4. Forster GM, Stockman J, Noyes N, Heuberger AL, Broeckling CD, Bantle CM, et al. A comparative study of serum biochemistry, metabolome and microbiome parameters of clinically healthy, normal weight, overweight, and obese companion dogs. Top Companion Anim Med. 2018;33:126-35.
5. Frias R, et al. Comparison of 51chromium-labeled ethylenediamine tetra-acetic acid and iohexol as blood markers for intestinal permeability testing in Beagle dogs. Vet J. 2012;192(1):123-5.
6. Hernandez J, Rhimi S, Kriaa A, Mariaule V, Boudaya H, Drut A, et al. Domest environment and gut microbiota: lessons from pet dogs. Microorganisms. 2022;10:949.
7. Kallus SJ, Brandt LJ. The intestinal microbiota and obesity. J Clin Gastroenterol. 2012;46(1).
8. Kieler IN, Kamal S, Vitger AD, Nielsen DS, Lauridsen C, Bjornvad CR. Gut microbiota composition may relate to weight loss rate in obese pet dogs. Veterinary Medicine and Science. 2017;3(4):252-62.
9. Klenner S, et al. Estimation of intestinal permeability in healthy dogs using the contrast medium iohexol. Vet Clin Pathol. 2009;38(3):353-60.
10. Ley RE. Obesity and the human microbiome. Curr Opin Gastroenterol. 2010;26(1):5-11.
11. Park HJ, Lee SE, Kim HB, Isaacson RE, Seo KW, Song KH. Association of obesity with serum leptin, adiponectin, and serotonin and gut microflora in beagle dogs. J Vet Int Med. 2015;29:43-50.
12. Pilla R, Suchodolski JS. The role of the canine gut microbiome and metabolome in health and gastrointestinal disease. Front Vet Sci. 2020;6:498.
13. Sanchez AB, Pilla R, Sarawichitr B, Gramenzi A, Marsilio F, Steiner JM, et al. Fecal microbiota in cliente-owned obese dogs changes after weight loss with a high-fiber-high-protein diet. Peer J. 2020.
14. Suchodolski J. Analysis of the gut microbiome in dogs and cats. Vet Clin Pathol. 2022;50(1):6-17.
15. Turnbaugh PJ, Hamady M, Yatsunenko T, Cantarel BL, Duncan A, Ley RE, et al. A core gut microbiome in obese and lean twins. Nature. 2009;457:480-4.
16. Turnbaugh PJ, Ley RE, Mahowald MA, Magrini V, Mardis ER, Gordon JI. An obesity-associated gut microbiome with increased capacity for energy harvest. Nature. 2006;444:1027-31.

Capítulo **29**

Obesidade em equinos

Fernanda Jordão Affonso

INTRODUÇÃO

No Brasil, a criação de cavalos, ou equinocultura, apresenta forte impacto e relevância social, econômica e cultural. Compondo a tropa nacional, há uma população superior a 5 milhões de cavalos, divididos em: animais de trabalho, chamados "cavalos de lida", que atuam tanto no auxílio do manejo de outras criações (p. ex., gado bovino) quanto na tração animal, desenvolvendo atividades pecuárias e agrícolas na maioria das propriedades produtivas nacionais; e animais destinados ao lazer e ao esporte.

A forma como se organiza a criação desses animais varia, e um dos principais fatores que influenciam nessa estrutura é a raça, pois essa característica está diretamente relacionada à atividade exercida por esses animais. Desse modo, diferentes cenários de manejo e alimentação são observados entre as criações, podendo ser desde animais criados completamente a pasto, com pouca ou nenhuma suplementação, até animais criados totalmente encocheirados, com pouco acesso à forrageira em piquete. Essas diferenças também ocorrem na forma como os animais recebem a alimentação, no manejo diário, nas atividades físicas, entre outras características que influenciam a saúde e o desempenho desses indivíduos.

Por serem herbívoros, a base da alimentação do cavalo é o volumoso, que pode ser ofertado na forma de pastagens – apresentada diretamente em piquete ou picada e fornecida em cocheira – ou, ainda, processada e fornecida na forma de feno. No entanto, de acordo com a raça e a finalidade, o animal muitas vezes recebe, além do volumoso, suplementação com diferentes categorias de concentrados comerciais. Além do volumoso e do concentrado, a alimentação dos equinos pode ser composta de outros itens, como sal mineral e suplementos minerais e vitamínicos.

Deve-se salientar que o processo de domesticação alterou de maneira drástica os hábitos alimentares e comportamentais dos cavalos. Quando na natureza, é uma espécie que se alimenta predominantemente de pastagem, passando cerca de 17 horas do dia pastando, de modo que o animal de vida livre encontra na diversidade de espécies vegetais os ingredientes necessários para o balanceamento da sua dieta. Além disso, por se tratar de uma presa e por ter hábito gregário, está sempre se movimentando em busca de locais seguros, com disponibilidade de alimento. Ao ser domesticado, o animal em geral passa muitas horas do dia, quando não o dia todo, confinado em baia, com restrição de movimento e exercício, recebendo muitas vezes suplementação com concentrado à base de milho, que denominamos comumente de "ração", e durante a época do ano de seca e frio (outono e inverno), em que a disponibilidade de forrageiras encontra-se diminuída por conta da escassez de chuva e das baixas temperaturas, passa a ter acesso a ainda mais alimento concentrado, aumentando a predisposição desse animal a engordar.

Assim, entre os equinos, o aumento na prevalência de obesidade pode estar relacionado aos hábitos adquiridos e implementados durante o processo de domesticação, ou seja, um conjunto de fatores que ocasionam balanço energético positivo, como alta quantidade de concentrado, sedentarismo, confinamento em baias e maior ingestão calórica no outono e no inverno.

Alguns autores já relatam há quase uma década que a prevalência de obesidade na população equina pode ser maior que 50%, sendo a etiologia comportamental dessa epidemia muito similar à vista na epidemia de obesidade em humanos, uma vez que os criadores de equinos alimentam seus animais com dietas hipercalóricas, assim como as pessoas consomem alimentos altamente energéticos.

O entendimento da obesidade para os equinos, assim como em outras espécies, é fundamental, visto os problemas relacionados à reprodução, à redução na sensibilidade à insulina nos tecidos-alvo (muscular, adiposo e hepático) e a outras alterações nas atividades metabólicas que resultam em maior ocorrência de laminite.

PREVALÊNCIA

A domesticação trouxe algumas consequências para a saúde e o bem-estar nos equinos, entre elas, a epidemia de obesidade que vem acontecendo em todo mundo. Fatores como diminuição do trabalho, melhora da qualidade das forragens, aumento da oferta de concentrado e medidas de manejo visando a limitar as perdas de energia pela termorregulação em épocas frias (como o próprio encocheiramento), quando combinados, ocasionam o balanço energético positivo ao longo de todo ano, levando, em muitos casos, à obesidade.

Algumas raças estão mais predispostas à obesidade e, consequentemente, às doenças relacionadas a essa condição. Entre elas, pode-se citar o Puro Sangue Lusitano, o Mangalarga Paulista, além de pôneis e *mini horses*, nos quais a incidência de obesidade e alteração metabólica é maior.

Em particular, em relação à prevalência da obesidade equina, os dados em estudos variam bastante, entre 27 e 72%. Tal variação provavelmente se deve às diferenças metodológicas empregadas nos estudos e nas populações de animais estudados, sendo a maior prevalência entre os pôneis idosos.

CONSEQUÊNCIA DA OBESIDADE EM EQUINOS

A obesidade na espécie equina ao longo dos anos apresenta, sobretudo, um grande problema de bem-estar, pois vem associada a questões metabólicas que comprometem a saúde e o desempenho atlético e reprodutivo desses animais. Parte dessa problemática está associada à ocorrência da resistência à insulina (RI), ou seja, uma falha da insulina em sinalizar a captação de glicose pelas células dos tecidos insulinodependentes (adiposo e muscular). Essa condição está associada com atividades metabólica e reprodutiva alteradas, além da consequência mais drástica, o aumento no risco da ocorrência de laminite.

Essa relação ocorre pois o tecido adiposo, diferentemente do que se acreditava no passado, foi reconhecido como o maior órgão endócrino do corpo também da espécie equina, secretando grande variedade de moléculas imunomoduladoras (adipocinas) que desempenham papel importante na regulação da fisiologia vascular, imunológica e metabólica. Entre essas moléculas, podem ser citados: leptina, resistina, angiotensinogênio, adiponectina, fator de necrose tumoral alfa (TNF-α) e muitas interleucinas (p. ex., IL-1β, IL-6, IL-12 e IL-10).

Com o maior acúmulo de gordura, o tecido adiposo parece adotar um fenótipo inflamatório distinto, ou uma metainflamação, caracterizado por aumento na expressão gênica e secreção de citocinas pró-inflamatórias (TNF-α, IL-1β e IL-6) circulantes. Em animais obesos, adipócitos necróticos levam ao recrutamento de leucócitos no tecido adiposo, onde os monócitos se tornam macrófagos pró-inflamatórios ativados, que localizados em torno dos adipócitos compreendem a fonte primária das citocinas inflamatórias, coordenando a resistência à insulina. Ou seja, essas moléculas levam à diminuição da sensibilidade à insulina, ao aumento no estresse oxidativo e à perturbação da função microvascular.

Estudos mostraram que a taxa de captação de glicose sanguínea foi marcadamente reduzida em éguas obesas em comparação a éguas magras, indicando sensibilidade à insulina reduzida. Assim, pode-se dizer que o indivíduo com acúmulo de tecido adiposo pode estar em constante estado inflamatório, alterando o funcionamento normal do metabolismo e favorecendo a ocorrência de afecções inflamatórias, entre elas, a laminite, uma condição inflamatória degenerativa do casco intensamente dolorosa, muitas vezes irreversível e no momento atual sem cura ou tratamento efetivo. Estudos demonstraram que pôneis com resistência insulínica, dislipidemia e obesos eram dez vezes mais propensos a desenvolver laminite clínica.

A esse processo todo dá-se o nome de síndrome metabólica equina (SME), marcada por obesidade, aumento da adiposidade regional, hiperinsulinemia, resistência à insulina, dislipidemia, inflamação sistêmica e alteração nas concentrações sanguíneas de adipocinas. A SME associa-se a risco aumentado de apresentar laminite, fator que faz dessa síndrome uma condição devastadora para os cavalos. Essa condição se assemelha à síndrome metabólica em humanos, que inclui obesidade, dislipidemia, intolerância à glicose e hipertensão, associados com aumento no risco de doenças cardiovasculares e diabetes *mellitus* tipo 2.

Indivíduos que nem sempre estão obesos, mas que têm muita facilidade em ganhar e manter peso e condição corporal, mesmo quando em condições de baixa oferta calórica (como o inverno), são conhecidos como *easy keepers*. Apesar de os criadores considerarem essa característica positiva, os *easy keepers* são um desafio, pois têm predisposição para obesidade e muita dificuldade para emagrecer, de modo que a manutenção da condição corporal ideal, sem que eles estejam sujeitos aos riscos inerentes à obesidade, é muito difícil, já que mesmo se alimentando do mínimo necessário, por exemplo, com forragem de qualidade e suplementação mineral, podem se encontrar acima do peso, principalmente no verão.

Além disso, deve-se analisar que não é apenas o obeso *easy keeper* que pode estar em risco, mas o fato de ele ser um animal nessa condição já pode representar um sinal de alerta de que esse indivíduo tenha alguma alteração metabólica, por exemplo a SME, uma vez que o fisiológico e esperado seria que os animais emagrecessem no inverno, por serem animais herbívoros que dependem da qualidade da pastagem para manter sua condição corporal, que naturalmente tende a piorar em períodos de estiagem e baixas temperaturas.

Autores sugerem que a condição de *easy keeper* possa resultar de programação metabólica intrauterina. Alguns estudos indicam que quando a nutrição materna é alterada via acréscimo de concentrado à dieta, maiores concentrações de insulina são necessárias para manter a euglicemia na égua. Esse aumento na insulina pode ocasionar em uma reprogramação metabólica do potro, fazendo desse animal um indivíduo *easy keeper.*

Além das alterações metabólicas e da maior predisposição à laminite, a SME pode ocasionar também problemas relacionados à fertilidade em éguas e garanhões. Estudos associam obesidade e resistência insulínica nos equinos com ciclo estral alterado, presença de folículos anovulatórios, aumento na produção de TNF-α e interleucinas, maiores concentrações de insulina no fluido folicular, maiores intervalos entre ovulações sucessivas e períodos prolongados com altas concentrações de progesterona. Esses achados são análogos aos observados em mulheres, em que a resistência insulínica a longo prazo e a hiperinsulinemia estão frequentemente associadas com aumento na duração da fase folicular e ciclo menstrual, principalmente em pacientes portadoras da síndrome do ovário policístico. Além disso, as concentrações aumentadas de insulina modificam a liberação de hormônio luteinizante (LH) e aprimoram os efeitos do hormônio folículo estimulante (FSH) nos folículos que já apresentaram receptores de LH, afetando a atividade ovariana. Em éguas gestantes, relata-se também maior risco de distocias, de doenças ortopédicas e de deformidades angulares em potros provenientes de éguas com SME, como a osteocondrose. Ou seja, a suscetibilidade à SME pode ser definida antes do nascimento. Essas alterações epigenéticas podem afetar o desempenho de descendentes e ser transmitidas à próxima geração.

DIAGNÓSTICO

Assim como em outras espécies, a forma mais realista de se estimar o *status* corporal dos cavalos é por meio do escore de condição corporal (ECC), um sistema de escore padronizado que avalia subjetivamente a quantidade de gordura presente no corpo do animal, com base na observação visual e na palpação de seis áreas específicas do corpo dos cavalos: pescoço, cernelha, costelas, lombo, garupa e base da cauda. De acordo com a padronização descrita, atribui-se a essa avaliação um escore dentro de uma escala. Para cavalos, existem alguns ECC na literatura, porém recomenda-se o uso da escala que varia de 1 a 9, em que 1 indica extrema magreza e 9 indica extrema obesidade, sendo considerados obesos animais com ECC ≥ 7. A classificação na escala funciona da seguinte forma:

- ECC 1/9: animais extremamente magros, com processos espinhosos, costelas, base da cauda, tuberosidade do coxal, projeção do ísquio, estrutura óssea da cernelha, ombros e pescoço facilmente perceptíveis, sem tecido adiposo sentido à palpação.
- ECC de 2 a 4/9: indivíduos magros, com pouca cobertura de gordura sobre a base dos processos espinhosos, que, assim como costelas, ombros, asa ilíaca, tuberosidades do coxal, cernelha e estruturas do pescoço, vão se tornando menos distinguíveis à visualização com o aumento do escore, por causa da deposição de gordura nessas regiões.
- ECC 5/9: os animais apresentam costelas que não podem ser distinguidas visualmente, mas são facilmente sentidas; presença de gordura ao redor da cauda; cernelha com aparência mais arredondada sobre processos espinhosos; e ombros e pescoço se misturam suavemente ao resto do corpo.
- ECC > 6/9: animais acima do peso ideal, sendo 6/9 os que podem apresentar leve a marcante vinco nas costas; gordura sobre costelas, também mais macia ao redor da cauda e começando a ser depositada ao longo do lado da cernelha, atrás dos ombros e nas laterais do pescoço.
- ECC 7/9: podem ter vinco nas costas; costelas podem ser sentidas individualmente, mas é perceptível a camada de gordura entre elas; além de gordura ao redor da cauda, depositada ao longo da cernelha, atrás dos ombros e ao longo do pescoço.
- ECC 8 ou 9/9: animais obesos, que apresentam dobra na região dorsal; costelas dificilmente detectadas na palpação; a gordura bem presente na cauda; área ao longo da cernelha, atrás do ombro e região medial dos membros posteriores repleta de gordura; o pescoço fica com aparência espessa.
- ECC 9/9: indivíduos com vinco evidente nas costas; gordura irregular sobre as costelas; gordura protuberante ao redor da cauda, ao longo da cernelha, atrás dos ombros, ao longo do pescoço e flanco.

Alguns autores consideram que a utilização apenas do sistema de ECC pode ser um indicador simples de teor de gordura e perda de peso em equinos. Por isso, em cavalos e pôneis, vem sendo proposto que o tecido adiposo distribuído especificamente na crista do pescoço possa indicar ou contribuir mais para a hiperinsulinemia, resistência insulínica e risco de laminite. O tamanho de crista de pescoço e gordura excessiva nessa área pode ser altamente responsável pela inflamação sistêmica persistente presente em cavalos e pôneis com SME. Atualmente utiliza-se um sistema padronizado de determinação do acúmulo de gordura na crista de pescoço: o escore de crista de pescoço (ECP), que é classificado de forma subjetiva em uma escala de 1 a 5, de acordo com visualização e palpação de gordura localizada nessa região. Autores sugerem que um escore de crista ≥ 3 representa risco de desenvolvimento de laminite endocrinopática em cavalos e pôneis.

É possível ainda mensurar a quantidade de gordura subcutânea utilizando-se a ultrassonografia. Alguns trabalhos mensuraram a gordura subcutânea em regiões como garupa, no qual o transdutor é colocado cerca de 5 cm lateralmente à linha média no centro do osso pélvico, equidistante à tuberosidade coxal e ao centro da cabeça da cauda; e no espaço intercostal, no qual se utiliza o 12º espaço intercostal, posicionando o transdutor 15 cm lateralmente à linha dorsal média (Figura 1).

Algumas medidas morfométricas podem ser utilizadas nos equinos, sendo a circunferência abdominal um parâmetro útil para o monitoramento do tratamento de animais obesos.

TRATAMENTO

O tratamento para os animais que estejam acima do ECC ideal, considerando a escala de 1 a 9, e/ou que apresentam acúmulo de gordura localizada, como ECP ≥ 3, é a adequação do manejo nutricional e dos exercícios físicos.

Deve-se salientar que a base da dieta dos cavalos deve ser o volumoso, de preferência a pastagem *in natura* de boa qualidade e que, de acordo com a necessidade – por exemplo, idade, nível de atividade física, condição corporal –, pode ser fornecido o concentrado, porém esse deve ser tratado como suplemento na dieta do animal.

Geralmente, os *easy keepers* podem ser alimentados com quantidades menores de alimentos concentrados, como os feitos com grãos, e podem se

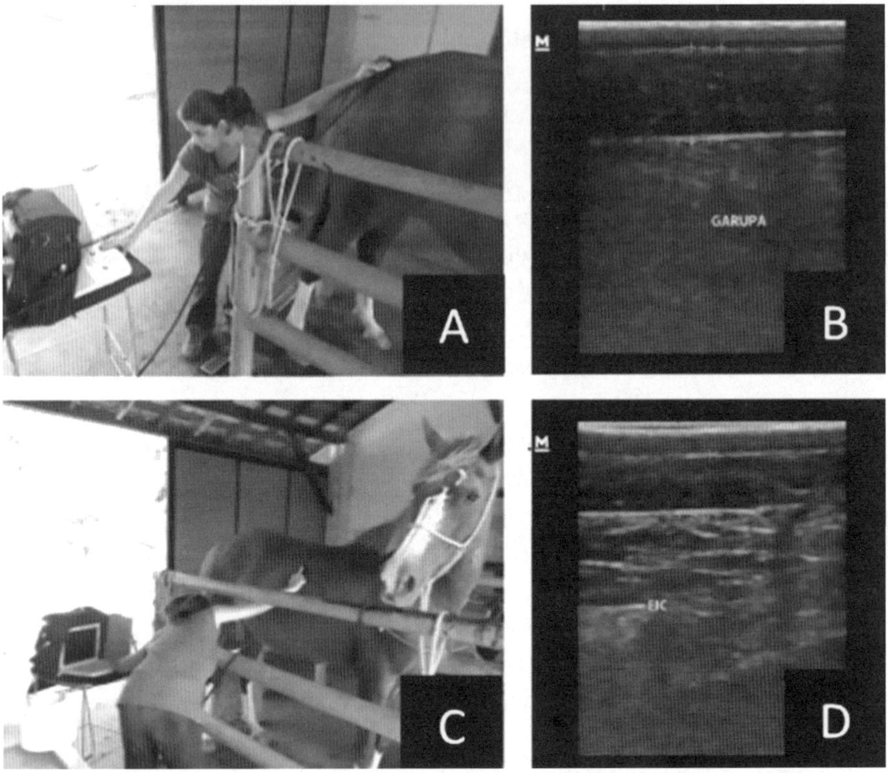

Figura 1 Mensuração e imagem ultrassonográfica de gordura subcutânea da região da garupa (A e B) e espaço intercostal (C e D). (Ver o "Miniatlas colorido" no final do livro.)
Fonte: acervo da autora.

beneficiar de uma dieta rica em fibras e forragens de alta qualidade, como feno. É importante promover exercícios regulares a esses cavalos para ajudar a manter sua condição física e evitar o acúmulo excessivo de gordura.

Além disso, é fundamental monitorar o acesso desses cavalos a pastagens ricas em nutrientes, em especial na época das águas (primavera e verão), pois eles podem consumir grandes quantidades de grama fresca e ganhar peso rapidamente. Em alguns casos, pode ser necessário limitar o tempo de pastagem ou fornecer áreas de pastagem restritas para controlar a ingestão de alimentos.

Em éguas matrizes, a normalização do peso e das concentrações séricas de insulina deve ser feita antes do acasalamento para evitar que os efeitos da resistência à insulina associada à gestação predisponham o desenvolvimento da laminite ou, ainda, comprometam o desenvolvimento do potro. Deve-se associar também o exercício físico durante a gestação. A égua gestante deve ser avaliada periodicamente em relação à condição corporal e, caso apresente obesidade ou acúmulo de gordura localizada próximos ao considerado risco para o aparecimento de laminite, a dieta e a prática de exercícios físicos devem ser adequadas. A alimentação hipercalórica deve ser evitada, e, caso seja necessária, a suplementação deve ser feita com concentrado em terço final, com priorização a concentrados ricos em fibra e gordura.

Deve ficar claro que o tratamento da obesidade envolve o controle da ingestão de alimento e da evolução do paciente, além de monitoramento da doença. Para alguns animais, medidas mais simples – como a descontinuação do excesso de alimentos hipercalóricos/concentrados e implementação de atividades físicas regulares – já pode ser suficiente para induzir perda adequada de peso. Entretanto, nos casos em que o paciente já apresentou episódios de complicações, como a laminite, a atividade física pode ser momentaneamente contraindicada, e o controle da ingestão alimentar deve ser mais intenso.

A estimativa de quantidade de alimento a ser prescrita para os equinos é bastante variável de acordo com porte, raça, nível de atividade, estação do ano, período em que animais terão acesso ao alimento, além da qualidade do alimento em si. Essa definição deve ser realizada por profissional capacitado na nutrição equina, de modo a induzir balanço energético negativo, sem restrição nutricional.

Uma vez iniciada a perda de peso, as reavaliações podem ocorrer a cada 4 a 6 semanas, com meta de perda de peso semanal de 0,5 a 1%. A perda de peso de maneira rápida é considerada facilitador de reganho de peso após ECC ideal ser atingido. No caso do animal estar com taxa de perda de peso abaixo do ideal, são recomendados reajustes na quantidade e no perfil alimentar, além de aumento do gasto energético por meio de atividade física.

A atividade física é ponto importante no programa de perda de peso, inclusive por atuar na melhoria da sensibilização dos tecidos à insulina, porém exercícios não substituem o manejo dietético. O ideal seria a prática de 30 minutos de atividade diária, cinco vezes por semana, porém isso pode não ser possível para todos os pacientes.

CONSIDERAÇÕES FINAIS

É crucial que se atente ao diagnóstico precoce dos distúrbios associados à obesidade em equinos. Monitorar regularmente o ECC e o ECP é fundamental para avaliar o estado de saúde nutricional dos animais. Além disso, é essencial adaptar a dieta e o programa de exercícios de acordo com as necessidades individuais de cada cavalo.

Ao adotar uma abordagem proativa em relação à saúde e à nutrição equina, é possível contribuir para a promoção de animais mais saudáveis e com melhor desempenho, garantindo seu bem-estar no longo prazo. Portanto, a prevenção e o manejo adequado da obesidade em equinos são essenciais para preservar a saúde e a qualidade de vida desses animais.

BIBLIOGRAFIA

1. Adams A. Equine metabolic syndrome: Challenges and advances. 18th Kentucky Equine Research Conference; 2012. p.118-26
2. Affonso FJ, Alonso MA, Bringel BAB, Hazourd DR, Fernandes CB. Resistência à insulina e metabolismo de glicose na gestação, um paralelo entre equinos e humanos. Rev Bras Reprod Anim. 2019;43(3):772-8.
3. Affonso FJ, Alonso MA, Fernandes CB. Gestação e síndrome metabólica equina: Caracterização e diagnóstico. Rev Port Ciênc Vet. 2020;115(613-614):4-12.
4. Carter RA, Geor RJ, Staniar WB, Cubitt TA, Harris PA. Apparent adiposity assessed by standardised scoring systems and morphometric measurements in horses and ponies. Vet J. 2009;179(2):204-10.
5. De Laat M, Clement CK, McGowan CM, Sillence MN, Pollitt CC, Lacombe VA. Toll-like receptor and pro-inflammatory cytokine expression during prolonged hyperinsulinaemia in horses: implications for laminitis. Vet Immunol Immunopathol. 2014;157(1-2):78-86.
6. Frank N, Geor RJ, Bailey SR, Durham AE, Johnson PJ, American College of Veterinary Internal Medicine. Equine metabolic syndrome. J Vet Int Med. 2010;24(3):467-75.
7. George LA, Staniar WB, Treiber KH, Harris PA, Geor RJ. Insulin sensitivity and glucose dynamics during pre-weaning foal development and in response to maternal diet composition. Domest Anim Endocrinol. 2009;37(1):23-9.
8. Henneke DR, Potter GD, Kreider JL, Yeates BF. Relationship between condition score, physical measurements and body fat percentage in mares. Equine Vet J. 1983;15(4):371-2.
9. McCue ME, Geor RJ, Schultz N. Equine metabolic syndrome: a complex disease influenced by genetics and the environment. J Equine Vet Sci. 2015;35(5):367-75.
10. Peugnet P, Robles M, Wimel L, Tarrade A, Chavatte-Palmer P. Management of the pregnant mare and long-term consequences on the offspring. Theriogenology. 2016;86(1):99-109.
11. Segovia SA, Vickers MH, Zhang XD, Gray C, Reynolds CM. Maternal supplementation with conjugated linoleic acid in the setting of diet-induced obesity normalises the inflammatory phenotype in mothers and reverses metabolic dysfunction and impaired insulin sensitivity in offspring. J Nutr Biochem. 2015;26(12):1448-57.
12. Sessions-Bresnahan DR, Carnevale EM. The effect of equine metabolic syndrome on the ovarian follicular environment. J Anim Sci. 2014;92(4):1485-94.
13. Sillence MN. "Supersize me": on equine obesity. Vet J. 2012;194(2):137-8.

14. Sillence MN, Noble G. McGowan C. Fast food and fat fillies: the ills of western civilisation, Vet J. 2006;172(3):396-7.
15. Satterfield MC, Coverdale JA, Wu G. Review of fetal programming: horse health. AAEP Proceedings. 2010;56:207-14.
16. Rendle D, McGregor Argo C, Bowen M, Carslake H, German A, Harris P, et al. Equine obesity: Current perspectives. UK-Vet Equine. 2018;2(Sup 5):1-19.

Capítulo **30**

Obesidade em *pets* não convencionais

Marta Brito Guimarães
Ludmilla Geraldo Di Santo

INTRODUÇÃO

A obesidade é uma desordem metabólica comum a diversas espécies, especialmente aquelas sob cuidados humanos. O fornecimento de dietas hipercalóricas ou, ainda, de quantidades maiores do que o animal precisa, associado à restrita atividade física, é um dos principais predisponentes à ocorrência da obesidade. Muitas vezes a obesidade nos *pets* está estreitamente correlacionada ao estilo de vida e até mesmo à condição corporal do tutor, e a alimentação é tida como vínculo afetivo entre o tutor e o *pet*, o que por vezes está associado a reforço positivo mútuo, nem sempre benéfico. Estima-se que cerca de 35% dos tutores de coelhos não tenham sido orientados no atendimento veterinário. Esse distanciamento do tutor ao atendimento veterinário dificulta a orientação quanto ao manejo ambiental e nutricional adequado, acentuando a ocorrência de diversas desordens à saúde do animal.

Para *pets* não convencionais, a situação torna-se mais complexa devido à diversidade de espécies, hábitos alimentares e ainda à carência de informações na área que embasem o manejo nutricional de maneira adequada. Para a maioria dos *pets* não convencionais, há lacunas até mesmo quanto às necessidades nutricionais, direcionando a formulação de dietas a partir da extrapolação da alimentação *in situ*. Esses entraves exigem do nutricionista uma visão global quanto ao contexto em que o animal está inserido.

Dessa forma, um animal, quando em vida livre, apresenta demandas energéticas e de nutrientes que atendam a situações como a procura por alimentos ou caça, reprodução, fuga de predadores, entre outras. Destaca-se ainda que, naturalmente, a dieta é forçada à diversificação pela disponibilidade sazonal de itens alimentares com distintas composições, o que acaba favorecendo o balanceamento nutricional. Já em cativeiro, a restrição de espaço, o fornecimento de alimento prontamente disponível e muitas vezes a monotonia ambiental reduzem o nível de atividade e, consequentemente, a demanda de energia.

Neste capítulo, como forma de respeitar as unidades de medidas para energia utilizadas nos estudos, optou-se por manter tanto joule (J) como calorias (cal), mas vale destacar que 1 kcal equivale a 4,18 kJ. Além disso, o peso metabólico, que para cães é calculado como peso corporal (kg) elevado ao fator 0,75 ($kg^{0,75}$), para os *pets* não convencionais tem o fator bastante variável.

OBESIDADE EM AVES

A Classe Aves compreende cerca de 10.900 espécies, com aproximadamente 1.971 espécies identificadas no Brasil, considerado um dos países com a maior diversidade da avifauna do mundo. Diante dessa imensa variedade, destacam-se as inúmeras características anatômicas e fisiológicas, bem como as especificidades alimentares dos distintos grupos de aves, aumentando o desafio da indústria de alimentos na busca por formulações de rações adequadas para o mercado de aves de estimação. As pesquisas desse setor cresceram nos últimos 15 anos, principalmente para as ordens aviárias mais prevalentes mantidas em cativeiro no país, como os psitaciformes representados pelos papagaios, calopsitas, araras, agapórnis, periquitos australianos e cacatuas, e os passeriformes, como canários, mandarins, picharros, curiós e bicudos. Porém, ainda são incipientes os dados presentes na literatura, apresentando diversas lacunas em pontos-chave como as necessidades nutricionais.

Hábitos alimentares e aspectos anatomofisiológicos

O trato digestório das aves deve ser curto e leve para que possam voar com mais facilidade, assim como a sua localização dentro do organismo deve ser centralizada para o melhor equilíbrio e aerodinâmica. A composição anatômica do trato digestório compreende boca (bico), esôfago, inglúvio, proventrículo, ventrículo, intestino, ceco, reto e cloaca, porém algumas estruturas anatômicas podem ou não existir na dependência da espécie e seu hábito alimentar.

Os bicos variam de acordo com a Ordem, os psitacídeos apresentam como característica o bico curvado e os passeriformes têm o bico mais retilíneo, compatíveis com a interação com os alimentos que adquirem tanto em vida livre quanto em cativeiro. O bico é formado por uma bainha de queratina chamada ranfoteca, com crescimento contínuo, encontrado tanto na mandíbula superior quanto inferior e é considerado o terceiro pé da ave, atuando como uma ferramenta na maior parte do tempo. As papilas gustativas dos psitacídeos estão em maior número quando comparadas com outros grupos taxonômicos.

Com relação ao intestino, os papagaios que não possuem ceco mostram que a fermentação de carboidratos não é uma estratégia para o ganho de energia, como ocorre em outros grupos de aves. O alimento é triturado, acidificado, hidrolisado, emulsificado e transportado até a cloaca, que é o local onde se encontram fezes e urina. Em muitas espécies aviárias há um movimento retrógrado da urina da cloaca para o reto, o que permite a reabsorção de proteínas, sais minerais e água. Na Tabela 1 estão relacionadas as espécies aviárias de estimação com o hábito alimentar.

Tabela 1 Hábitos alimentares de algumas espécies aviárias

Espécies granívoras	**Espécies onívoras com tendência a granívoras**
Diamante Gould	Jandaias
Mandarim	Rosella
Manon	Cacatua
Periquito-australiano	Papagaio cinza africano
Calopsita	Araras
Pombos	Galinhas
Espécies onívoras com tendência a frugívoras	
Tucano	
Mainá	
Espécies onívoras com tendência a nectarívoras e frugívoras	
Loris	

Fonte: Klasing, 1999.

Prevalência e causas de obesidade

A obesidade em aves é definida como o excesso de peso acima de 20% do peso corporal considerado ideal para a espécie. A obesidade nas aves, assim como nos outros grupos de animais, está diretamente relacionada ao equilíbrio entre consumo e gasto energético; e algumas condições podem auxiliar nesse quadro, como: a quantidade e qualidade de alimentos oferecidos; tamanhos de gaiolas ou viveiros; número de aves por viveiro; disponibilidade no espaço e características dos poleiros; possibilidade de voos no ambiente ou na casa; ausência de atividades na gaiola; e presença de outras aves que possam interagir. Além disso, outros fatores que podem interferir são as variações climáticas, muda de penas e época de reprodução.

A preferência por alimentos envolve uma análise sensorial com mecanismos físicos e químicos, incluindo odor, sabor, aparência, tamanho, textura e consistência. As sementes de girassol, comumente utilizadas como base da dieta de psitacídeos, são muito palatáveis, apresentam uma maior digestibilidade dos nutrientes e contêm energia metabolizável 73% maior do que os alimentos processados, predispondo as aves à obesidade. Pesquisas feitas mostraram que os alimentos processados ocasionaram uma melhora nos metabólitos sanguíneos e perfis hematológicos comparados com sementes de girassol.

Estudos mostraram que a necessidade energética de manutenção para os papagaios foi de 372 ± 13 kJ energia metabolizável (EM)/kg^{0,75}/dia e a ingestão de sementes de girassol forneceu 435 ± 14 kJ EM/kg^{0,75}/dia, ou seja, 17% a mais de energia que o necessário, propiciando o aumento do peso. Por isso, considera-se inadequada a alimentação *ad libitum* de sementes de girassol.

A ordem dos psitaciformes apresenta a maior casuística de obesidade principalmente nos papagaios (Figura 1) e periquitos australianos. Esse fato se deve à maior longevidade de papagaios do gênero *Amazona*, os quais são mantidos em gaiolas com restrições de movimento e atividades, associados à dieta inadequada com sementes de girassol. Além disso, esse fato corrobora com os quadros de aterosclerose e lipidose hepática, cuja incidência é elevada em espécies aviárias da América do Sul.

A obesidade em aves pode ser definida também pelo escore de condição corporal (ECC), que consiste na avaliação da musculatura peitoral que pode variar entre 1 e 5, com a categoria 3 considerada o escore ideal. O ECC pode vir acompanhado da informação de escore ruim, regular e bom classificado pelo clínico.

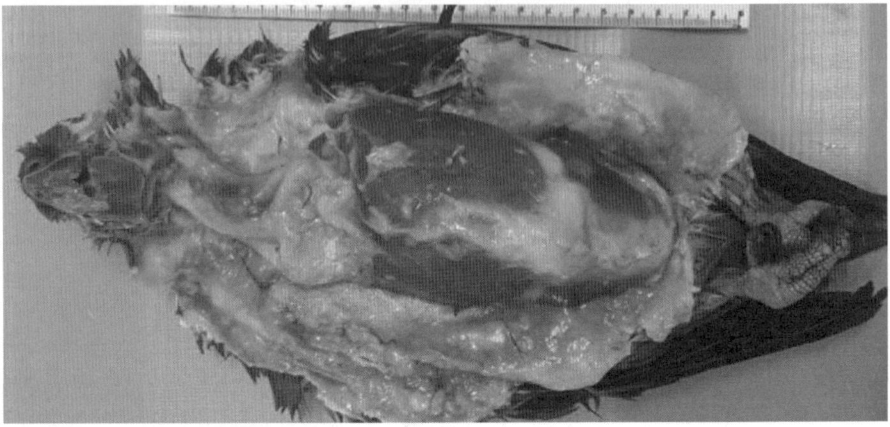

Figura 1 Papagaio-verdadeiro (*Amazona aestiva*) com acúmulo de tecido adiposo subcutâneo e intracelomático (obesidade). (Ver o "Miniatlas colorido" no final do livro.)
Fonte: acervo de Marta Brito Guimarães.

Alterações advindas da obesidade

Aterosclerose

A aterosclerose pode ser definida como um processo de doença que ocorre quando o influxo e a deposição de colesterol dentro da parede da artéria excedem a saída do colesterol. É uma doença que está relacionada à idade dos papagaios. Quanto mais velhos, maior será a ocorrência da doença nesses animais e acredita-se que a dieta exerça influência para essa condição.

É um processo degenerativo, inflamatório e crônico, no qual a parede da artéria, especificamente a íntima, é espessada pelo acúmulo de células inflamatórias, lipídeos, lipoproteínas e cálcio; e há o desenvolvimento de tecido fibroso, resultando na desorganização da parede arterial e estenose do lúmen (Figura 2). A aterosclerose é provavelmente a doença cardiovascular mais diagnosticada em aves de estimação, que pode ainda acarretar complicações secundárias como estenose, isquemia, trombose, hemorragia e aneurisma.

A relação entre o colesterol plasmático e a gravidade da aterosclerose é descrita em espécies como pombos, codornas e galinhas. Em papagaios, a composição das lesões ateroscleróticas e a patogenia são similares a outras espécies estudadas, incluindo seres humanos. Sabe-se que as espécies dos papagaios cinzas africanos e do gênero *Amazona* apresentam concentrações mais altas de colesterol plasmático quando comparados a outras espécies, sendo, portanto,

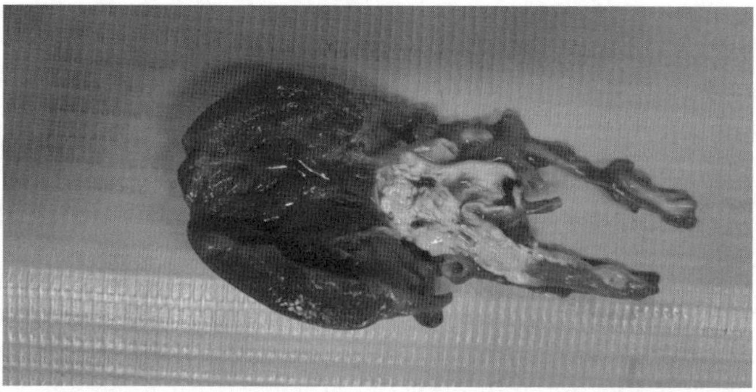

Figura 2 Presença de placas de ateromas em vasos cardíacos de papagaio verdadeiro, demonstrando a presença de aterosclerose. (Ver o "Miniatlas colorido" no final do livro.)

Fonte: acervo das autoras.

uma das possibilidades que as levam a se tornarem mais suscetíveis à aterosclerose. A Tabela 2 exemplifica as concentrações de colesterol plasmático de acordo com as espécies de psitaciformes.

Tabela 2 Concentração de colesterol plasmático em diferentes espécies de psitacídeos

Número de espécies	Espécie	Colesterol(mmol/L) (média + desvio-padrão)	Referência
30	Papagaio cinza africano	8,4 +/− 2,6	Bavelaar e Beynen
3	Papagaio-de-cabeça-amarela	8,2 +/− 2,8	
3	Papagaio verdadeiro	8,8 +/− 4,6	
4	Arara-canindé	4,5 +/− 0,8	
3	Arara-macao	5,1 +/− 0,2	
14	Anacã	4,2 +/− 1,0	
11	Papagaio cinza africano	6,8 +/− 0,7	Polo et al.
30	Arara-canindé	4,2 +/− 0,9	

Fonte: Bavelaar e Beyenen, 2004.

Dislipidemia

A dislipidemia é definida como as concentrações anormais de lipídeos sanguíneos e é comum em psitaciformes, ocasionando doenças primárias e secundárias. A prevalência da hipercolesterolemia está estimada em 20% em psitacídeos, além de estarem associadas à doença de acúmulo de lipídeos em papagaios, como a aterosclerose citada anteriormente, lipidose hepática, tumores de gordura, obesidade e doenças reprodutivas crônicas em fêmeas. A dislipidemia tem sido caracterizada por hipercolesterolemia e hipertrigliceridemia, assim como anormalidades de lipoproteínas espontâneas que ainda são caracterizadas de maneira precária em aves de cativeiro. As fêmeas de aves que passam pela vitelogênese apresentam aumento das concentrações de colesterol e de triglicerídeos plasmáticos.

A dieta tem um papel importante nas dislipidemias pelo aumento de calorias ou ingestão de gordura e por ocasionar múltiplas deficiências. A dieta baseada em sementes que têm mais de 50% de gordura pode levar a dislipidemia crônica e deficiências nutricionais. Outros fatores que podem afetar a interpretação lipídica e devem ser descartados como diagnósticos diferenciais são a hiperlipidemia pós-prandial, idade e doenças hepatobiliares que elevam o colesterol sanguíneo e podem resultar em colestase.

Lipidose hepática

Uma das doenças mais comuns em papagaios de cativeiro é a lipidose hepática, também chamada de fígado gordo, frequentemente associada a uma dieta inadequada baseada em sementes ou alimentos humanos. A lipidose hepática é caracterizada pelo acúmulo de triglicerídeos nos hepatócitos, os quais podem progredir para uma disfunção hepática severa. A prevalência em psitacídeos é em torno de 6%, principalmente em papagaios geriátricos. A etiologia inclui possível aumento da absorção de ácidos graxos (do alimento ou pela lipólise de tecido adiposo), aumento da síntese (dos carboidratos ou vitelogênese), diminuição da degradação dos ácidos graxos ou diminuição da excreção hepática. Em galinhas, a doença está associada à lipogênese hepática induzida pelo estrógeno, podendo ser um fator de risco também para as fêmeas de papagaios.

A lipidose hepática está associada às alterações de dislipidemias, principalmente hipertrigliceridemia na maioria das espécies. Entretanto, estudos mostram que altos níveis de ácidos biliares têm uma associação com a doença hepática, seguida pelas altas concentrações de alfa-1-globulinas, alfa-2-globulinas, AST e lactato desidrogenase. As biópsias hepáticas podem ser feitas para a determinação do grau de fibrose e inflamação do fígado, cuja abordagem pode ser ventralmente à cavidade hepatoperitoneal ou lateral pelos sacos aéreos.

Tumores de gordura

Os lipomas são nódulos benignos de gordura que ocorrem frequentemente em periquitos-australianos (*Melopsittacus undulatus*), cacatuas (*Cacatua roseicapilla*), em papagaios do gênero *Amazona* (*Amazona aestiva* e *Amazona amazonica*) e calopsitas (*Nymphicus hollandicus*), entre outras espécies.

Pode-se notar a presença de massas de coloração amarelo pálida, de consistência macia, encapsulada ou lobulada em região subcutânea, mais frequentemente localizada no esterno e em menor frequência no abdome, com prevalência na região pericloacal em aves do gênero *Amazona*.

Aves obesas podem apresentar essas massas em diversos locais que devem ser diferenciados de hiperplasia de tecido adiposo (Figura 3). A indicação é a correção da alimentação e quando há o comprometimento com o bem-estar da ave, recomenda-se o procedimento cirúrgico pela ressecção da formação tumoral. Os tumores não removidos podem ulcerar e necrosar na dependência do seu tamanho e da região em que se encontra. Os lipossarcomas são tumores malignos dos lipócitos lipoblastos e raramente são descritos em aves.

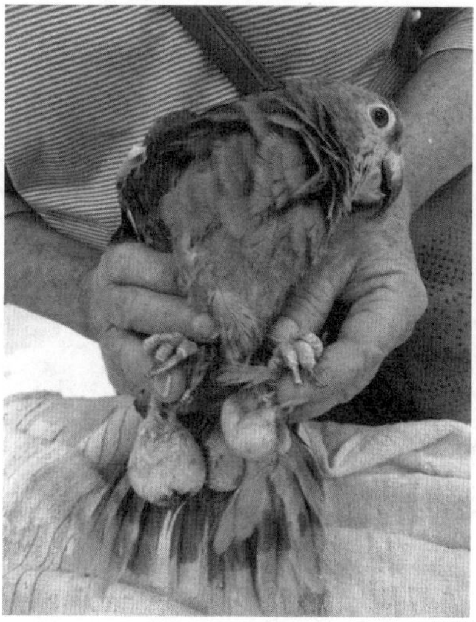

Figura 3 *Amazona amazonica* com formações nodulares (lipoma). (Ver o "Miniatlas colorido" no final do livro.)

Fonte: arquivo pessoal das autoras.

Xantoma

Os xantogranulomas são tumores não neoplásicos resultantes do acúmulo de colesterol, ésteres de colesterol e outros lipídeos que resultam em reação inflamatória granulomatosa, com maior frequência em psitacídeos. São caracterizados por macrófagos contendo lipídeos, células gigantes, fendas de colesterol e tecido fibroso que formam nódulos e placas amareladas na pele com características invasivas e friáveis ao corte, podendo ser encontrados em diversas partes do corpo.

Os xantomas são descritos em diversas espécies, mas na experiência das autoras a ocorrência é maior em calopsitas e periquitos-australianos (Figura 4). O desenvolvimento dessas formações pode estar associado a obesidade, hiperlipidemia, hipotireoidismo, fatores genéticos, doenças sistêmicas, diabetes *mellitus* e distúrbios do metabolismo lipídico decorrentes do uso de medicamentos. As alterações metabólicas, inanição, altos níveis de gordura na dieta e doença hepática podem também levar à hipercolesterolemia, predispondo à formação de xantomas. O tratamento é pela remoção cirúrgica na dependência do tamanho e local do tumor.

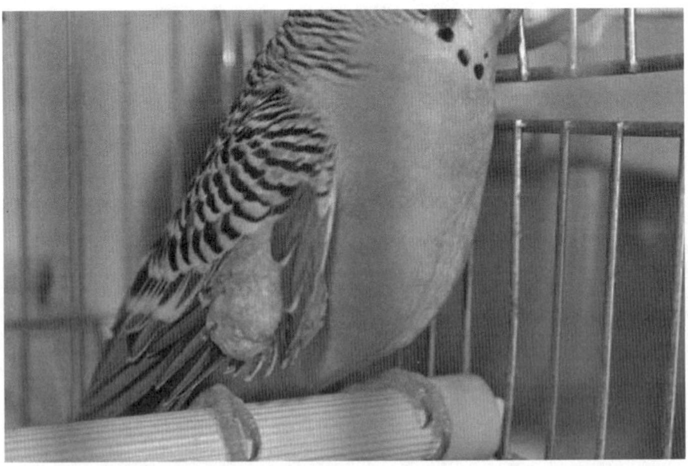

Figura 4 Periquito-australiano com xantoma em asa esquerda. (Ver o "Miniatlas colorido" no final do livro.)

Fonte: acervo das autoras.

OBESIDADE EM RÉPTEIS

Hábitos alimentares e aspectos anatomofisiológicos

Os répteis englobam as ordens *Testudines* (jabutis, cágados e tartarugas), *Squamata* (serpentes, cobras e lagartos), *Sphenodonta* (tuatara) e *Crocodylia* (crocodilos e jacarés), representando um total de 11.733 espécies, majoritariamente representadas por serpentes (34%) e lagartos (61%). Essa diversidade é acompanhada por distintos aspectos anatomofisiológicos e hábitos alimentares, os quais muitas vezes são desconhecidos em profundidade. Destacamos que dentro desse grupo há animais carnívoros (serpentes, crocodilos e alguns lagartos), onívoros (maioria dos quelônios e esquamatos) e herbívoros (jabutis, iguanas, entre outros lagartos), passando pelas variações dentro dessas classificações por causa da faixa etária e até mesmo da disponibilidade de alimento.

O hábito alimentar para esses animais indica os alimentos que são preferidos pelo animal e que possivelmente apresentam boa digestibilidade. Também representa um guia que norteia a forma como a nutrição deve ser realizada, mas com certa parcimônia, uma vez que não define a diversidade alimentar com clareza. Como exemplo, temos os jabutis-piranga, considerado um animal herbívoro por muitos autores, mas que em vida livre apresenta a ingestão de partes vegetativas das plantas e consome animais vertebrados e invertebrados. Ainda dentro do hábito alimentar, há o fato de que a denominação *carnívora* pode abranger um grupo grande (crocodilos, serpentes, cágados, tartarugas e lagartos), com a ingestão de insetos, pequenos mamíferos, aves e vertebrados aquáticos.

A dificuldade em trazer a diversificação da dieta de vida livre para o cativeiro acaba forçando a monotonia alimentar, muitas vezes com prejuízo ao balanceamento nutricional, e este é um ponto crucial no desencadeamento da obesidade. Insetos encontrados em vida livre, quando comparados aos fornecidos no cativeiro, apresentam menor teor de gordura com maior participação de ácidos graxos ômega-3 na composição, além da presença de carotenoides. Larvas de tenébrio e grilos são os insetos comumente criados e fornecidos para répteis cativos. Contudo, o conteúdo calórico e de gordura, junto à elevada eficiência de conversão das larvas de tenébrio, está associado ao ganho de peso em lagartos.

Por vezes a dificuldade em encontrar rações ou alimentos completos e balanceados no mercado nacional, que atendam toda à demanda de *pets* dentro dessa ordem também atrapalha a alimentação correta, sendo muitas vezes extrapolada de dietas para cães. Como resultado, tem-se não só a ocorrência de obesidade, mas também desequilíbrios como aqueles na relação entre cálcio e fósforo, aumento na incidência de lipidose hepática, entre outros.

Os mecanismos fisiopatológicos associados à obesidade ainda não foram descritos em répteis, sabendo-se apenas que lagartos produzem leptina, hormônio associado à obesidade em mamíferos. A aplicação de leptina nesses animais foi associada ao aumento na temperatura corporal e na taxa metabólica basal das fêmeas, além de redução de 30% na ingestão de alimento e na taxa de atividade. Possivelmente, esse hormônio também está correlacionado ao desenvolvimento de sobrepeso e obesidade nos répteis, porém mais estudos são necessários.

Nos répteis, a deposição de gordura se dá no subcutâneo, em corpos gordurosos viscerais, além de cauda, gônadas, musculatura e fígado, variando em sua distribuição conforme a espécie. A maioria dos répteis apresenta corpos gordurosos como principais locais de deposição de gordura, representando até 50% do total de lipídeos armazenados com uma composição predominante de triglicerídeos. Em alguns lagartos, especialmente aqueles que não apresentam corpos gordurosos abdominais, a deposição de gordura é predominante na base da cauda, ao redor da vértebra caudal e região subcutânea. Nos quelônios terrestres, prevalecem pequenos depósitos de gordura distribuídos ao longo do celoma, especialmente em região inguinal e ao redor dos membros. Já para as tartarugas marinhas descrevem-se grandes deposições revestindo plastrão e carapaça.

O fígado também é um órgão com capacidade de armazenar gordura e fundamental no metabolismo de lipídeos dos répteis. Fisiologicamente, é um dos principais locais de armazenamento de triglicerídeos em preparação para o período reprodutivo ou dormência. O conteúdo de triglicerídeos hepáticos, a deposição de gordura e a ativação de genes lipogênicos são menores em animais sob hibernação que nos animais que não passaram por esse processo, destacando a importância de se manter a sazonalidade para o adequado funcionamento do metabolismo energético.

Prevalência e causas de obesidade

A obesidade é uma alteração de ocorrência multifatorial, podendo ter como base desde alterações endócrinas até falhas no manejo ambiental e nutricional. Sua incidência em répteis, assim como para a maioria dos *pets*, ainda não foi bem elucidada. Estima-se que 22% dos quelônios *Pelomedusidae* mantidos em cativeiro estejam com sobrepeso (com adiposidade acima de 15% do peso corporal) ou obesos (excedendo 30% do peso corporal). Para répteis, a falta de informação é condição primária para fornecimento de dietas inadequadas ou ainda de maneira incorreta, culminando no balanço calórico positivo.

Cada animal demanda uma quantidade de energia para a manutenção das atividades do organismo, que é denominada *necessidade energética de manutenção* (NEM), e esta é suprida por meio da alimentação. A NEM, por sua vez, possui correlação com diversos fatores, como a idade do animal, estado fisiológico e condições ambientais, como a temperatura. A ectotermia é uma das características-chave dos répteis, sendo acompanhada por baixas taxas metabólicas e consequente reduzida necessidade de ingestão calórica. Em seu hábitat, a oscilação sazonal da temperatura e o fotoperíodo atuam modulando o metabolismo com variações no peso e na composição corporal.

O acúmulo de gordura em preparo para o inverno e as baixas temperaturas são comuns para esses animais, devendo ser compreendido como uma variação fisiológica, diferentemente da obesidade. Répteis que hibernam, como algumas serpentes, apresentam acúmulo de gordura corporal 50% maior no período pré-hibernação, com algumas espécies apresentando perda de 9,4% do peso corporal durante o inverno.

Sob baixas temperaturas por períodos prolongados, alguns répteis apresentam modificações anatomofisiológicas, flexibilizando a resposta metabólica referente à demanda energética. No período de inverno, teiús (*Salvator merianae*) entram em dormência e em jejum por até 5 meses, o que é acompanhado por atrofia reversível no trato gastrointestinal, permitindo a diminuição na demanda energética durante esse período. Espécies de répteis que hibernam apresentam redução na concentração de triglicerídeos e vesículas de gordura hepática por ativação de enzimas como a lipase triglicerídica adiposa, aumentando a β-oxidação.

A intensidade luminosa e o fotoperíodo também são fatores críticos para o manejo alimentar. Estudos em tartarugas-de-casco-mole (*Pelodiscus sinensis*) indicam um efeito da duração do período de escuridão sob a ingestão de alimento, taxa metabólica e crescimento. Isso porque, durante o período escuro, há a liberação de melanina, que parece modular a atividade tireoidiana e de hormônios reguladores do apetite, como a grelina e a leptina.

O sexo também é um fator preponderante na adiposidade. As fêmeas apresentam maior predisposição ao acúmulo de gordura explicada pela necessidade energética e de nutrientes para reprodução. Lipoproteína de densidade muito baixa (VLDL) e vitelogenina estão associadas ao metabolismo de lipídeos e o aporte de gordura para a vitelogênese. A maior parte dos lipídeos mobilizados na vitelogênese é transportado por VLDL e tem o fígado como principal local de armazenamento. A presença de estrógeno tem papel fundamental na mobilização de lipídeos, reduzindo os corpos gordurosos em algumas espécies de lagartos e serpentes.

Quando em cativeiro, por vezes as condições ambientais são controladas empiricamente, alterando essa sazonalidade e fotoperíodo e por conseguinte a frequência de alimentação, metabolismo energético e reprodução. Destaca-se a importância de reconhecer o animal que está sendo mantido como *pet* e as necessidades ambientais específicas que interferirão diretamente nos aspectos nutricionais.

Diagnóstico da obesidade

A complexidade na compreensão da obesidade se inicia em determinar até mesmo se o animal encontra-se com tal alteração, uma vez que há poucos estudos sobre a composição corporal e as metodologias comumente utilizadas são de difícil realização para alguns répteis. Para algumas espécies de mamíferos já se encontram na literatura escalas referentes ao escore de condição corporal, explicitando e quantificando as diferenças corporais de um animal caquético até um animal obeso. Normalmente, o escore de condição corporal segue uma escala de 1 a 9, em que 1 reflete animais magros com baixa condição corporal, 5 abrange animais com adiposidade ideal e 9 para animais obesos.

A presença de casco nos quelônios dificulta a palpação e a visibilização da região abdominal e consequentemente a definição do acúmulo de gordura. Para os répteis, as escalas de condição corporal são mais escassas, havendo na literatura descrição para espécies como *Pelomedusa subrufa* e *Pelusius castaneus* (Rawski e Józefiak, 2014), *Chelonia mydas* (Thomson et al., 2009), camaleões (Sue Donoghue, 2003), *Gopherus* (Lamberski, 2011) e serpentes (Wulfe, 2018).

O uso de índices de composição corporal, que associam por meio de regressões matemáticas o peso corporal com avaliações morfométricas, também já foi descrito para alguns répteis e fornece uma estimativa da adiposidade e crescimento. Em lagartos e crocodilos, geralmente o índice é baseado na relação entre peso corporal e mensuração da ponta do focinho à parte posterior da cloaca, próxima à base da cauda. Devido à presença do casco, para quelônios, o índice considera o peso corporal estimado ou real pelo comprimento da carapaça.

Para jacarés, o uso desse índice demonstrou aumento na adiposidade com a redução na atividade física e uso de dietas inadequadas promovidas pelo cativeiro em comparação a animais em vida livre. Entretanto, a aplicação desse índice deve ser criteriosa, pois pode ocasionar resultados superestimados em fêmeas, em período reprodutivo com presença de ovos, animais que ingeriram grandes refeições ou que apresentem alterações no peso corporal decorrentes de abscessos, tumores ou outras causas.

Em quelônios, alguns estudos utilizam o DEXA (absorciometria de raios-X de dupla energia) na tentativa de estabelecer a composição corporal, mas esbarram em dificuldades como a sobreposição do casco na avaliação (Figura 5) e a necessidade de imobilização do animal. Essa técnica mostrou-se pouco precisa na determinação da gordura corporal para cágado-de-orelha-vermelha (*Trachemys scripta*) e para jabutis-piranga (*Chelonoidis carbonaria*), mas pode ser um recurso para serpentes e demais répteis sem casco, fornecendo ainda uma avaliação completa sobre a mineralização óssea.

Outra ferramenta existente para avaliação da composição corporal é a utilização de isótopos estáveis como a água duplamente marcada, que apresenta maior precisão na determinação da gordura corporal e massa magra. A utilização na rotina clínica tem como principais entraves o seu elevado custo de aplicação e análise, bem como a necessidade de amostragem sanguínea seriada, o que acaba limitando sua utilização em animais pequenos.

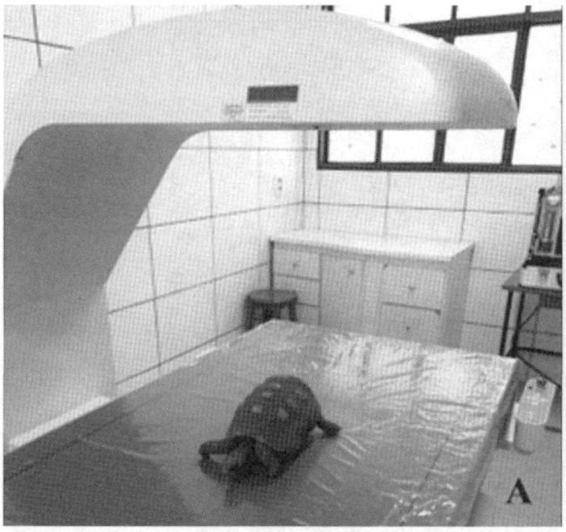

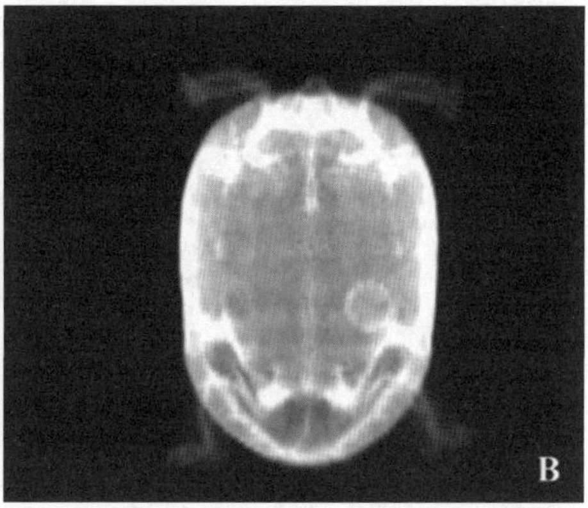

Figura 5 A: posicionamento de jabutis-piranga sob escaneamento pelo DEXA. B: visibilização da imagem escaneada de uma fêmea com presença de um ovo. (Ver o "Miniatlas colorido" no final do livro.)

Fonte: acervo das autoras.

Alterações advindas da obesidade

As alterações advindas da obesidade ainda não foram bem elucidadas para répteis, mas verifica-se elevada predisposição a acúmulo excessivo de gordura intra-hepático, com o desenvolvimento de lipidose hepática (Figura 6), estando associado à ingestão de dietas hipercalóricas por prolongados períodos. A diferenciação do acúmulo fisiológico de gordura se dá pela intensidade da vacuolização intracelular e a presença de outras alterações, incluindo inflamação e fibrose.

Em tartarugas-da-carapaça-mole-chinesa (*Pelodiscus sinensis*), a ingestão de dietas contendo elevados teores de gordura (13,9% gordura) promoveu dislipidemias com aumento de lipoproteínas de baixa densidade (LDL), triglicerídeos e colesterol séricos, além de lesões em tecido hepático com lipidose e alterações nas enzimas ALT e AST. Essa dieta também foi associada ao aumento na produção de espécies reativas de oxigênio e redução na expressão molecular de fatores antioxidantes, desencadeando estresse oxidativo com progressão da lesão no tecido hepático.

No entanto, a avaliação de dislipidemias em répteis possui entraves como a dificuldade em encontrar valores de referência para os parâmetros bioquímicos das diversas espécies, que sejam confiáveis e que indiquem de fato alterações no

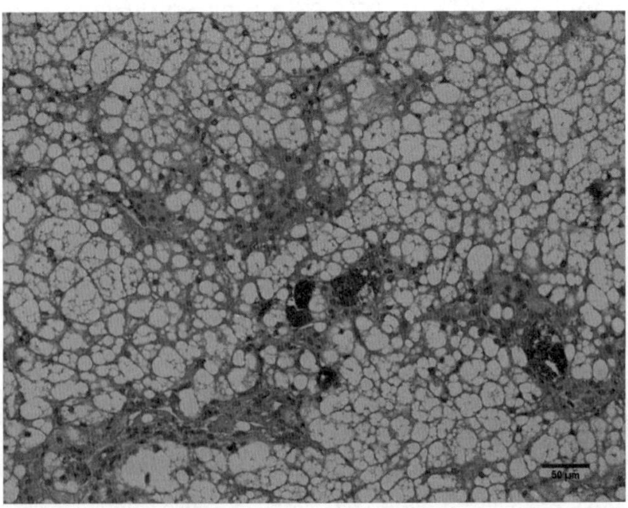

Figura 6 Grande vacuolização em hepatócitos com alterações estruturais sugestivas de lipidose hepática em jabutis-piranga (*Chelonoidis arbonária*). Coloração HE, 50 mcm, aumento 50x. (Ver o "Miniatlas colorido" no final do livro.)

Fonte: acervo das autoras.

metabolismo lipídico. Há forte interferência da sazonalidade, da temperatura e do estado reprodutivo nos valores bioquímicos séricos, muitas vezes prejudicando a interpretação dos exames laboratoriais. Além disso, o aumento nas concentrações séricas de triglicerídeos e colesterol já foi constatado para jabutis apresentando lipidose hepática.

A obesidade nos répteis apresenta repercussões anestésicas especialmente quando associada à presença de *shunt* cardíaco. Ao utilizar anestesia inalatória, o tempo para adquirir 90% do equilíbrio anestésico no cérebro dos animais obesos foi mais prolongado e, ao associar a presença de *shunt* cardíaco, foi necessário o dobro do tempo para atingir o plano anestésico. Essas alterações demandam maior atenção e modificações no protocolo para reduzir as variações anestésicas e possíveis intercorrências nos animais obesos, como ocorre com cães e gatos (Capítulo 13).

Problemas reprodutivos, como distocia, também são achados em répteis obesos ou malnutridos, sendo descrito o desenvolvimento de desordens como a celomite pela gema do ovo em teiús. O aumento na adiposidade pode ainda dificultar a respiração e a locomoção.

OBESIDADE EM LAGOMORFOS

Hábitos alimentares e aspectos anatomofisiológicos

Os coelhos pertencem à ordem dos Lagomorfos e se diferenciam dos roedores por possuírem dois pares de incisivos superiores. São herbívoros monogástricos fermentadores intestinais com vasta microbiota no ceco. Em vida livre, apresentam preferência por brotos e folhas mais jovens, consumindo preferencialmente gramíneas. A elevada ingestão de alimentos fibrosos é fundamental para a manutenção do conteúdo energético da dieta, o correto desgaste dos dentes e o funcionamento do trato gastrointestinal. A presença de fibra na dieta está diretamente relacionada à prevenção de tricobenzoares, adequada motilidade intestinal, além da formação dos cecotrófos. Em condições normais, os cecotrófos são ingeridos diretamente do ânus, reciclando os nutrientes não digeridos ou aqueles produzidos pelos microrganismos intestinais, destacando-se proteínas e vitaminas B e K.

Assim como para os demais mamíferos, em coelhos o acúmulo de gordura é predominante no tecido adiposo subcutâneo e visceral. Dietas ricas em gordura e sacarose predispõem ao acúmulo de gordura visceral com alteração nos níveis de adipocinas liberadas atuando na progressão da obesidade e da resistência insulínica, sendo também um dos componentes da síndrome metabólica.

Prevalência e causas de obesidade

A incidência de obesidade em coelhos, assim como nas demais espécies, ainda permanece pouco explorada. Os dados encontrados variam bastante conforme a região e a metodologia aplicada na avaliação, sendo descritas ocorrências de obesidade e sobrepeso entre 5,9 e 35%, e 52% dos animais dessa ordem levados ao médico-veterinário apresentaram sobrepeso. Alguns fatores de risco descritos em coelhos incluem idade, raça, sexo e se o animal é castrado ou não; além disso, condições de manejo ambiental e nutricional também são incluídas.

Animais adultos com faixa etária de 2,5 a 5 anos parecem ser mais predispostos ao sobrepeso que animais geriátricos com idade superior a 5 anos, porém mais estudos são necessários para verificar essa correlação. A castração é um fator fortemente associado ao desenvolvimento de sobrepeso e obesidade nos coelhos, sendo que os animais esterilizados são 5,4 vezes mais propensos ao sobrepeso.

Por serem animais herbívoros, sua dieta é baseada em baixo conteúdo de gordura (2%); e elevações nos teores dietéticos de gordura, colesterol, sacarose e/ou frutose são fatores predisponentes ao desenvolvimento de síndrome metabólica nesses animais. A preferência e a maior ingestão de alimentos com maiores teores energéticos quando em cativeiro são respostas adaptativas durante a evolução que acabam culminando no ganho de peso.

Os coelhos são sensíveis a dietas contendo colesterol, apresentando graves alterações metabólicas, especialmente quando a dieta contém gorduras saturadas. A adição, na dieta, de 0,5% de colesterol em associação a 4% de óleo de amendoim é capaz de induzir todos os sintomas da síndrome metabólica em coelhos. Além disso, dietas com 47,8% da energia proveniente da gordura desencadeiam disfunções em condrócitos, alterando a estrutura das cartilagens; isso predispõe os coelhos a osteoartrites, demonstrando que além da sobrecarga devido ao excesso de peso há um efeito deletério da gordura ingerida nas articulações.

Com relação à condição de alojamento, há variação cultural entre países, e a maior parte dos coelhos nos Estados Unidos é mantida *indoor* sem acesso à área externa (58,3%), diferentemente do reportado no Reino Unido, onde 59,5% e 100% dos animais são criados ou têm algum tipo de acesso à área externa, respectivamente. Este é um fator importante na prevenção e na ocorrência do sobrepeso/obesidade, pois muitas vezes define o nível de atividade, bem como a possibilidade de ingestão de gramíneas; isso contribui com o aumento do teor de fibra da dieta e maior gasto energético. A criação com outros coelhos parece estimular a interação social, ampliando os níveis de atividade; isso pode ser benéfico para o bem-estar do animal, além de ser incremento no gasto energético.

DIAGNÓSTICO DA OBESIDADE

A pesagem do animal, independentemente da espécie, consiste na primeira forma de avaliar a condição corporal do animal, sendo fundamental na avaliação clínica; e é a base para os cálculos utilizados no manejo nutricional. Sua utilização fornece uma visão geral da adiposidade do animal, mas não fornece de maneira exata a composição e o grau de acúmulo de gordura, além de ser influenciada pela ampla variação de tamanho e peso, conforme a raça. Vale ressaltar que esse parâmetro deve vir acompanhado da avaliação clínica e do escore corporal, uma vez que a organomegalia, causada pelo aumento de algum órgão interno e a ocorrência de alterações, como a ascite, também ocasiona aumento de peso.

Para coelhos, há o escore de condição corporal (ECC), que apesar de ainda não ser validado, serve de ferramenta na determinação da presença ou até mesmo do grau de obesidade (Figura 7).

A classificação em cinco pontos da escala considera a avaliação visual e a palpação, principalmente das regiões de proeminências ósseas (costelas, processo espinhal da coluna), bem como a formação de pregas em região abdominal e pescoço (Figura 8). Nessa avaliação, o escore 3 é tido como ideal, 1 e 2 representam animais magros, 4 os com sobrepeso e 5 os obesos, atribuindo em torno de 10 a 20% do peso corporal acima ou abaixo para cada ponto de desvio.

O escore de condição corporal é uma ferramenta subjetiva e a correta avaliação está associada ao treinamento do médico-veterinário, mas sua difusão para o tutor, sob orientação, auxilia no reconhecimento precoce de alterações no peso corporal e na busca precoce por tratamento. O ECC também pode ser uma ferramenta prática para uso na rotina clínica, porém para coelhos ainda carece de validação. Existe a possibilidade de uso de mensuração morfométrica, porém o comprimento distal do membro torácico parece ser mais fidedigno para coelhos com tamanho médio.

	Escore	Avaliação
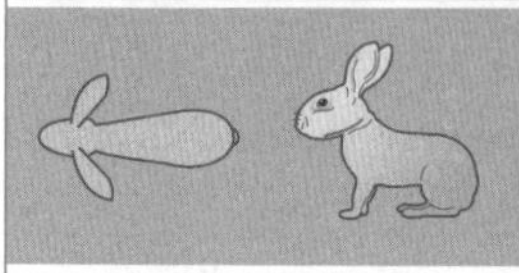	**1. Muito magro (caquético)** Mais de 20% abaixo do peso corporal ideal	• Ossos pélvicos, costelas e vértebras proeminentes e pontiagudos ao toque • Perda de massa muscular e ausência de cobertura de gordura • Região lombar afundada
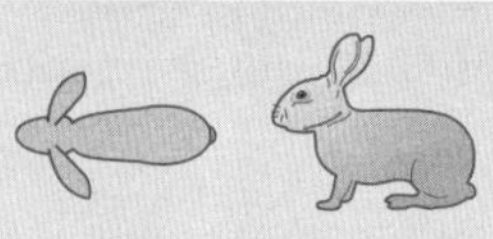	**2. Magro** Entre 10 e 20% abaixo do peso corporal ideal	• Ossos pélvicos, costelas e vértebras são facilmente palpáveis • Perda de massa muscular e pouca cobertura de gordura • Região lombar plana
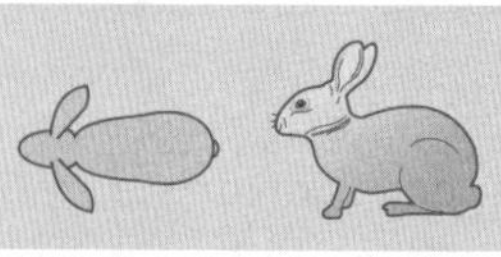	**3. Ideal**	• Ossos pélvicos, costelas e vértebras facilmente palpáveis são arredondados e não são pontiagudos • Sem proeminência abdominal • Região lombar plana
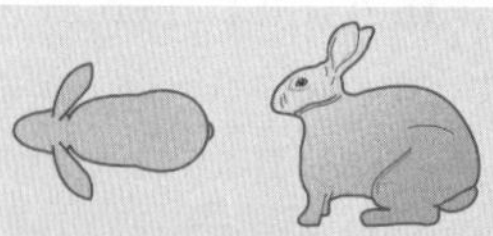	**4. Sobrepeso** Entre 10 e 15% acima do peso corporal ideal	• É necessária pressão para sentir ossos pélvicos, costelas e vértebras • Moderada camada de gordura • Região lombar arredondada
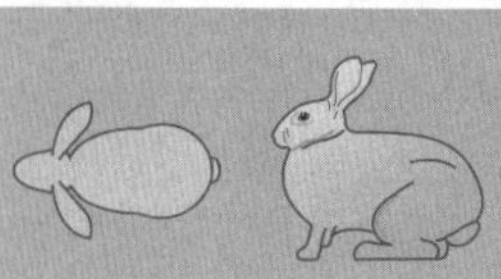	**5. Obeso** Mais de 15% acima do peso corporal ideal	• É necessária forte pressão para sentir os ossos pélvicos e vértebras, e as costelas não são palpáveis • Abdome proeminente com grande deposição de gordura • Região lombar proeminente

Figura 7 Esquema do escore de condição corporal para coelhos.

Fonte: adaptada de Pet Food Manufacture's Association.

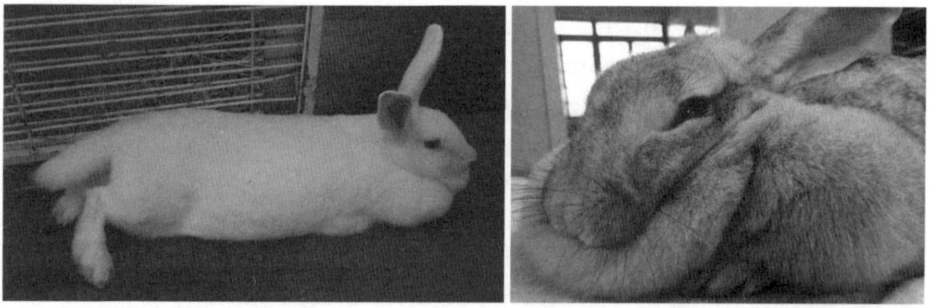

Figura 8 Exemplos de coelhos obesos com presença de proeminentes pregas no pescoço. (Ver o "Miniatlas colorido" no final do livro.)

Fonte: imagens gentilmente cedidas pela dra. Aline Eiko Kawanami.

Avaliações mais precisas da composição corporal podem ser obtidas por meio do DEXA (Capítulo 16), TOBEC (*total body electrical conductivity*) e da aplicação de isótopos estáveis, porém apresentam restrições como o elevado custo e a dificuldade de disponibilidade dos equipamentos para sua realização. A utilização dessas ferramentas ainda é inscipiente para coelhos, carecendo de validação para seu correto uso. Estudos avaliando a composição corporal usando TOBEC indicam boa correlação com os valores de energia, gordura e água corporal.

Alterações advindas da obesidade

Em coelhos, assim como para seres humanos, a obesidade é acompanhada da síndrome metabólica, a qual é caracterizada pelo acúmulo de gordura abdominal, dislipidemia, hipertensão arterial, alterações vasculares, resistência insulínica e estado pró-inflamatório. Apresentam elevadas concentrações basais de LDL e de proteínas de transferência de lipídeos plasmáticos (CETP) que favorecem a ocorrência de alterações no metabolismo de lipídeos. A CETP é uma glicoproteína diretamente relacionada à transferência de lipídeos entre as lipoproteínas, correlacionando-se a diminuição de lipoproteínas de alta densidade (HDL), a qual está associada a efeito cardioprotetor, além de reduzir hipercolesterolemia e a formação de aterosclerose.

A ingestão de dietas ricas em gorduras, especialmente colesterol, promove a obesidade em coelhos, estando associada a elevações nas concentrações séricas de glicose, triglicerídeos, colesterol total, ácidos graxos livres e LDL, além de reduzir as de insulina. A resistência insulínica possivelmente apresenta relação com o desbalanço no influxo hepático de ácidos graxos via veia portal, decorrente do aumento no tecido adiposo visceral. O excessivo colesterol dietético também estimula a reação inflamatória e a alteração no metabolismo de lipídeos com ocorrência de esteatose hepática, as quais estão correlacionadas à formação e à progressão da aterosclerose.

Nos coelhos, a obesidade também traz prejuízos diretos, como o desenvolvimento de pododermatites, osteoartrites, além dos danos indiretos, prejudicando a ingestão de cecotrófos e o *self-grooming*, com consequente ocorrência de miíases. A redução na ingestão de cecotrófos traz não só prejuízos ao suprimento das exigências nutricionais, mas também altera a diversidade de microrganismos cecais, especialmente na abundância de *Bacteroides*. Estas por sua vez são associadas à obesidade e ao metabolismo de riboflavina.

Com relação aos aspectos reprodutivos, a obesidade está relacionada à adesão peniana ao prepúcio em coelhos castrados, distocia e toxemia gestacional. Coelhos machos mantidos com dieta *ad libitum* também são propensos a apresentar sobrepeso por ingestão alimentar excessiva, com consequente redução de 50% na taxa de fertilidade e menor concentração espermática.

MANEJO NUTRICIONAL DE *PETS* NÃO CONVENCIONAIS OBESOS

A adesão do tutor ao programa de perda de peso está diretamente relacionada ao sucesso no tratamento da obesidade. Explicitar que o emagrecimento é um processo longo, muitas vezes necessitando reajustes e acompanhamentos, além de ensinar e demonstrar qual é a participação do tutor no estabelecimento da obesidade e como evitá-la, são pontos fundamentais.

O tratamento do paciente obeso tem como base o controle dos parâmetros ambientais e o manejo nutricional. Dessa forma, as etapas do programa de perda de peso incluem os itens discutidos a seguir.

Anamnese, exame físico e avaliação laboratorial

O inquérito alimentar deve fazer parte da anamnese e conter informações como o tipo de alimento fornecido, quantidade e frequência, quem alimenta e se há outros animais mantidos juntos. A obtenção de informações fidedignas é de suma importância para a compreensão e o planejamento do manejo alimentar. Obter o histórico do animal traz o panorama se há doenças metabólicas prévias que justifiquem o ganho de peso.

Ao exame físico, deve ser incluído o peso corporal, em associação ao ECC, caso esteja trabalhando com espécies que já tenham este estabelecido. A avaliação da pele, pelagem/empenamento e casco também deve ser realizada e compõe o panorama nutricional, trazendo informações sobre a qualidade da dieta.

Exames auxiliares também podem compor a avaliação nutricional. Porém, para *pets* não convencionais, nem todos os parâmetros foram validados e representam, de fato, possíveis alterações. A obesidade é comumente acompanhada de dislipidemias com elevação na concentração de lipoproteínas, triglicerídeos e colesterol total, glicemia e insulina, e possíveis alterações em enzimas hepáticas. Portanto, estes são parâmetros que podem nos indicar alterações no metabolismo de lipídeos em decorrência de sobrepeso ou obesidade. A interferência do sexo no lipidograma deve ser considerada na avaliação, especialmente no caso dos répteis e aves, no período reprodutivo, em que as fêmeas mobilizam lipídeos para a vitelogênese.

Definir a energia metabolizável do alimento

Nessa etapa o nutricionista irá estimar ou obter os valores referentes à energia contida no alimento a ser fornecido. No caso de rações, o fabricante pode ser contatado e informar o conteúdo energético. Já nas demais situações pode-se utilizar estimativas a partir dos fatores de Atwater modificado, que se baseia na digestibilidade dos alimentos. Deve-se atentar que essas equações não foram determinadas para utilização em *pets* não convencionais, sendo uma extrapolação possivelmente imprecisa e pode sub ou superestimar os valores. Porém, estes servem de guia ao nutricionista e um ponto de partida no estabelecimento do manejo alimentar.

Para carnívoros utiliza-se a fórmula:

$$\text{Energia metabolizável (kcal/100 g de alimento)} = (\%\text{proteína} \times 4{,}0) + (\%\text{gordura} \times 9{,}0) + (\%\text{ENN} \times 4{,}0)$$

Para herbívoros e onívoros utiliza-se a fórmula:

$$\text{Energia metabolizável (kcal/100 g de alimento)} = (\%\text{proteína} \times 3{,}5) + (\%\text{gordura} \times 8{,}5) + (\%\text{ENN} \times 3{,}5)$$

Em que, o ENN (extrativo não nitrogenado, entendido como carboidrato digestivo) é estimado a partir da equação (ENN) = 100 – (% umidade + % proteína + % gordura + % fibra + % matéria mineral). Para répteis herbívoros, sugere-se ainda a adição de 2 kcal para cada grama de fibra ingerida.

Definir a necessidade energética do animal nas condições de criação

Conhecer as necessidades energéticas da espécie com que se está trabalhando consiste na primeira etapa para evitar a ocorrência de sobrepeso e obesidade, e corrigir essas alterações quando já presentes. A partir da informação sobre a necessidade energética do animal é possível estimar a quantidade de alimento de que o animal precisa.

De modo geral, a taxa metabólica basal de psitacídeos é dependente do clima termal de origem das espécies. As aves de climas tropicais têm necessidade energética (kJ/dia) = 4,184 × 73,6 × (peso corpóreo em kg)^{0,73}, enquanto aves de clima temperado apresentam 21% a mais. Dessa forma, a necessidade energética para aves irá variar conforme fatores intrínsecos à espécie e suas características voltadas para a termorregulação, descritas pela taxa metabólica basal, bem como por fatores extrínsecos como as condições de alojamento (Tabela 3).

Tabela 3 Necessidade energética estimada para aves da ordem psittaciformes, considerando pesos corporais e estilo de criação

Instalações	Necessidade energética (kcal/dia)
Gaiola dentro de casa	154,6
Aviário dentro de casa	176,6
Aviário fora de casa, verão	203,9
Aviário fora de casa, inverno	226,1
Vida livre	229,2

Fonte: Koutsos, 2001.

Algumas equações que estimam a quantidade de energia por peso corporal estão disponíveis para algumas espécies de répteis (Tabela 4) e para coelhos (Tabela 5). Essas estimativas servem como guia, apesar de ainda não serem bem consolidadas para cada espécie, e dos efeitos das diferentes condições ambientais e alojamento sobre o metabolismo energético. Diante desses entraves, o acompanhamento do animal com proximidade, avaliando as variações de peso após a implantação das quantidades de alimento estimadas, é fundamental para o ajuste da necessidade energética.

Nesta etapa é de suma importância a determinação do peso corporal do animal e a estimativa do peso normal que este deveria ter, segundo o padrão da espécie. Caso haja disponível a tabela de escore de condição corporal, determina-se 15 a 20% de perda de peso para cada ponto de escore acima do padrão.

Tabela 4 Necessidade energética para algumas espécies de répteis presentes na literatura

Espécie	Necessidade energética	Unidade
Répteis em geral	133,9	$kJ/kg^{0,77}/dia$
Tartarugas	133,9	$kJ/kg^{0,86}/dia$
Serpentes	45	$kJ/g^{0,75}/dia$
Jabuti-piranga (*Chelonoidis carbonaria*)	9,7 ± 1,04	kJ/kg/dia
Jabutis do Deserto (*Gopherus agassizii*)	0,098	$kJ/g^{0,785}/dia$
Jabutis Gopher (*Gopherus polyphemus*)	76,7 a 187,5	kJ/dia
	0,57	$kJ/g^{0,626}/dia$
Sceloporus occidentaiis		
Cativeiro, 35ºC	41	J/g/dia
Vida livre, em atividade na primavera	125,9	J/g/dia
Vida livre, em atividade no outono	105,4	J/g/dia
Iguana (*Iguana iguana*)	71,7	kJ/kg/dia
Angolosaurus skoogi	2,97 ± 1,28	kJ/dia

Tabela 5 Necessidade energética para coelhos domésticos sob diferentes condições fisiológicas

Estado fisiológico	kcal/dia
Manutenção	$100^* (PC_{kg})^{0,75}$
Crescimento	$200^* (PC_{kg})^{0,75}$
Gestação (inicial/final)	$135\text{-}200^* (PC_{kg})^{0,75}$
Lactação	$300^* (PC_{kg})^{0,75}$

O planejamento do programa de perda de peso deve ser elaborado considerando que a perda deve ser gradual; para mamíferos, considera-se de 0,5 a 2% por semana. Valores acima irão desencadear alterações metabólicas prejudiciais à saúde do animal, com aumento da probabilidade de retorno ao ganho de peso e potencial perda de massa muscular.

Após definir o peso meta para cada fase da perda de peso, calcula-se a necessidade energética do animal, dando prioridade para equações e valores mais próximos das condições em que ele está alojado. Desse montante será considerada redução para fornecer no mínimo 60% da NEM do peso meta (peso atual subtraindo 15 a 20%). Vale destacar que essa forma de realizar o protocolo de emagrecimento vem baseada de recomendações de espécies domésticas convencionais; por isso, o acompanhamento do emagrecimento de *pets* não convencionais é fundamental.

Determinar a quantidade de alimento e a frequência de alimentação

A quantidade de alimento representa quanto o animal precisa ingerir por dia e seu racional está baseado em espécies que em geral se alimentam diariamente, como no caso de jabutis e alguns lagartos. Já para carnívoros, que ingerem presas normalmente inteiras e cuja frequência de alimentação é mais esparsa, essa quantidade deve ser adaptada considerando o período que o animal ficará sem receber a dieta.

Outra forma mais precisa de ajustar a quantidade a ser fornecida se dá pela avaliação seriada e fidedigna do que é consumido pelo animal. É necessária a adesão do tutor e balança calibrada para que se obtenha os valores reais de ingestão alimentar. Nesta, a ingestão de todos os alimentos fornecidos deve ser mensurada de 3 a 5 dias, ou refeições, a depender da espécie e da frequência de alimentação. Sob o consumo avaliado, aplica-se uma restrição de até 40% do total. A restrição de 50% na quantidade de alimento fornecido para coelhos castrados reduz o peso corporal, a circunferência abdominal, a adiposidade subcutânea e visceral, e o peso do fígado, melhorando a sensibilidade insulínica e a tolerância à glicose, que são componentes da síndrome metabólica.

Essa forma de avaliar a ingestão de energia torna-se imprecisa para coelhos devido à ingestão de cecotrófos, os quais contêm ácidos graxos voláteis produzidos pelos microrganismos intestinais e que contribuem com o suprimento energético. Há dificuldade em quantificar a ingestão de cecotrófos para estimar a composição da dieta e sua contribuição nutricional. Reitera-se, desse modo, a importância de acompanhar o processo de perda de peso com mais cautela e proximidade, fazendo os ajustes necessários.

Com relação à frequência de alimentação, esta é correlacionada às condições ambientais, idade, tamanho e nível de atividade do animal. Para répteis que hibernam, deve-se fornecer condições ambientais e alimentares respeitando a fisiologia do animal. Durante o período de dormência ou hibernação não haverá consumo de alimento, ou ainda, sob temperaturas abaixo da determinada para a espécie, a ingestão alimentar será reduzida.

Observar o comportamento é fundamental para determinar se o réptil está apto a receber o alimento. Répteis que consomem presas inteiras comumente demandam maior tempo para digestão e metabolismo, espaçando as refeições. De maneira geral, crocodilianos jovens podem ser alimentados de 3 a 4 vezes por semana, já quando adultos a frequência se reduz para semanalmente. A frequência de alimentação de lagartos irá depender da espécie e do tipo de alimentação. Para pogonas jovens, recomenda-se o fornecimento diário, já para os adultos de 2 a 3 vezes na semana. *Chelonia mydas*, por sua vez, apresentou melhores condições de saúde com crescimento adequado sob alimentação duas vezes ao dia.

Composição nutricional da dieta

O tipo de alimento conforme sua composição também é fundamental para o correto manejo. Durante o programa de perda de peso recomenda-se utilizar alimentos com menor teor energético e quantidade de proteína adequada à densidade calórica, além da inclusão de fibras, especialmente as de baixa fermentabilidade. As fibras, além de reduzirem a densidade energética do alimento, podem exercer um estímulo mecânico no trato gastrointestinal, auxiliando na sensação de saciedade.

A restrição no consumo de alimento não deve ser acompanhada de restrição na ingestão de aminoácidos, vitaminas e minerais; portanto, os teores desses nutrientes, especialmente proteínas, são mais elevados em dietas para perda de peso, sendo importante estar na relação correta com a energia da dieta. Manter a ingestão proteica é fundamental para que não haja perda de massa muscular durante o emagrecimento.

Conhecer as exigências nutricionais de manutenção é a etapa inicial para se estabelecer quais modificações são necessárias para a dieta de perda de peso. A determinação das necessidades nutricionais para coelhos se restringe a animais mantidos com a finalidade de produção ou laboratorial, que traz consigo algumas especificidades. Maior necessidade energética e proteica para maximizar o crescimento, a reprodução e a produção de carne, além da inserção de nutrientes no limiar entre melhor custo-benefício, são pontos a serem observados e ajustados tratando-se de animais criados como *pets*. O fornecimento de dietas formuladas para coelhos de produção é um fator predisponente à obesidade em animais criados como *pets*.

Coelhos são animais herbívoros, e o fornecimento de fontes de fibra é essencial para o adequado funcionamento do trato gastrointestinal. Apesar de os guias nutricionais indicarem que a dieta deve conter no mínimo de 10 a 16% de fibra, a inclusão de 20 a 32% (base na matéria seca) parece ser mais adequada. O tipo de fibra também é um fator importante na elaboração da dieta, e as fermentáveis estão associadas ao provimento de energia mediante os ácidos graxos voláteis produzidos pelos microrganismos do ceco. Já as fibras não digestíveis estão relacionadas à motilidade gastrointestinal, à regulação do apetite e à ingestão de cecotrófos.

Coelhos são altamente impactados por dietas com elevados teores de gordura, não sendo recomendada a inclusão acima de 5%, pois estas estão associadas a ganho de peso excessivo e alterações metabólicas. A suplementação da dieta com ácidos graxos poli-insaturados ômega-3 possivelmente reduz a lipogênese e aumenta a expressão gênica de fatores relacionados à β-oxidação de ácidos graxos, o que pode auxiliar no tratamento de coelhos obesos.

Para répteis carnívoros, a principal fonte de energia advém de proteína e gordura, correspondendo a 25 a 60% e 30 a 60% da energia metabolizável (EM) ingerida, respectivamente. Quando do fornecimento de invertebrados, normalmente estágios larvais apresentam maior teor de gordura em comparação às formas adultas, devendo então ser evitado o seu fornecimento para *pets* obesos. Em se tratando de animais carnívoros, o controle da composição corporal da presa é imprescindível e deve ser acompanhado. Presas obesas apresentaram maiores teores de lipídeos e densidade energética, prejudicando o emagrecimento.

Por sua vez, para répteis herbívoros, o recurso energético alimentar é majoritariamente oriundo dos carboidratos e proteínas, com elevada contribuição dos produtos de fermentação intestinal (2,0 kcal/g de fibra da dieta). Destaca-se a importância do fornecimento de fibra para a manutenção da saúde intestinal e fornecimento de energia, para tal recomendam-se de 18 a 28% da matéria seca, podendo chegar a valores mais altos de inclusão a depender da espécie e condições de manejo. O fornecimento de dietas a base de frutas deve ser evitado, especialmente para animais obesos, pois são alimentos ricos em açúcares com baixos teores de fibras, contribuindo com balanço energético positivo. Vale destacar que as frutas disponíveis na natureza têm aspecto muito diferente daquelas produzidas para consumo humano, as quais normalmente são focadas em serem mais doces e livres de "imperfeições". O programa de perda de peso para os herbívoros deve contar com um maior aporte de fibras na dieta e menor teor de gordura.

As dietas para psitacídeos devem ser compostas por 20% de frutas e vegetais e 80% de pellets. As dietas são formuladas de acordo com o *status* fisiológico das aves, considerando as diferenças entre as fases da vida e a necessidade energética, que deve ser maior em aves filhotes com crescimento rápido e em fêmeas antes da postura de ovos.

Atividade física

A inclusão da rotina de exercícios é de suma importância para o sucesso do programa de perda de peso. Apesar do gasto com locomoção por peso corporal ser bem abaixo nos quelônios, com eficiência de aproximadamente 60% para a espécie *Terrapene ornata*, o aumento no gasto energético com caminhadas é de 56% em comparação ao repouso para *Testudo graeca*.

A introdução de objetos e obstáculos no recinto aumenta em mais de 20% o tempo despendido em atividade, sendo um recurso a ser utilizado para aumentar o gasto energético. Caso seja utilizado o enriquecimento ambiental do tipo alimentar, o tipo de alimento em quantidade pré-determinada para a perda de peso deve ser respeitado, evitando a introdução de petiscos – especialmente aqueles com elevada densidade energética.

No caso das aves como os psitacídeos, que são animais sociais e precisam de muita interação com o meio ambiente, quando mantidos em cativeiro podem sofrer pela perda de estímulos e capacidade de explorar e forragear. Essas atividades, de modo geral, demandam cerca de 70% do tempo de uma ave em vida livre e sua limitação implica o menor gasto energético do animal.

Reavaliação periódica do paciente

Estabelecidos o tipo de alimento, quantidades, frequência, peso a ser atingido, os prazos meta e o tipo de atividade física que será implementada, a próxima etapa corresponde ao acompanhamento e à avaliação periódica do animal. Especialmente durante o programa de perda de peso, o acompanhamento próximo com avaliação do peso e condições de saúde é fundamental para o emagrecimento saudável. Caso o animal esteja perdendo peso mais rápido ou mais lento do que o programado, deve-se reajustar a quantidade em gramas do alimento, considerando 5% do peso a mais ou a menos.

Ao atingir o peso ideal, estimado como meta ao início do programa de perda de peso, ainda é importante manter a dieta e as quantidades estipuladas por mais um período, fazendo a transição gradual a um alimento de manutenção. O fornecimento da dieta de manutenção também deve ser acompanhado, avaliando e ajustando as quantidades de alimento diante das possíveis alterações no ganho de peso.

BIBLIOGRAFIA

1. Bavelaar FJ, Beyene AC. Atherosclerosis in parrots. A review. Vet Q. 2004;26(2):50-60.
2. Beaufrére H, Gardhouse SM, Wood RD, Stark KD. The plasma lipidome of the Quaker parrot (Myopsitta monachus). 2020;15(12):e0240449.
3. Beaufrère H, Nevarez JG, Holder K, Periau R, Tully TN, Wakamatsu N. Characterization and classification of psittacine atherosclerotic lesions by histopathology, digital image analysis, transmission and scanning electron microscopy. Avian Pathol. 2011;40(5):531-44.
4. Beaufrère H, Nevarez JGG, Wakamatsu N, Clubb S, Cray C, Tully TNN. Experimental diet-induced atherosclerosis in Quaker parrots (Myiopsitta monachus). Vet Pathol. 2013;50(6):1116-26.
5. Belcher C, Heatley JJ, Petzinger C, et al. Evaluation of plasma cholesterol, triglyceride, and lipid density profiles in captive monk parakeets (Myiopsitta monachus). J Exot *Pet* Med. 2014;23(1):71-8.
6. Bercier M. Gerontology of psittacines. Vet Clin North Am Exot Anim Pract. 2020;S1094-9194(20):30050-5.
7. Castro PF, Fantoni DT, Miranda BC, Matera JM. Prevalence of neoplastic diseases in *pet* birds referred for surgical procedures. Vet Med Int. 2016;1-7.
8. Cozzutto C, Carbone A. The xanthogranulomatous process, xanthogranulomatous inflammation. Path Res Pract. 1998;183(4):395-402.
9. Cray C, Gautier D, Harris DJ, Arheart KL. Changes in clinical enzyme activity and bile acid levels in psittacine birds with altered liver function and disease. J Avian Med Surg. 2008;22(1):17-24.
10. Di Santto LG, Braos LB, Kawanami AE, Oliveira JP, Cruz NRN, Mendonça FS, et al. Feed Processing Effects on digestibility, palatability, excreta fermentation products and blood parameters in blue-fronted amazon parrots (Amazona aestiva). J Anim Physiol Anim Nutr. 2018:1-15.
11. Donova TA, Garner MM, Phalen D, Reavill D, Monette S, Le Roux AB, et al. Disseminated coelomic xanthogranulomatosis in ecletus parrots (Ecletus roratus) and budgerigars (Melopsittacus undulatus). Vet Pathol. 2022;59(1):143-51.
12. Harrison GJ, Harrison LR, Ritchie BW. Nutrition. In: Harrison GJ, Harrison LR, Ritchie BW (eds.). Avian Medicine Principles and Application. Palm Beach, Florida: Spix; 2006. p.85-140.
13. Klasing KC. Avian gastrointestinal anatomy and physiology. Seminars in Avian and Exotic *Pet* Medicine. 1999;8(2):42-50.
14. Konicek C, Heenemann K, Cramer K, Vahlenkamp TW, Schmidt V. Case series of disseminated xanthogranulomatosis in Red-crowned Parakeets (Cyanoramphus novaezelandiae) with detection of psittacine adenovirus 2 (PsAdV-2). Animals. 2022;12:2316.
15. König HE, Maierl J, Weissengruber G, Forstenpointner G. Introduction. In: König HE, Korbel R, Liebich HG. Avian Anatomy – Textbook and Colour Atlas. 2.ed. QN, UK: 5m; 2016. p.1-3.
16. Koutsos EA, Matson KD, Klasing KC. Nutrition of birds in the order psittaciformes: a review. J Avian Med Surg. 2001;15(4):257-75.
17. Lipar M, Horvatek D, Prukner-Radovcic E, Kurilj G, Radisic B, Drazen V, et al. Subcutaneous xanthoma in a cockatiel (Nymphicus hollandicus) – a case report. Vet Arhiv. 2011;(81):535-43.
18. MacNab BK, Salisbury CA. Energetics of New Zealand's temperate parrots. New Zealand J Zool.1995;22:339-49.

19. Pacheco JF, Silveira LF, Aleixo A, et al. Annotated checklist of the birds of Brazil by the Brazilian Ornithological Records Committee – second edition. Ornithol Res. 2021;29:94-105.
20. Péron F, Grosset C. The diet of adult psittacids: veterinarian and ethological approaches. J Anim Physiol Anim Nutr. 2014;98:403-16.
21. Polo FJ, Peinado VI, Viscor G, Palomeque J. Hematologic and plasma chemistry values in captive psittacine birds. Avian Dis. 1998;42:523-35.
22. Reavill DR. Tumors of *pet* birds. Vet Clin Exot Anim. 2004;7:537-60.
23. Species Statistics. 2019. Disponível em: http://www.reptile-database.org/db-info/SpeciesStat.html. Acesso em: 15 mar. 2024.
24. Stanford M. Significance of cholesterol assays in the investigation of hepatic lipidosis and atherosclerosis in psittacine birds. Exotic DVM. 2005;7(3):28-34.

Índice remissivo

Miniatlas colorido

CAPÍTULO 5: RESPIRATÓRIO

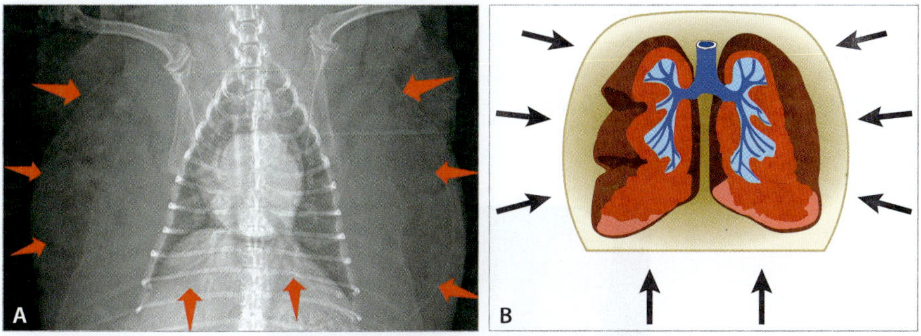

Figura 1 Possível mecanismo mecânico da deposição de gordura em tórax causando disfunção das vias aéreas inferiores pelo aumento da resistência durante a inspiração e a expiração. A: radiografia de cadela sem raça definida, adulta e obesa. Observar camada de gordura em projeção de tórax causando restrição de expansão torácica (setas). B: representação esquemática da radiografia (setas).

Fonte: Serviço de Diagnóstico por Imagem do DMV/UFLA.

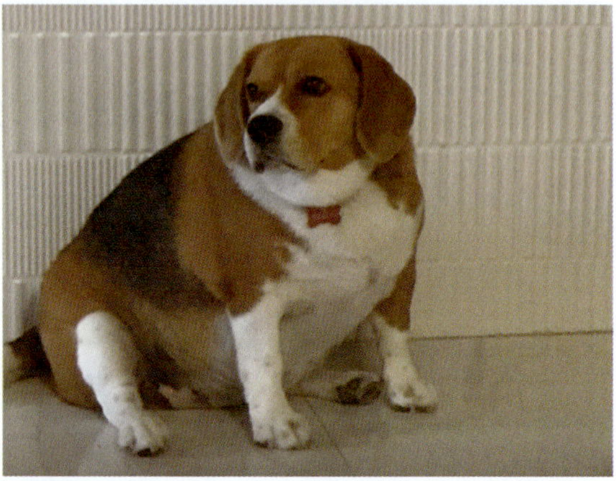

Figura 2 Cadela Beagle, adulta, obesa. Observar acúmulo de gordura em região de tórax, sem manifestação de esforço respiratório anormal durante o repouso.

Fonte: acervo da autora.

CAPÍTULO 9: TEGUMENTAR

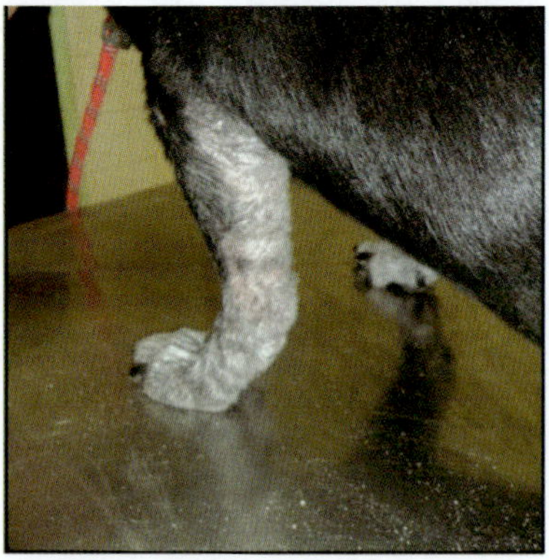

Figura 1 Seborreia em paciente canino com obesidade. Observam-se escamas finas (furfuráceas) no pelame e sobre a mesa de atendimento.

Fonte: acervo da autora.

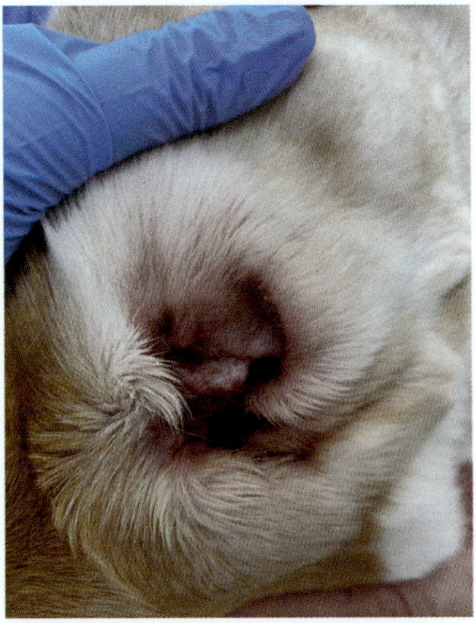

Figura 2 Otite ceruminosa em paciente canino com obesidade e hipotireoidismo, caracterizada por prurido e presença de secreção marrom em quantidade moderada.

Fonte: acervo da autora.

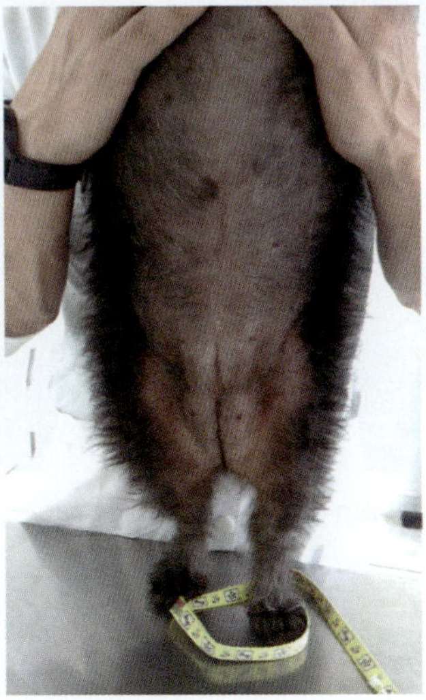

Figura 3 Vista ventral de paciente canino, fêmea, com obesidade e formação de dobras entre mamas e abdominais.

Fonte: acervo da autora.

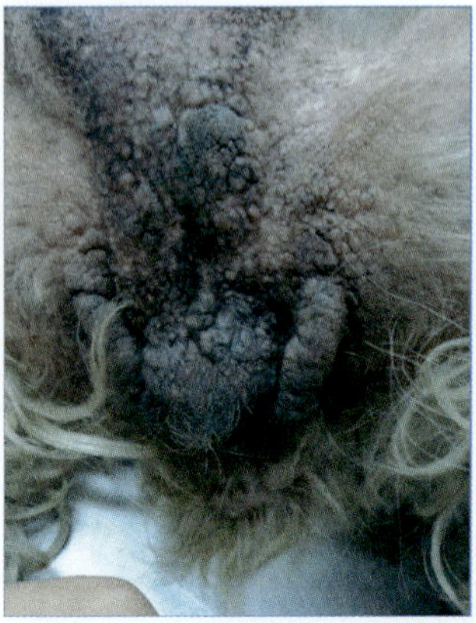

Figura 4 Malasseziose tegumentar vulvar crônica em cadela com sobrepeso e dermatite atópica. Notam-se dobras perivulvares que perpetuam a malasseziose.

Fonte: acervo da autora.

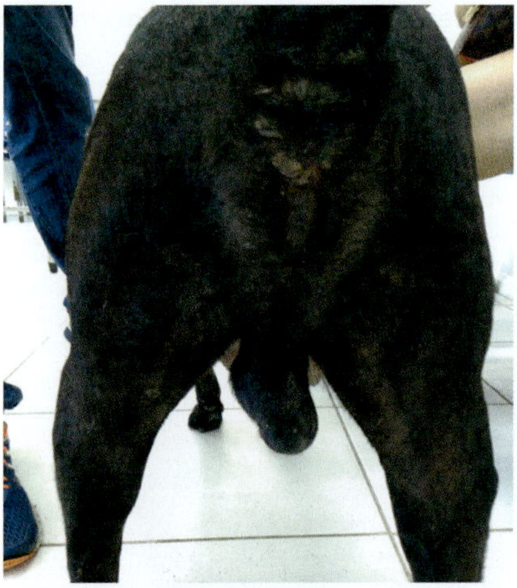

Figura 5 Presença de sujidades em região perineal de cão com obesidade e hipercortisolismo.

Fonte: acervo da autora.

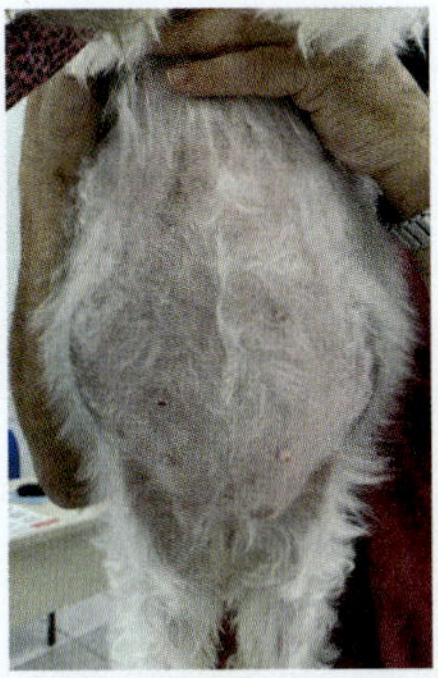

Figura 6 Abdome de paciente canino com hipercortisolismo. Observa-se distensão abdominal, com presença de crostas e colarinhos epidérmicos secundários à foliculite bacteriana superficial.

Fonte: acervo da autora.

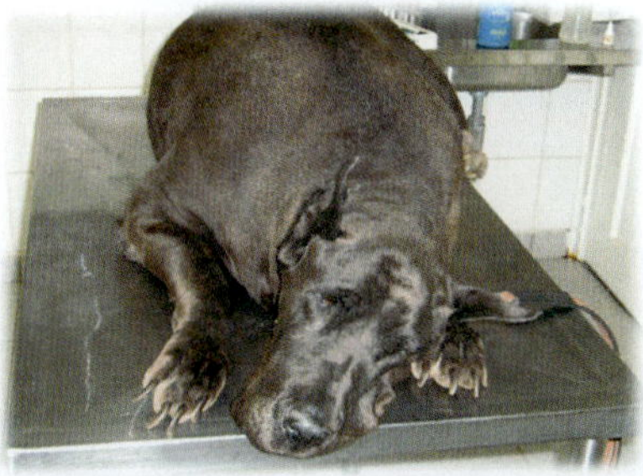

Figura 7 Imagem de cão com hipotireoidismo. Notar sobrepeso, sonolência e mixedema facial.

Fonte: acervo da autora.

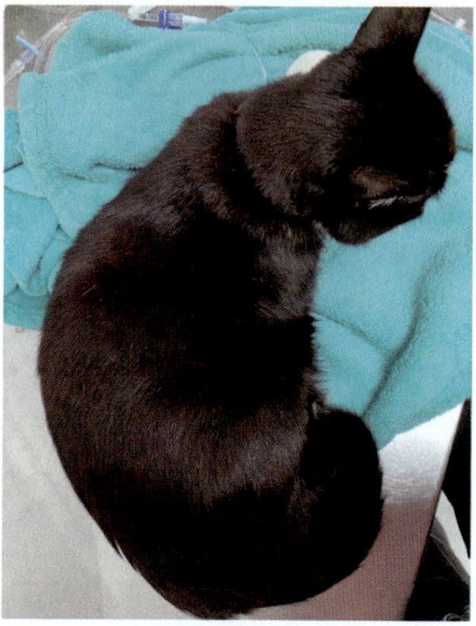

Figura 8 Paciente felino diabético, com presença de descamação leve e pelame com alteração de cor.

Fonte: acervo da autora.

CAPÍTULO 13: CIRURGIA E ANESTESIA

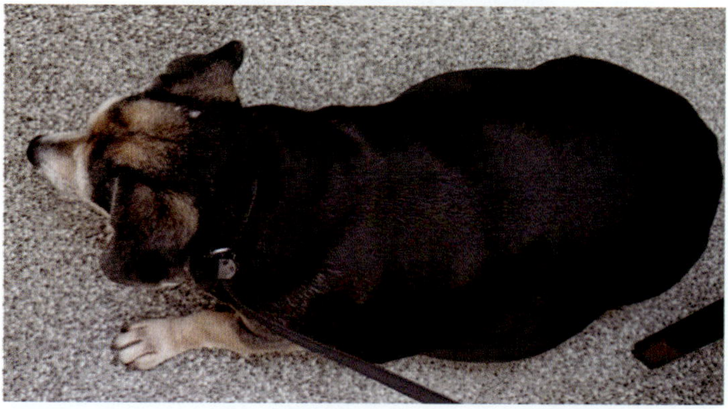

Figura 1 Exemplo de paciente obesa e idosa, que foi encaminhada para excisão de formações cutâneas benignas. A equipe cirúrgica, antes dos procedimentos, recomendou avaliação nutricional e tratamento da obesidade como forma de preparo para anestesia e cirurgia.

CAPÍTULO 15: PACIENTE EM ESTADO GRAVE E HOSPITALIZAÇÃO

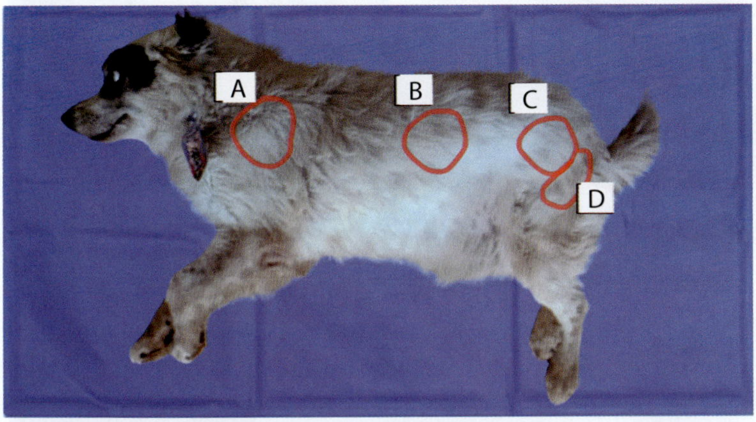

Figura 5 Imagem ilustrativas das principais zonas de risco para desenvolvimento de úlceras de decúbito em cães. A: região de articulação escapuloumeral, B: terço dorsal da 13ª costela, C: região do trocanter maior e D: parte proximal da coxa.

Fonte: acervo das autoras.

CAPÍTULO 16: MÉTODOS DE AVALIAÇÃO DA COMPOSIÇÃO CORPORAL

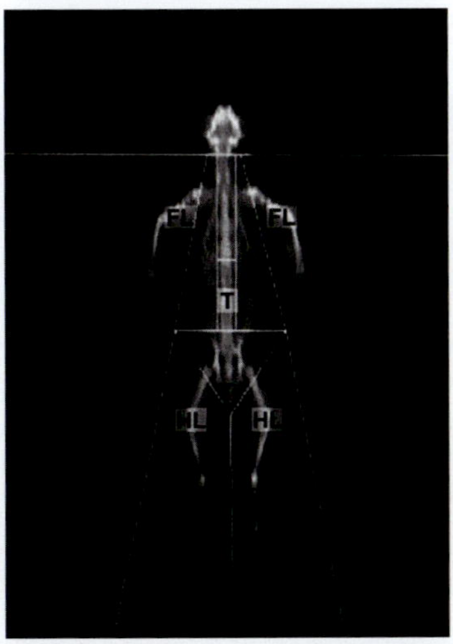

Figura 2 Imagem de varredura no método de absormetria de raios-X de dupla energia (DEXA) de um gato. Posicionamento dos animais para o exame e delimitação das regiões corporais estudadas: membros torácicos (FL), tronco (T) e membros posteriores (HL).
Fonte: Vasconcellos et al., 2019.

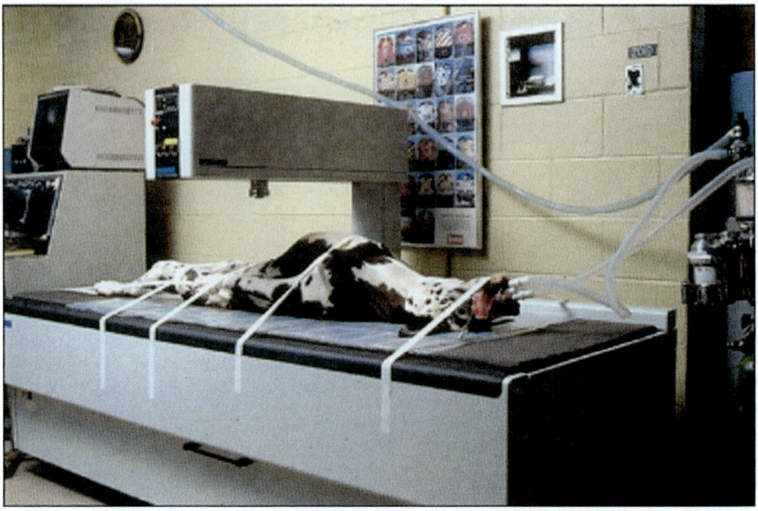

Figura 3 Imagem ilustrativa do equipamento de absormetria de raio-X por dupla energia com cão anestesiado e posicionado para quantificação de massa magra, massa óssea e massa gorda.

Fonte: Lauten et al., 2001.

CAPÍTULO 19: ALIMENTOS COADJUVANTES PARA CÃES

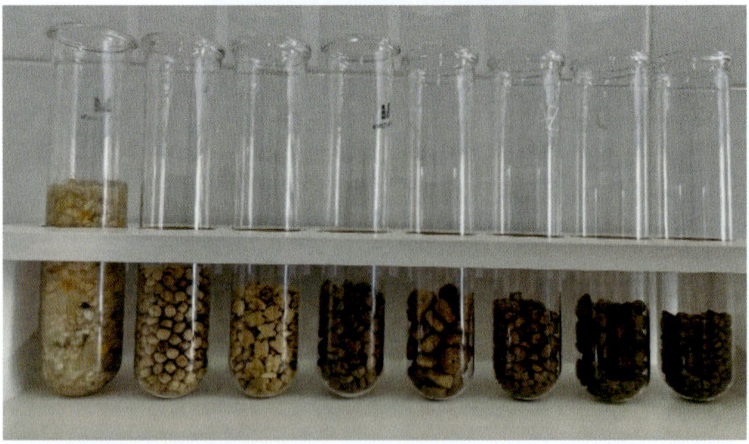

Figura 1 Porções de 200 kcal de energia metabolizável de alimentos completos para cães com diferentes densidades energéticas.

Fonte: acervo da autora.

CAPÍTULO 24: EXERCÍCIOS FÍSICOS NA OBESIDADE

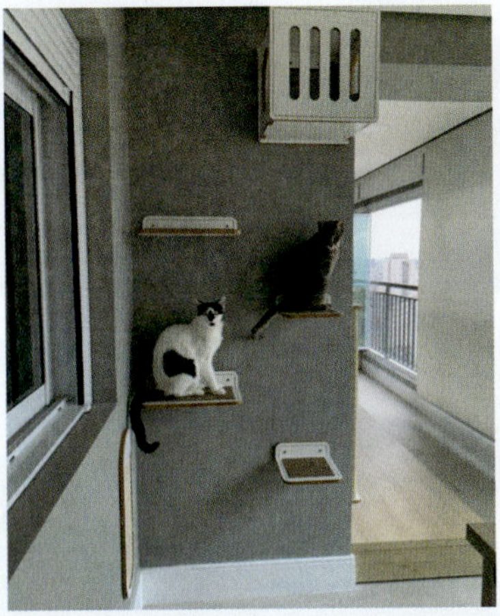

Figura 1 Exemplo de circuito *indoor* para estímulo de atividades físicas para gatos.

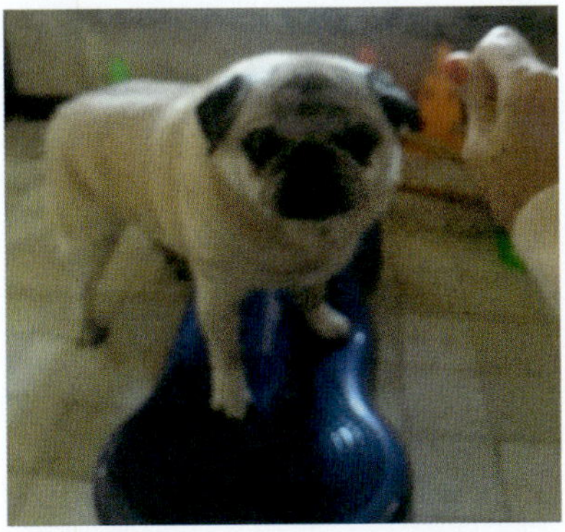

Figura 2 Pug realizando exercício isométrico em plataforma instável (*fit bone*) e com diferença de altura.

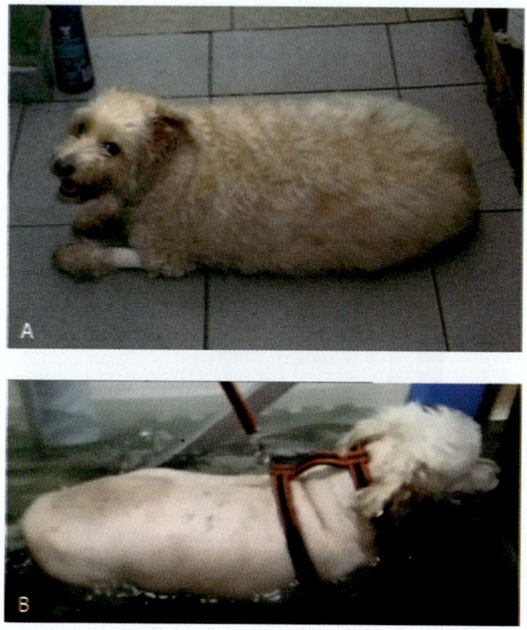

Figura 3 A: Paciente com dificuldade para deambular por conta de sobrepeso. B: Paciente após dez sessões de hidroesteira (2 meses de tratamento) e nítida diminuição do escore de condição corporal da paciente. C: Paciente após 5 meses (25 sessões de hidroesteira) no dia da alta médica, mantendo-se em estação com adequada deambulação.

CAPÍTULO 29: OBESIDADE EM EQUINOS

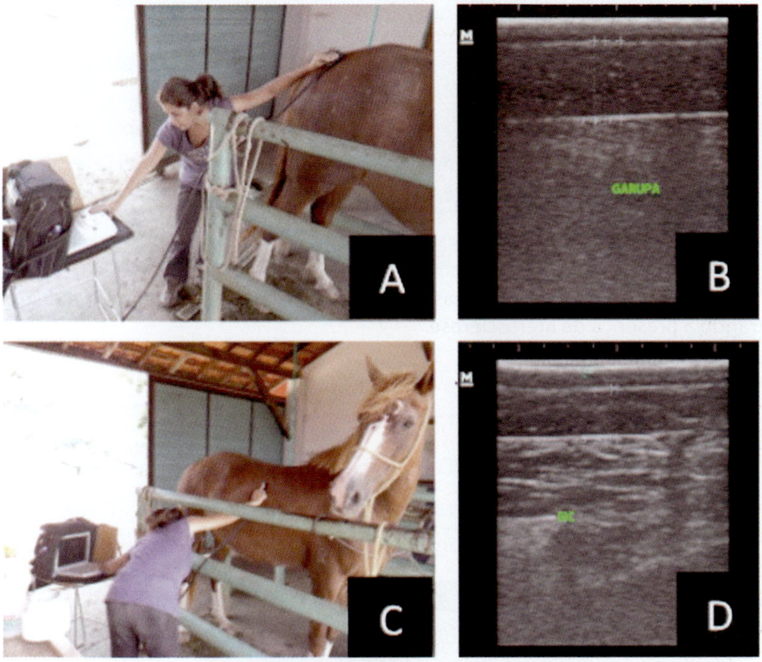

Figura 1 Mensuração e imagem ultrassonográfica de gordura subcutânea da região da garupa (A e B) e espaço intercostal (C e D).

Fonte: acervo da autora.

CAPÍTULO 30: OBESIDADE EM *PETS* NÃO CONVENCIONAIS

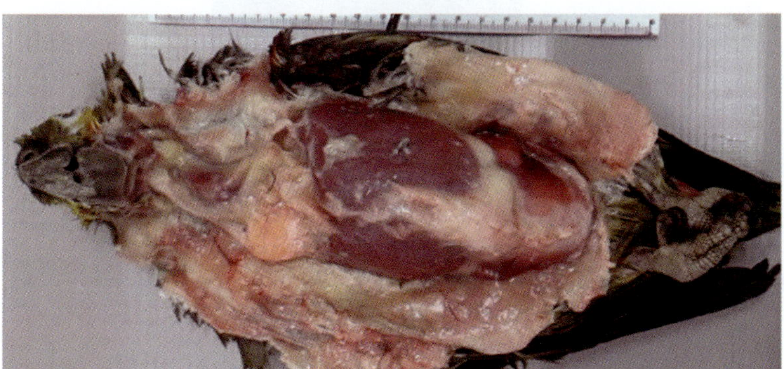

Figura 1 Papagaio-verdadeiro (*Amazona aestiva*) com acúmulo de tecido adiposo subcutâneo e intracelomático (obesidade).

Fonte: acervo de Marta Brito Guimarães.

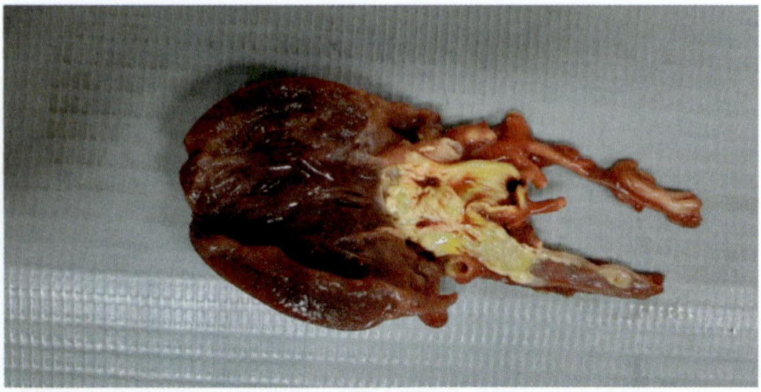

Figura 2 Presença de placas de ateromas em vasos cardíacos de papagaio verdadeiro, demonstrando a presença de aterosclerose.

Fonte: acervo das autoras.

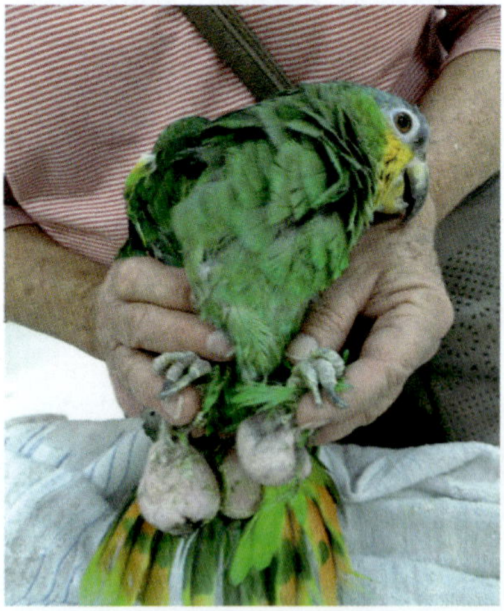

Figura 3 *Amazona amazonica* com formações nodulares (lipoma).

Fonte: arquivo pessoal das autoras.

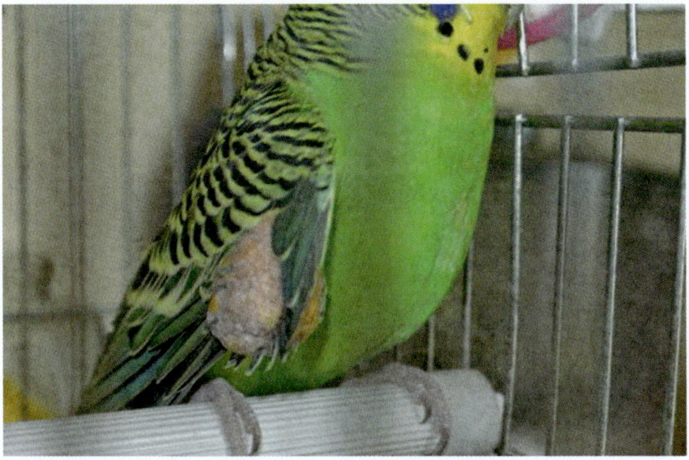

Figura 4 Periquito-australiano com xantoma em asa esquerda.

Fonte: acervo das autoras.

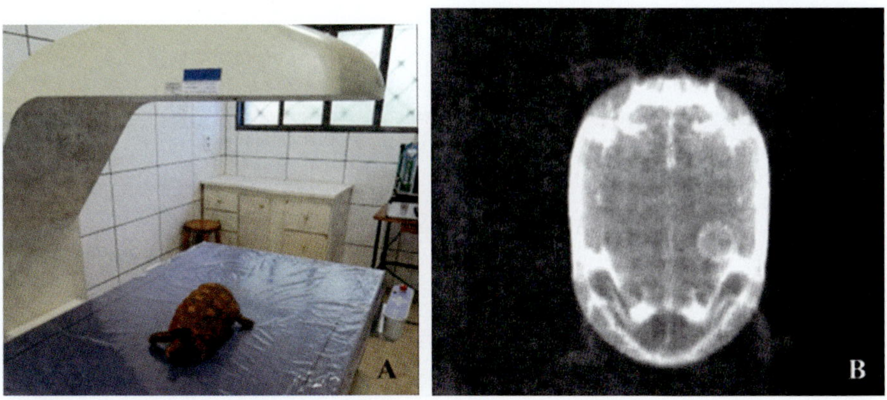

Figura 5 A: posicionamento de jabutis-piranga sob escaneamento pelo DEXA. B: visibilização da imagem escaneada de uma fêmea com presença de um ovo.

Fonte: acervo das autoras.

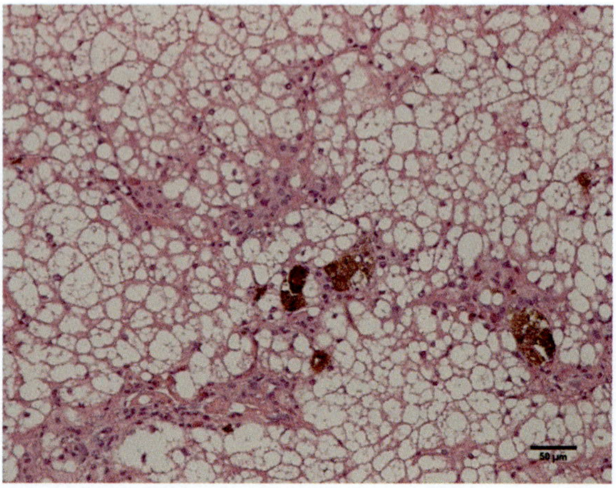

Figura 6 Grande vacuolização em hepatócitos com alterações estruturais sugestivas de lipidose hepática em jabutis-piranga (*Chelonoidis arbonária*). Coloração HE, 50 mcm, aumento 50x.

Fonte: acervo das autoras.

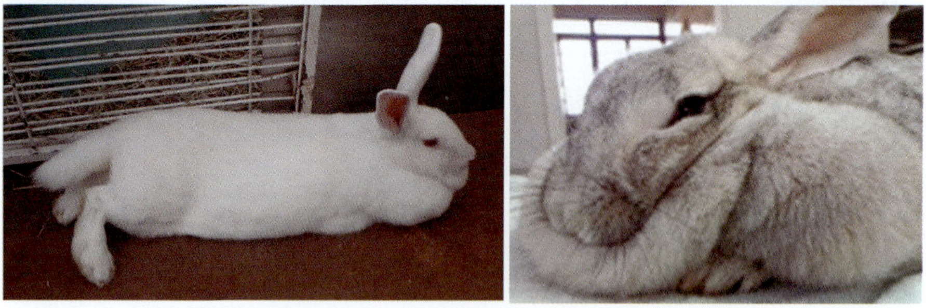

Figura 8 Exemplos de coelhos obesos com presença de proeminentes pregas no pescoço.

Fonte: imagens gentilmente cedidas pela dra. Aline Eiko Kawanami.